이야기 속 약재

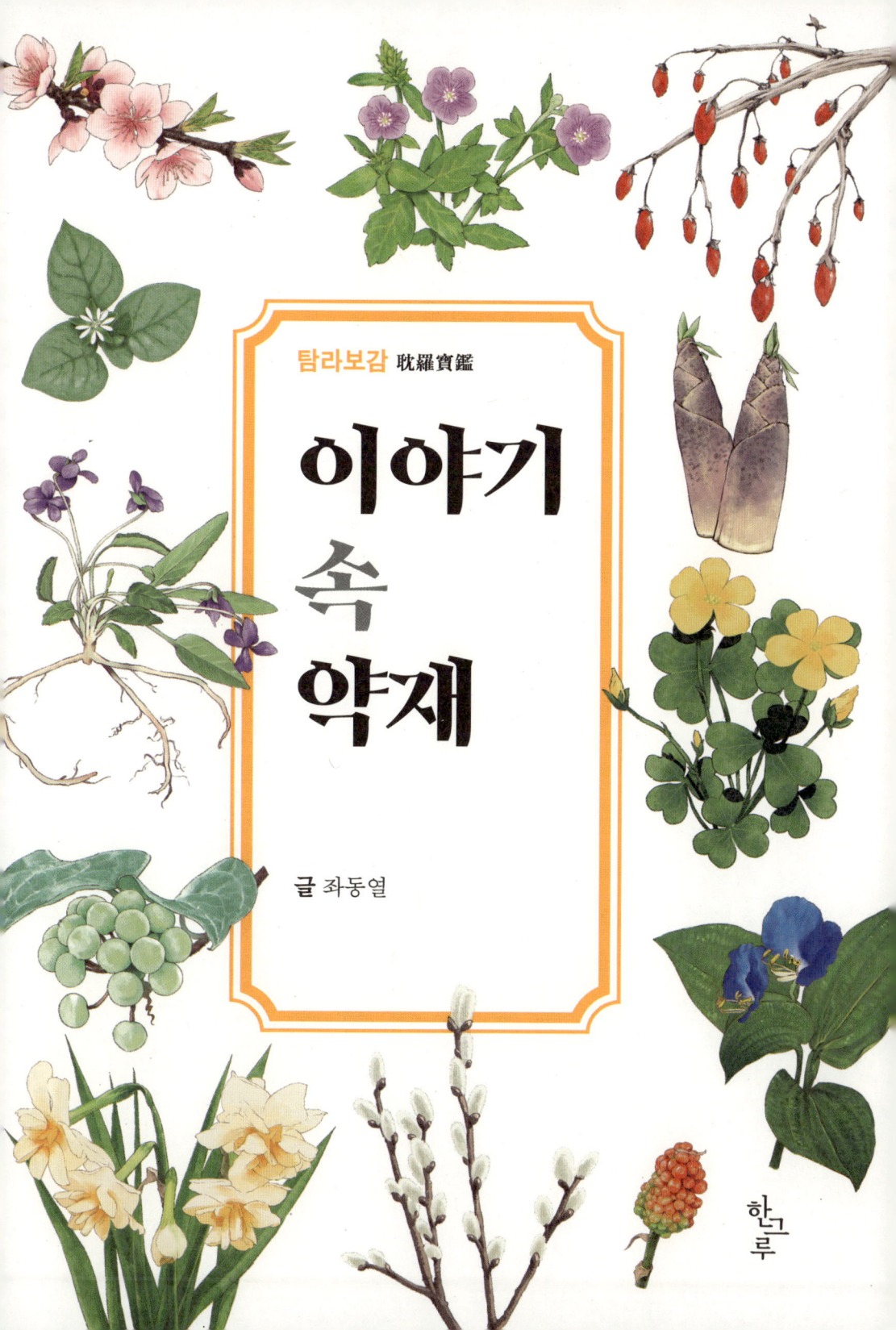

책을 펴내며

나는 어렸을 때부터 질병과 한약재에 대해 관심이 많았고, 많이 알고 있기도 했다. 시골 마을의 의사이자 한의사였던 할아버지 덕분이었다. 할아버지의 병원은 언제나 환자들로 가득했다. 그분들에게는 우리 주변의 풀 한 포기, 뿌리 한 줌이 약이 되기도 했다. 나도 가끔 약초를 캐러 다녔고, 달콤한 맛이 나는 약재들을 찾아내 간식으로 씹고 다니기도 했다. 이런 추억과 경험들이 제주도 민간요법 자료를 수집하고 기록으로 남기는 일을 할 수 있게 하지 않았나 싶다.

20여 년 동안 제주도 민간요법에 쓰이는 약재를 수집해 보니 400종이 넘었다. 그중에서 55종을 골라 《탐라보감》 시리즈의 1권에 실었다. 1권 '이야기 속 약재'는 네 부분으로 구성했다. 첫째 '역사 속 약재'에서는 조선 시대 진상품이었던 약재들이 민간에서는 어떻게 쓰였는지 살폈다. 둘째 '전설 속 약재'에서는 여러 식물들이 약재로 쓰이게 된 이유를 전설 속에서 찾아보았다. 셋째 '민간신앙 속 약재'는 민간신앙의 측면에서 질병을 치료한다고 인식하는 식물들을 담았고, 넷째 '별난 이름 약재'에서는 유별난 이름을 갖게 된 유래를 풀었다.

이 책은 제주 사람들이 질병에 맞서 살아온 이야기를 정리한 민속자료로 의학서적은 아니다. 그래서 약보다 음식으로 챙겨 먹길 바라는 마음으로 여러 조리법과 활용법을 함께 실었다. 기본적으로 식물의 특성을 소개하고, 전통의학과 제주도 민간에서의 쓰임을 담았다. 약으로 쓸 때 주의할 점도 기록했다. 생생한 이해를 돕기 위해 제주를 누비며 담았던 사진들을 함께 실었다.

약재를 정리하면서 느낀 것은 자연에서 얻을 수 있는 모든 생물은 우리에게 도움을 줄 수 있는 고마운 존재라는 사실이다. 들판의 작은 풀에서부터 산에서 자라는 나무의 꽃이나 열매, 바닷속의 해초와 물고기들까지. 우리가 그들을 알고 이해하고자 노력한다면 자연은 우리에게 넘치는 보답을 해줄 거라는 믿음을 갖고 있다.

이 책을 묶기까지 많은 분들의 도움을 받았다. 이 일을 시작할 수 있도록 용기를 주신 세명대학교 강신호 교수님께 감사드린다. 환경부 국립생물자원관 전통지식 자료수집 사업에 동참하게 해주셨고, 민간요법 자료의 중요성을 깨닫는 계기를 마련해주셨다. 당시 이 사업을 같이 하신 제주생물자원주식회사 송관필 대표님께 감사를 전한다. 훌륭한 인성과 제주 식물에 대한 풍부한 식견을 갖고 계신 분으로, 식물에 대한 궁금증을 이해하기 쉽게 알려주셨고 항상 반갑게 맞아주시면서 도움을 주셨다. 그리고 제주대학교 김동전 교수님께 감사함을 전하고 싶다. 교수님 덕분에 늦은 나이에 석박사 과정을 하며 행복하고 보람된 시간을 보낼 수 있었다. 에밀 타케와 물냉이에 관련된 자료를 보내주신 에밀타케 식물연구소 정홍규 신부님께 감사드린다.

가장 큰 감사는 제주의 어르신들께 드리고 싶다. 그분들이 평생 간직하고 있던 귀한 정보와 경험을 아낌없이 건네주셨기에 그 자료를 글로 정리할 수 있었다. 그리고 언제나 곁에서 응원해주는 가족들에게 감사의 마음을 전한다. 되돌아보면 가족의 일보다 내 일을 우선으로 하며 살아온 것 같아 미안하다. 그런데도 이해와 사랑으로 감싸주는 가족이 있어서 마음 편하게 이 일에 전념할 수 있었다. 좋은 책 쓰시라며 노트북을 선물해준 큰사위 문서방 고맙다. 세심한 배려 덕분에 노트북을 켤 때마다 새로운 기분으로 기분 좋게 글을 쓸 수 있었다. 마지막으로 책 출간의 과정마다 애써준 한그루 출판사에 깊은 감사드린다. 마음속으로 감사한 분들이 많은데 그분들은 만났을 때 웃음으로 감사를 대신하고자 한다.

2025년 여름, 좌동열

차례

역사 속 약재

탐라 백성에게 고통을 준 **귤나무**	14
임금님의 사랑 담은 사약 **한라돌쩌귀**	19
세계 제일 한라산 **흑오미자**	23
몸속 기생충을 죽이는 **비자나무**	29
온갖 충을 없애는 **멀구슬나무**	35
해녀의 숨비소리 듣고 자라는 **순비기나무**	40
남쪽 하늘 장수별을 닮은 **천남성**	45
구토를 가라앉히는 **반하**	51
줄기 속이 빈 **구릿대**	55
몽골인이 남긴 약초 **갯취**	59
추사 김정희가 사랑한 **제주 수선화**	64
프랑스 선교사의 선물 **물냉이**	69

전설 속 약재

늙음을 막아주는 **구기자나무**	76
목숨이 질긴 **질경이풀**	81
진시황제가 찾던 불로약 **시로미**	86
귀신처럼 빠른 약효 **으아리**	90
무병장수 청려장 지팡이 **명아주**	96
은발 반짝이는 **할미꽃**	101
짚신에 붙어 오는 **짚신나물**	105
버린 남편을 살려낸 **청미래덩굴**	111
당연히 돌아올 힘을 주는 **당귀**	116
문 둘레에서 자라는 **민들레**	120

민간 신앙 속 약재

귀신을 쫓는 **복숭아나무**	128
환자를 없게 하는 **무환자나무**	133
귀신을 속이는 **버드나무**	137
조상신도 막는 **녹나무**	142
아기를 점지하는 **동백나무**	147
귀신을 붙잡는 **음나무**	152

부정한 것을 없애는 **당유자나무**   **156**
악귀를 쫓는 **붉은팥**   **160**
잡귀를 떼어내는 **양하**   **164**
하늘을 오르내리는 **하늘타리**   **169**
하늘의 신을 부르는 **대나무**   **175**

별난 이름 약재

아픈 무릎엔 **쇠무릎풀**   **182**
설사를 멈추게 하는 **이질풀**   **188**
어머니에게 좋은 약 **익모초**   **192**
온갖 풍을 막는 **방풍나물**   **198**
바닷물을 먹고 자라는 **갯방풍**   **202**
고양이 소화약 **괭이밥**   **205**
피를 엉기게 하는 **엉겅퀴**   **208**
눈을 밝게 하는 **결명자**   **213**
파리 잡는 **파리풀**   **217**
쑥쑥 자라는 **쑥**   **222**
잇몸을 반짝이게 하는 **별꽃**   **228**
나라를 망하게 한 **양귀비**   **233**

씨앗 소리 요란한 **소리쟁이**	237
머리에 새끼가 달린 **달래**	241
부처님의 손을 닮은 **부처손**	245
살찐 진드기를 닮은 **피마자**	249
까까머리를 닮은 **까마중**	253
닭의 창자를 닮은 **닭의장풀**	258
뱀의 머리를 닮은 **배암차즈기**	263
제비초리를 닮은 **제비꽃**	269
바닷가의 불로초 **번행초**	275
망할 놈의 풀 **망초**	279
참고문헌	286
도움을 주신 분	290
찾아보기	292

역사 속 약재

탐라 백성에게 고통을 준 **귤나무**
임금님의 사랑 담은 사약 **한라돌쩌귀**
세계 제일 한라산 **흑오미자**
몸속 기생충을 죽이는 **비자나무**
온갖 충을 없애는 **멀구슬나무**
해녀의 숨비소리 듣고 자라는 **순비기나무**
남쪽 하늘 장수별을 닮은 **천남성**
구토를 가라앉히는 **반하**
줄기 속이 빈 **구릿대**
몽골인이 남긴 약초 **갯취**
추사 김정희가 사랑한 **제주 수선화**
프랑스 선교사의 선물 **물냉이**

탐라 백성에게 고통을 준
귤나무

식물명 귤나무
약재명 진피(陳皮)
학 명 *Citrus reticulata* Blanco.
제주명 귤낭, 미깡낭, 줄낭

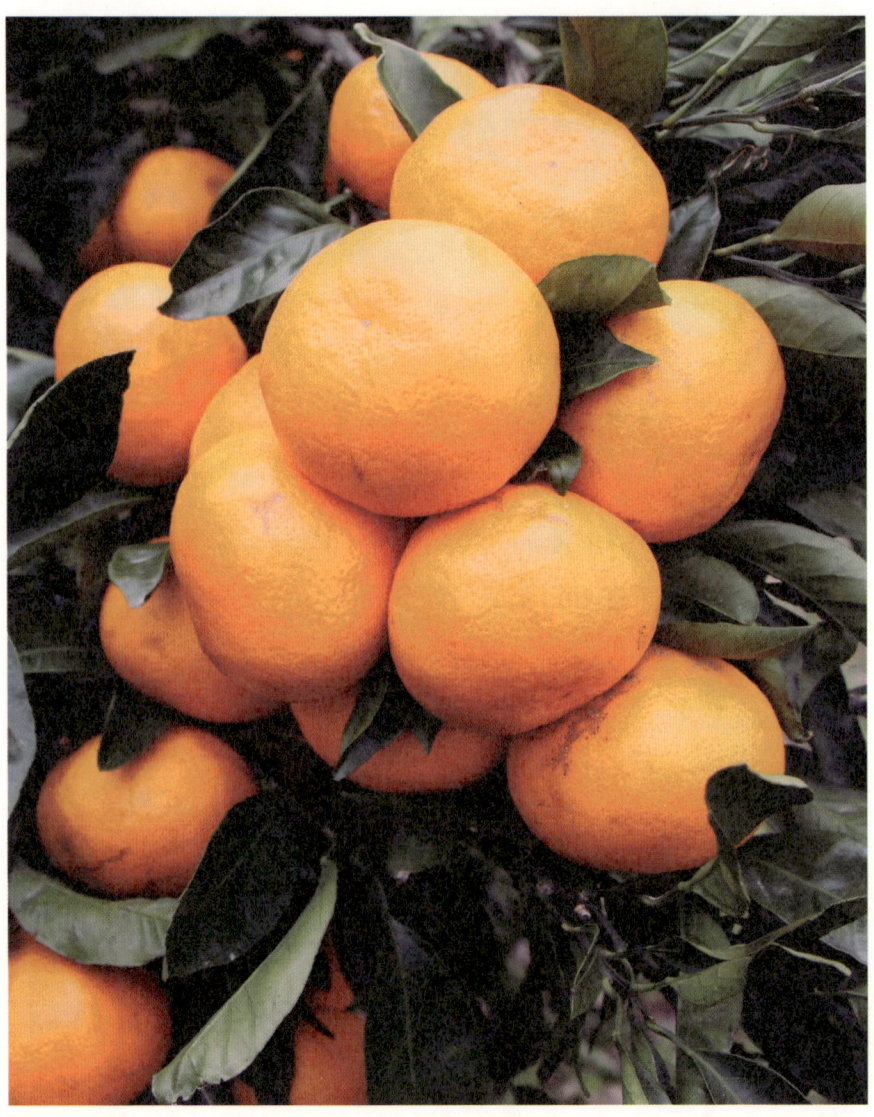

귤은 기후가 따뜻한 곳에서 재배되는 과일이다. 조선 시대에는 임금님에게 진상하였으며 의례용으로 제사상에 올리는 중요한 물품이었다. 겨울이 되어 제사상에 올릴 과일들이 없게 되면 귤은 황금에 비유되면서 귀한 대우를 받았다.

하지만 진상귤을 재배했던 제주 백성들의 고통은 이루 말할 수 없었다. 한 집에서 일곱 그루의 귤을 관아에 바치면 한 사람의 부역을 면제하겠다는 제안에 따라 많은 백성들이 동조하며 따랐다. 여름이 되어 열매가 달리기 시작하면 군사들은 귤나무에 달린 귤의 숫자를 파악하여 장부에 적었고, 가을이 되면 여름에 적은 귤의 숫자대로 바치게 하였다. 하지만 귤은 태풍과 벌레 때문에 떨어지는 것이 많았고 부족한 숫자를 채우기 위해서는 귤을 사러 다녀야 했다. 그러니 겨울이 되면 귤값은 천정부지로 치솟았다. 결국 제주 백성들은 차라리 부역을 하겠다며 끓는 물을 귤나무에 부어 버렸다고 한다. 익은 귤을 진상하는 데도 어려움이 많았다. 많은 귤을 한꺼번에 진상하면 썩을 염려가 있다 하여 조정에서는 열흘에 한 번 세 상자씩만 진상하도록 하였다. 귤 진상 시기는 음력 10월에서 이듬해 2월까지였기 때문에 뱃사람들은 눈보라가 몰아치는 겨울 바다를 열흘마다 건너는 어려움을 감당해야 했다. 그러나 조정은 다른 세상이었다.

그 해의 첫 진상 귤을 받은 임금님은 하늘에 감사하며 조정 대신들과 성균관 유생들에게 귤을 나눠주었다. 귤을 받은 신하와 유생들은 귤 찬양시를 써서 임금님의 덕으로 이 귀한 과일이 생산되었다 하며 임금님을 칭송하였다. 임금님은 이에 응답하며 황감제라는 특별 과거시험을 실시하여 유생들에게 벼슬을 주곤 하였다.

조선 시대에 제주에서 진상하였던 귤은 지금의 귤과는 다른 재래종으로 껍질이 두껍고 신맛과 쓴맛이 있어 생과일보다는 약재로 쓰는 귤들이 많았다. 이 재래종 귤들 중 당유자나무, 하귤나무, 병귤나무, 산귤나무 등 몇 종은 수령이 오래되어 기념수로 지정되어 보호되고 있거나 새롭게 품종이 개량되어 관상용이나 약재용으로 재배되고 있다. 재래종에서 벗어나 과일용의 새로운 품종이 재배되기 시작한 것은 1911년으로, 프랑스 선교사 에밀 타케 신부는 일본에서 선교활동을 하는 선교사 포리 신부로부터 온주밀감나무 14그루를 선물로 받는다. 그리고 서귀포 성당^(현 면형의 집) 정원에 울타리를 두르고 심어 키웠고 온주밀감나무는 새로운 환경에 적응하며 잘 자랐다. 이를 계기로 제주 서귀포를 중심으로 감귤 과수원들이 조성되었다. 1970년대가 되면 감귤나무에서 얻는 수익으로 자식을 대학에 보낼 수 있다 하여 대학나무라고 불렀다.

귤나무는 늘푸른키작은나무이다. 잎은 타원형으로 짙은 녹색이고, 꽃은 4~5월에 흰색으로 피며 향기가 아주 좋다. 열매는 둥글고 조금 납작한 모양으로 10~12월에 노란 황색으로 익으며 눈이 내리기 전에 수확한다. 익은 열매는 껍질이 얇고 부드러워 손으로 벗길 수 있고 단맛이 많아 겨울철 과일로 인기가 많다.

제주도 민간에서는

민간에서는 지금도 재래종 귤을 약재로 이용하고 있다. 익은 귤의 껍질을 깨끗이 씻어 말린 것을 진피라 하는데 감기나 소화 불량에 달여 마신다. 감기 예방을 위해서 진피에 대추와 생강을 넣고 달여 따뜻하게 마신다. 몸살감기에는 당유자에 진피, 대추, 생강을 넣고 푹 끓여 따뜻하게 마시거나 진피에 막걸리를 넣고 푹 끓여 설탕을 넣고 따뜻하게 마신다. 막걸리 한 컵에 산귤^(광귤) 하나를 썰어 넣고 은근한 불에서 끓여 국물만 따라 따뜻하게 마셔도 좋다. 기침이 심할 때는 진피에 감초 두 조각을 넣고 물을 부어 달여 따뜻하게 마신다. 동맥경화, 피로회복에는 귤껍질을 벗겨 속살만 병에 넣고 소주를 부어 밀감주를 담가 마시거나 속살 즙을 짜서 주스로 마신다. 손발 동상에는 귤을 푹 삶아 따뜻할 때 동상 부위를 담근다. 치질에는 탱자를 푹 삶거나 구워서 아픈 부위를 찜질한다. 생선 중독에는 말린 귤껍질이나 산귤(광귤)을 진하게 달여 그 물을 마신다.

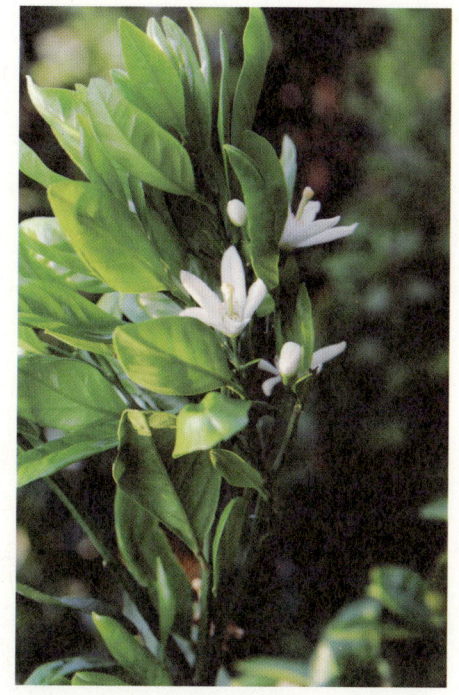

전통의학에서는

귤은 껍질, 잎, 씨앗을 약으로 쓴다. 귤껍질을 진피陳皮라 하고 귤씨를 귤핵橘核이라 하며 귤잎은 귤엽橘葉이라 한다. 귤은 속살보다 껍질이 약효가 더욱 좋다. 익은 귤의 껍질을 말린 것을 진피라 하여 기침과 감기를 낫게 하는 약으로 쓴다. 감기에는 진피를 물에 넣고 달여 따뜻할 때 설탕을 넣어 마신다. 건위에는 진피에 생강을 넣고 달여 설탕을 조금 넣고 따뜻하게 마신다. 식욕 증진에는 귤을 넣고 술을 담가 마신다. 입구가 큰 병에 귤 알갱이를 넣고 귤과 비슷한 양의 설탕을 넣고 여기에 귤의 3배가 되는 소주를 부어 2달 이상 시원한 곳에서 숙성시킨다. 하루에 소주잔 한 잔 정도를 두 번 마신다. 허리와 아랫배가 아프고 오줌이 잘 나오지 않는 증상에는 귤씨를 볶아서 가루 내어 먹는다.

주의

　귤을 매일 많이 먹으면 일시적으로 손이나 얼굴이 노랗게 변한다. 이런 현상은 귤 먹는 양을 줄이면 이삼 일 내에 없어진다. 익은 귤의 껍질을 진피라 하고 익지 않은 귤의 껍질을 청피라 한다. 청피는 기를 돌아가게 하는 작용이 강하므로 임산부가 많이 먹으면 유산의 위험이 있어 조심해야 한다.

음식으로는

　감귤의 겉껍질을 벗기고 먹는다. 귤 속살에 설탕을 넣고 조려 잼을 만들거나 즙을 짜서 주스로 마신다. 속살을 다듬어 넣고 술을 부어 감귤주를 담근다. 하귤(나쓰미깡)은 속 알맹이만 뜯어 설탕에 절여두고 여름에 찬물을 넣어 주스로 먹는다. 하귤차는 간을 건강하게 한다고 한다.

밀감주 담그기

　귤은 껍질을 벗기고 병에 담는다. 귤을 넣은 병에 소주를 귤의 3배 정도 부어 밀봉한다. 시원하고 그늘진 곳에 두고 2개월 정도 숙성시킨다. 술이 숙성되면 귤은 건져내고 술만 병에 부어 아침저녁으로 소주잔 한 잔 정도씩 마신다.

하귤차 만들기

　하귤의 속살은 신맛이 강하여 그대로 먹기보다는 차로 만들어 먹으면 좋다. 하귤의 속살만 떼어내서 설탕을 넣어 절인다. 여름에 하귤차에 찬물을 부어 시원한 주스로 마시면 새콤달콤한 좋은 음료가 된다.

임금님의 사랑 담은 사약
한라돌쩌귀

식물명 한라돌쩌귀
약재명 초오, 초오두(草烏頭)
학 명 *Aconitum japonicum* Thunb. subsp.
제주명 보선불휘, 보승불휘

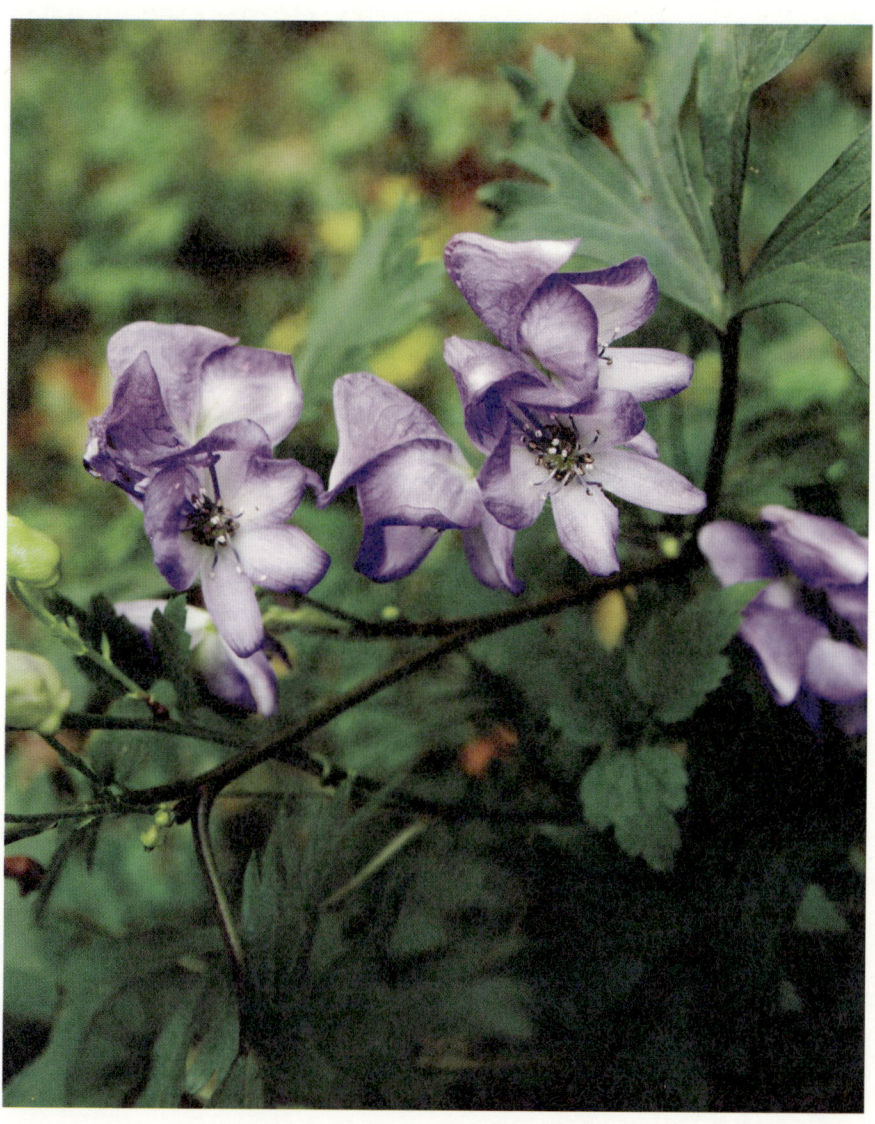

돌쩌귀는 한옥의 여닫이문을 잠글 때 사용하는 장치인데, 풀이름 한라돌쩌귀는 뿌리가 문의 돌쩌귀를 닮았기 때문에 붙여진 이름이다. 뿌리는 검은색의 원뿔 모양을 하고 있으며 모양과 색이 까마귀 머리를 닮은 풀이라 하여 초오草烏 또는 초오두草烏頭라고 한다. 초오에는 아코니틴이라는 강한 독성이 있어 사약의 주재료가 되었고 조선 시대 제주에서는 한라돌쩌귀 뿌리인 초오를 약재로 진상하였다. 조선 시대 임금님이 죄인에게 내리는 사약은 죽음의 약이 아니라 사랑의 약이었다. 임금님이 사랑하는 신하에게 하사하는 약으로 사약死藥이라 하지 않고 사약賜藥이라 하였다.

조선 시대 형벌 중에서 죄인에게 사약을 내린다는 조항은 없다. 그러나 임금이 특별히 사랑하는 신하에 대해서 차마 능지처참의 형을 내릴 수 없을 때 사랑하는 마음을 담아 내리는 약이 사약賜藥이다. 사약을 받고 죽은 죄인은 신체를 훼손하지 않아 부모에게 효도할 수 있고, 멸문지화를 당하지 않을 수 있으며, 죽은 후에 후손들이 떳떳하게 제사도 지낼 수 있었다. 그리고 시간이 지나 왕권이 바뀌면 직위가 복권되는 경우도

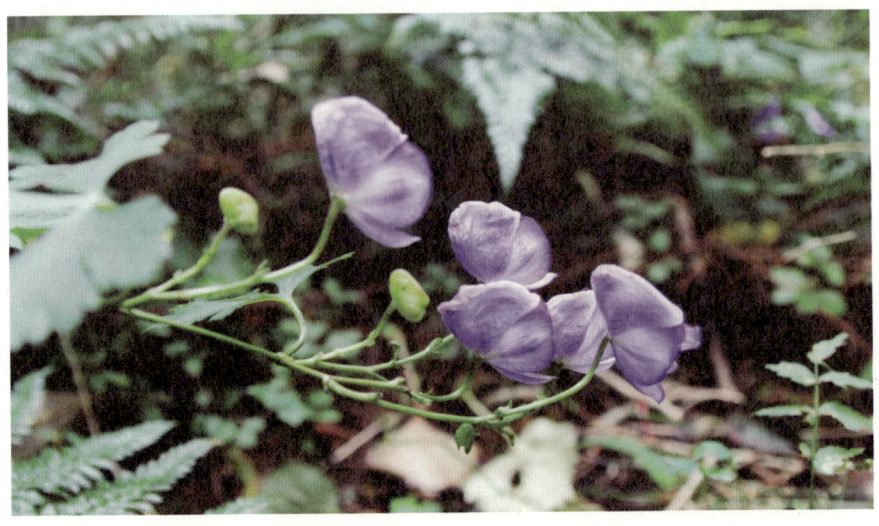

많았기 때문에 사약을 받는다는 것은 당장은 슬프지만 미래의 희망이 아주 없어지는 것은 아니었다. 그래서 사약을 받는 신하는 임금님의 사랑에 감사하며 임금님이 계신 북쪽을 향해 큰절을 올리며 약사발을 받아 마셨다. 초오는 조선 시대 제주에서 진상하였던 독약인데 민간에서는 지금도 초오를 신경통에 약으로 쓰고 있다.

한라돌쩌귀는 미나리아재비과의 여러해살이풀로 제주도와 전남 일대에서 자라며 꽃 모양이 로마 병정의 투구를 닮았다 하여 섬투구꽃이라고도 한다. 꽃은 보랏빛으로 8~9월에 피고 키는 1m 정도까지 자란다. 우리나라에서 뿌리를 초오라 부르는 풀에는 한라돌쩌귀 외에도 투구꽃, 이삭바곳, 세잎돌쩌귀 등이 있다.

제주도 민간에서는

제주 사람들은 한라돌쩌귀 뿌리 모양이 버선을 닮았다고 하여 보선불휘라고 하며 신경통을 다스리는 약으로 쓰고 있다. 한라돌쩌귀 뿌리는 독성이 강하기 때문에 약으로 쓰기 전에 반드시 독성을 중화시키는 과정을 거치는데, 뿌리를 깨끗이 씻어 소금물에 5일 정도 담갔다가 말린다. 신경통으로 통증이 심하면 솥에 한라돌쩌귀 뿌리와 북어, 달걀을 넣고 푹 삶은 다음 건더기는 건져 땅속 깊이 묻어 동물들이 먹지 못하도록 하고 약은 식혀서 조금씩 먹는다. 이 약은 독성이 있기 때문에 차게 식힌 후에 먹어야 하며 뜨겁게 먹으면 죽음을 부르는 사약死藥이 된다.

전통의학에서는

투구꽃의 뿌리를 초오草烏, 초오두草烏頭라 한다. 초오는 뜨거운 약이라 몸 안팎의 풍風과 습濕을 없애고 몸을 따뜻하게 하며 차가운 기운을 몰아

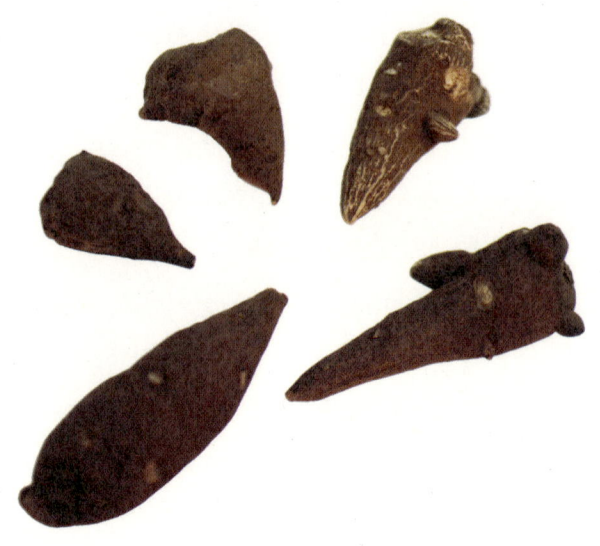

내고 통증을 완화하는 효능이 있다. 그러나 뜨겁게 먹거나 몸이 뜨거운 상태에서 먹으면 무서운 독약이 되어 목숨이 위태로울 수 있다. 열이 날 때 이 약을 먹으면 경련이 일어나고 코피나 각혈 등의 출혈이 일어난다. 초오는 죽음에 이르게 하는 무서운 약이지만 법제하여 독성을 줄인 후에는 병을 고치는 약으로도 쓴다. 하지만 워낙 독성이 강해 위험하므로 함부로 쓰면 안 된다.

주의

한라돌쩌귀와 투구꽃의 뿌리를 초오라 하며 뿌리와 잎, 식물 전체에 강한 독성이 있다. 뜨겁게 먹거나 몸이 뜨거울 때 먹으면 피를 쏟으며 사망할 수 있으므로 함부로 쓰면 안 되는 독약이다.

세계 제일 한라산
흑오미자

식물명 흑오미자
약재명 송등(松藤), 오미자(五味子)
학 명 *Schisandra repanda* Radlk.
제주명 오미즈

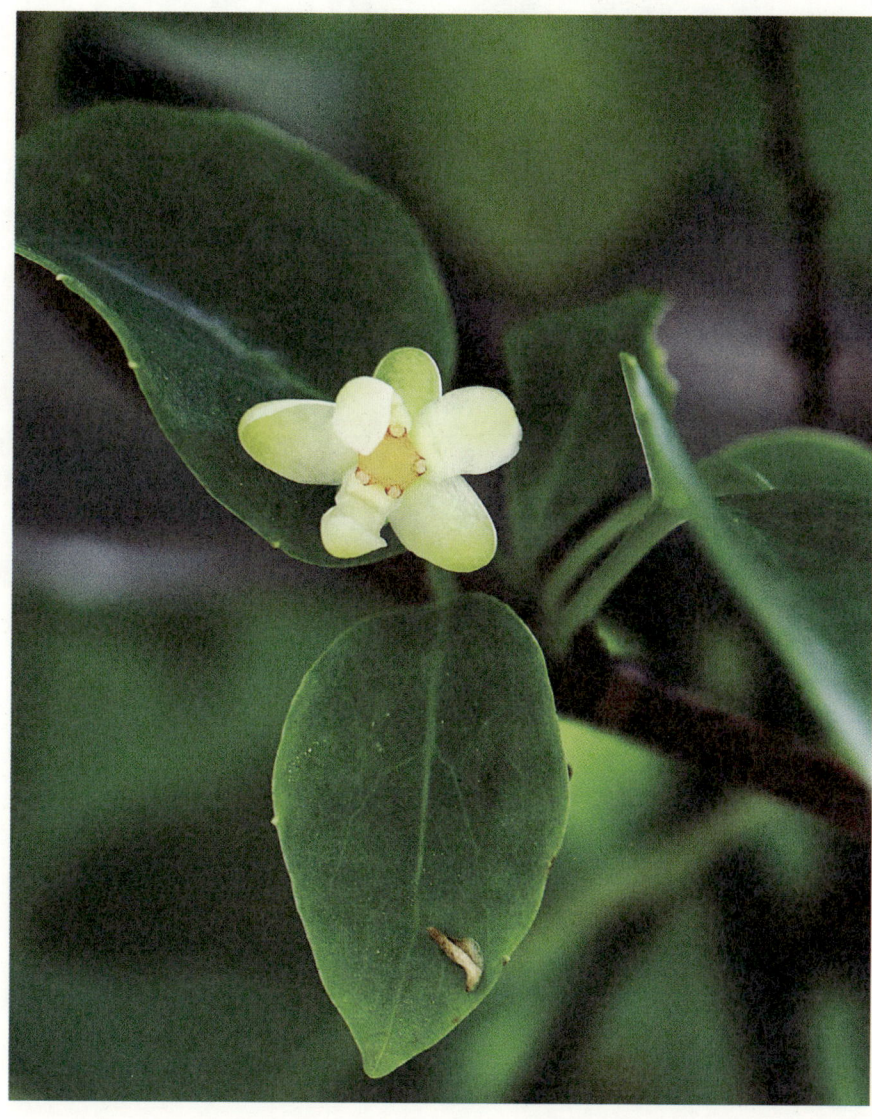

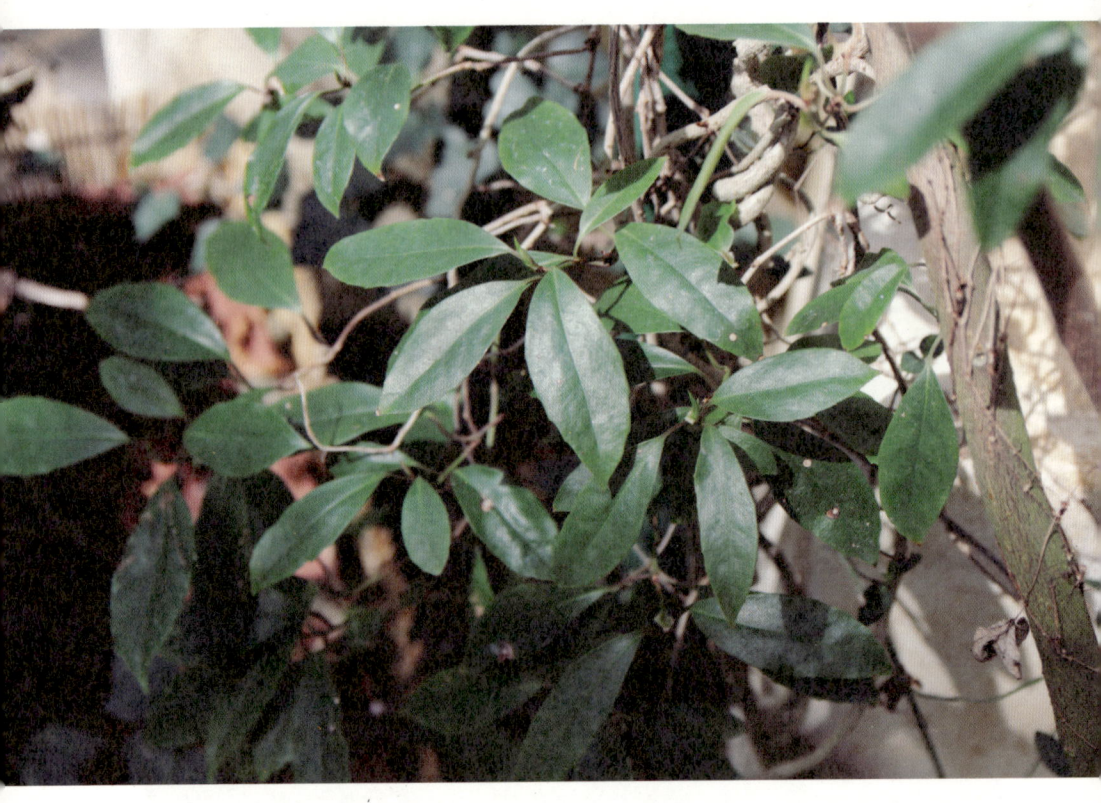

오미자五味子는 매운맛, 짠맛, 신맛, 단맛, 쓴맛의 다섯 가지 맛을 갖고 있는 열매이다. 제주도를 제외한 우리나라 전 지역의 산기슭에서 자라는 빨간 오미자는 일본, 중국 등에서도 자라는데 그중에서도 우리나라 오미자가 가장 좋다 하여 조선 시대에는 중국에 진상하기도 하였다. 그런데 제주 한라산의 흑오미자는 빨간 오미자와는 전혀 다른 오미자이다. 익은 열매는 검보랏빛을 띠고 맛은 달고 알도 굵어 요즘의 블루베리를 닮은 희귀한 오미자이다.

조선 시대 제주에 온 관리들이나 유배인은 한라산 오미자의 맛을 보고 감탄하며 글들을 남겼다. 1519년 기묘사화로 인해 제주에 유배 온 충암 김정은 우리나라 오미자가 세계 제일이라 하여 중국에 진상하는데 제주 와서 보니 이곳의 오미자가 세계 최고라며 감탄하였다. 1703년 병와 이형상 목사 또한 한라산 흑오미자를 보고 이 특별한 물건의 모양과 맛에 감탄하여 임금님께 흑오미자의 맛을 보게 해드리고 싶다는 마음에 흑오미자 다섯 말을 진상품에 함께 넣어 보냈다. 그러나 당시 흑오미자는 진상품이 아니었기 때문에 조정 대신들은 이를 뇌물이라 하여 이형상 목사를 몰아세웠고 결국 이형상 목사는 제주에서 많은 업적을 남겼음에도 불구하고 흑오미자 뇌물 사건으로 파직되어 떠났다.

흑오미자는 한라산 해발 600~1,400m의 숲속에서 다른 나무를 타고 자라는 덩굴성 여러해살이 나무이다. 줄기에서 솔향이 나며 꽃은 5~6월에 황백색으로 피고 열매는 9~10월에 검은보라색으로 익는다. 열매는 블루베리처럼 크고 굵으며 신맛은 적고 단맛이 많아 생과일로도 먹을 수 있다. 한라산에서만 따 올 수 있던 흑오미자는 제주 사람들도 귀하게 여겼는데, 1970년대에 오미자를 따러 가던 사람들은 흑오미자 나무 밑에 돗자리를 깔고 긴 막대기로 털어서 열매를 땄다. 하루에 따는 양은 넉 되 정도였고 당시 가격은 한 되에 2만 원 정도였다고 한다. 그런데 채취 과정에서 줄기를 잘라 열매를 채취하는 사람들이 많아졌고 뿌리도 약이 된다고 하여 무분별하게 채취하면서 지금은 한라산에서도 찾아보기 힘들어졌다.

제주도 민간에서는

흑오미자의 열매, 뿌리, 줄기 모두를 약으로 쓴다. 잘 익은 흑오미자 열매는 만병통치약이자 자양강장제가 된다. 익은 열매에 같은 양의 설탕을 섞어 병에 담아 두고 우러난 즙을 따뜻한 물에 타서 차로 마시거나 여름에는 시원한 물에 타서 주스로 마신다. 흑오미자술은 강장, 강정은 물론 성기능을 회복시켜 젊어지게 하는 효능이 있어 민간에서는 불로초술이라 한다. 익은 흑오미자 열매를 항아리에 넣고 3배 정도의 술을 부어 입구를 밀봉한 다음 서늘한 곳에서 2달간 두면 짙은 보랏빛의 흑오미자술이 된다. 이 술을 아침저녁으로 소주잔 한 잔 정도씩 꾸준히 마시면 장수한다.

흑오미자는 감기와 천식에 특효약이다. 겨울철 감기로 인해 기침이 심하게 나면 흑오미자를 설탕에 절여 우러난 즙을 따뜻한 물에 타서 마신다.

얼굴의 한쪽 근육이 마비되는 구안와사(와사풍)에는 흑오미자에 설탕을 넣고 1년 이상 두었다가 우러난 즙을 물에 타서 마시면 효과가 있다.

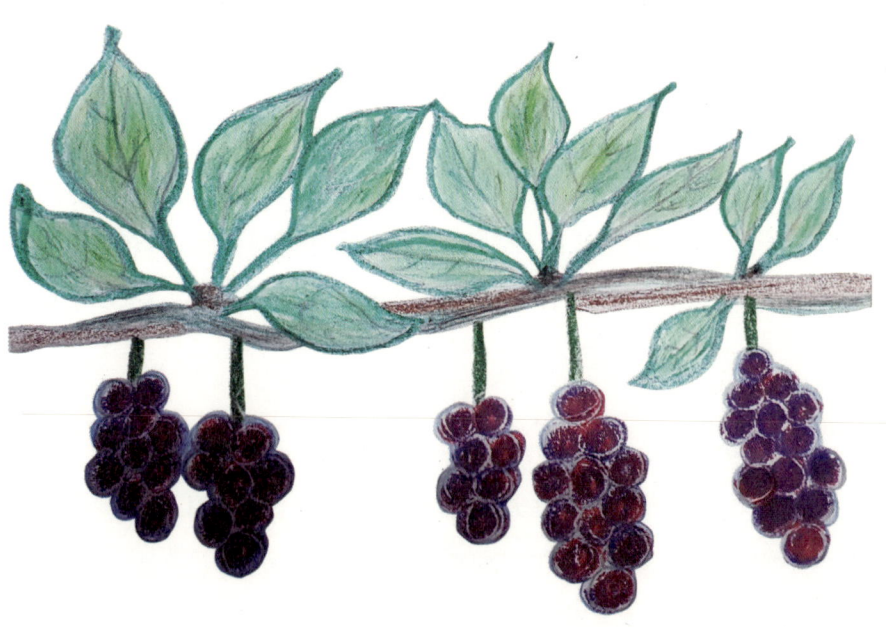

흑오미자의 뿌리나 줄기는 신경통에 좋은 약이다. 달여서 차로 마시거나 술을 담가 마시면 통증 완화와 치료에 효과가 있다. 신경통으로 통증이 심할 때 흑오미자 줄기를 삶아 그 물에 몸을 담그면 통증이 완화된다.

전통의학에서는

흑오미자 줄기에서 솔향이 난다 하여 송등松藤이라 한다. 신경통에는 줄기 자른 것을 주머니에 넣고 물에 끓여 그것을 욕탕에 넣어 목욕하면 치료 효과가 있다. 빨간 오미자(북오미자)는 시고 맵고 쓰고 짜고 매운맛이 나며 조선에서는 함경도와 평안도에서 나는 것이 가장 좋다. 오미자는 쇠약한 것을 보하고 시력을 좋게 하며 가슴이 답답한 것을 낫게 한다. 신장을 따뜻하게 하며 양기를 강하게 하여 남자의 정을 돕고 음경을 커지게 한다. 오미자는 자음강장약으로 간 기능을 좋게 하고 간을 보호하며 정력이 약해진 것과 기관지염을 치료하고 술독을 풀어준다. 여름철에 오미자를 늘 먹으면 보신保身의 효과가 있고 오장의 기운을 크게 보한다.

주의

기침으로 인해 맥박이 빨라질 때는 복용을 금한다. 정신이 흥분된 상태나 위궤양, 십이지장궤양, 뇌압이 높을 때와 급격히 변하는 고혈압에는 쓰지 않는다. 많은 양의 오미자를 먹으면 설사, 구토 등의 부작용이 나타날 수 있다.

음식으로는

흑오미자는 말려서 먹는 경우는 거의 없고 생으로 먹는다. 설탕에 절여 차로 마시거나 술을 담가 마신다. 항아리에 잘 익은 흑오미자를 넣고 설탕(꿀)을 같은 비율로 넣는다. 서늘하고 그늘진 곳에 2개월 정도 두면 흑오미자의 짙은 보랏빛 즙이 우러난다. 우러난 즙을 뜨거운 물에 타서 차로 마시면 감기를 예방하고 기침을 낫게 한다. 여름에 흑오미자 즙을 시원한 물에 타서 마시면 더위를 이기게 하는 약이 된다.

흑오미자술 담그기

흑오미자술을 담그려면 익은 열매 1kg를 항아리에 넣고 설탕 200g을 섞어 3일 정도 둔다. 설탕이 녹아 즙이 우러나면 여기에 술 500cc를 부어 서늘한 곳에 2개월 정도 둔다. 짙은 보랏빛이 우러나면서 술이 숙성되면 아침저녁으로 소주잔 한 잔 정도를 약으로 마신다. 약술은 많이 마시면 오히려 몸에 해롭기 때문에 조금씩 마시는 것이 좋다.

흑오미자의 뿌리로도 술을 담근다. 흑오미자 뿌리를 잘게 썰어 병에 넣고 뿌리의 세 배 정도의 술을 붓는다. 서늘한 곳에 100일 정도 두면 붉은빛의 술이 된다. 이 술은 감기에 좋고 정력에도 좋다고 하여 아침저녁으로 소주잔 한 잔씩 마신다.

몸속 기생충을 죽이는
비자나무

식물명 비자나무
약재명 옥비(玉榧), 적과(赤果)
학 명 *Torreya nucifera* Siebold & Zucc.
제주명 비자낭, 비지낭, 비즈낭

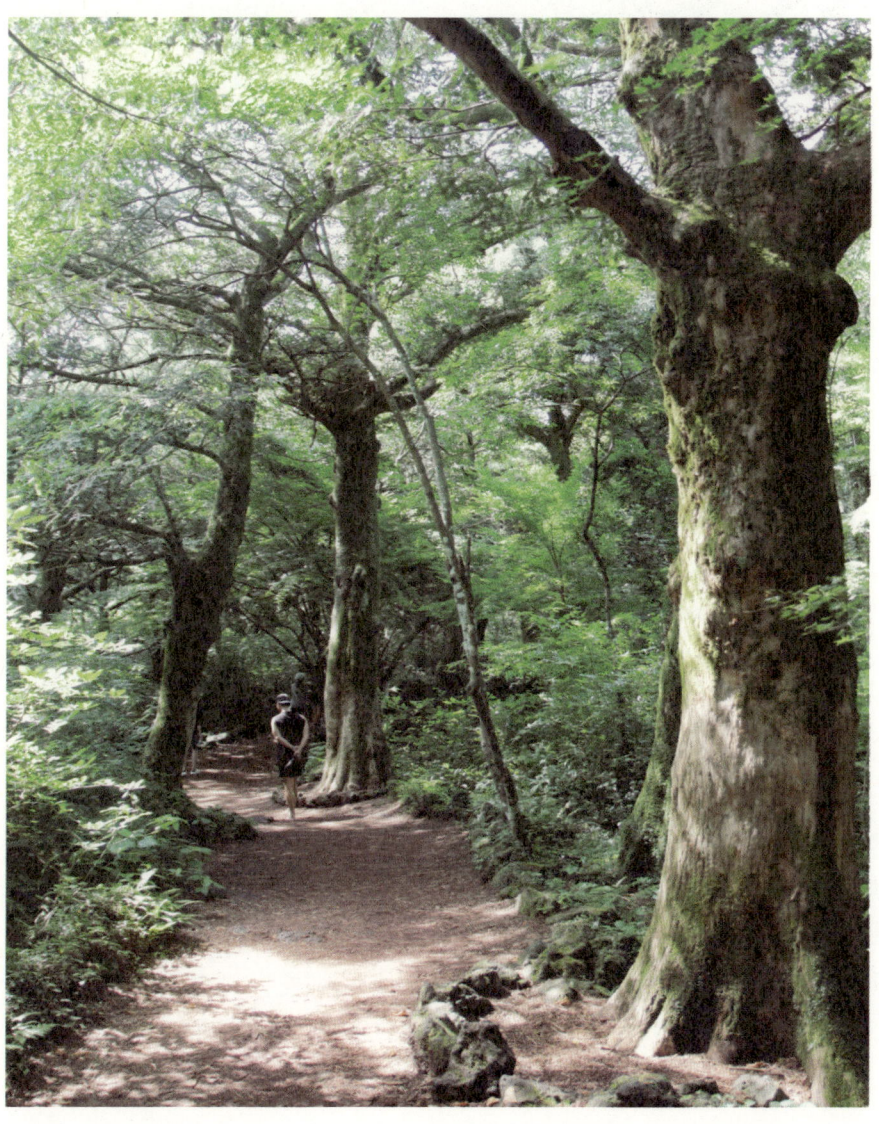

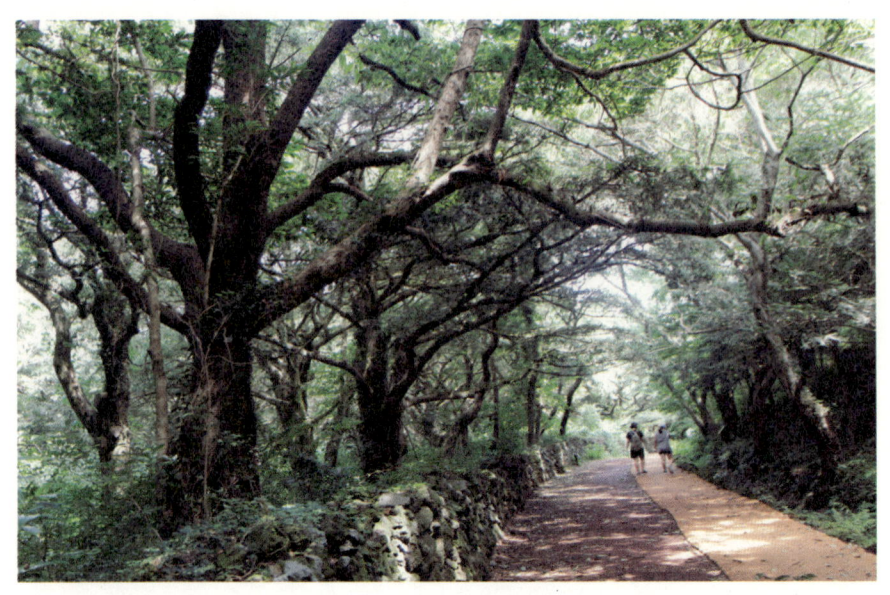

　비자나무는 주목과의 늘푸른나무이자 암수딴그루로 나무 전체에서 향이 난다. 잎 모양이 '아닐 비非'를 닮았다 하여 '비榧'라 쓰고 열매는 약으로 쓰므로 '자子'를 붙여 '비자榧子'라 한다.
　추위에 약하여 우리나라에서는 내장산 이남에서만 자란다. 높이는 25m까지 자라며 잎은 짙은 녹색으로 윤기가 나고 잎 끝에 날카로운 가시가 있다. 꽃은 연노란색으로 4월에 피고 수꽃은 잎겨드랑이에, 암꽃은 어린 가지 밑에 핀다. 열매는 타원형으로 9~10월에 자주색으로 익는다. 종자를 비자榧子, 비실榧實이라 하고 껍질 속 부분을 식용 및 약용한다. 비자열매는 맛이 떫고 독성이 조금 있지만 사람에게는 해가 되지 않는다고 한다.
　비자나무의 줄기는 목재나 가구재로 귀하게 여긴다. 나무 줄기는 황색으로 광택이 나고 나이테가 뚜렷하며 탄력이 있고 단단하여 물에 닿아도 썩지 않는다. 그래서 왕실의 가구나 제사에 사용하는 제사상祭事床을 만드는 데 사용하였다.

제주도 비자림은 조선 시대를 거쳐 일제강점기까지 철저한 관리와 보호를 받았으며, 일제강점기에는 한라산보다 먼저 천연기념물로 지정되었다. 일본인들에 의해 독점된 비자림의 비자나무는 명품 바둑판을 만드는 용도로 많이 잘려나갔다. 일본인들은 비자나무로 만든 바둑판을 소장하는 걸 큰 자랑으로 여겼기 때문이다. 비자나무는 탄력성이 있어 바둑을 둘 때 소리가 나거나 알이 튀지 않았기 때문에 비자나무로 만든 바둑판은 수억 원을 호가하는 가격에 판매되었다고 한다.

비자나무 열매는 몸속 회충을 죽이는 특효약이다. 과거 회충으로 인한 건강 문제가 심각했는데 비자 열매는 회충을 없애는 가장 좋은 약이었기 때문에 제주 비자림에서 얻는 비자 열매는 중요한 진상품이 되었다. 진상된 비자 열매는 살아있는 사람은 물론 돌아가신 조상들을 위한 제사상에 올리기도 했는데 종묘의 제사상에도 비자 열매가 빠지지 않았다. 제주 비자림은 현재 2,800여 그루의 비자나무가 숲을 이루고 있어 천연기념물로 지정되어 보호되고 있다. 전 세계적으로 한 가지 수종으로 숲을 이루고 있는 유일한 곳으로 그 가치가 크다 하겠다. 나무의 수령은 500살에서 1,000살이 된 나무도 있다.

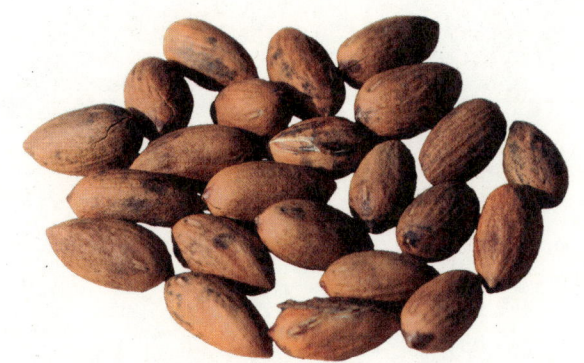

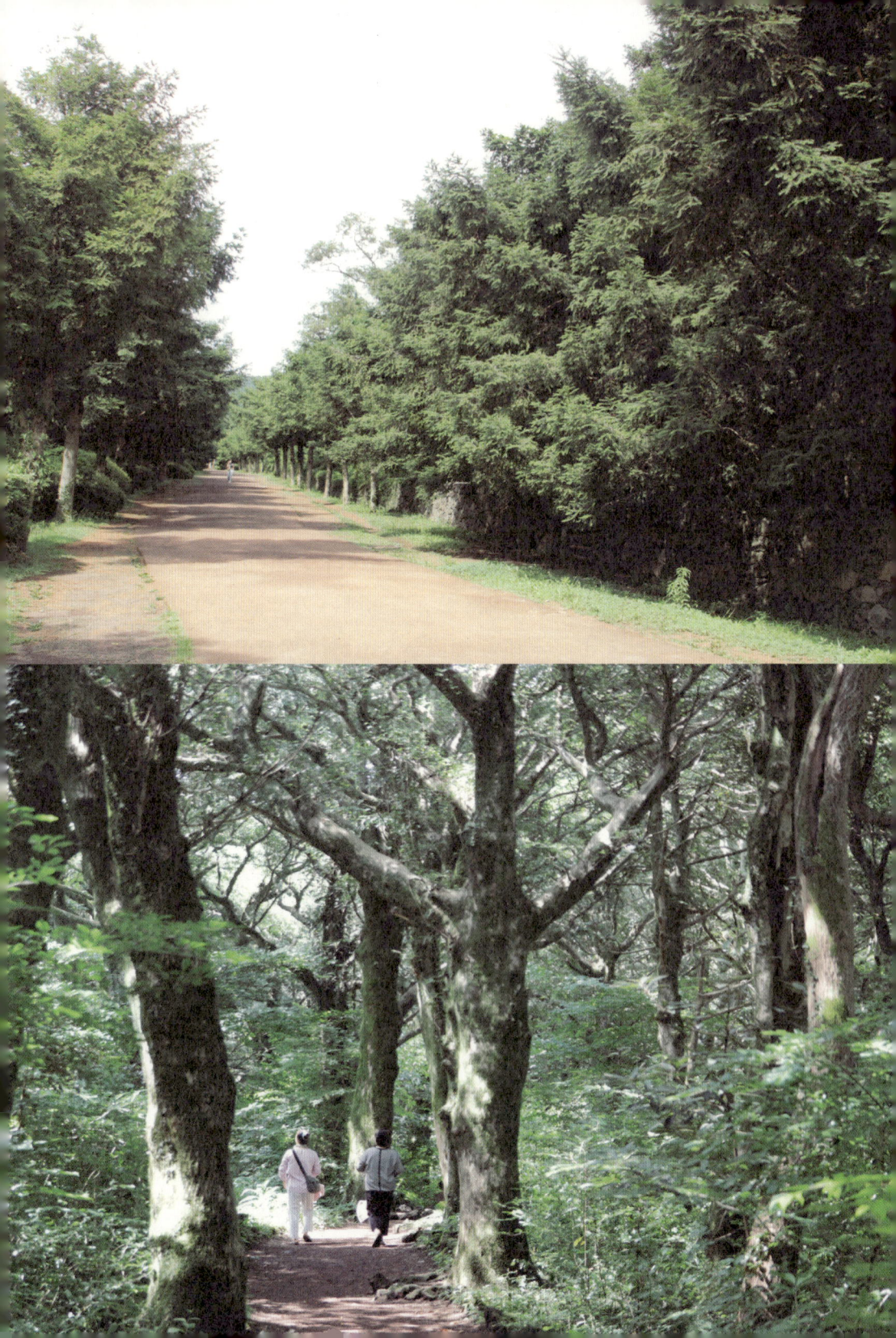

제주도 민간에서는

비자 열매는 몸속 회충과 편충을 없애는 구충제로 먹었다. 회충이 많아 배가 아프면 곶자왈이나 비자림 주변에서 비자 열매를 주워다 먹었는데 비자 열매를 먹으면 몸속 회충과 편충이 몸 밖으로 나왔다. 익은 열매를 백로에서 상강 사이(9~10월)에 따라 3~4일 밖에서 햇볕과 이슬을 맞히면서 말린다. 열매가 마르면서 과육이 벌어지면 속의 종자가 저절로 나온다. 종자를 깨끗이 씻어 말린 후 딱딱한 껍데기를 깨고 속 부분을 꺼내서 먹는다. 치아가 좋지 않으면 열매를 하룻밤 물에 담가 떫은맛을 없앤 후 말려서 가루로 빻아 먹는다.

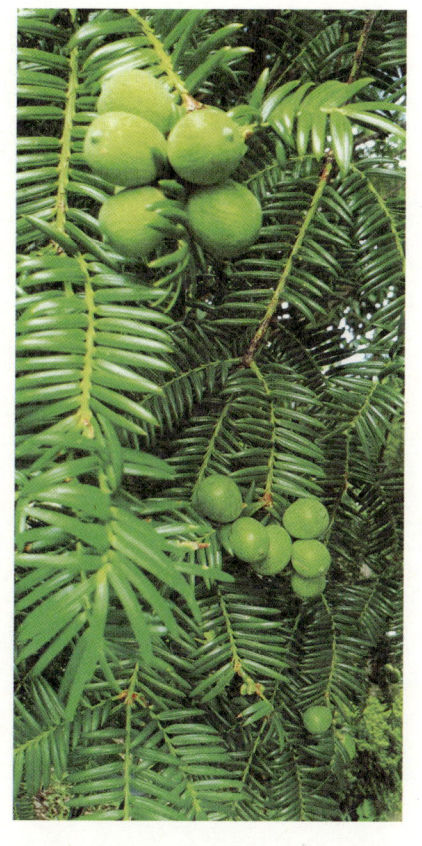

천식에는 비자 열매를 약으로 쓴다. 천식이 있는 사람은 날이 추워지면 기침이 심해지는데 비자 기름으로 달걀프라이를 해서 먹거나 음식에 비자 기름을 넣고 양념해서 먹는다. 신경이 예민한 경우에도 비자 기름을 먹으면 신경을 안정시키는 데 도움이 된다.

전통의학에서는

비자 열매를 한방에서는 옥비玉榧 또는 적과赤果라고 하여 촌충, 요충,

회충, 십이지장충 등 각종 기생충을 제거하는 약으로 쓴다. 소화를 돕고 복통, 식욕부진에도 좋다. 고혈압과 변비를 개선하며 이뇨를 활발하게 한다. 비자는 치질을 치료하고 몸속 기생충을 죽이며 위를 보호한다. 하루에 7알씩 7일 동안 먹으면 몸속 충들이 죽는다고 한다. 십이지장충에는 공복에 먹는다. 하루 한 번으로도 효과가 있다.

밤에 잠을 자면서 오줌을 싸는 야뇨에는 열매를 분말로 해서 하루 세 번 0.5g씩 먹는다. 폐가 건조하여 해수咳嗽(기침 가래)가 있는 증상, 가래가 끈끈한 증상에도 효과가 있다. 개나 고양이 구충에도 비자 가루를 먹이면 효과가 있다.

음식으로는

비자 기름은 달걀프라이, 볶음 요리, 음식의 양념에 쓴다. 비자 열매를 볶아 간식으로 먹기도 한다.

온갖 충을 없애는
멀구슬나무

식물명 멀구슬나무
약재명 고련목(苦楝木)
학 명 *Melia azedarach* L.
제주명 먹쿠실낭, 몰쿠실낭, 뭉쿠실낭

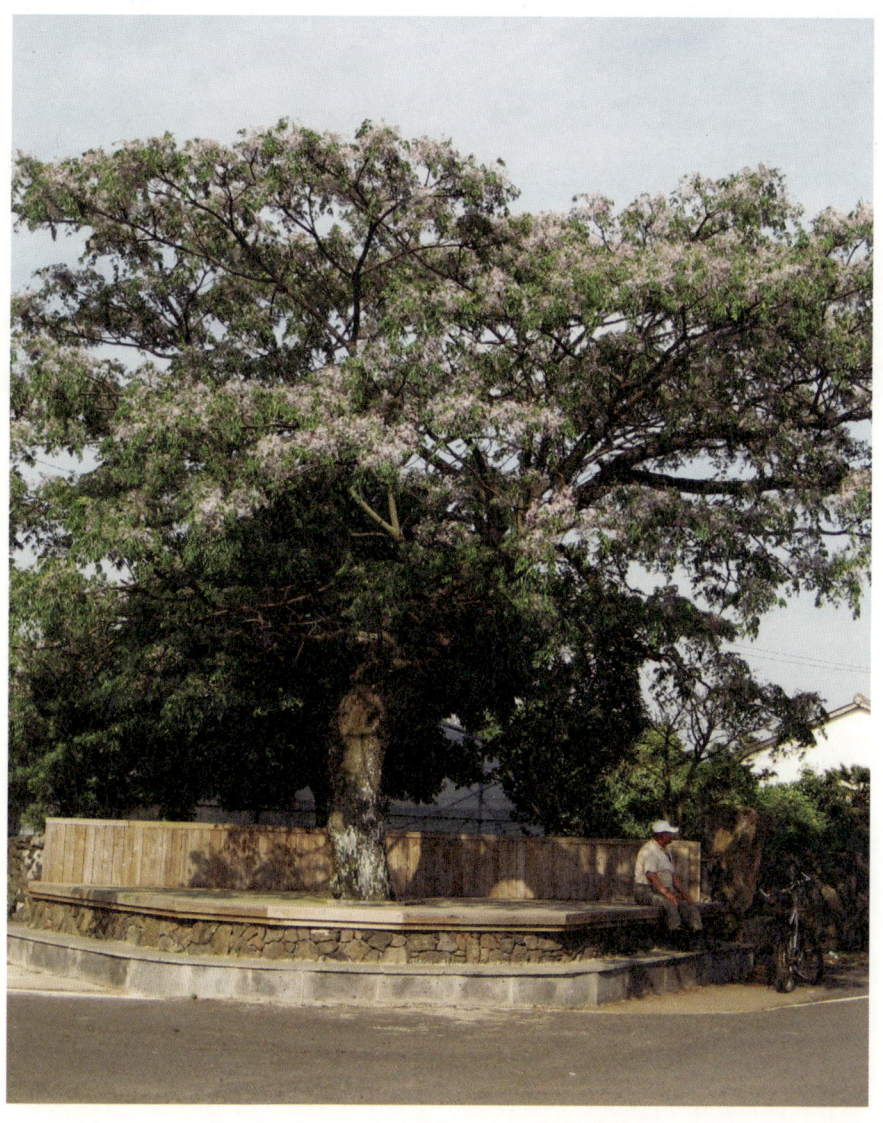

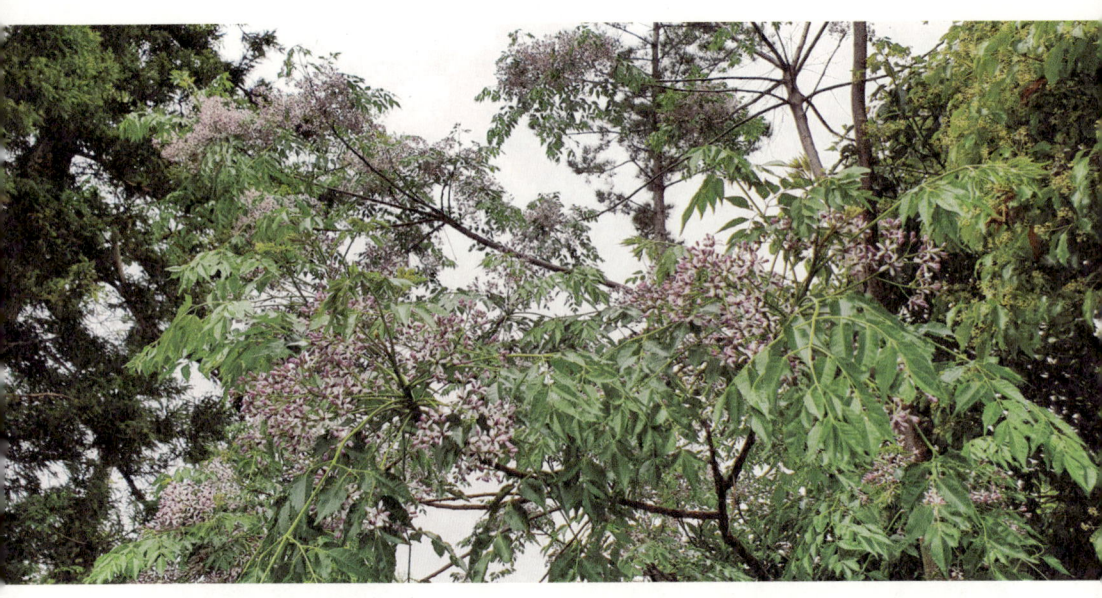

　멀구슬나무는 무환자나무목에 속하는 낙엽 지는 나무이다. 높이는 20m에 이르고 꽃은 5월에 옅은 자주색으로 피며 라일락꽃 향기가 난다. 열매는 10~11월에 노랗게 익으며 열매 속에 크고 딱딱한 씨앗이 들어있다.

　멀구슬나무의 원산지는 히말라야와 인도로 인도에서는 님(Neem)이라 하여 오래전부터 약으로 썼다고 한다. 전통의학에서도 나무줄기와 열매를 약으로 썼고 조선 시대에는 제주에서 약재로 진상하였으며 민간에서는 회충을 없애는 데 썼다. 멀구슬나무에는 잡귀를 쫓는 축귀 효능(기능)이 있다고 믿어 이 나무를 올레에 심었는데 멀구슬나무에 소나 말의 고삐를 묶어두면 잡귀가 접근하지 않아 우마가 놀라거나 흥분하지 않아 편안해 한다고 한다.

　봄이면 꽃과 향기가 좋고 가을이면 노란 열매와 파란 하늘이 어우러져 멋스러우며 벌레가 생기지 않아 깨끗하므로 관상용으로도 인기가 많다. 나무줄기는 고급 가구재로 인기가 많은데, 부잣집에서는 딸이 시집갈 때 멀구슬나무로 가구를 만들어 주었다. 최근 멀구슬나무의 성분을 이용하여 피부약, 비누, 샴푸 등이 개발되어 시중에 판매되고 있다.

제주도 민간에서는

한라산에 서리가 내리고 날이 추워지기 시작하면 배가 아프고 가슴까지 통증이 몰려오는 병을 본병이라 한다. 본병은 태어날 때부터 갖고 있는 병으로 민간에서는 그 이유가 뱃속에 회충이 많기 때문이라고 한다. 본병에는 멀구슬나무의 줄기나 열매를 달여 약으로 먹었다. 이 약은 독한 약이라서 먹는 양에 주의해야 하고 먹고 난 후에는 짠 음식이나 단

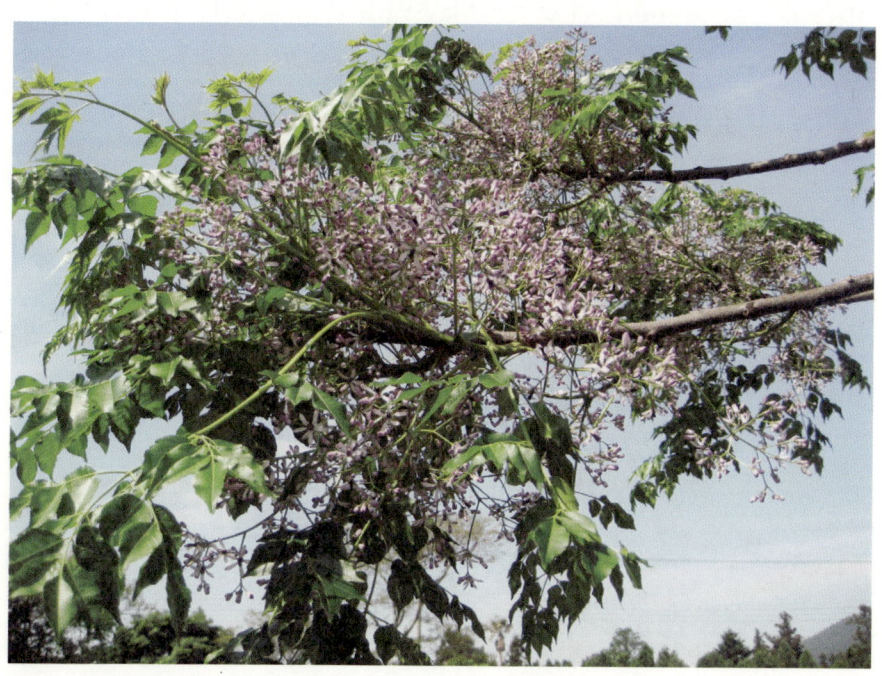

음식을 먹으면 위험하다. 한 번 먹는 양은 한 숟가락 정도이고 아이들에게 먹일 때는 주의한다. 쓴맛이 강해 입안에 넣고 삼키려면 구토가 나올 수 있기 때문에 목구멍 가까이 넣고 얼른 삼킨다. 먹고 나면 눈앞이 빙빙 돌면서 어지럽다. 이 약은 먹기는 힘들지만 먹고 나면 몸속 회충들이 바로 몸 밖으로 나온다.

나무 줄기보다는 열매를 조려 엿처럼 만들면 단맛이 있어 먹기에 좋다. 가을과 겨울 사이 열매가 노랗게 익으면 열매를 따다 큰 솥에서 푹 고아 껍질과 딱딱한 종자를 건져낸 다음 은근한 불에서 조청처럼 끈적거리게 조린다. 많이 만들어서 아이들에게도 조금씩 먹이고 이웃에 나눠준다. 집에서 키우는 소나 말, 돼지 등 가축에게도 먹인다. 옴이나 손발 동상에는 멀구슬나무 뿌리껍질을 삶아 그 물에 씻어주거나 그 물로 문지른다. 무좀에는 뿌리껍질 삶은 물이나 열매 삶은 물로 씻는다. 습진이나 질

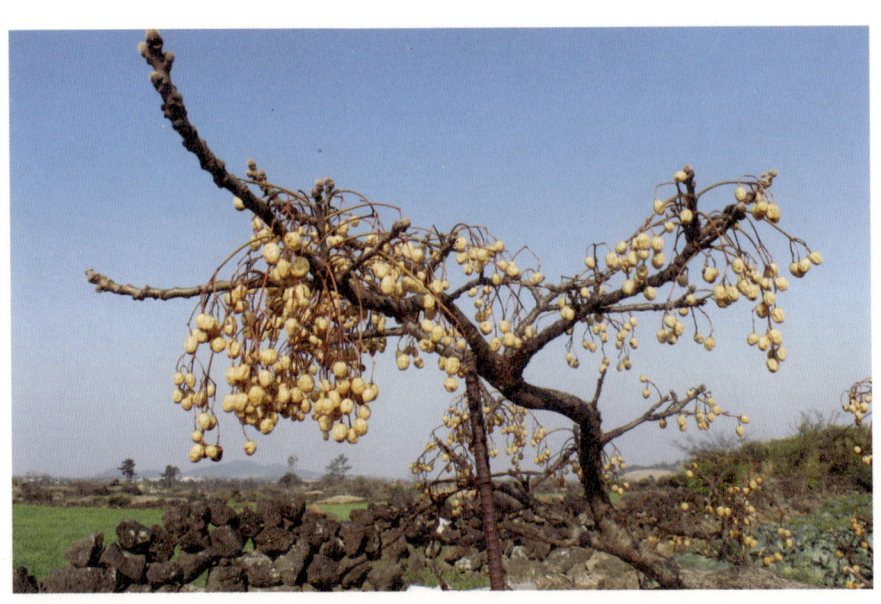

염에는 뿌리 삶은 물로 씻어준다. 멀구슬나무는 방충성분이 있어 이 나뭇가지를 옷장 안에 넣어두면 좀벌레가 생기지 않아 천연 나프탈렌의 효과가 있다.

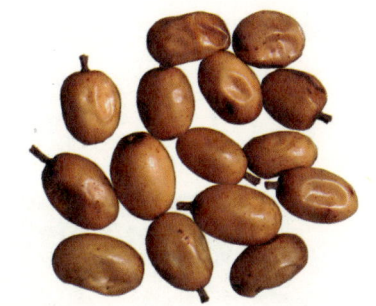

전통의학에서는

멀구슬나무를 고련목^{苦棟實}, 열매를 고련실^{苦棟實}이라 하며 뿌리는 고련근이라 하여 달여서 약으로 먹는다. 뿌리의 쓴맛은 회충을 마비시켜 몸 밖으로 나오게 한다. 이 약은 식전에 먹어야 효과가 크다. 고련목 달인 물로 악창, 옴, 머리 건선, 피부염을 씻어주면 치료 효과가 있다. 노랗게 익은 열매의 과육은 동상에 걸리거나 살갗이 튼 데 발라준다. 열이 위로 치밀고 답답하여 미칠 듯한 증상에는 나무줄기를 달여 그 물을 먹는다.

주의

멀구슬나무는 독성이 강하기 때문에 약으로 쓸 때 주의한다. 독성으로 인한 부작용은 시력 저하, 간염, 장출혈 등이 나타난다. 열매에도 강한 독성이 있다. 임산부나 어린아이, 허약체질, 소화기장애, 간에 이상이 있는 사람, 빈혈이 있는 사람도 먹으면 위험하다.

해녀의 숨비소리 듣고 자라는
순비기나무

식물명 순비기나무
약재명 만형자(蔓荊子)
학 명 *Vitex rotundifolia* L. F.
제주명 순베기낭, 숨부기낭, 숨북낭, 숨비기낭

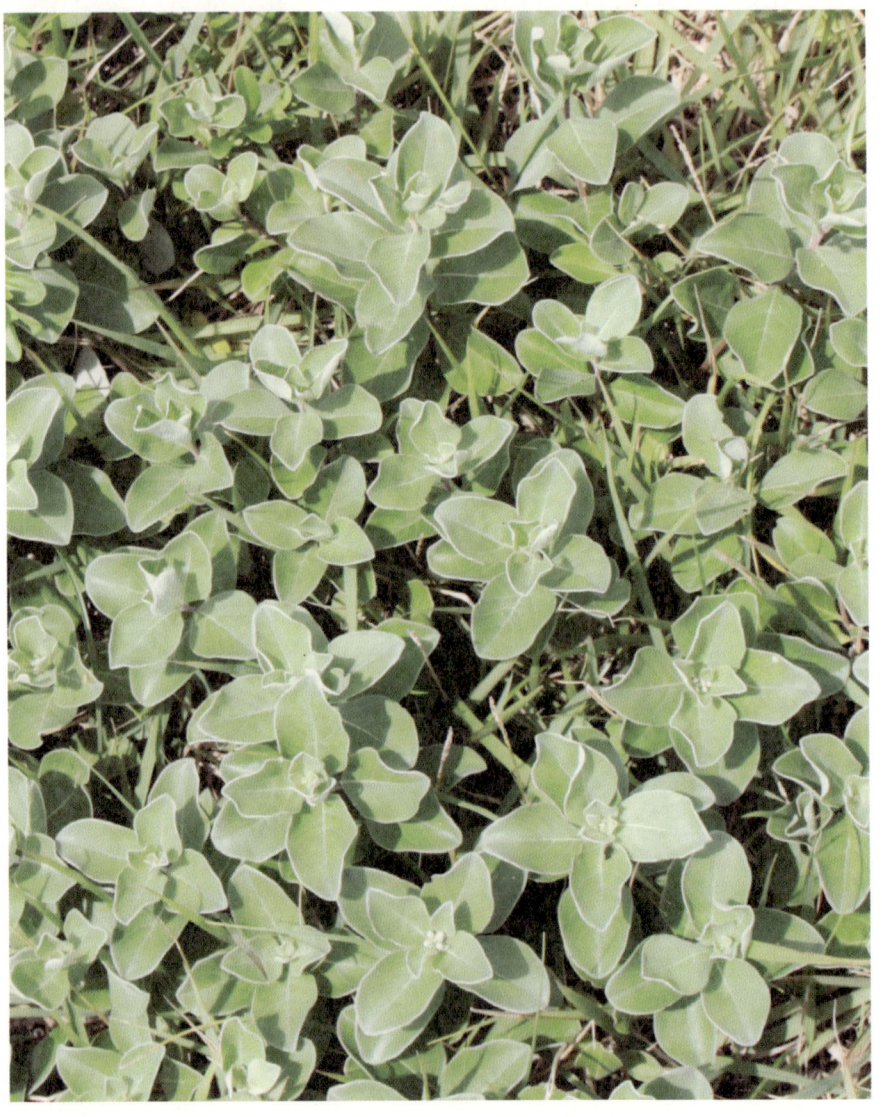

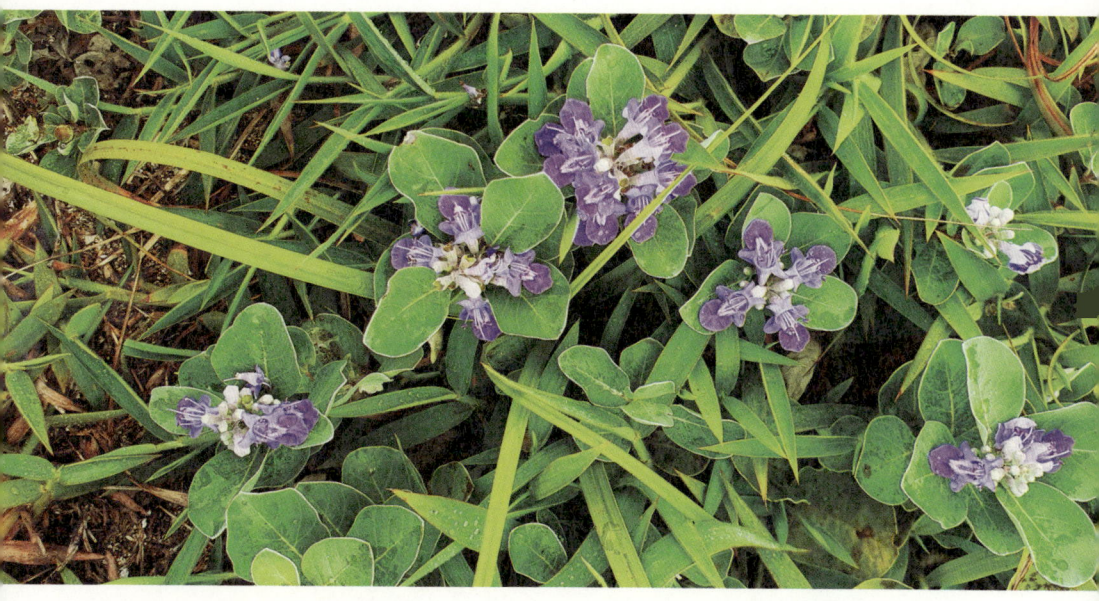

　해녀들은 물속에서 작업하며 참았던 숨을 물 밖으로 나오는 순간 길게 내뿜는데 이때 '호~오~이~' 하고 길게 나오는 소리를 숨비소리라고 한다. 이 소리는 해녀들이 바다에서만 낼 수 있는 소리로 숨비소리가 나와야만 새 숨을 들이마실 수 있어 호흡을 하게 된다. 그래서 숨비소리는 생명의 소리이다. 바닷속 물질은 매우 위험하여 작은 실수나 욕심 때문에 저승문턱을 넘나들게 된다고 한다. 그래서 제주 속담에 해녀들은 "저승 돈 벌어다 이승 자식 키우는 사람이다."라고 한다.

　이렇게 숨비소리가 해녀들의 생명을 이어주는 숨소리라고 한다면 해녀들의 질병을 낫게 하는 약재로 순비기나무가 있다. 해녀들은 바닷속에서 작업을 하는 동안 무거운 바닷물의 무게를 온몸으로 견뎌내야 한다. 이때 수압 때문에 생긴 만성두통이 항상 해녀들을 괴롭혔고 이 두통을 낫게 하는 데에는 순비기나무 열매가 약이 되었다. 해녀들은 아기를 낳고 나서 사흘부터는 추운 바다에 들어가 작업을 하였기 때문에 산후조리를 할 수 없어 냉병으로 고생했는데 순비기나무를 삶아 그 김을 쏘이며 냉병을 치료하곤 하였다.

순비기나무는 바닷가 모래밭에서 자라는 염생식물로 추위에 약하기 때문에 우리나라에서는 남부지방에서만 자란다. 줄기는 칡덩굴처럼 굵게 자라며 잎은 둥글고 흰색의 작은 털로 덮여있어 햇빛을 받으면 은빛으로 빛난다. 줄기와 잎은 모래가 바람에 날리는 것을 막아주는 사방砂防 효과가 있어 일제강점기에는 순비기나무 채취 금지령이 내려지기도 하였다.

순비기 꽃은 여름에 연한 보랏빛으로 피고 열매는 9월에 검은색으로 익는데 이 열매를 만형자蔓荊子라 하여 두통에 약으로 쓴다. 순비기 열매는 예전부터 약으로 쓰기 위해 찾는 사람들이 있었는데 바닷가 마을에 사는 아이들은 순비기 열매를 따서 팔아 용돈을 마련하기도 했다. 냉병에 약이 되는 순비기나무 줄기는 꽃이 피는 시기에 약으로 쓴다.

제주도 민간에서는

순비기 열매를 숨북요름이라 한다. 해녀의 두통에는 순비기 열매를 삶아 그 물을 마시고 삶은 열매를 수건에 싸서 이마에 올려 찜질한다. 만성 두통이 있는 사람은 순비기 열매로 베개를 만들어 사용하면 머리가 맑아지고 두통이 없어진다. 순비기 열매로 만든 베개는 불면증을 없애서 잠을 편안하게 잘 수 있게 해준다. 감기 기운이 있어 열이 나면 순비기 열매를 달여 그 물을 마신다. 중풍으로 몸의 움직임이 자유롭지 않으면 순비기 열매를 달여 그 물을 마신다.

해녀들의 냉증에는 순비기나무 줄기와 잎을 솥에 넣고 푹 삶아 그것

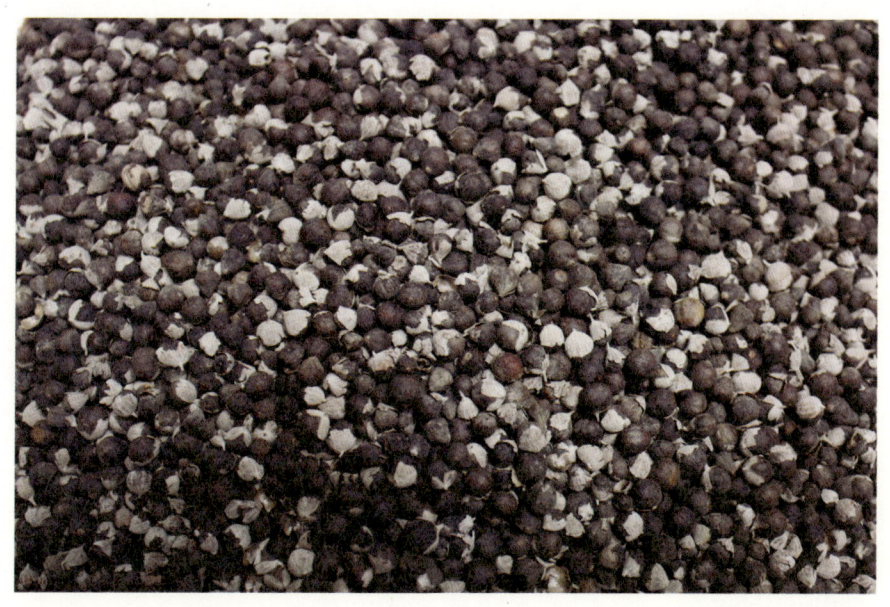

을 요강에 옮겨 담고 그 위에 걸터앉아 찜질한다. 피부에 두드러기가 나거나 피부병이 있으면 순비기나무 줄기와 잎을 삶아 그 물로 씻어준다. 줄기와 잎 삶은 물로 머리를 감으면 탈모를 예방하는 효과도 있다. 무릎이 아프거나 근육통, 관절염으로 통증이 심하면 꽃이 피는 여름에 줄기를 삶아 뜨거울 때 수건에 싸서 아픈 부위를 찜질한다. 식으면 다시 쪄서 찜질을 반복한다. 순비기나무의 약효는 꽃이 필 때 가장 좋으므로 이 시기에 줄기와 잎을 약으로 쓰면 좋다.

    순비기 열매로 베개를 만들려면 익은 열매를 따다 소쿠리에 넣고 비비며 여러 번 씻어내야 한다. 그래야 겉 껍질이 깨끗하게 벗겨져 베개에 먼지가 생기지 않는다. 베개 속 순비기 열매는 해마다 꺼내서 씻고 말리면 베개가 새것처럼 깨끗하다.

전통의학에서는

순비기나무 열매를 만형자(蔓荊子)라 하여 두통약으로 쓴다. 머리가 아프고 머릿골이 흔들리는 증상, 눈물이 흐르는 증상을 낫게 한다. 신경통과 손발 저림에는 나무줄기와 말린 열매를 넣고 물에 끓여 그 물로 목욕하면 효과가 있다. 만형자는 수염과 머리털을 잘 나게 하는 효과도 있다. 탈모에는 열매를 삶아 그 물로 머리를 감으면 효과가 있다. 여성 호르몬을 조절하고 기분을 안정시키며 불안감을 없애주는 여성들의 약이다.

주의

순비기 열매는 먼지처럼 얇은 껍질로 싸여있기 때문에 여러 차례 비비고 씻어 말려야 깨끗한 베개를 만들 수 있다.

음식으로는

순비기 어린 잎에서는 좋은 향이 난다. 어린잎으로 차를 만들어 마시면 정신을 안정시키는 효과가 있다.

남쪽 하늘 장수별을 닮은
천남성

식물명 천남성
약재명 천남성(天南星), 청사두초(靑蛇頭草)
학 명 *Arisaema amurense* Maxim.
제주명 처남상, 천남생이, 철남생이

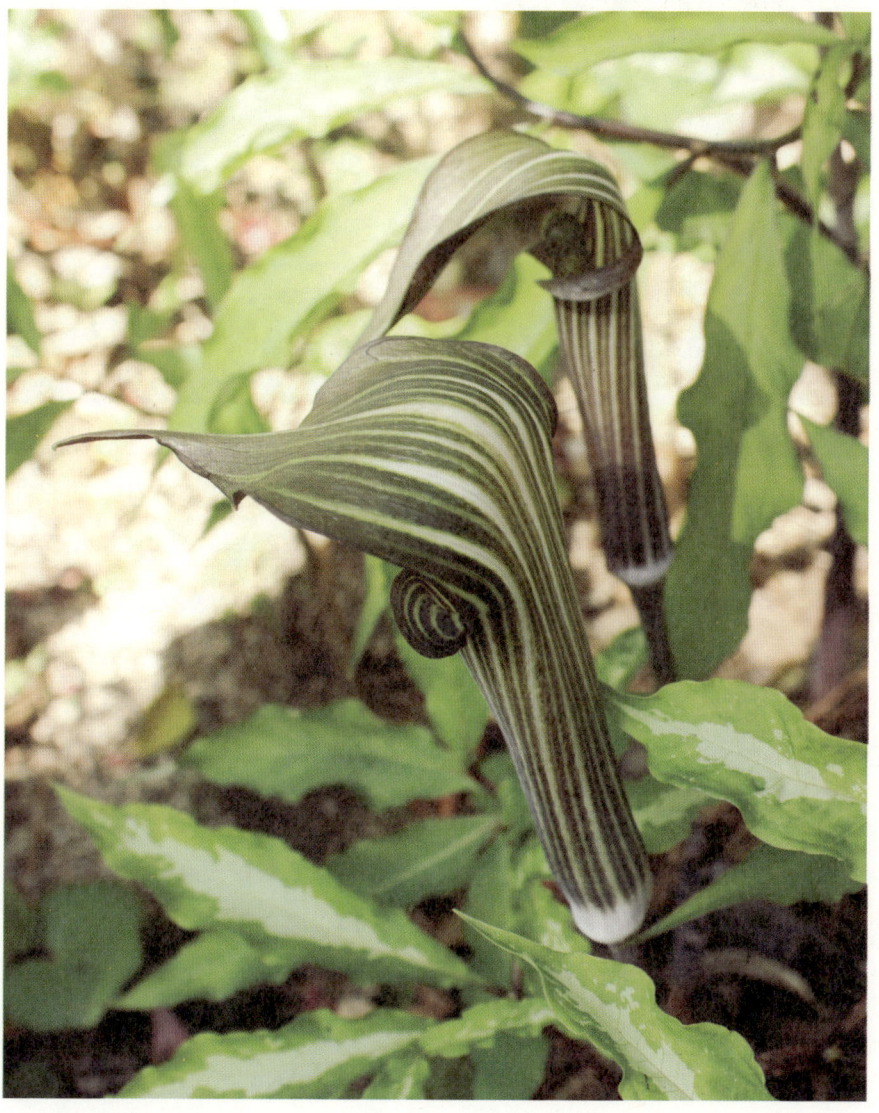

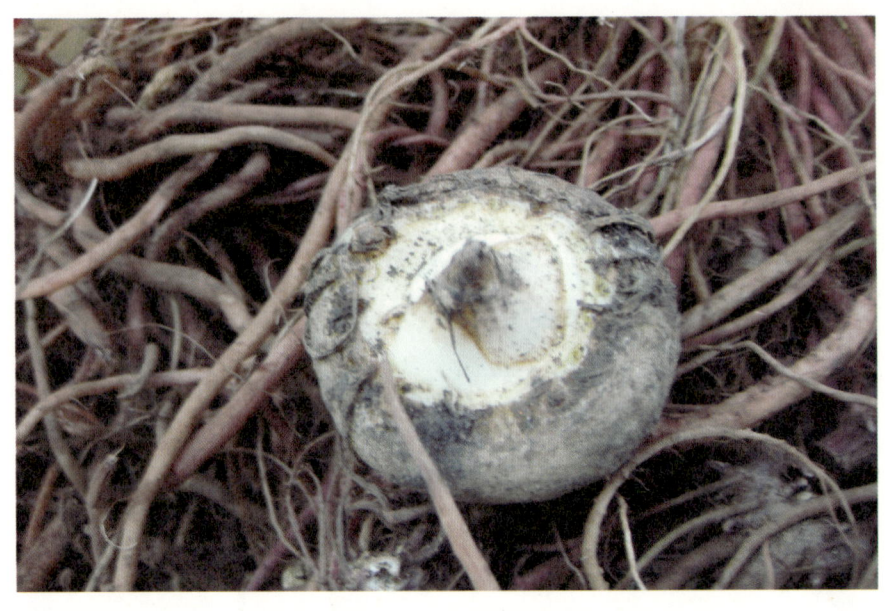

　천남성은 뿌리와 열매에 강한 독을 갖고 있는 독초이다. 하지만 민간에서는 뿌리의 독성을 중화시켜 약으로 쓴다. 이 풀은 부위에 따라 서로 다른 이름을 갖고 있다. 꽃은 뱀이 고개를 쳐들고 있는 모양을 닮았다 하여 청사두초靑蛇頭草라 하고, 둥글고 큰 뿌리는 남쪽 하늘의 별을 닮았다 하여 천남성이라 하며, 둥근 뿌리 가장자리에 싹눈이 여러 개 붙어 있는 모양은 호랑이의 발바닥을 닮았다 하여 호장虎掌이라는 이름도 갖고 있다.

　남쪽 하늘의 큰 별인 천남성은 달리 남극노인성이라고도 하는데 이 별을 본 사람은 장수한다는 전설이 있다. 남극노인성은 봄과 가을에 제주도 남쪽 하늘에 잠깐 나타났다 사라지는데 이 별이 나타나면 나라가 편안하고 임금이 장수한다는 전설이 있어 고려 시대에는 이 별이 나타나기를 기원하며 한라산 존자암에서 제사를 지냈다는 기록이 있다. 조선 시대 제주에 온 관리나 유람객들은 남극노인성을 보려고 한라산 정상에 올라 천막을 치고 남쪽 하늘을 쳐다보며 밤을 새웠다. 어쩌다 운이 좋아 이 별을 본 사람은 장수를 보장받았다고 좋아하고 못 본 사람은 실망의 글을 남기기도 했다. 글에 의하면 남극노인성은 크기가 달만 한데 남쪽 바다 수평선 위에 잠시 나타났다 사라진다고 하였다. 밤을 새웠지만 운이 따라주지 않아 보지 못하는 경우도 많았다. 토정 이지함은 한라산에 세 번이나 올랐지만 끝내 남극노인성을 보지 못하였다고 하고, 일제강점기 제주도사인 이마무라 도모는 5년 임기 동안 해마다 한라산에 올라 남극노인성을 보았기 때문에 건강하게 장수했다고 한다.

  천남성의 원산지는 중국과 우리나라로 우리나라에서는 남쪽 섬 숲 나무 그늘에서 자란다. 여러해살이풀로 키는 50~60cm 정도로 자라고 꽃은 5~7월에 피며 잎은 세 개의 잎이 모여 하나의 커다란 잎을 이룬다. 열매는 빨간색으로 옥수수처럼 알이 촘촘히 박혀있으며 알에서 광택이

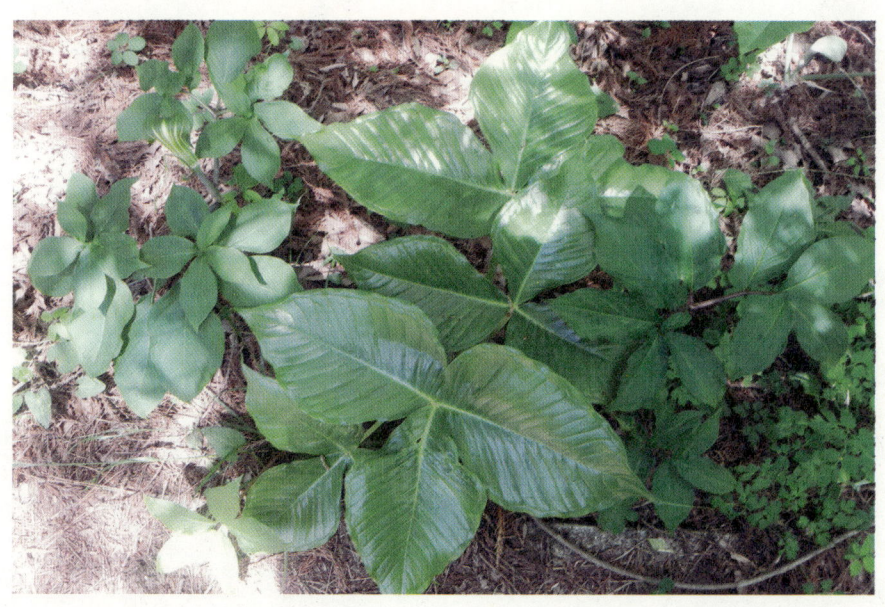

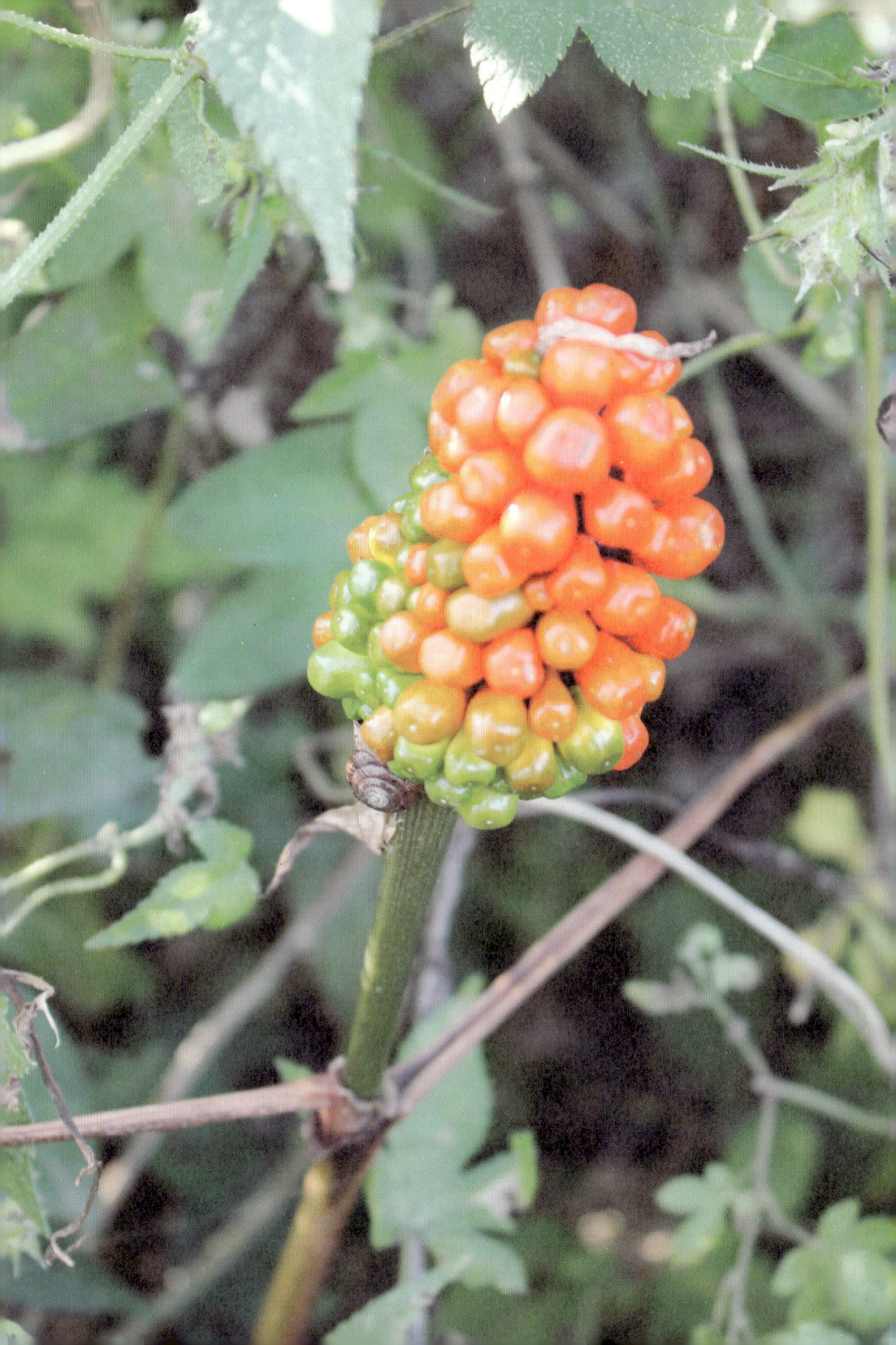

난다. 큰 잎과 빨간 열매가 아름다워 관상용으로도 심는다. 뿌리를 약으로 쓰기 위해서는 가을과 겨울 사이에 뿌리를 캐어 햇볕에 말려 가루로 빻는다.

제주도 민간에서는

겨울에 천남성 뿌리를 채취하여 깨끗이 씻고 썰어 햇볕에 말린 후 가루로 빻는다. 천남성 가루를 돼지나 소의 쓸개 주머니에 넣고 그늘에서 말려 고약처럼 굳어지면 조금씩 떼어내서 종기에 붙인다. 이 약은 종기에 특효약이지만 독하기 때문에 붙이기 전에 참기름을 바르거나 거즈를 붙여서 피부를 보호해야 한다. 엿(조청)에 천남성 가루를 섞고 동그랗게 환으로 만들어 종기에 고약처럼 붙인다. 임파선이 부었을 때는 천남성의 날 뿌리를 구워 얇게 썰어 붙인다. 천남성을 붙이기 전에 붙일 부위에 미리 참기름을 바르거나 거즈를 붙여야 피부가 보호된다.

폐가 좋지 않아 기침과 가래가 많을 때도 약으로 쓴다. 천남성 뿌리를 깨끗이 손질하여 솥에서 찌고 소주를 뿌리면서 말려 독성을 약화시킨다. 골절이나 타박상에는 천남성의 날 뿌리를 찧어 붙인다. 붙일 부위에 미리 거즈를 붙여서 피부를 보호해야 한다.

전통의학에서는

천남성은 산과 들에서 자라는 풀로 그 뿌리를 약으로 쓴다. 남쪽 하늘의 별을 닮았다고 하여 천남성 天南星이라 한다. 또 꽃 모양이 뱀의 머리를 닮았다 하여 청사두초 靑蛇頭草라고도 한다. 중풍, 파상풍, 가래, 경기, 종기를 낫게 하는 약이다. 특히 어린이의 경기와 간질에 좋다. 민간에서는 덩이줄기를 짓찧어 솜에 묻혀 류머티즘에 붙인다. 골절에 뼈를 붙이는 약으로 쓴다. 종기에는 천남성 가루를 바르면 아픔이 멎고 곪지 않는다. 민간에서는 뱀에 물렸을 때나 곤충에 물렸을 때 천남성 뿌리를 찧어 그 즙을 발랐다. 남부지방에서는 중풍에 천남성의 뿌리를 약으로 쓴다.

주의

천남성은 식물 전체에 독성이 있으며 뿌리와 열매에 더욱 강한 독이 있다. 예전에 제주 비자림을 방문하였던 관광객이 붉게 익은 천남성 열매를 보고 먹음직스럽다고 한 알 따서 입에 넣었다가 입이 마비되고 호흡이 곤란해져서 병원에 실려 간 적이 있었다. 호흡기가 마비되는 경우 사망에 이를 수도 있으니 조심해야 한다.

구토를 가라앉히는
반하

식물명 반하
약재명 반하(半夏)
학 명 *Pinellia ternata* Breitenb.
제주명 까마귀수까락, 살마, 삼마

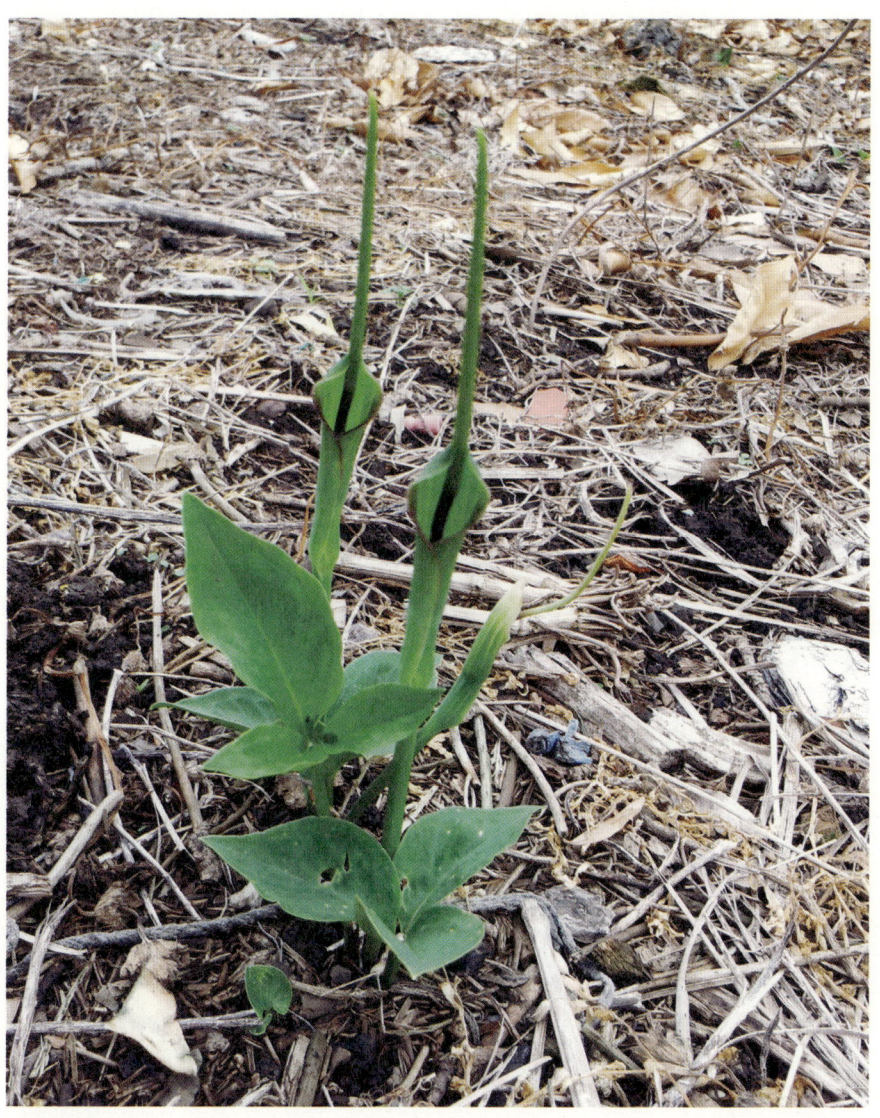

반하^{半夏}는 천남성과에 속하는 여러해살이풀로 여름이 반쯤 지나면 시들어버린다는 데서 그 이름이 유래하였다. 반하는 강한 독성을 갖고 있는 풀로 뿌리에서 꽃까지 식물 전체의 모양이 천남성을 닮았으나 천남성에 비하여 크기가 작기 때문에 소천남성이라고 한다. 식물의 전체 높이는 20cm 정도이고 꽃은 뱀의 머리를 닮았으며 땅속에는 1cm 정도 되는 둥근 알뿌리가 있다. 민간에서는 이 뿌리를 약으로 쓴다.

반하의 원산지는 우리나라이며 농지나 공터 등 척박한 땅에서도 잘 자라는 풀이다. 제주에서는 반하를 살마라고 하며 예전에는 아이들이 살마를 캐어 약재상에 팔아 용돈벌이를 하기도 했다. 조선 시대 제주에서는 반하를 재배하여 약재로 진상하였는데 우도섬에서 자라는 반하가 크고 좋다는 기록이 있다. 우도는 1970년대까지 반하를 재배하여 외국으로 수출하면서 큰 수익을 올렸다. 그런데 꿩이 반하를 좋아하여 반하에 피해를 주었기 때문에 우도에

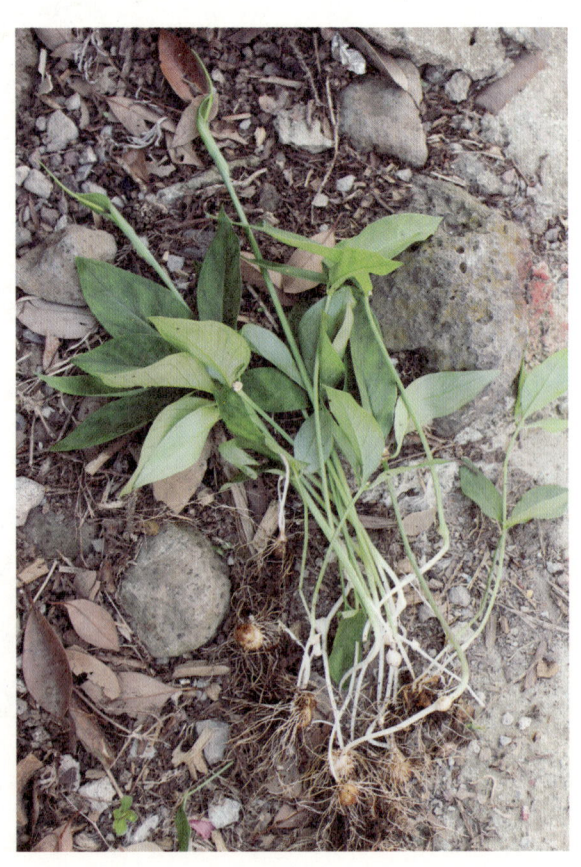

서는 반하 재배를 위해 꿩을 없애기로 하였고 그런 이유로 우도는 지금 꿩이 없는 섬이 되었다고 한다. 꿩이 반하를 좋아하기 때문에 여름에 꿩을 먹으면 꿩의 몸속에 축적된 반하의 독이 사람 몸속에 쌓인다고 한다.

옛날 정승 집에 귀한 아들이 있었다. 이 아들은 꿩고기를 좋아하여 일 년 내내 꿩고기 음식을 먹었다. 그런데 아들이 이름 모를 병에 걸렸고 백 가지 약을 써도 낫지 않았다. 하루는 길을 가던 스님이 그 집에 들렀다가 아들이 병에 걸린 이야기를 듣게 되었다. 이에 스님은 아들의 식성을 물었고 아들이 일 년 내내 꿩고기만 먹는다는 걸 알게 되었다. 이 말을 들은 스님은 여름이 되면 꿩의 몸속에 반하의 독이 많이 쌓여 있기 때문에 여름에 꿩고기를 먹으면 그 독에 중독된다고 알려주었다. 이 말을 들은 정승은 당장 아들에게 꿩고기를 먹이지 않도록 하였고 그 후 아들은 아픈 것이 나아 건강해졌다. 스님은 떠나면서 아무리 귀하고 좋은 먹거리라 할지라도 계절에 맞게 먹어야만 이롭다는 말을 남겼다.

반하의 뿌리를 약으로 쓰기 위해서는 7~9월 꽃이 피는 시기에 알뿌리를 캐어 껍질을 벗기고 깨끗이 씻어 생강물이나 소금물에 담가 독을 중화시킨 후에 햇볕에 하얗게 말린다.

제주도 민간에서는

제주에서는 반하를 살마라 하고 대반하는 까마귀수까락이라고 한다. 기력이 떨어지고 몸이 쇠약해지면 가을에서 봄 사이에 반하를 캐어 깨끗이 씻어 소금물에 담갔다 말려 달여서 약으로 쓴다. 종기에는 말린 반하를 가루로 빻아 밥에 섞어서 잘 주물러 고약처럼 해서 붙인다. 히스테리에는 반하 뿌리를 달여 하루 4~5회 마신다. 설사가 나면 반하 뿌리를 달여 그 물을 마신다. 반하는 독한 약이므로 함부로 복용하면 위험하다.

전통의학에서는

반하는 독이 있는 약이므로 뿌리를 캐어 햇볕에 말려서 쓴다. 독성이 매우 강하기 때문에 독성을 중화시키기 위해서는 생강을 같이 넣고 2~3시간 끓인 후에 물에 담가 아린 맛을 빼내야 한다. 생뿌리가 직접 목 안으로 넘어가면 인후염을 일으키기도 한다. 반하의 알뿌리는 둥글고 희며 오래되어 큰 것이 좋다. 반하는 추웠다 열이 났다 하는 증상을 낫게 하고 명치 끝이 답답한 증상을 없애주며 기침하고 숨이 찬 증상을 낫게 한다. 속을 편안하게 하여 음식을 잘 먹게 하고 임신으로 인한 입덧을 가라앉게 한다. 민간에서는 신선한 반하 알줄기와 생강즙을 섞어 탈모증에 바르기도 한다.

주의

반하는 빈혈이나 출혈, 목구멍이 마르면서 아픈 사람, 장이 말라 대변을 보기 힘든 사람, 땀이 많은 사람에게는 쓰지 않는다.

음식으로는

독성이 강하여 음식으로 먹을 수 없다.

줄기 속이 빈
구릿대

식물명 구릿대
약재명 백지(白芷)
학 명 *Angelica dahurica* Benth.
제주명 구령대, 구릿대, 백지

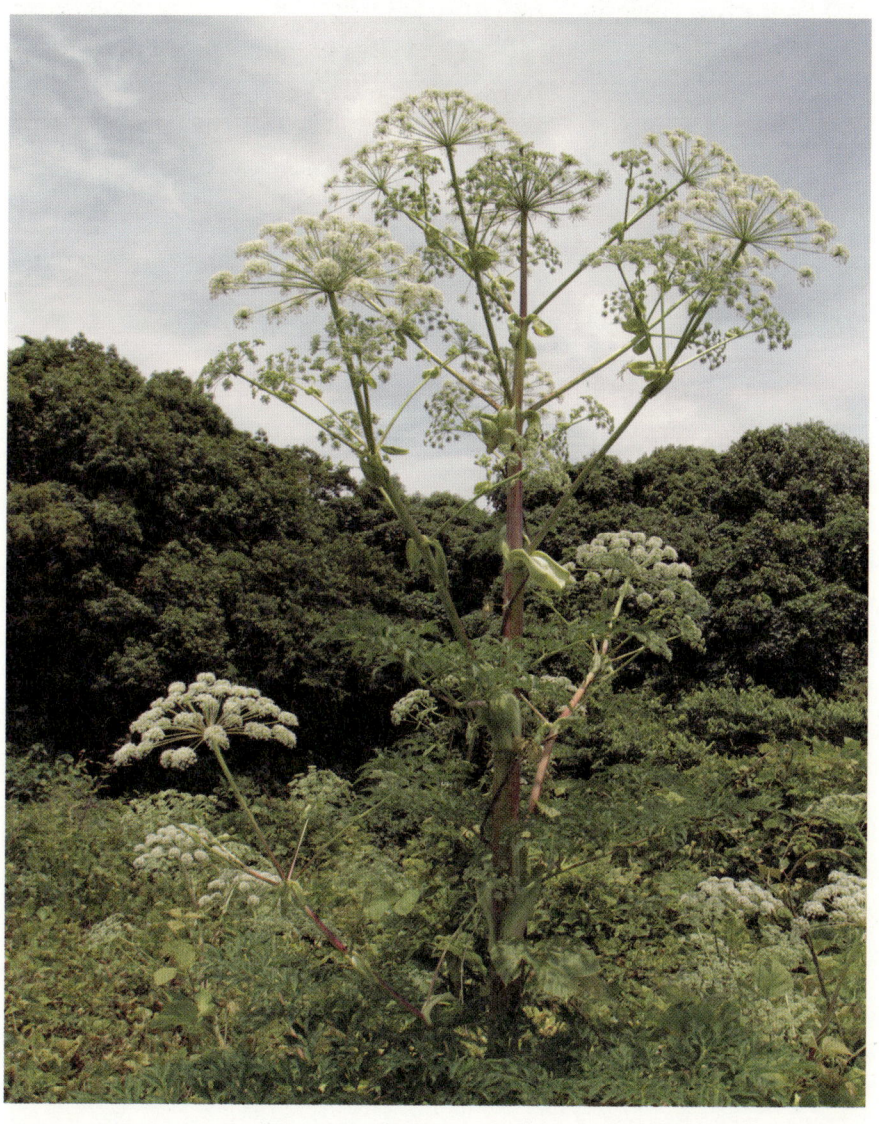

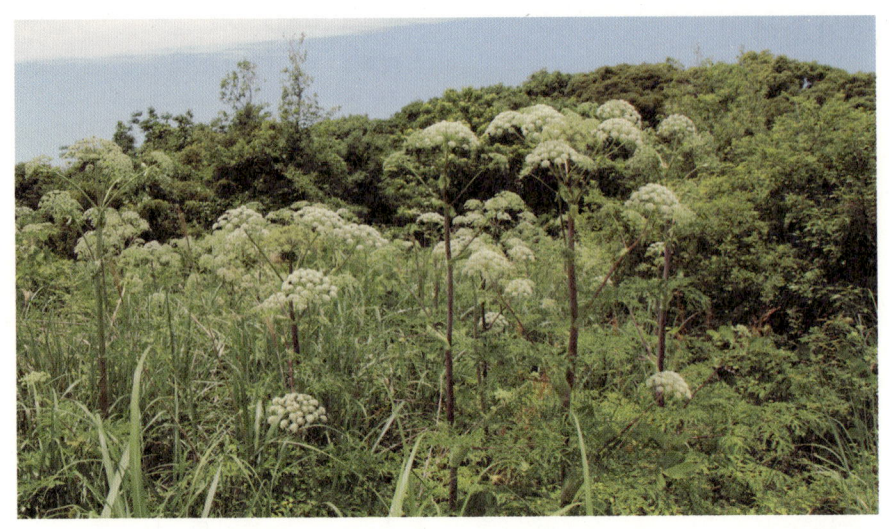

　구릿대는 우리나라 산이나 계곡의 습한 곳에서 자라는 두해살이풀로 줄기 속이 비어서 구리다고 하여 구릿대라 한다. 식물의 높이는 2m 정도이고 꽃은 6~8월에 흰색으로 피며 꽃 모양은 우산을 펼친 듯한 산형傘形이다. 열매는 9~10월에 갈색으로 익으며 보리쌀을 눌러 놓은 듯 납작한 모양을 하고 있다. 뿌리는 땅속 깊이 굵게 자라며 전통의학에서는 백지白芷라 하여 약으로 쓴다. 잎 또한 백지엽白芷葉이라 하여 약으로 쓰거나 담배의 향신료로 쓴다. 백지는 조선 시대 제주에서 진상하였던 약재로 제주도 민간에서는 두통이나 뱀 물린 데 약으로 썼다. 뿌리를 약으로 쓰기 위해서는 잎과 줄기가 시드는 7~9월에 뿌리를 캐서 햇볕에 말린다. 어린 싹은 데쳐서 나물로 먹을 수 있다.

제주도 민간에서는

　백지는 두통과 치통에 약으로 쓴다. 두통에는 백지를 달여 그 물을 마신다. 심한 두통에는 소의 뇌와 천궁, 백지를 같이 넣고 달여 마신다. 만

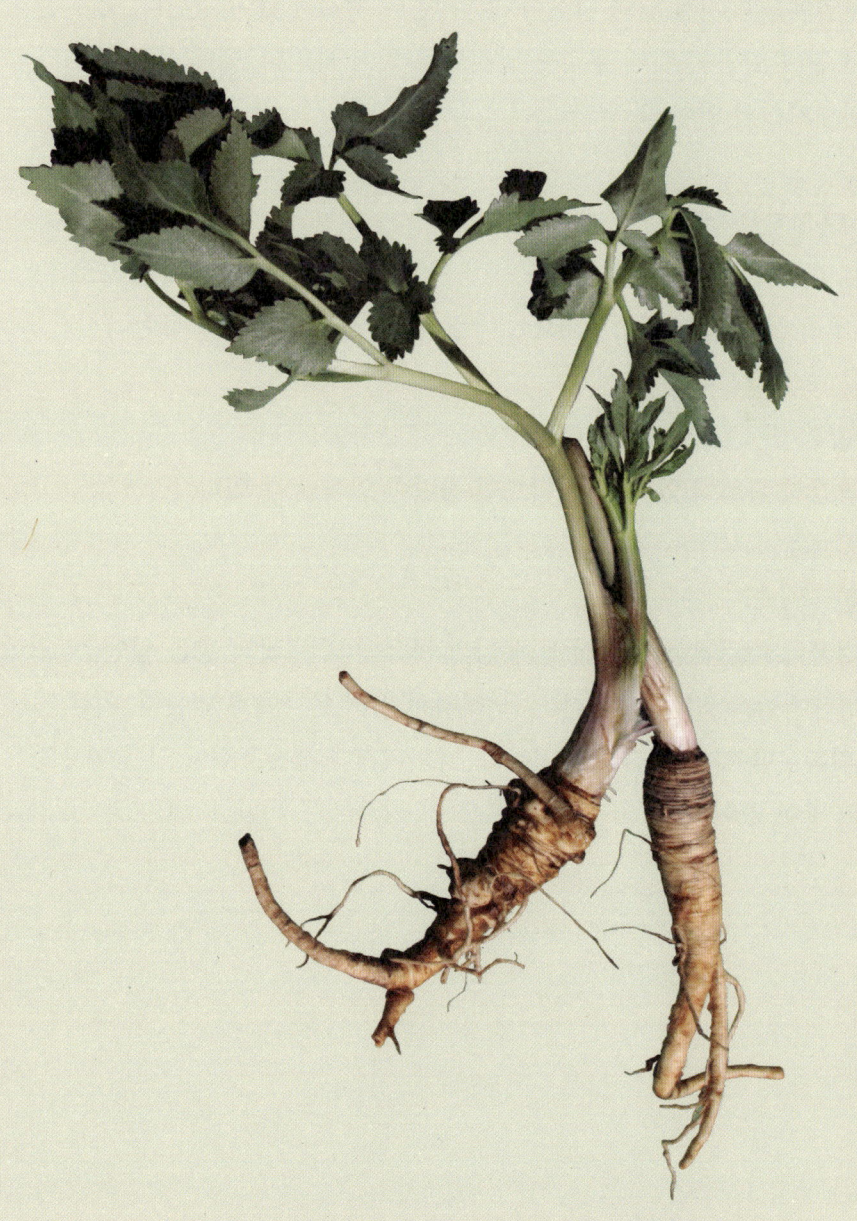

성두통에는 백지와 파리풀의 뿌리를 같이 넣고 달여 마신다. 신경통과 관절염에는 백지를 달여 마신다. 열이 날 때 백지를 달여 마신다. 뱀에 물려서 열이 나면 구릿대 뿌리를 날것으로 찧어 붙인다. 뱀에 물린 부위가 시원해지면서 열이 내린다.

전통의학에서는

구릿대의 뿌리를 백지^{白芷}라 하여 감기, 두통, 치통, 해열에 약으로 쓴다. 뿌리 삶은 물로 씻으면 백선$^{(버짐)}$을 낫게 하고 무좀균을 죽인다.

주의

약간의 독성이 있어 많이 먹으면 경련이 일어날 수 있다.

음식으로는

겨울에 어린싹을 데쳐서 물에 담가 특유의 비린 맛과 향을 없앤 후 초고추장에 무쳐 먹는다. 연한 잎을 데쳐서 말려 묵나물로 먹는다. 억센 잎은 튀김옷을 입혀 튀김으로 먹는다. 생선찌개나 생선조림에 잎을 넣으면 비린 맛이 없어진다.

몽골인이 남긴 약초
갯취

식물명 갯취
약재명 안자리쿨
학 명 *Ligularia taquetii* Nakai
제주명 안자리쿨

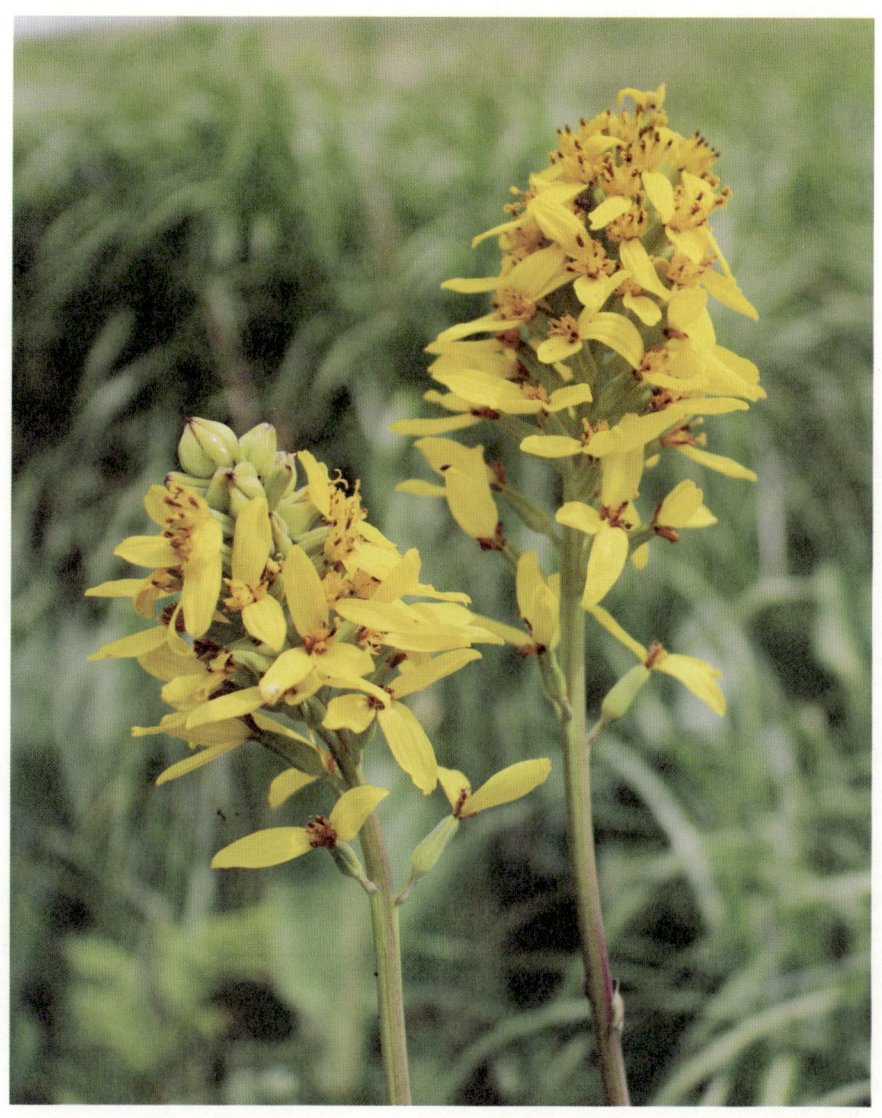

우리나라에서 자라는 취나물은 60여 종이다. 그중 갯취는 제주도와 거제도에 자생하는 특산식물로 바닷가에서 자란다 하여 갯취라는 이름이 붙었다. 그런데 제주에서 갯취가 자라는 곳은 바다와 멀리 떨어진 해발 519m에 있는 새별오름이다. 갯취가 새별오름에 뿌리를 내리게 된 데에는 역사적 사연(아픔)이 있다. 고려 시대인 1274년, 몽골은 탐라를 지배하면서 목장을 설치하여 소, 말, 낙타, 양, 나귀 등의 오축五畜을 사육하였는데 이때 양의 피부병을 치료하기 위해 몽골에서 갯취를 가져왔다고 한다.

　갯취의 잎은 커다란 주걱 모양을 하고 있고 꽃은 노란색으로 핀다. 학명의 Ligularia(라굴라리아)는 꽃잎이 혀를 닮았기 때문이고 taquetii(타케티)

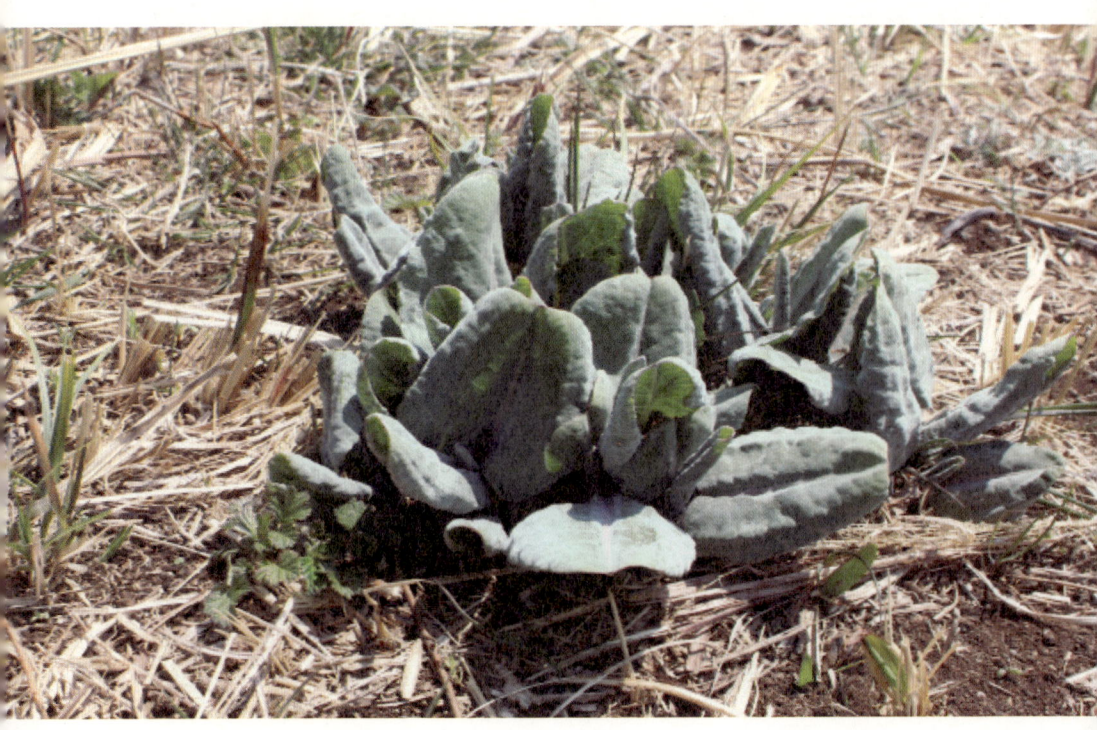

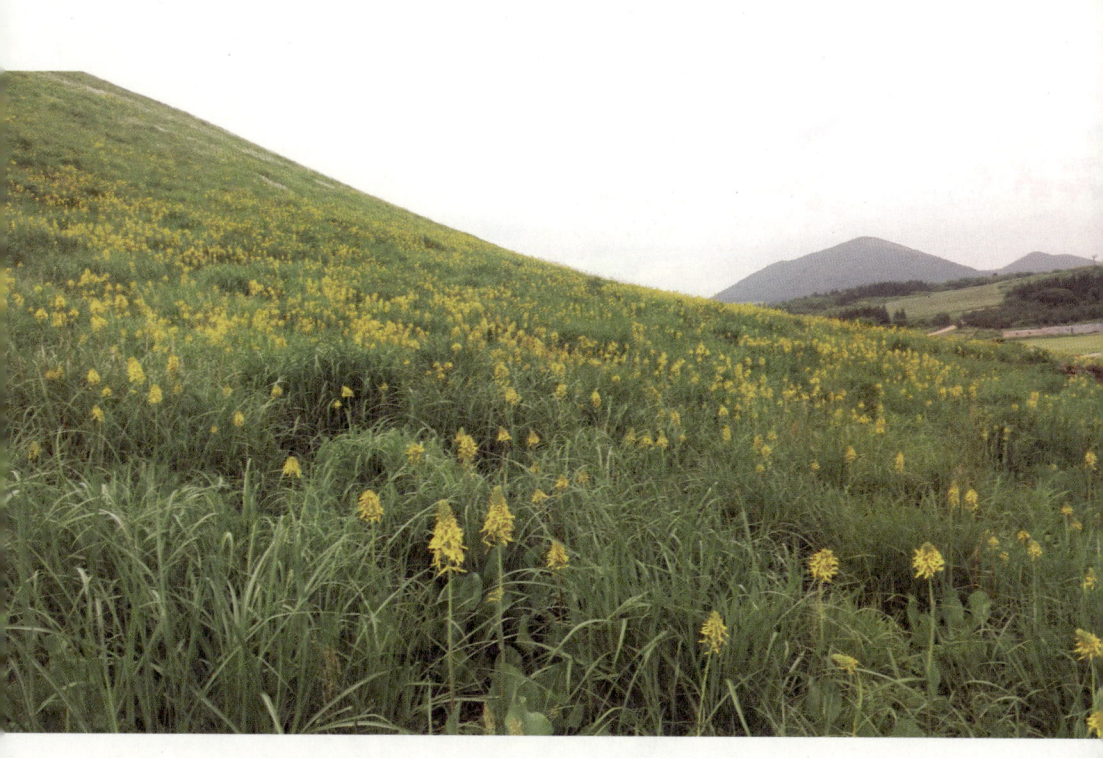

는 갯취를 처음 발견하여 서양에 알린 프랑스 선교사 에밀 타케의 이름이다. 갯취는 억새밭에서 자라기 때문에 자연 번식이 어려워 한때 특산식물로 보호되었다. 그러나 지금은 새별오름을 중심으로 많은 개체가 자라고 있어 특산식물 지정이 해제되었다.

　갯취의 잎은 크고 두꺼우며 꽃은 5~6월에 뿌리에서 올라온 꽃줄기를 따라 황색으로 핀다. 갯취의 어린잎은 식용할 수 있지만 맛과 향이 강하고 낯설어 호불호가 갈린다. 지금은 약으로는 쓰이지 않지만 잎과 꽃 모양이 특이하여 관상용으로 인기가 많다.

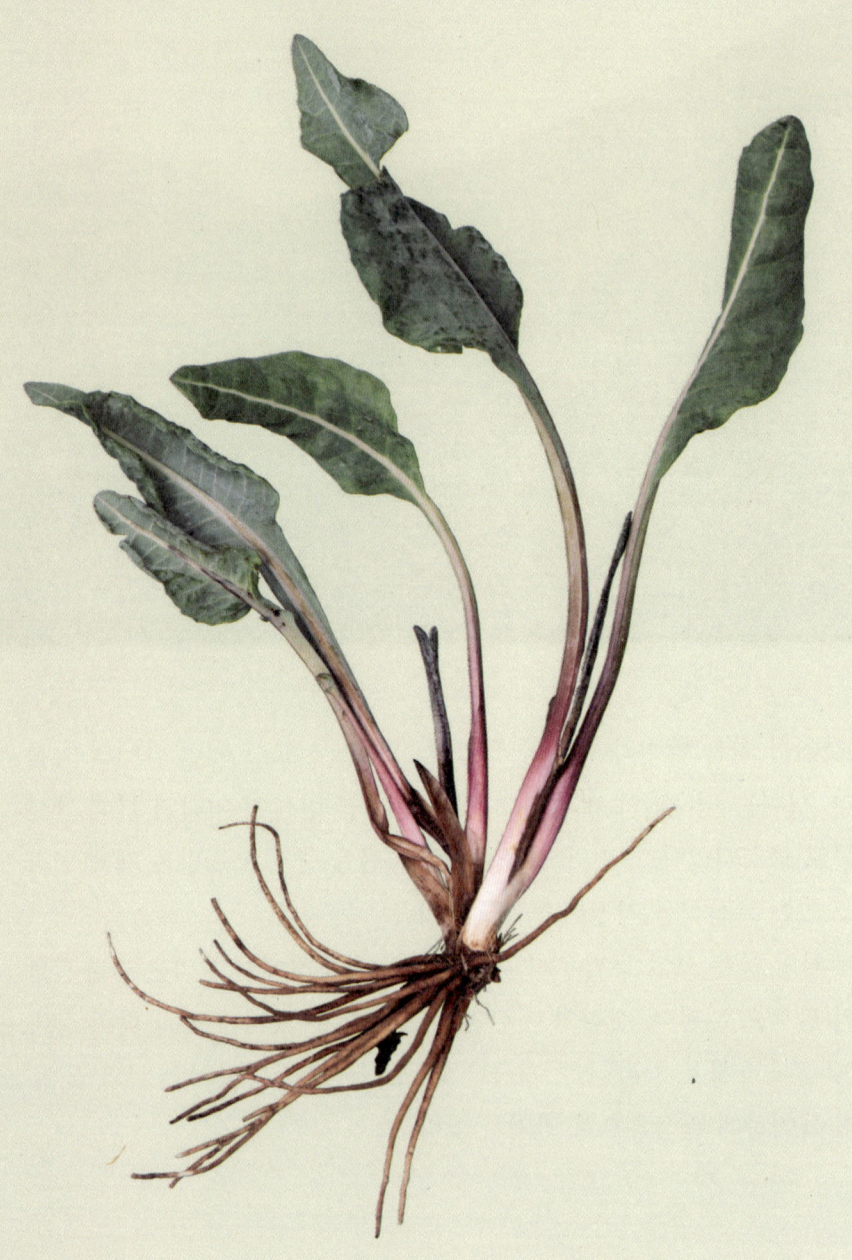

제주도 민간에서는

갯취를 안자리쿨이라 한다. 귀한 풀이라는 뜻을 갖고 있다. 양의 털을 깎고 난 후 피부병이 생기면 갯취의 뿌리를 삶아 그 물로 씻어주었다.

음식으로는

우리나라에서 식용하는 취나물은 24종이고 갯취도 취나물의 한 종류로 섬곰취라고 하여 식용한다. 3월 말쯤 땅속에서 돋아나는 어린싹을 먹는데 잎 모양이 혀를 오므린 것처럼 말려 있는 싹을 먹는다. 뜯어온 어린 싹을 데친 후 물에 담가 강한 향을 대충 우려낸 다음 프라이팬에 기름을 두르고 양파나 버섯을 같이 넣고 볶으면 특이한 맛과 향을 가진 갯취나물 요리가 된다.

추사 김정희가 사랑한
제주 수선화

식물명 수선화
약재명 수선화(水仙花)
학 명 *Narcissus tazetta* L. subsp.
제주명 몰마농, 몰마농꽃

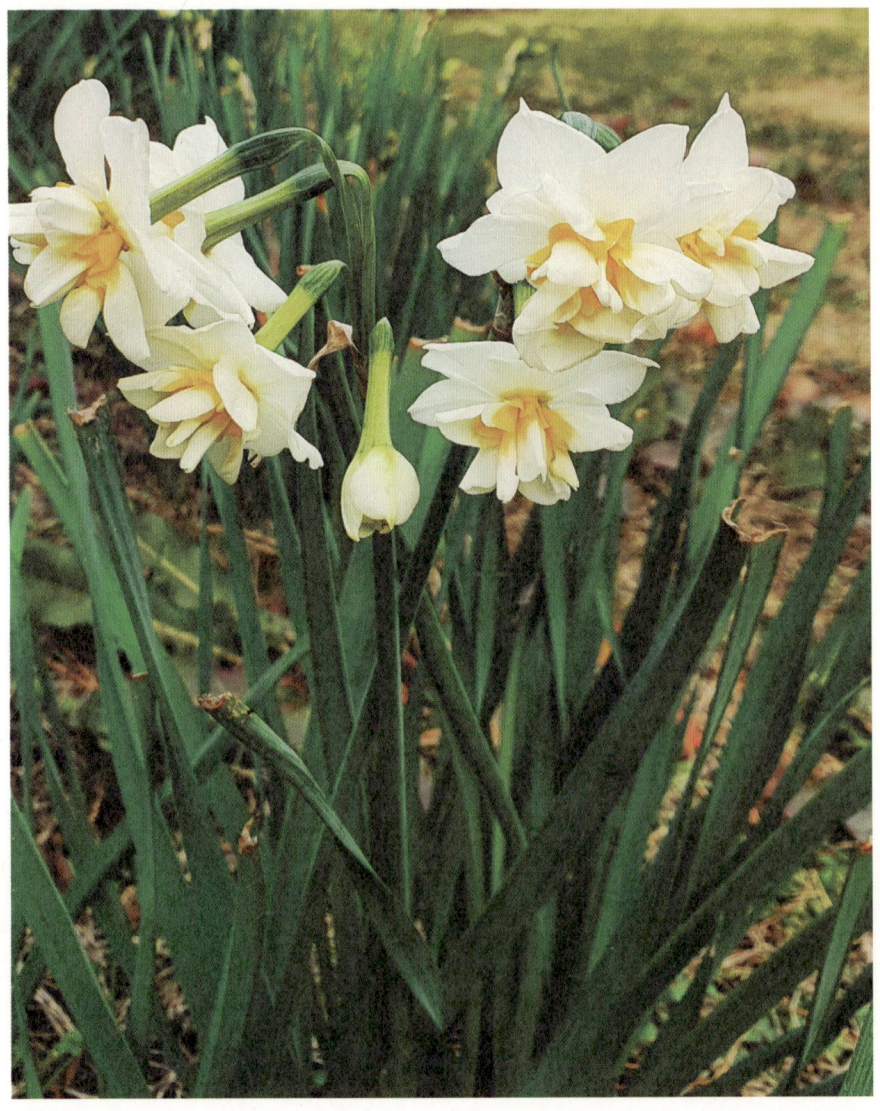

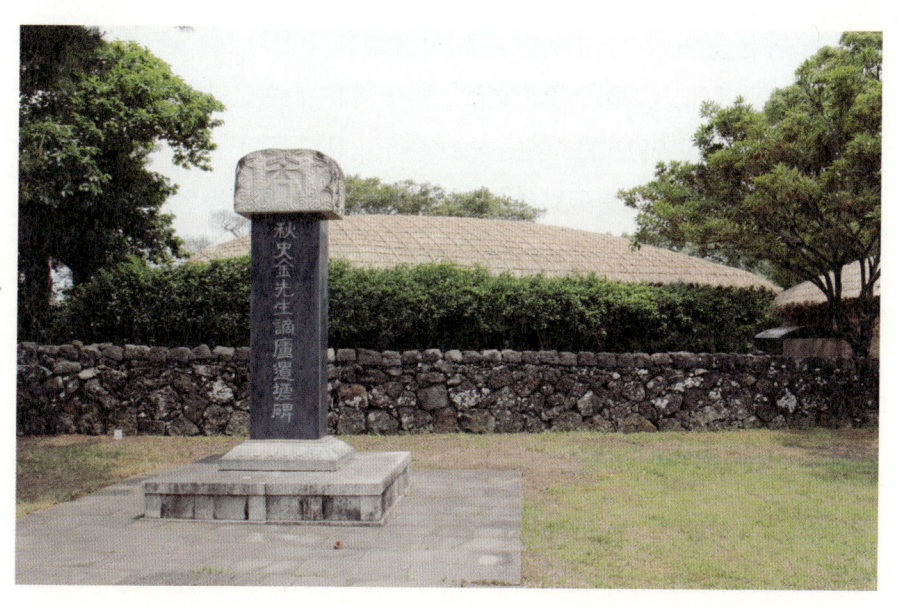

　추사의 증조할아버지는 영조 임금님의 딸 화순 옹주와 혼인하여 왕의 사위가 되었고, 왕실 집안에서 태어난 추사는 귀한 신분으로 부족함이 없이 살았다. 그러나 55세가 되는 1840년 과거 윤상도의 상소문과 관련되었다 하여 제주 대정에 유배되었다. 제주 유배는 중죄인에게 내려지는 가장 혹독한 형벌로 추사는 7일에 걸쳐 곤장 100대를 맞고 삼천리 밖으로 유배되었다. 유배지에는 탱자나무로 울타리를 둘러 외부 출입을 금지시켰을 뿐 아니라 외부인의 출입도 못 하게 막아 감옥 같은 생활을 하게 하는 위리안치였다. 유배인이 된 추사는 과거 친분이 있던 지인들로부터 무시당하고 외면당하는 처지가 되었다. 그런데 겨울이 되어 지천에 피어나는 수선화를 보고 큰 위안을 얻었고 그래서 유독 수선화를 사랑하였다고 한다.
　한양에서 추사가 알고 있던 수선화는 새해가 되면 행운을 기원하며 축하하는 귀한 꽃이었다. 새해가 되면 사람들은 수선화 한 포기를 화분에 심어 지인들에게 선물하였고 추사도 청자 화분에 수선화를 심어 정약용에게 선물한 적이 있었다.

그런데 제주 사람들은 수선화의 귀함을 모르고 농부들은 원수를 대하듯 뽑아버리거나 소나 말에게 먹이로 주고 있었다. 추사는 그걸 보고 귀함과 천함은 어디에 있느냐에 따라 이렇게 달라지는구나 하며 자신의 처지와 제주 수선화의 처지가 같다 하여 수선화를 사랑하는 글을 썼고 그림을 그렸다.

추사의 유배는 8년 3개월간 계속되었고 추사는 외로움과 소외감으로 고통스런 나날을 보내야 했다. 그런 중에도 제자 이상적은 중국을 다녀올 때마다 스승이 원하는 서적을 구해서 보내주었는데 한 번에 보내는 책이 100권을 넘겨 한 수레가 되곤 하였다. 추사는 제자 이상적의 고마

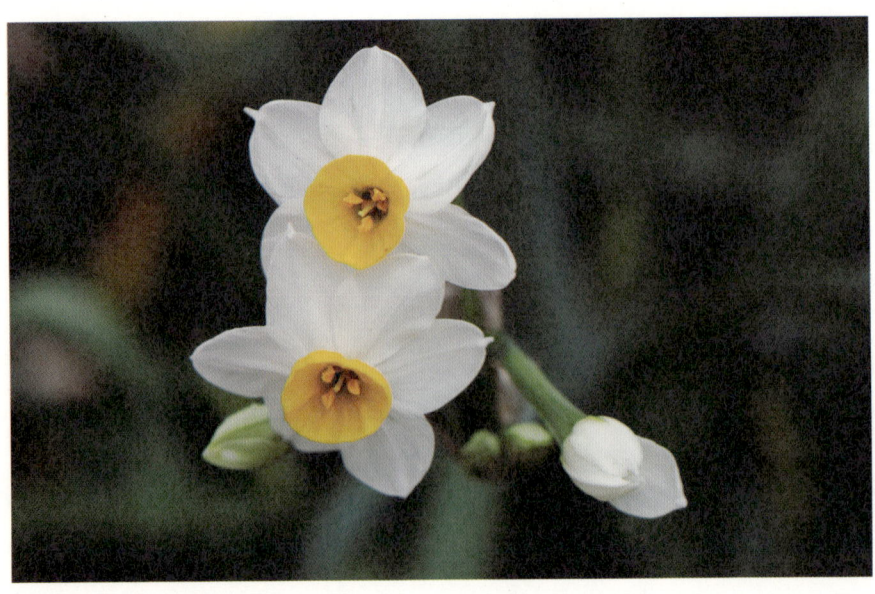

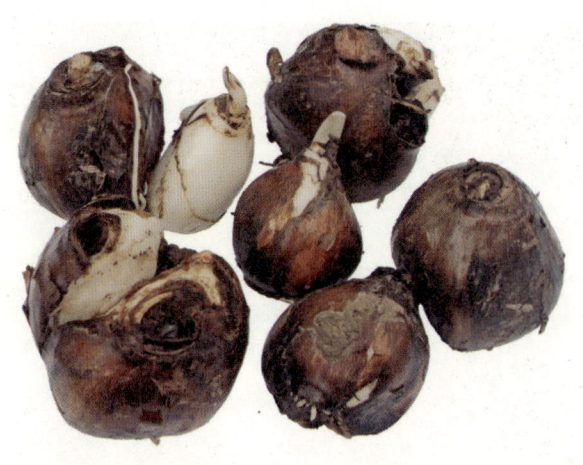

움에 대한 보답으로 세한도를 그려 보내주었다. 소나무와 잣나무는 추워진 후에야 시들지 않음을 알게 된다는 말로 제자를 칭찬하였고 고통과 외로움의 시간 속에서도 절망하지 않고 추사체를 완성하였다.

제주도 민간에서는

수선화의 잎과 뿌리 모양이 마늘을 닮았다 하여 물마농(말마늘)이라고 한다. 수선화의 뿌리는 종기 중에서도 가장 무서운, 뒷목에 나는 종기에 쓴다. 과거 종기는 무서운 질병이었고 그중에서도 뒷목에 나는 발제는 죽을 운에 난다고 하여 두려워하였다. 발제에는 수선화의 비늘 뿌리를 찧어 붙이면 종기가 터지면서 안에 고여 있던 고름이 저절로 나와서 종기가 낫는다. 유선염에도 수선화 뿌리를 찧어 붙인다. 다리가 아플 때에는 비늘 뿌리를 찧어서 붙인다. 수선화 뿌리에는 독성이 있어 피부에 직접 닿으면 피부가 물러질 수 있기 때문에 연한 피부에 붙일 때는 미리 참기름을 바르거나 거즈를 댄 후에 붙여야 피부가 보호된다.

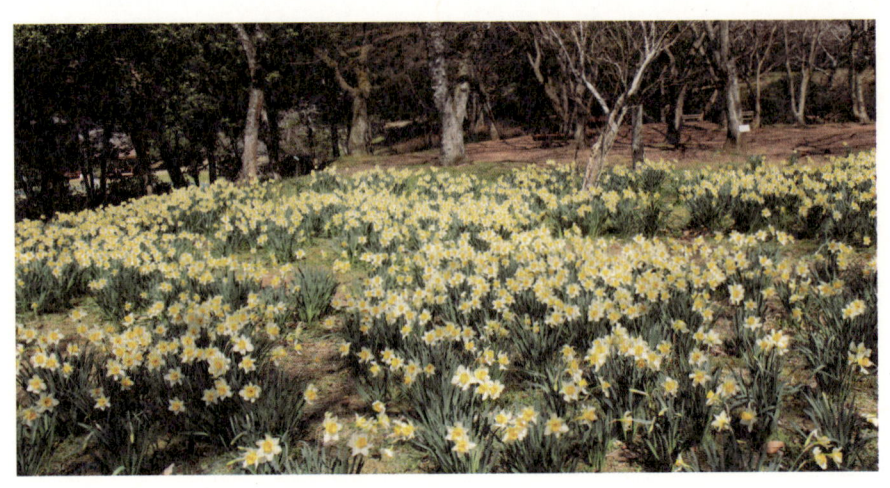

전통의학에서는

종기에는 수선화의 생비늘 줄기를 갈아 밀가루를 섞어 반죽해서 환부에 붙이고 그 위에 거즈를 덮어준다. 어깨가 결릴 때도 뿌리줄기를 갈아 밀가루를 넣고 반죽해서 붙인다. 밀가루 반죽이 마르면 떼어내고 새로 반죽을 만들어서 붙이기를 반복한다. 만약 피부가 붉게 변하면서 물러지면 그만둔다. 피부가 헐어서 피가 날 수도 있기 때문이다.

주의

수선화 뿌리에는 리코닌이라는 독성 물질이 있어 사용 시 주의하여야 한다. 피부에 직접 붙이면 피부가 상할 수 있고 동물이 먹었을 때 간 손상 등의 위험이 있다.

프랑스 선교사의 선물
물냉이

식물명 물냉이
학 명 *Nasturtium officinale*
이 명 워터 크레스, 크레송
제주명 물냉이

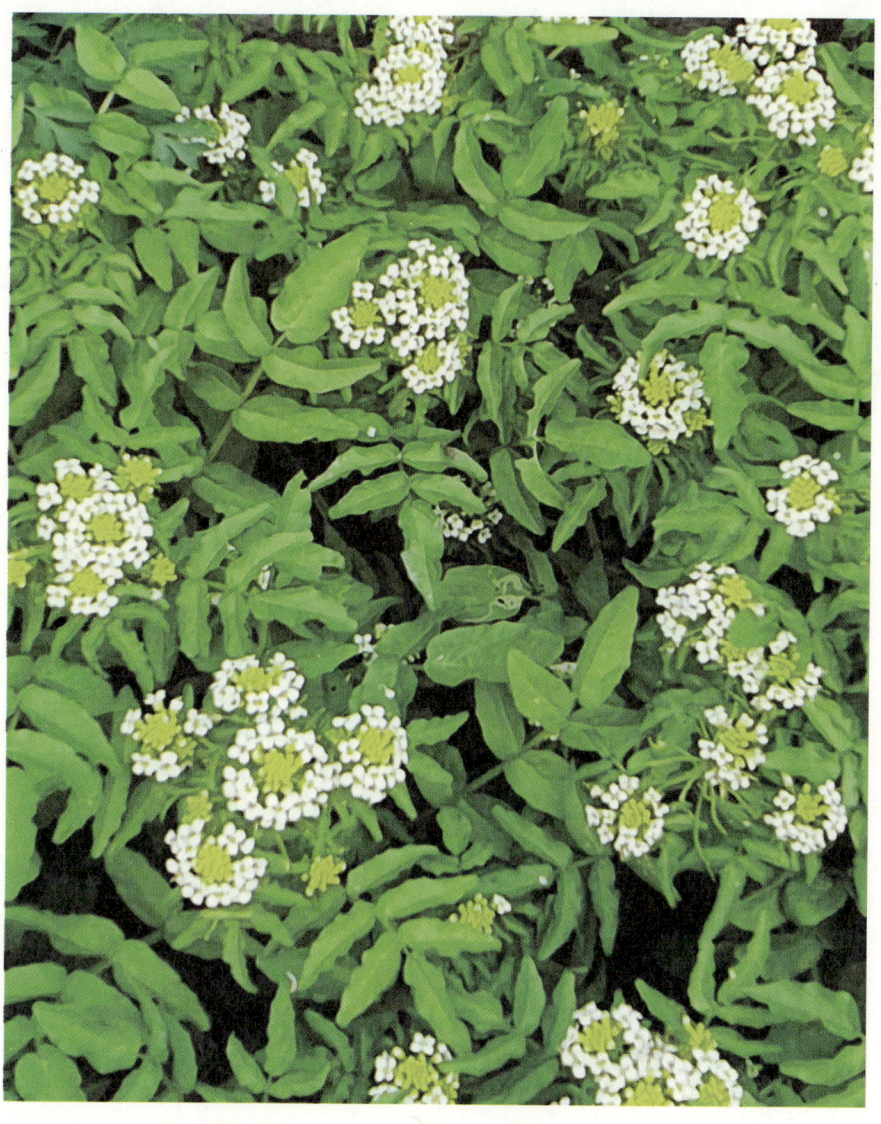

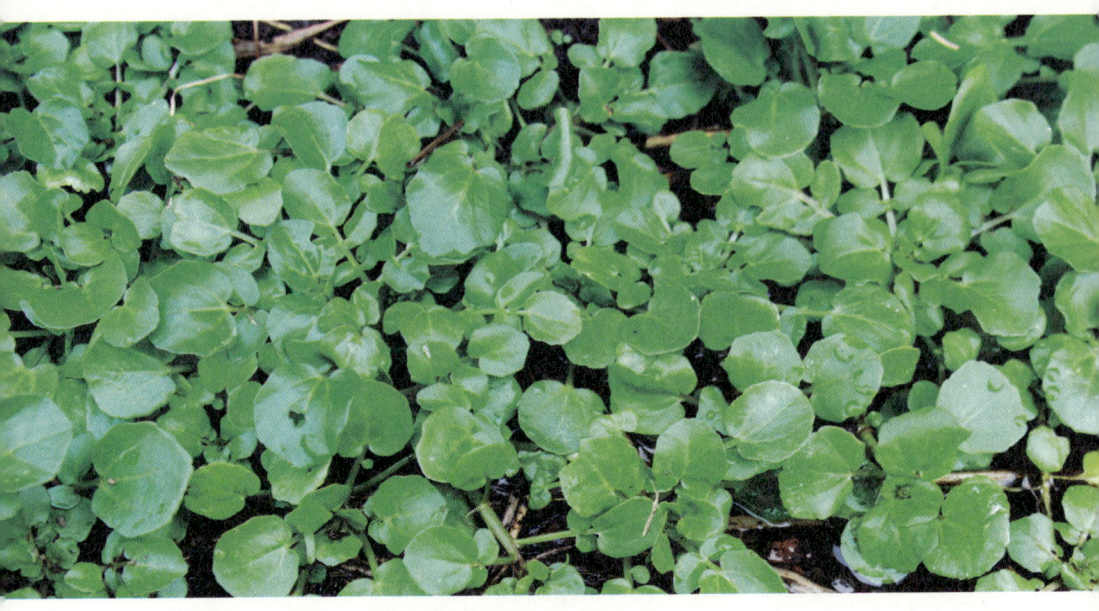

　우리나라에서는 주로 논에서 자라는 물냉이가 프랑스에서는 크레송이라 하는 고급 식재료이다. 과거 후추 값이 비싸서 서민들이 후추를 대신했던 것이 크레송이다. 그래서 크레송을 '가난한 자들의 후추'라고 한다. 크레송은 1급수의 맑은 물에서만 자라는 풀로 서양에서는 일찍부터 식재료는 물론 민간요법에 쓰였던 약이다. 우리나라에 이 풀이 알려진 것은 1994년이고 식물도감에는 논에서 자라는 잡초라고 소개하였다.
　프랑스의 귀한 식재료인 크레송은 어떻게 우리나라에서 뿌리내려 물냉이가 되었을까? 답은 프랑스 선교사들이다. 1856년 프랑스 선교사 프티니 콜라 신부는 선교활동을 위해 충남 베론으로 오면서 크레송 씨앗을 갖고 와서 뿌렸다고 한다. 그러면 제주에는 누가 언제 크레송 씨앗을 뿌렸을까? 그에 대한 답은 1901년 제주에 부임한 프랑스 선교사 에밀 타케에서 찾을 수 있었다.

에밀 타케 신부는 서귀포 서홍동의 홍로성당에서 13년 동안 전교 활동을 했는데 당시 제주는 신축교란 이후라 성당 운영에 필요한 자금을 마련하기가 어려웠다. 이에 타케 신부는 제주 전역을 돌아다니며 식물 채집을 하며 자금을 마련하였고 이때 물냉이가 잘 자랄 수 있는 곳에 씨앗을 뿌린 것으로 추정된다. 그 이유는 에밀 타케가 고향 집에 보낸 편지에 "올 봄에 멋진 물냉이 연못을 만들었는데 물냉이가 얼마나 풍성하게 잘 자랐는지 이것이 저에게 좋은 자원입니다."라는 내용이 있기 때문이다. 제주에서 물냉이를 볼 수 있는 곳은 서귀포, 사계리, 고산리 등으로 이곳의 물냉이들은 120년 이상 그 자리를 지키며 타케를 기억하게 하고 있다.

　물냉이는 십자화과의 풀로 물에서 자라는 식물이다. 어린 물냉이의 잎은 둥근 모양을 하고 있지만 꽃이 피는 시기가 되면 버들잎처럼 가늘고 길어진다. 꽃은 흰색으로 4~5월에 줄기 끝에 모여 피고 꽃이 지면 꼬투리 속에 둥근 갈색 씨앗이 생긴다. 크레송은 나라마다 불리는 이름이 달라서

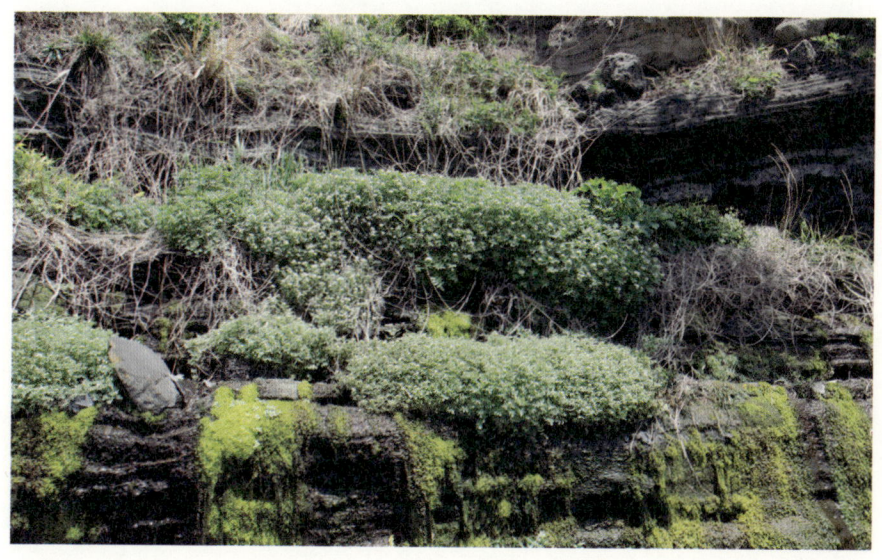

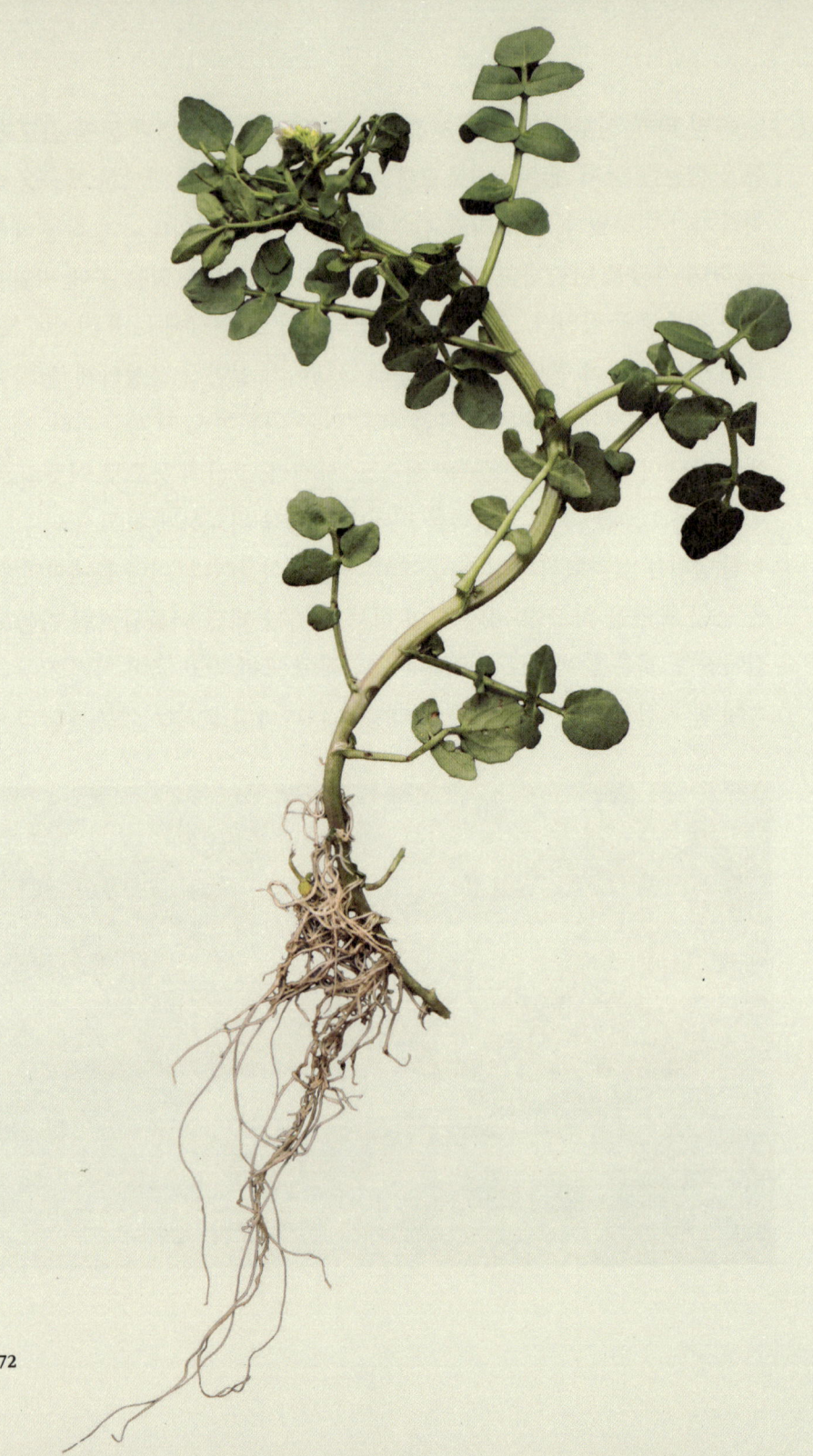

우리나라에서는 물냉이, 프랑스에서는 Cresson^(크레송), 미국에서는 water cress^(워터 크레스)라 한다. 맛은 매콤하고 달콤하며 겨울이 제철이다.

서양에서는

민간에서는 기관지염과 독감, 가래 등을 치료하는 약으로 써왔다고 한다. 크레송은 십자화과 식물로 십자화과 채소들은 암을 예방하고 항산화작용을 하여 노화를 막아주고 면역력을 강화시켜주는 효능이 뛰어난 것으로 알려진다. 크레송의 매운맛은 항암, 항염의 효과가 있고 위를 튼튼하게 하여 소화를 도와준다. 크레송에는 엽산이 풍부하여 우울증을 없애주는 효과가 있다. 크레송 즙으로 두피 마사지를 하면 탈모를 예방해주고 얼굴 마사지를 하면 기미와 여드름을 없애주며 피부를 곱게 해준다. 크레송은 해독작용이 뛰어나 몸속 독소를 몸 밖으로 내보내는 효과도 크다. 도시에서 생활하는 사람이나 흡연을 하는 사람에게는 꼭 필요한 채소이며 약초이다.

음식으로는

맑은 물에서만 자라는 크레송은 날이 추운 겨울에 싱싱하게 자라는 채소로 겨울에 참맛을 즐길 수 있다. 꽃이 피기 전 잎과 줄기가 연할 때 먹는다. 연한 잎과 줄기에는 단맛, 쓴맛, 매운맛이 조화롭게 들어 있어 고기를 먹을 때 곁들이면 잘 어울린다. 생채로 쌈, 샐러드로 먹거나 비빔밥에 넣어 먹는다. 살짝 데쳐서 나물로도 먹는다. 서양에서는 스프를 만들어 먹고 스파게티를 만들 때에도 넣는다. 페스토를 만들어서 빵이나 삶은 달걀, 삶은 감자에 발라 먹고 스파게티를 만들 때 넣고 비벼 먹는다. 고기를 먹을 때 찍어 먹어도 좋다.

전설 속 약재

늙음을 막아주는 **구기자나무**
목숨이 질긴 **질경이풀**
진시황제가 찾던 불로약 **시로미**
귀신처럼 빠른 약효 **으아리**
무병장수 청려장 지팡이 **명아주**
은발 반짝이는 **할미꽃**
짚신에 붙어 오는 **짚신나물**
버린 남편을 살려낸 **청미래덩굴**
당연히 돌아올 힘을 주는 **당귀**
문 둘레에서 자라는 **민들레**

늙음을 막아주는
구기자나무

식물명	구기자
약재명	구기자(枸杞子)
학 명	*Lycium chinense* Mill.
제주명	개고치낭, 일본고치낭

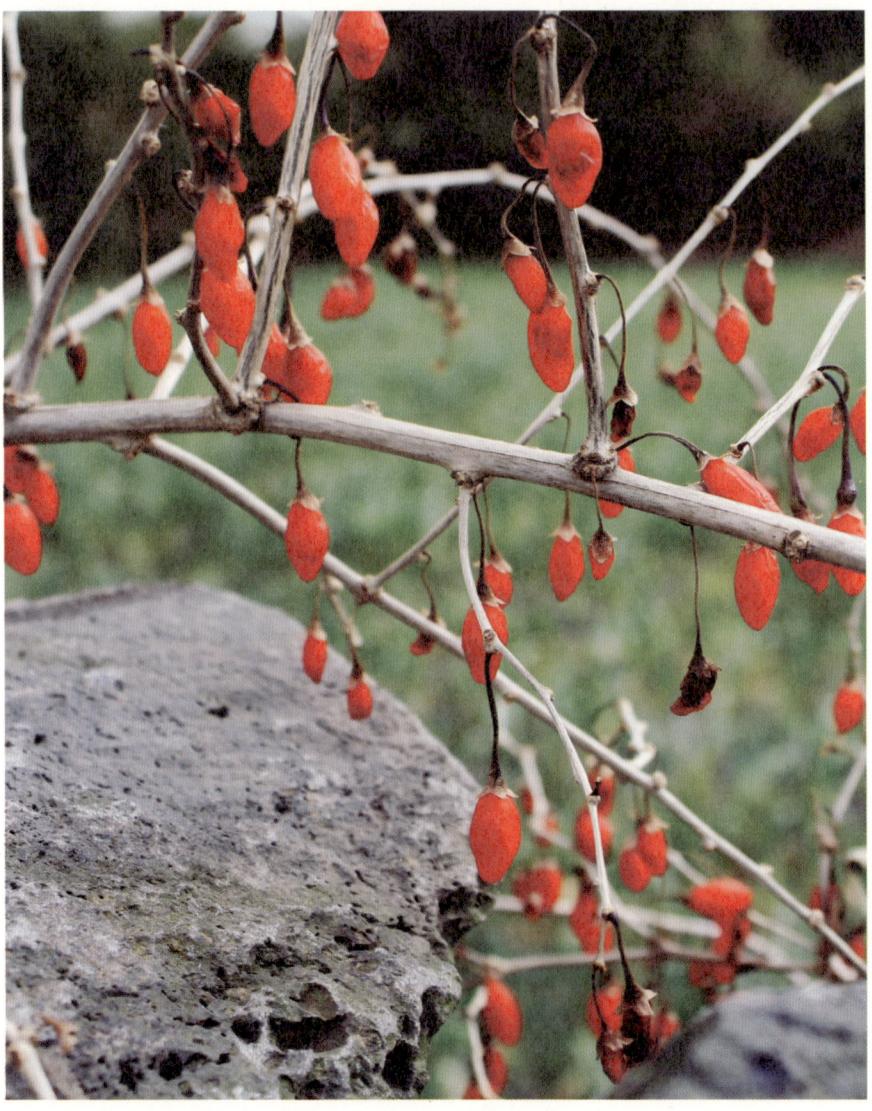

구기자나무는 나무 전체를 약으로 쓴다. 열매는 구기자枸杞子라 하고 뿌리와 나무껍질을 지골피地骨皮라 하며 잎을 지골엽地骨葉이라 한다. 구기자 잎에는 루틴 성분이 있어 모세혈관을 강화시키며 고혈압을 개선해주는 효능이 있다. 구기자 줄기로 만든 지팡이를 지선이라 하며 지선을 짚고 다니면 몸속 나쁜 기운을 없애주어 장수한다고 한다.

옛날 한 선비가 길을 가다 젊은 여인이 나이 든 노인에게 욕을 하면서 혼내는 걸 보았다. 선비는 그냥 지나칠 수 없어 여인에게 다가가 연유를 물었다. 그 여인이 말하기를 "늙은 노인은 내 아들인데 구기자를 잘 챙겨 먹지 않아 나보다 더 늙어버려 속상해서 혼내는 것입니다." 하였다. 이 말을 들은 선비는 구기자가 무엇인지 궁금해서 그 여인의 집으로 따라갔다. 그 집에는 오래된 구기자나무가 있었고, 대대로 구기자를 먹어 장수한다는 걸 알게 되었다. 선비는 구기자나무를 얻어 고향으로 돌아와 심어서 구기자를 꾸준히 먹으면서 300살까지 건강하게 살았다고 한다.

구기자나무는 가지과에 속하는 여러해살이 나무다. 높이는 2~4m까지 자라고 잎은 타원형으로 고추잎과 비슷한 모양이다. 꽃은 7월부터 서리가 내릴 때까지 계속 피고 열매는 빨갛고 아주 작은데 고추를 닮았다. 가지를 꺾어 땅에 꽂아두면 뿌리를 내리는 강한 생명력을 갖고 있어서 어디서나 잘 자란다. 우리나라에서는 진도 구기자가 유명하다. 구기자는 꽃과 열매가 아름다워 관상용으로도 심는다. 나무 전체를 약으로 쓰고 잎과 열매는 식용한다.

제주도 민간에서는

구기자나무의 잎과 열매 모양이 고추를 닮았다 하여 일본고치낭이라고 한다. 구기자는 간과 폐의 기능을 좋게 해서 눈을 밝게 한다. 구기자는 열매보다 나무줄기의 약효가 더 좋다 하여 줄기를 달여 마신다. 신경통, 불면증, 저혈압에 효과가 있다. 구기자 차를 오래 마시면 피부가 어린아이처럼 되면서 젊어진다. 구기자 잎으로 음식을 만들어 먹으면 건강하게 오래 살 수 있다.

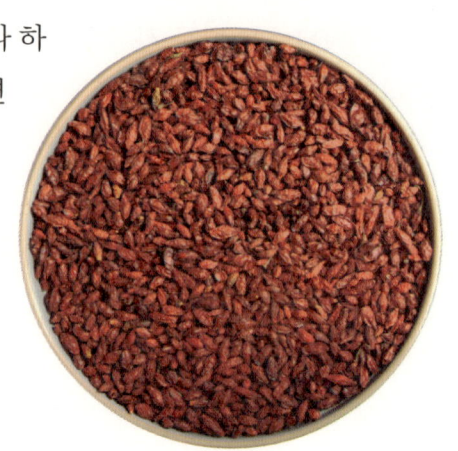

전통의학에서는

한방에서는 열매를 구기자^{枸杞子}, 뿌리껍질을 지골피^{地骨皮}, 잎을 지골엽^{地骨葉}이라 하여 약으로 쓴다. 맛은 달고 싱거우며 성질은 차고 독성은 없다. 봄과 여름에는 잎을 따서 약으로 먹고 가을에는 줄기와 열매를 먹으며 겨울에는 뿌리 껍질을 벗겨 햇볕에 말려서 달여 마신다. 구기자를 달여 마시면 몸이 가벼워지고 몸의 힘줄과 뼈가 튼튼해지며 흰머리를 검게 하고 정신을 안정시킨다. 또한 면역력을 강화시켜 젊어지게 하고 오래 살게 한다. 열매 달인 물은 간을 보호하며 혈압과 혈당을 내리는 효과도 있다.

주의

구기자는 차가운 성질의 약재이므로 많은 양을 먹거나 장이 약하여 설사하는 사람은 주의해야 한다. 구기자를 끓일 때 생강이나 대추 등 따뜻한 성질의 약재를 넣고 달이거나 따뜻하게 마시면 몸이 차가워지는 것을 막을 수 있다.

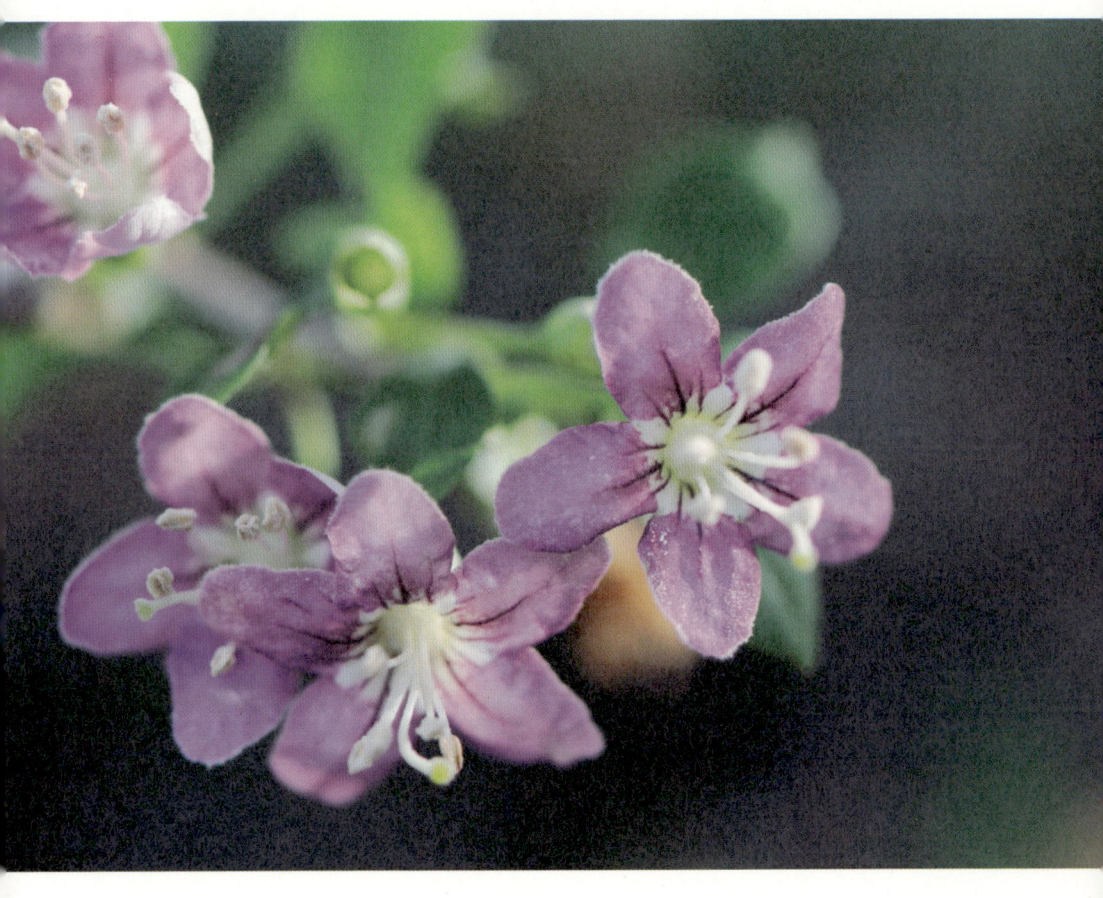

음식으로는

구기자의 잎과 열매를 식용한다. 봄과 여름에는 연한 잎과 순을 데쳐 나물로 먹거나 된장국을 끓여 먹는다. 익은 열매를 생으로 먹거나 말려서 볶아 차로 마신다. 말린 구기자에 소주를 부어 술을 담근다. 음식을 만들 때 구기자를 넣어도 좋다.

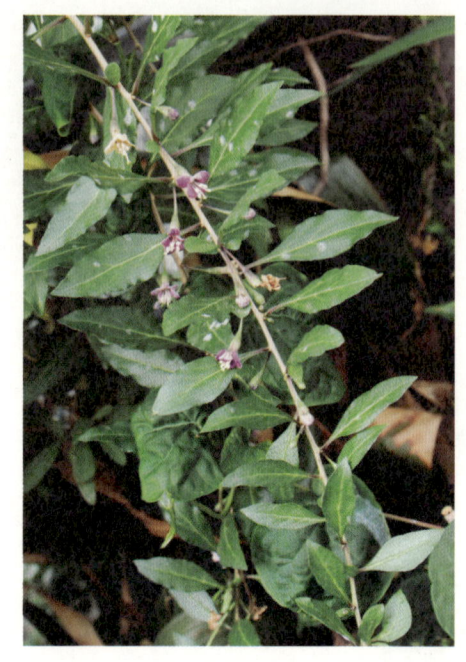

구기자차 만들기

익은 구기자 열매를 따서 말린 후 프라이팬에서 살짝 볶는다. 볶은 구기자 5g에 물 400cc를 넣고 반이 되게 달여 하루 세 번에 나눠서 먹는다. 구기자에 오미자를 같이 넣어 달여 마셔도 좋다.

구기자술 담그기

구기자술은 피로회복에 좋다. 입구가 넓은 병에 구기자 열매 200g과 설탕 200g을 넣고 소주 2ℓ를 부어 그늘지고 서늘한 곳에서 3개월간 숙성시킨다. 술이 숙성되면 건더기는 걸러서 버리고 하루 두 번 소주잔 한 잔 정도씩 마신다. 구기자술은 노화를 막아주는 효능이 있다.

목숨이 질긴
질경이풀

식물명 질경이
약재명 차전자(車前子), 차전초(車前草)
학 명 *Plantago asiatica* L.
제주명 베체기, 페체기

    질긴 생명력으로 밟혀도 죽지 않는 풀이 있다. 이 풀을 우리는 질경이라 하고 한자로는 마차 앞에서 찾은 풀이라 하여 차전초 車前草 라고 한다. 질경이를 차전초라 하게 된 데에는 전설이 있다.
    옛날 중국 한나라에 백전백승을 자랑하는 무제라는 장군이 있었다. 장군은 이웃나라와 전쟁을 하기 위해 군사들을 이끌고 사막을 지나가고 있었는데 심한 가뭄으로 물을 구할 수가 없었다. 물을 먹지 못한 많은 군사와 말들은 피오줌을 싸며 죽어갔고 더 이상 전쟁이 불가능하다고 생각한 장군은 절망하며 돌아갈 계획을 세우고 있었다. 그런데 한 마부가 죽어가는 말들 틈에서 건강하게 뛰어다니는 말이 있는 것을 보고 장군에게 보고하였다. 장군은 건강한 말들을 유심히 살펴보게 하였는데 건강한 말들은 마차 앞에서 자라는 특정한 풀만 골라 먹고 있었다. 마부는 곧장 장군에게 보고하였고 장군은 군사들에게 그 풀을 찾아 먹도록 하였다. 그 풀을 먹은 군사들은 건강을 되찾았고 전쟁에서 승리할 수 있었다. 전쟁이 끝나자 장군은 그 풀의 이름을 알아보려 하였는데 아는 사람이 없었

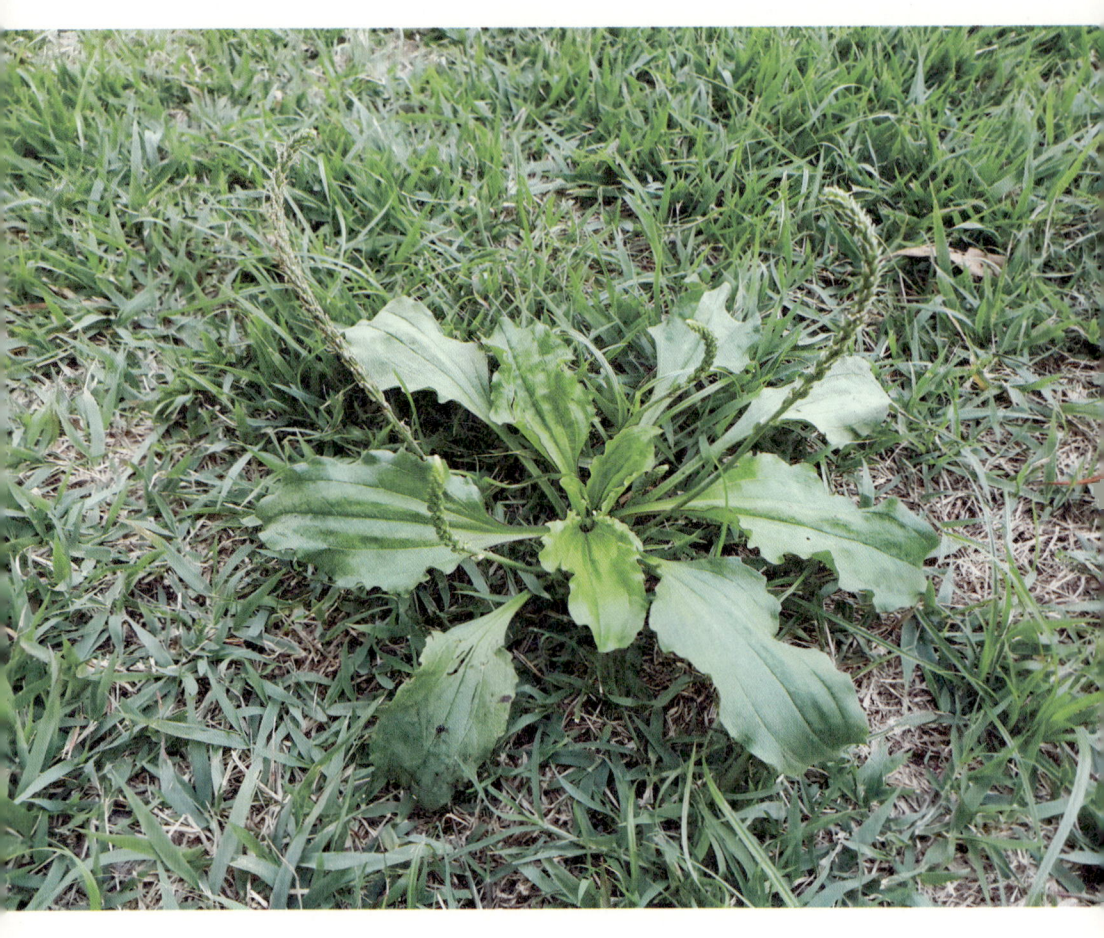

다. 그래서 마차 앞에서 찾은 풀이라 하여 차전초車前草라는 이름을 붙여 주었다. 질경이 씨앗을 차전자車前子라 하여 약으로 쓴다. 변비를 개선하고 눈을 밝게 하여 멀리 간 사람을 볼 수 있게 한다.

질경이는 여러해살이풀이다. 겨울에 잎이 시들고 봄이 되면 뿌리에서 주걱 모양의 잎이 돋아나며 5~6월에 녹색의 작은 꽃이 피고 씨앗은 8~9월에 검은색으로 익는다. 질경이는 약으로 쓰고 식재료로도 요긴하게 쓰이는 풀이다.

제주도 민간에서는

땅바닥에 납작하게 붙어 자란다 하여 배체기라고 한다. 꽃이 피는 시기에 약효가 좋아지므로 이 시기에 뿌리째 캐어 그늘에서 말려 약으로 쓴다. 소변이 시원하게 나오지 않는 소변불리(오줌소태)에는 질경이 잎을 뜯어다 짓찧어 즙을 우려내어 마신다. 말린 질경이 한 줌에 물 2ℓ를 넣고 달여 마신다. 요실금으로 소변이 잦은 노인들은 말린 질경이에 으름덩굴(목통)을 같이 넣고 달여 마신다. 소변불리나 요실금에는 질경이의 연한

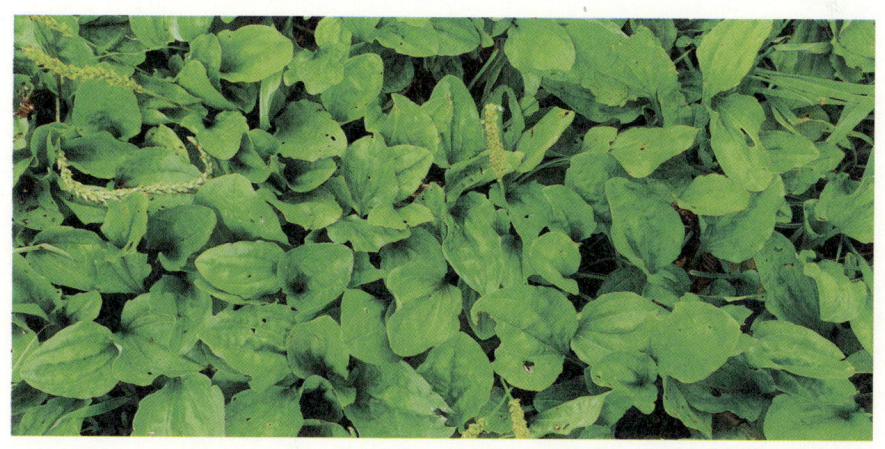

잎으로 국을 끓여 먹거나 데쳐서 나물 반찬을 만들어 먹어도 효과가 있다. 복통이나 설사에는 질경이 잎을 넣어 죽을 쑤어 먹으면 좋다. 변비에는 말린 질경이를 달여 마신다. 황달이나 코피가 자주 나는 증상에는 말린 질경이를 달여 마신다. 종기에는 질경이 잎을 불에 쬐어 부드럽게 해서 붙인다. 진물이 나는 종기에는 생잎을 짓찧어 붙인다. 질경이는 만병을 치료하고 몸을 가볍게 하며 장수하게 하는 약이라고 한다.

전통의학에서는

한방에서는 질경이를 차전초車前草, 씨앗을 차전자車前子라 하여 약으로 쓴다. 차전초는 오줌이 잘 나오지 않을 때, 눈에 핏발이 서고 아플 때, 코피가 날 때, 피오줌이 나올 때 달여 마신다. 몸이 붓는 사람은 말린 질경이를 달여 마신다. 종기와 부스럼에는 생잎을 불에 살짝 구워 부드럽게 해서 붙인다. 베인 상처에는 생잎을 짓찧어 붙인다. 차전초의 씨앗은 차전자車前子라 하여 변비를 개선하는 약으로 쓴다.

주의

질경이는 좋은 약이지만 위장에 염증이 있거나 장폐색증, 당뇨병이 있는 환자는 많은 양을 먹지 않도록 한다. 차전자는 임신중절약의 원재료이기 때문에 임산부들에게는 위험하다.

음식으로는

연한 질경이 잎을 뜯어다 삶아 말려서 밥할 때 넣어 질경이밥을 짓는다. 연한 잎을 넣어 된장국을 끓인다. 잎을 썰어 넣어 질경이죽을 만든다. 잎을 삶아 양념하여 나물 반찬을 만든다. 억센 잎으로는 튀김을 만든다.

질경이 잎으로 장아찌를 만들어 먹는다. 봄에 어린 생잎을 넣고 질경이 밥을 짓는다. 잎을 깨끗이 씻어 살짝 시들게 해서 된장에 묻어 장아찌를 만든다. 말린 질경이는 먹을 때 물에 담가 불리고 다시 한 번 더 삶아 기름에 볶는다. 말린 질경이를 물에 넣고 끓여 차로 마신다. 흉년에는 보릿가루 죽에 질경이 잎을 넣어 질경이죽을 쑤어 먹었다.

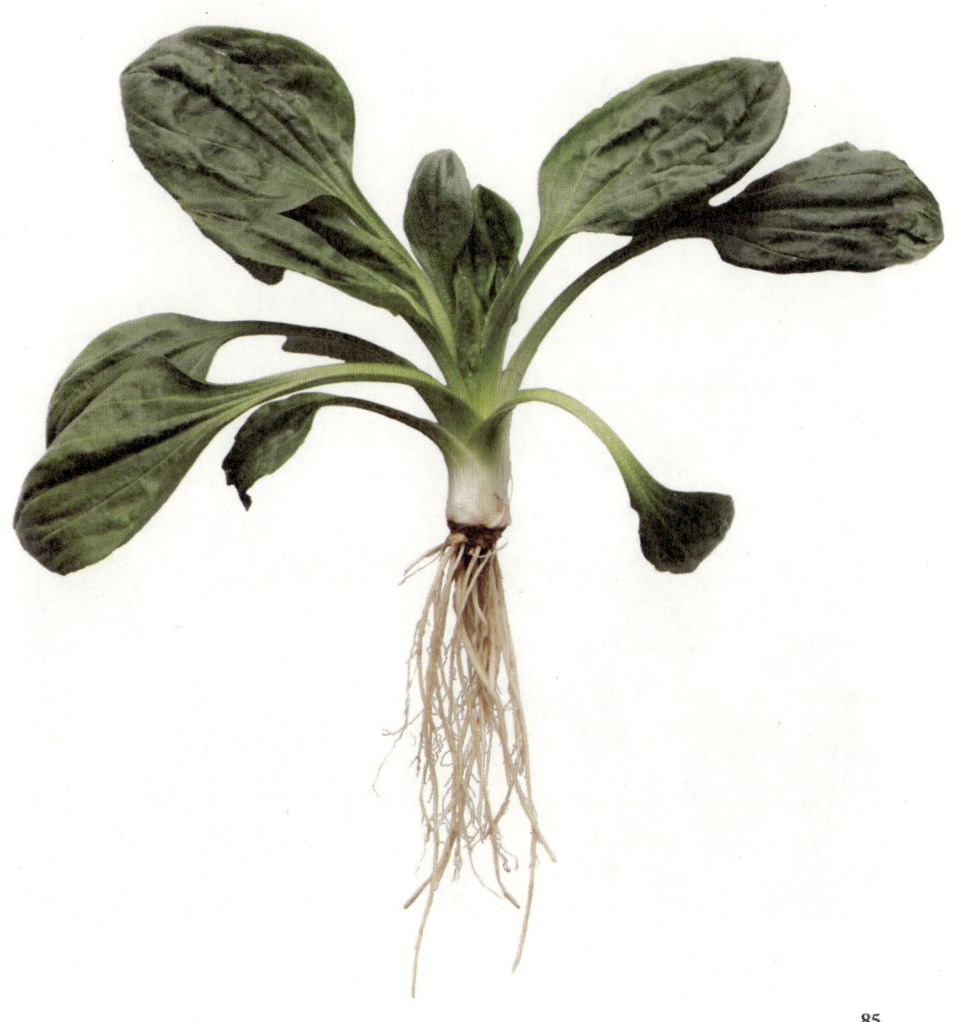

진시황제가 찾던 불로약
시로미

식물명 시로미
약재명 암고자(岩高子)
학 명 *Empetrum nigrum* L. subsp.
제주명 시로미, 시르미

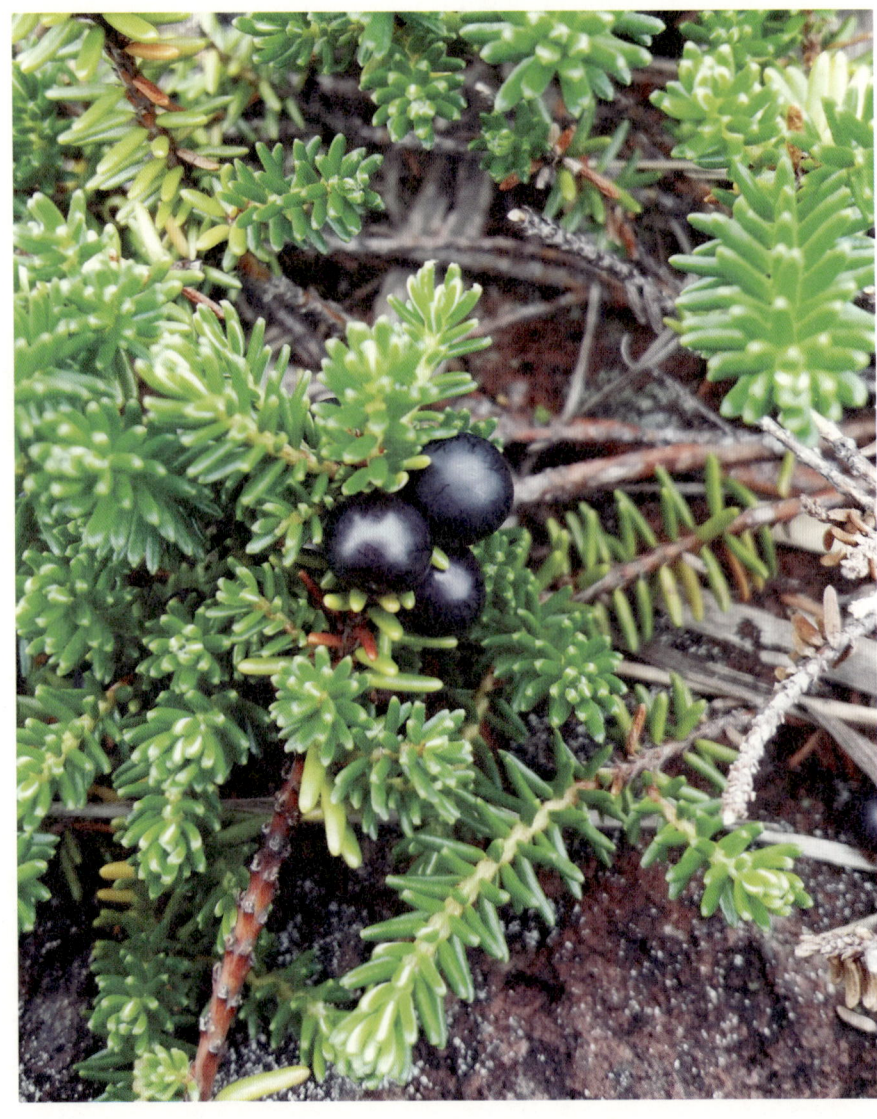

한라산 해발 1500m 이상의 고지대에서 자라는 시로미는 중국 진시황제가 찾던 불로약으로 전해진다. 전설에 의하면 중국을 통일한 진시황제는 영원히 죽지 않는 신선이 되고 싶어 했다. 그러던 중 신하 서복이 황제 앞에 나서서 말하기를 바다 건너 신선이 사는 섬에 불로초가 있으니 구해오겠다고 하였다.

　진시황제는 크게 기뻐하며 큰 배를 짓고 어린 여자아이 500명과 어린 남자아이 500명 그리고 금은보화를 가득 실어주며 불로초를 구해오라고 명한다. 진시황제의 명을 받은 서복은 동남동녀들을 데리고 바다 건너 신선이 살고 있다는 영주산을 찾아왔는데 그곳이 바로 제주 한라산이었다. 제주 섬에 닿은 서복은 배를 정박한 후 동남동녀들에게 한라산에 올라 불로약을 찾게 하였다. 그때 한라산에서 영주실을 따왔는데 바로 시로미였다.

　영주실을 따 먹은 서복 일행은 섬을 돌아보기 위해 남쪽으로 향해하였는데 폭포가 바다로 떨어지는 장관을 보고 배를 잠시 멈추어 그곳 암벽에 '서복과차 徐市過此(서복이 이곳을 지나갔다)'라는 글자를 새겨놓았다. 그리고 서쪽을 향해 떠났다. 그래서 그곳을 서귀포라고 한다. 현재 서귀포 정방폭포 절벽 위에는 서복이 다녀간 것을 기념하는 서복기념관이 들어서 있다. 이곳에는 서복과 관련된 자료들이 전시되고 있고, 제주 한라산은 신선들이 사는 곳이라는 것을 알려주고 있다.

　시로미나무는 20~30cm의 키 작은 나무로 열매는 8월경 검은 보라색으로 익는다. 나뭇가지에 한두 개씩만 달리는 귀한 열매로 그 모양과 맛이 블루베리를 닮았다 하여 야생 블루베리라고도 한다. 한라산이 국립공원으로 지정되기 이전에는 음력 6월이 되어 시로미 열매가 익을 때면 사람들은 일부러 시로미를 따러 한라산으로 올라가곤 했다. 그런데 1970

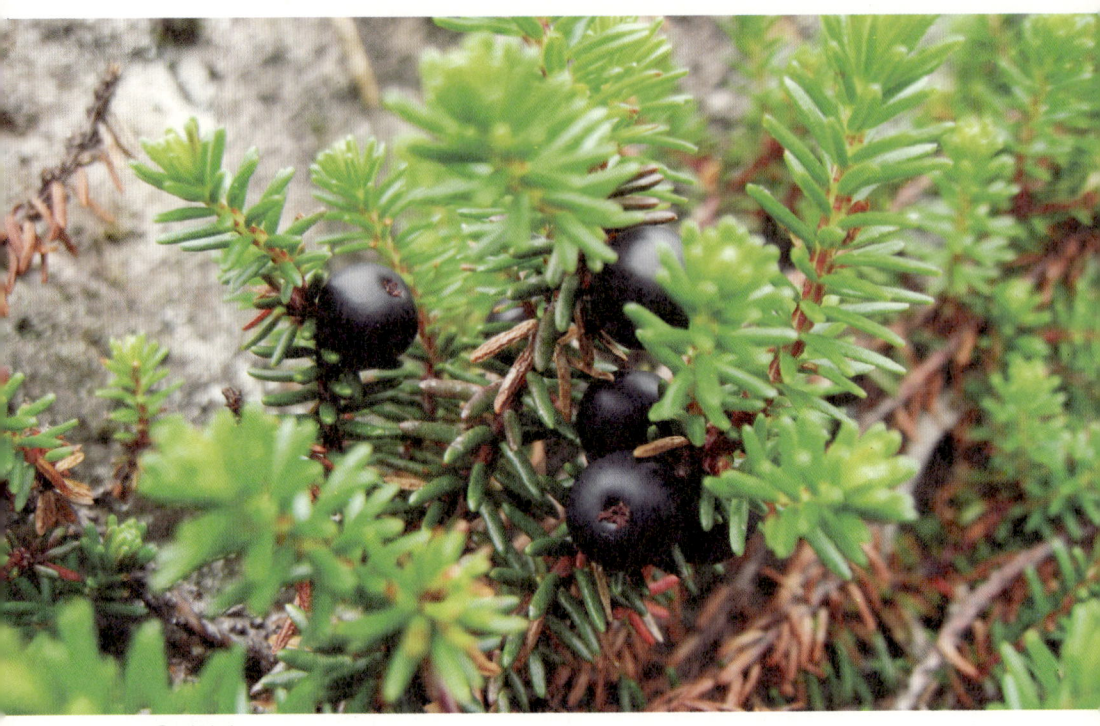
ⓒ 강양선

년 국립공원 지정 이후 등산로가 아닌 곳으로는 등반을 금지하고 있고 조릿대가 번식하면서 시로미나무를 뒤덮고 있어 시로미를 따 먹는 일이 어려워졌다.

제주도 민간에서는

시로미는 냉병의 약이면서 늙음을 막아주는 자양강장제로 귀한 대접을 받는다. 이뇨작용, 해열작용, 소화작용을 도와주는 효능이 있고 몸을 건강하게 해준다. 익은 시로미를 설탕에 절여 즙이 우러나면 뜨거운 물에 타서 마신다. 익은 열매에 술을 부어 시로미술을 담근다.

음식으로는

잘 익은 열매는 생으로 먹고 차나 술을 담근다. 열매에 같은 분량의 설탕을 넣고 그늘진 곳에서 3달 정도 숙성시켜서 우러난 즙을 따뜻한 물에 타서 차로 마시거나 여름에는 시원한 음료로 마신다. 익은 열매에 술을 부어 숙성시킨 후 약술로 마신다.

시로미술 담그기

잘 익은 열매를 항아리에 넣고 설탕을 뿌려 이틀 정도 그늘지고 시원한 곳에 둔다. 설탕이 녹으면서 시로미즙이 우러나면 시로미의 3배 정도 소주를 붓고 입구를 잘 봉하여 그늘지고 시원한 곳에 2개월 정도 둔다. 시로미 건더기는 건져내고 술만 다른 병에 담아 보관해두고 조금씩 마신다. 걸러낸 시로미에 설탕을 뿌려 숙성시키면 즙이 우러나서 좋은 음료가 된다.

귀신처럼 빠른 약효
으아리

식물명 으아리
약재명 위령선(威靈仙)
학 명 *Clematis terniflora* DC.
제주명 저슬살이, 저실살이

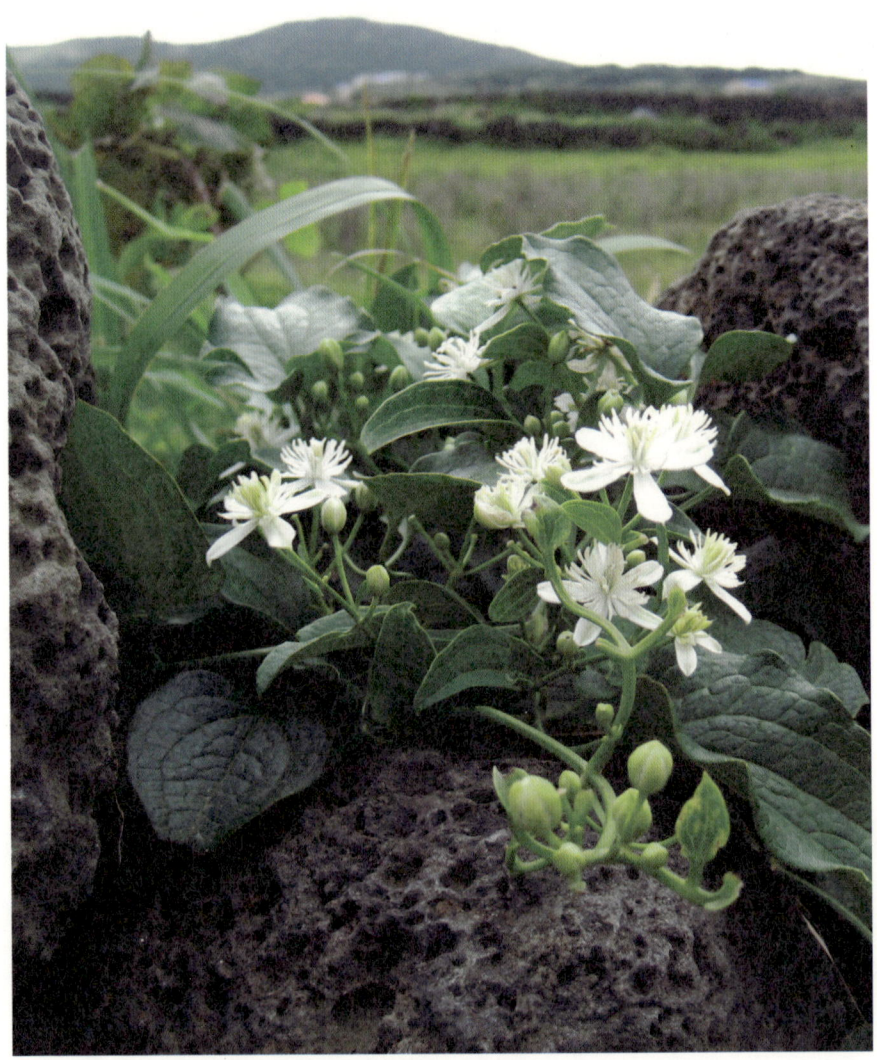

피부에 닿으면 너무 쓰리고 아파 '으아!' 하고 비명을 지르게 하는 풀이 있다. 이 풀을 '으아리'라고 한다. 으아리 뿌리는 약으로 쓰는데 그 효과가 귀신처럼 빠르게 나타난다 하여 위령선威靈仙이라 한다. 위령선은 갑작스럽게 온 마비 증상을 풀어주는 특효약이다.

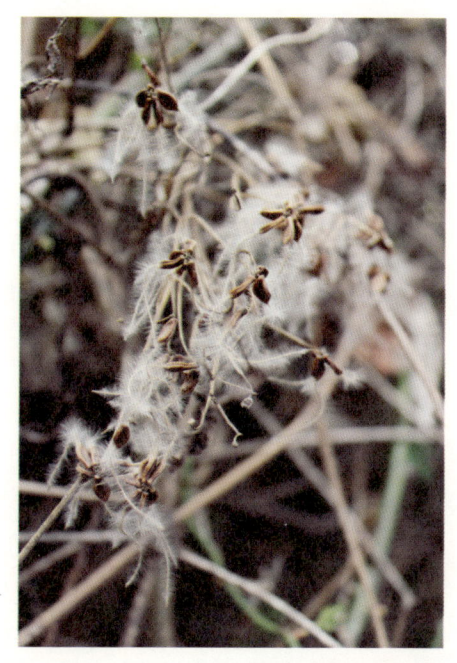

위령선이라는 이름의 유래에 얽힌 이야기가 있다. 옛날 중국에 술을 좋아하는 사람이 살고 있었다. 어느 추운 겨울날 밤새 술을 마시고 술에 취해 집으로 돌아오는데 미처 집 안으로 들어가지 못하고 대문 앞에 쓰러져 잠이 들어버렸다. 다음 날 아침 부인은 남편이 없는 것을 알고 남편을 찾으러 집을 나서다가 대문 앞에 쓰러져 전신이 마비된 남편을 보게 되었다. 부인은 너무 어이가 없어 아픈 남편을 침대에 눕히고 대문 밖에서 지나가는 사람들에게 남편의 증상을 보이며 도움을 달라고 애원하였다. 그때 한 스님이 다가와 보더니 풀 한 포기를 주며 이처럼 생긴 풀을 찾아 그 뿌리를 달여 먹으면 낫는다고 알려주었다.

부인은 서둘러 그 풀을 구해 남편에게 달여 먹였는데 마비된 몸이 서서히 풀리면서 저녁때가 되자 일어나 걸어 다녔고 말도 할 수 있었다. 이 모습을 본 마을 사람들은 이 풀의 약효가 귀신처럼 빠르다 하여 위령선 威靈仙이라 불렀다.

으아리는 미나리아재비과의 여러해살이풀로 산과 들에서 나무나 돌담을 타고 자라는 덩굴성 식물이다. 전 세계적으로 230여 종의 으아리가 있고 우리나라에는 16종의 으아리가 자라고 있다. 으아리는 약용 외에도 꽃 모양이 예뻐 관상용으로도 인기가 많다. 으아리 잎에는 강한 독성이 있다. 이 독성을 이용해 군 입대를 면제받았다는 할아버지를 만난 적이 있다. 할아버지는 젊었을 때 신체검사를 앞두고 으아리잎을 찧어 양쪽 발목에 붙였다. 하룻밤 자고 나니 물집이 생기고 피부가 헐어 피부병처럼 보였다. 검사관이 그걸 보더니 피부병이 너무 심하다고 하면서 면제시켜주었다. 그래서 할아버지는 병역을 면제받았다고 한다. 하지만 그때의 상처가 아직도 남아 있다며 흉터를 보여주셨다.

제주도 민간에서는

제주에서는 으아리를 저슬살이라고 한다. 겨울에도 줄기와 잎이 시들지 않아 싱싱하게 잘 자란다 하여 붙여진 이름이다. 으아리 잎과 줄기는 식물 자체에서 발열작용을 하므로 민간에서는 허리가 아프면 으아리 줄

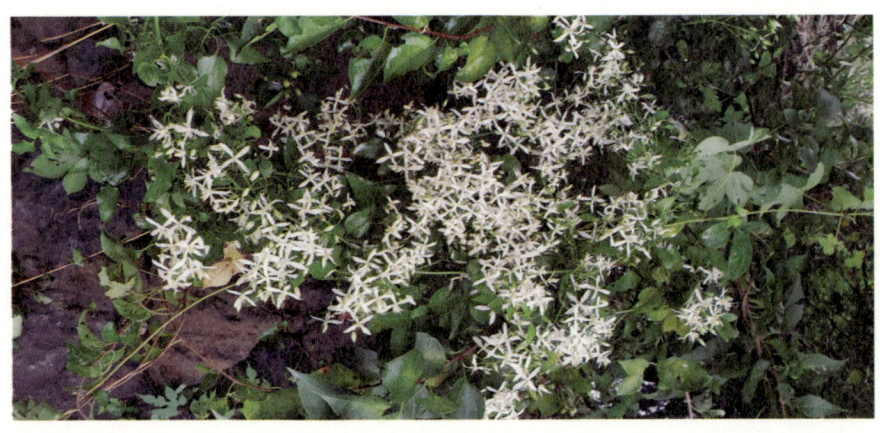

기를 베어다 깔고 누워 찜질한다. 으아리 줄기를 베어다 아랫목에 깔아 놓고 그 위에 수건을 덮고 누우면 풀에서 열기가 생기면서 뜨끈해져서 통증이 가라앉는다. 무릎이 아프면 으아리 줄기를 삶아 아픈 부위를 찜질한다. 피부가 가려운 피부병에는 으아리 잎과 줄기를 찧어 붙인다. 약이 독하여 피부에 직접 붙이면 물집이 생기기 때문에 붙일 부위에 미리 거즈를 덮고 그 위에 으아리 찧은 것을 붙인다. 옴이나 버짐에는 으아리 삶은 물로 씻어준다. 으아리는 근육과 신경을 다스리는 풀이다. 구안와사로 얼굴 신경과 근육이 마비되면 으아리를 찧어 조개껍데기 속에 넣고 마비된 쪽의 반대편 허벅지에 붙인다. 중풍으로 갑작스럽게 몸이 마비되거나 신경통, 관절염, 근육통, 발목 골절, 치질에는 뿌리로 위령선술을 담가 마신다. 술을 마시지 못하는 사람은 위령선을 말려서 끓여 차로 마신다. 뱃속이 차서 설사를 자주 하는 사람은 위령선으로 엿을 만들어 먹는다.

전통의학에서는

으아리 뿌리를 위령선威靈仙이라 하여 약으로 쓴다. 뿌리에 사포닌 성분이 있다. 독성은 없다. 위령선은 기氣를 잘 돌게 하고 풍습風濕을 제거하며 소염작용과 해열작용을 한다. 통증을 멎게 하고 신경통, 요통, 관절염, 사지마비, 근육마비, 류머티즘에도 효과가 있다. 가을에 뿌리를 캐어 깨끗이 씻어 말려서 달여 마시면 풍을 내보내고 습한 것을 없애준다. 통풍에도 으아리 뿌리를 달여 마신다.

주의

으아리 잎과 줄기는 독성이 있어 생으로 찧어 피부에 붙이면 물집이

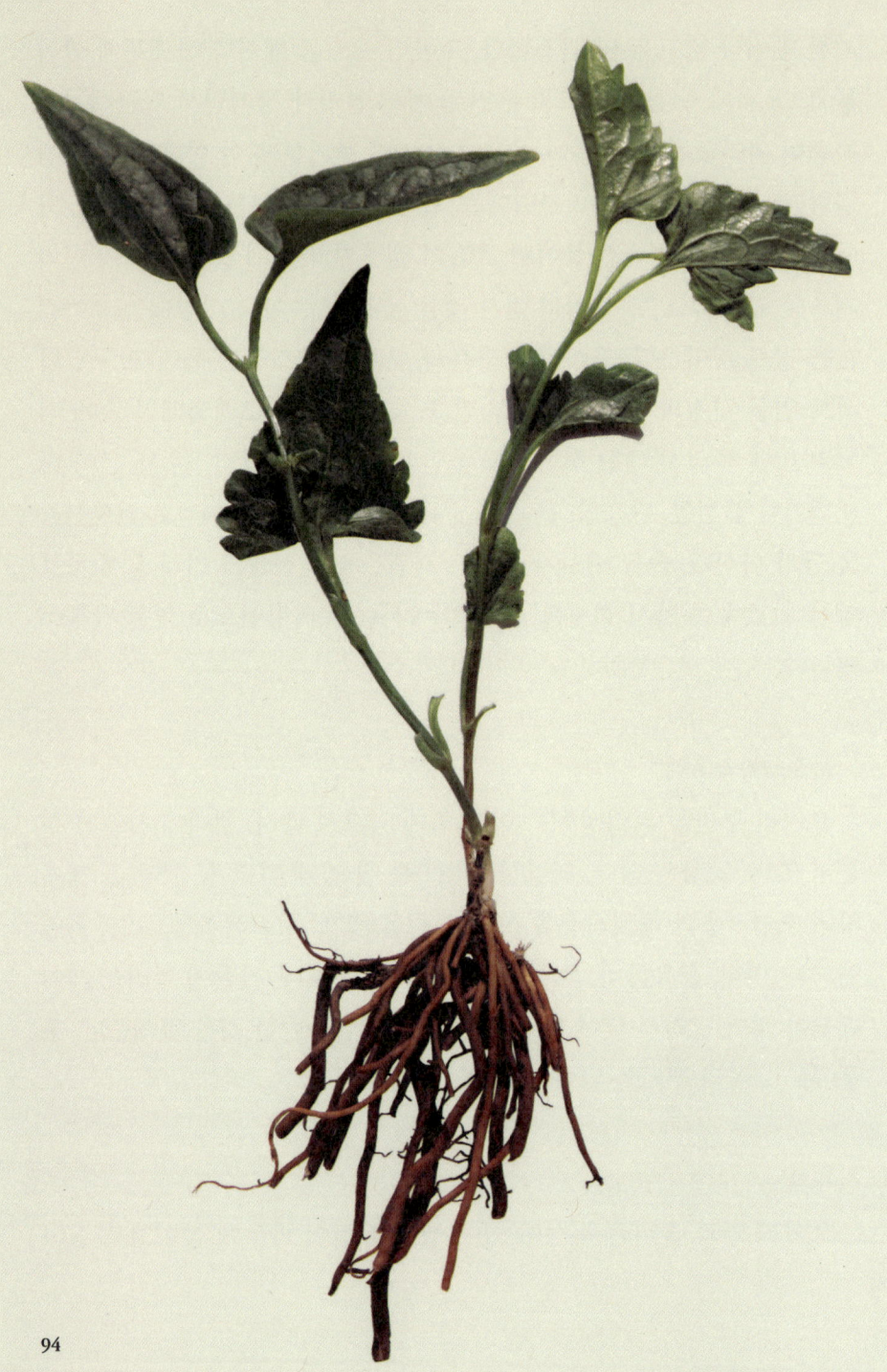

생기고 피부가 물러지기 때문에 붙일 부위에 미리 거즈를 대고 붙여야
한다.

음식으로는

잎과 줄기에 독성이 있어 주의해야 한다. 어린잎과 순을 뜯어다 데친 후 물에 담가 아린 맛과 독성을 뺀 다음 고추장과 참기름으로 양념해서 먹는다. 먹기 전 삶고 물에 담가 독성을 빼는 과정을 거쳐야 하며 처음에는 조금씩 먹어 몸이 적응하도록 한다. 갓 돋아나는 어린순만 먹는다.

위령선술 담그기

신경통, 관절염에는 으아리 뿌리로 위령선술을 담가 마신다. 9월에 뿌리를 채취해 깨끗이 씻어 그늘에서 말린다. 말린 뿌리 100g을 병에 넣고 설탕 200g과 소주 500cc를 넣어 한 달 이상 서늘한 곳에 두고 숙성시킨다. 숙성되면 건더기는 버리고 술만 병에 담아 하루에 소주잔 한 잔 정도를 아침저녁으로 마신다.

위령선엿 만들기

술을 마시지 못하는 사람은 엿을 만들어 약으로 먹는다. 말린 으아리 뿌리를 솥에 넣고 푹 삶아 건더기는 건져낸다. 삶은 국물에 밥과 엿기름을 넣어 잘 풀어 삭힌다. 5시간 정도 지나 밥알이 삭아 떠오르면 건더기는 짜서 버리고 국물만 솥에 넣고 약한 불에서 잘 저으며 졸인다. 국물이 졸아들어 끈적거리면 불을 끄고 식혀서 병에 담아 하루에 한 스푼 정도를 따뜻한 물에 타서 약으로 먹는다.

무병장수 청려장 지팡이
명아주

식물명 명아주
약재명 동회(冬灰)
학 명 *Chenopodium album* L.
제주명 재낭

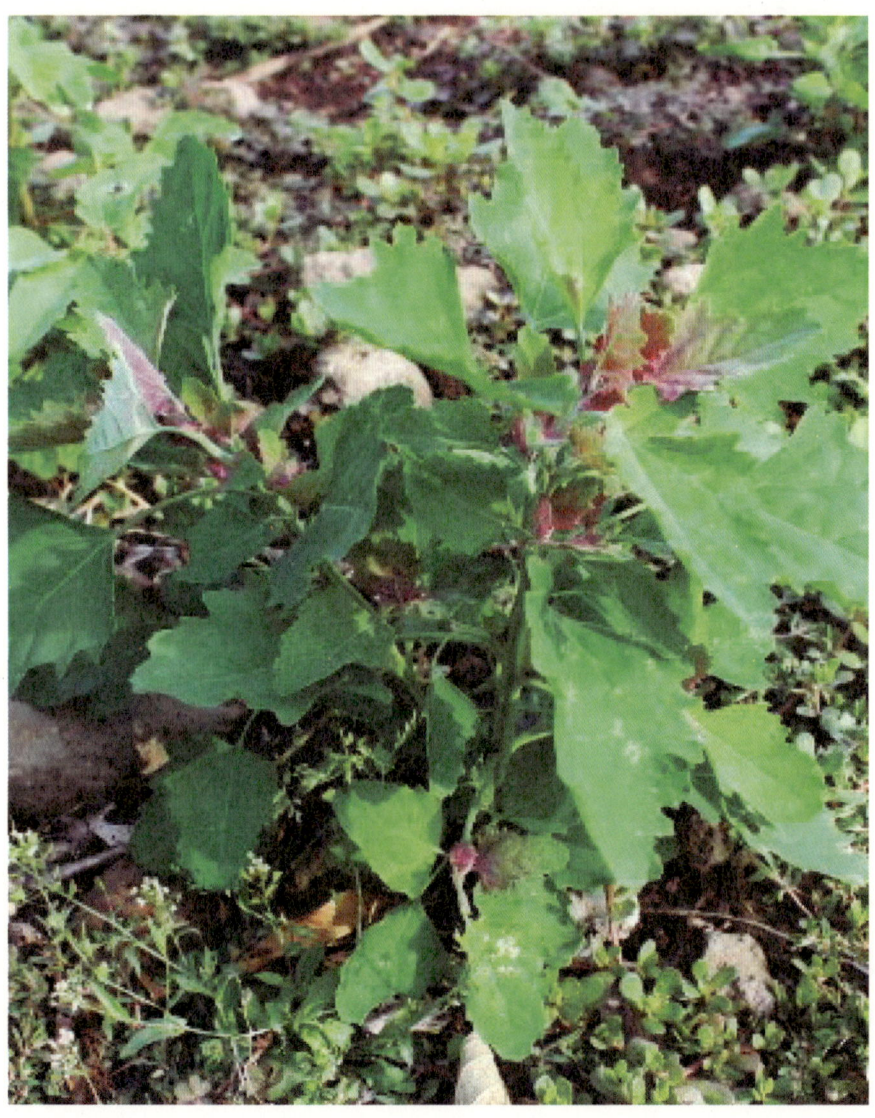

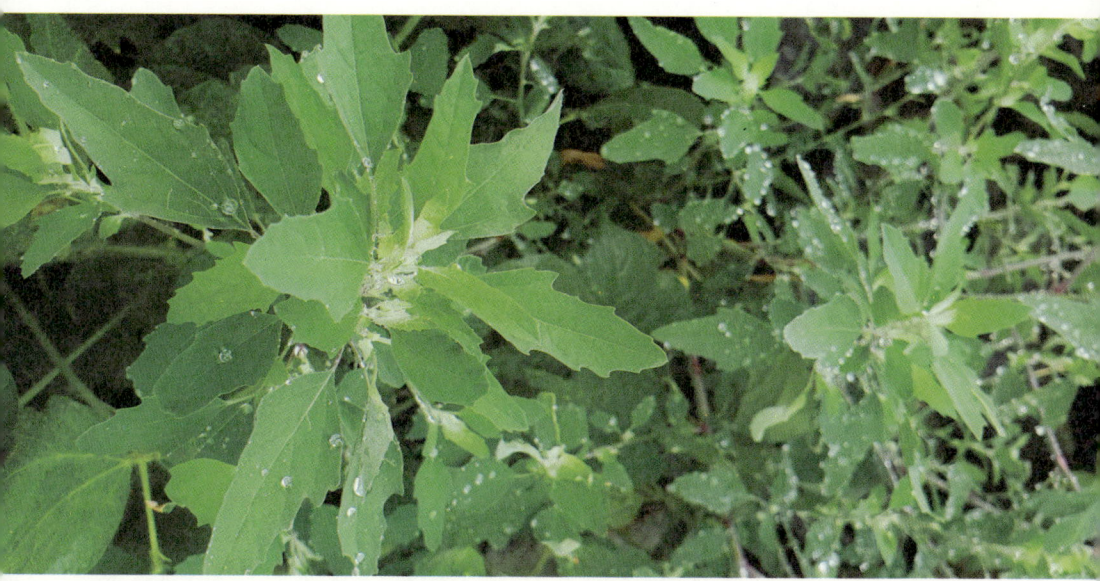

　명아주는 한해살이풀로 높이는 2m 정도까지 자라며 줄기는 굵고 단단하며 쉽게 부러지지 않아 지팡이를 만드는 재료가 된다. 명아주로 만든 지팡이를 청려장靑黎杖이라 하며 청려장을 사용하면 눈을 밝게 하고 중풍이 들지 않게 하며 심장 질환과 고혈압을 예방하여 건강해진다고 한다.
　예로부터 청려장을 짚고 다니면 장수한다고 하여 부모님이 오십 세가 되는 해에 아들은 청려장을 만들어 선물하였다. 육십 세가 되면 마을에서 청려장을 만들어 선물하였고, 70세가 되면 나라에서 청려장을 선물하였으며, 80세가 되면 임금이 장수를 축하하는 청려장을 하사하였다. 이런 유습은 지금도 이어져 100세가 된 어르신들에게 대통령이 청려장을 선물하여 장수를 축하하고 있다.
　명아주는 명아주과의 한해살이풀이다. 꽃이 피기 전 어린잎을 식용한다. 하지만 매일 먹으면 부작용이 생긴다. 과거 일본이 전쟁 중에 먹을 것이 부족하여 국민들에게 명아주 식용을 권장하였는데 매일 먹은 사람들에게서 햇빛을 받으면 얼굴이 붓는 알레르기 증상이 나타났다고 한다.

제주도 민간에서는

명아주를 태워서 재를 세제로 사용하였다 하여 재낭이라 한다. 줄기가 나무처럼 굵게 자란다고 하여 낭(나무)이라 하였다. 벌레에 물린 상처에는 명아주 잎을 짓찧어 그 즙을 바른다. 일사병에는 명아주를 찧어 물을 넣고 우려낸 생즙을 마신다.

전통의학에서는

명아주 태운 재를 동회冬灰, 무회라 한다. 검은 사마귀와 무사마귀를 없애는 데에 쓴다. 많이 쓰면 피부가 짓무른다. 잎은 건위제나 강장제로 쓰

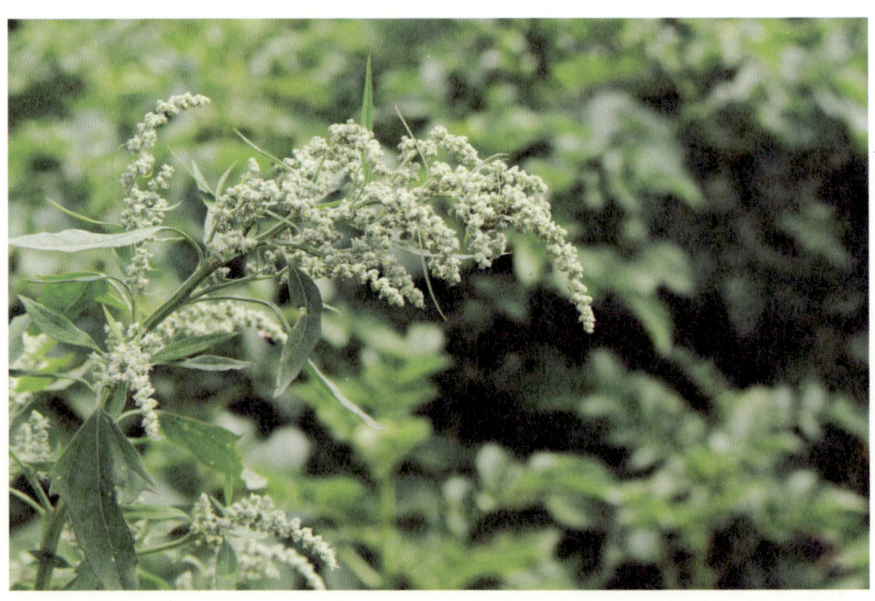

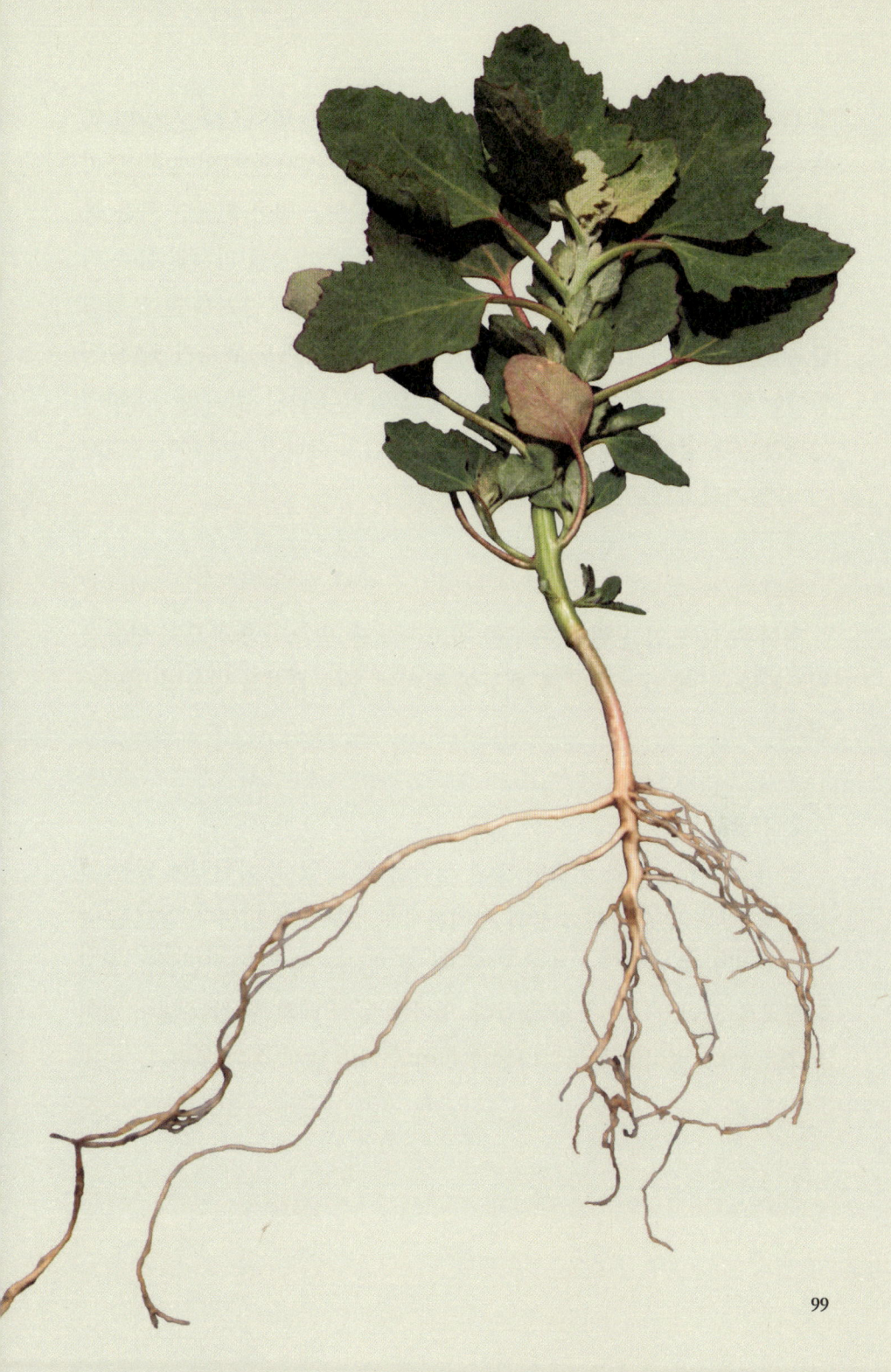

고 벌레 물린 데에는 찧어서 바른다. 명아주는 몸에 열이 많은 사람이 먹으면 몸의 열을 내려주고 소변을 잘 나오게 하며 설사를 그치게 한다. 피부에 생긴 염증을 가라앉히고 가려움을 없애준다. 명아주 달인 물을 몸에 뿌리면 벌레가 달라붙는 것을 막고, 명아주 달인 물을 마시면 몸속 기생충을 없앤다. 고혈압이나 변비, 중풍에는 말린 잎과 줄기를 물에 넣고 달여 식후에 마신다. 천식, 신경쇠약, 설사, 해열 등에도 효과가 있다. 치통에는 명아주 잎을 달여 솜에 적셔 물고 있거나 달인 물로 양치질하면 가라앉는다. 명아주 줄기로 만든 청려장을 짚고 다니면 손바닥이 지압되어 뇌를 자극하므로 중풍을 예방할 수 있다.

주의

명아주 잎에 있는 하얀 가루를 먹고 햇빛을 받으면 알레르기 반응을 일으킨다. 잎에 있는 가루를 깨끗이 씻어낸 후에 음식을 만들어 먹어야 한다.

음식으로는

명아주는 시금치와 비슷한 맛과 식감을 갖고 있다. 어린잎에 있는 가루를 잘 씻은 후 삶아서 소금과 참기름으로 양념해서 먹는다. 양념된 나물은 비빔밥에 넣거나 김밥을 만들 때 속 재료로 넣는다. 어린잎을 넣고 된장국을 끓이거나 수프를 끓인다. 명아주 잎을 데친 후 썰어 넣어 명아주죽을 쑨다. 명아주는 비름나물과 섞어 무치면 맛이 잘 어울린다.

은발 반짝이는
할미꽃

식물명 할미꽃
약재명 백두옹(白頭翁)
학 명 *Pulsatilla koreana* Nakar ex T. Mori
제주명 광난이쿨, 노고초, 하르비고장
가는잎할미꽃 학명 *Pulsatilla cemua* Bercht ex J.Presl

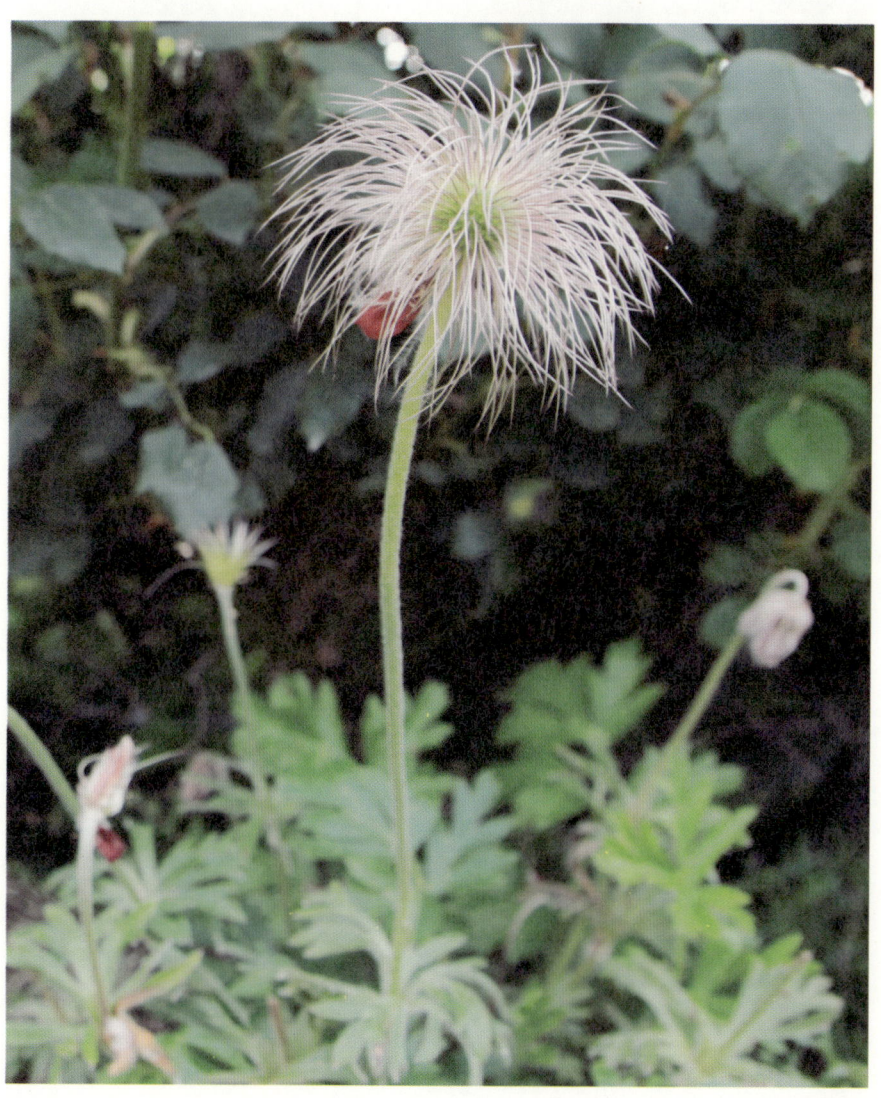

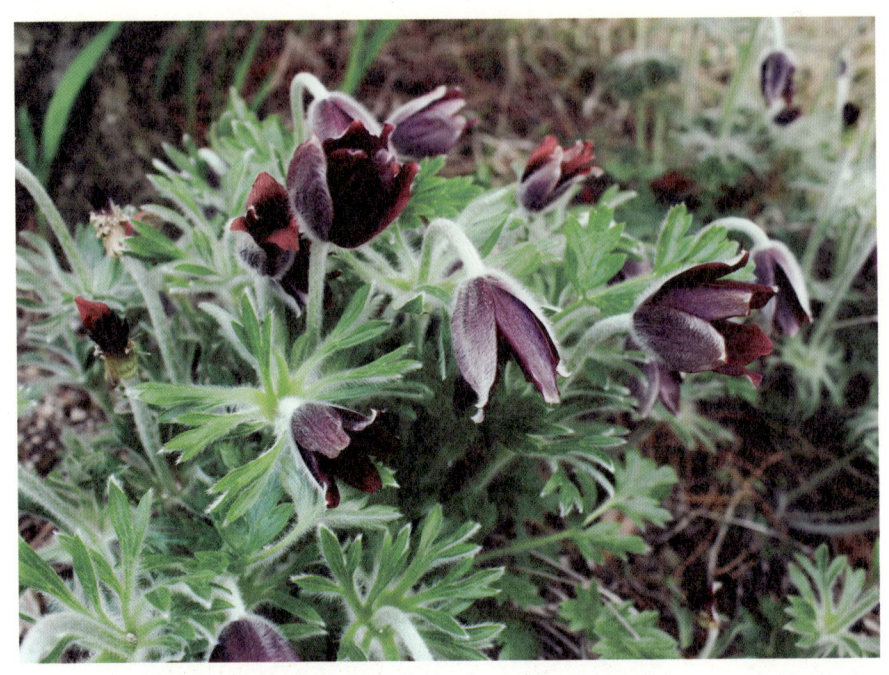

　할미꽃의 원산지는 우리나라이고 제주에는 가는잎할미꽃이 자란다. 할미꽃은 독을 갖고 있는 풀로 꽃은 4~5월에 자주색으로 핀다. 씨앗은 은빛 긴털에 달리는데 이 털이 할머니의 백발을 연상케 한다 하여 할미꽃이라 한다.
　할미꽃에는 슬픈 전설이 있다. 옛날 어느 시골에 손녀 셋을 데리고 사는 할머니가 있었다. 손녀들은 자라 첫째는 부잣집으로 시집을 갔고 둘째는 양반집으로 시집갔으며 셋째는 가난한 농부에게 시집을 갔다. 혼자 남은 할머니는 외롭게 살다 병을 얻어 나날이 쇠약해져갔다. 그러던 어느 날 할머니는 죽기 전 마지막으로 손녀들을 보려고 길을 나섰다. 어렵게 첫째 손녀를 찾아갔다. 그런데 손녀는 할머니를 보자마자 시댁 식구들에게 부끄럽다며 그냥 돌아가라고 문 밖에서 돌려보냈다. 할머니는 말없이 돌아서서 둘째 손녀를 찾아갔다. 둘째 손녀는 할머니를 보더니 집으로 들어가서 문을 닫아버렸다.

할머니는 셋째 손녀에게 가고 싶었지만 기운이 없어 걸을 수가 없었다. 지팡이에 의지하여 마지막 힘을 다했지만 길가에 쓰러지고 말았다. 쓰러진 할머니는 다시는 일어나지 못했고 이를 안 셋째 손녀가 울면서 달려왔지만 할머니는 이미 돌아가신 후였다. 셋째는 울면서 할머니를 양지바른 곳에 묻어드렸다. 그런데 이듬해 봄이 되자 할머니 무덤에 허리 굽은 보라색 꽃이 피었고 씨앗에는 할머니의 하얀 머리카락을 닮은 백발이 반짝였다. 그것을 본 사람들은 할머니의 넋이 꽃으로 피었다 하여 할미꽃이라 불렀다.

할미꽃은 식물 전체에 강한 독을 갖고 있는데 민간에서는 그 독성을 약으로 이용하였다. 약으로 쓰기 위해서는 가을에서 봄 사이에 뿌리를 캐어 말린다. 요즘은 약용보다는 관상용으로 많이 심는데 꽃에도 독이 있기 때문에 직접 만지지 않아야 한다.

제주도 민간에서는

제주에서는 할미꽃을 하르비고장이라 한다. 할아버지꽃이라는 뜻을 갖고 있다. 뿌리를 약으로 쓰기 위해서는 가을에서 봄 사이에 뿌리를 캐어 말린다. 신경통이나 좌골신경통에는 할미꽃 뿌리에 다른 약재들을 섞어 술을 담근다. 이 술에는 여덟 가지 약재가 들어간다 하여 팔산주^{八算酒}라고 한다. 여덟 가지 약재에 다른 약재를 추가하여 십이산주^{十二算酒}로 담그기도 한다. 뼈가 아플 때는 할미꽃 뿌리를 짓찧어 아픈 부위에 붙인다. 할미꽃 뿌리의 강한 독성이 피부를 상하게 하므로 붙일 부위에 미리 거즈를 덮거나 참기름을 발라야 한다. 와살풍^{(구안와사: 한쪽 얼굴 신경이 마비}

되는 증상)이나 풍증, 만성두통, 신경통, 관절염에는 할미꽃 뿌리를 넣어 엿을 만들어 약으로 먹었다.

전통의학에서는

할미꽃의 뿌리를 백두옹白頭翁이라 하여 약으로 쓴다. 뿌리는 이질과 목에 생긴 혹과 나력을 낫게 한다. 할미꽃 전초를 말려 가루로 빻아 피부병에 바른다. 피부 사마귀를 없애고 머리 피부가 헌데를 낫게 한다. 전초를 말려 삶은 물을 마시면 해열, 이뇨, 관절 통증에 효과가 있고 복통, 치통을 완화시켜준다.

주의

할미꽃은 독풀이므로 함부로 사용하는 것은 위험하다. 꽃가루에도 독이 있으므로 주의한다. 뿌리에 독성이 강하므로 함부로 사용하지 않도록 한다.

노고초엿 만들기

민간에서는 할미꽃의 뿌리를 노고초라 한다. 신경통, 관절염에는 노고초엿을 만들어 먹는다. 노고초엿을 만들기 위해서 할미꽃 뿌리, 으아리 뿌리, 인동 줄기, 엉겅퀴 뿌리, 쇠무릎 뿌리 등의 약재들을 깨끗이 씻어 준비한다. 준비된 약재들을 푹 삶아 건더기는 건지고 약초 삶은 물에 좁쌀이나 쌀을 넣어 밥을 짓는다. 밥에 엿기름과 물을 넣고 잘 섞어 삭힌다. 밥알이 삭아 떠오르면 건더기는 짜서 버리고 국물만 약한 불에서 잘 저어주면서 졸인다. 국물이 졸아들어 끈적거리면 불을 끄고 식혀서 저장한다. 이 엿은 하루 한 숟가락씩 물에 타서 먹는다.

짚신에 붙어 오는
짚신나물

식물명 짚신나물
약재명 선학초(仙鶴草), 용아초(龍牙草)
학 명 *Agrimonia pilosa* Ledeb
제주명 짚신나물

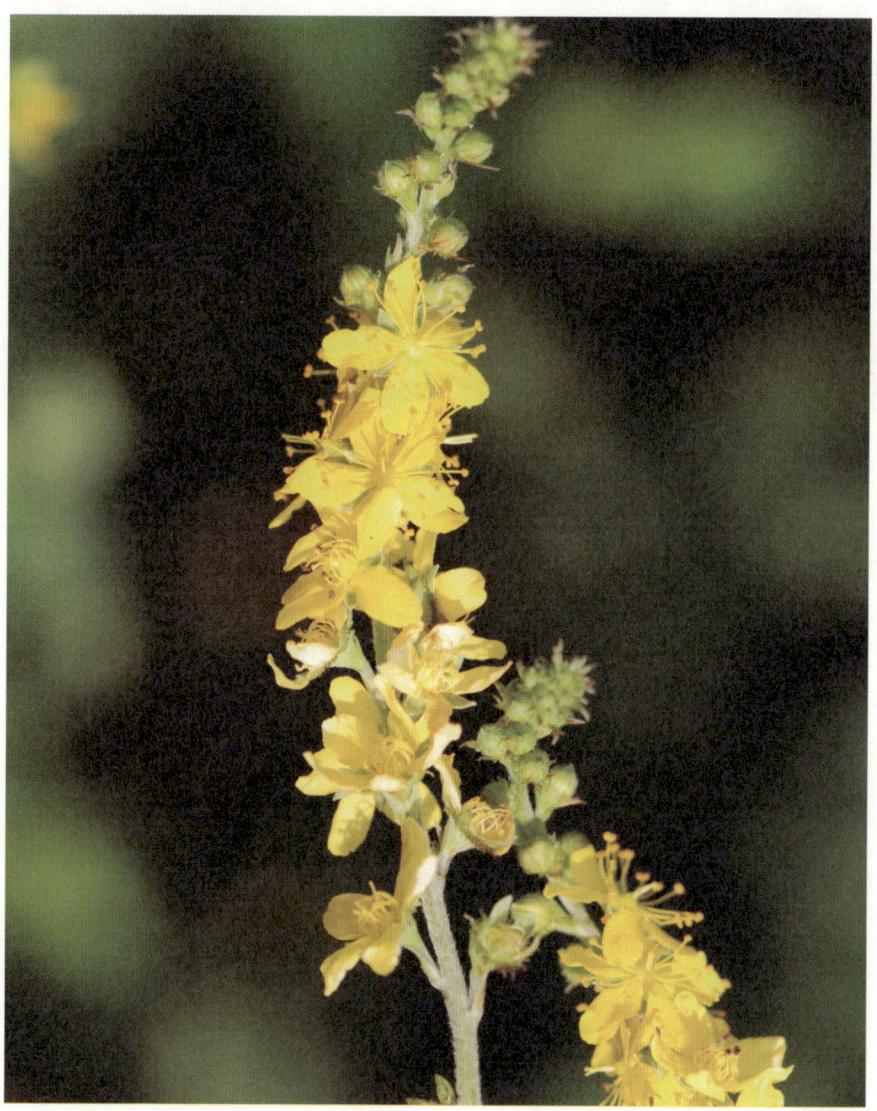

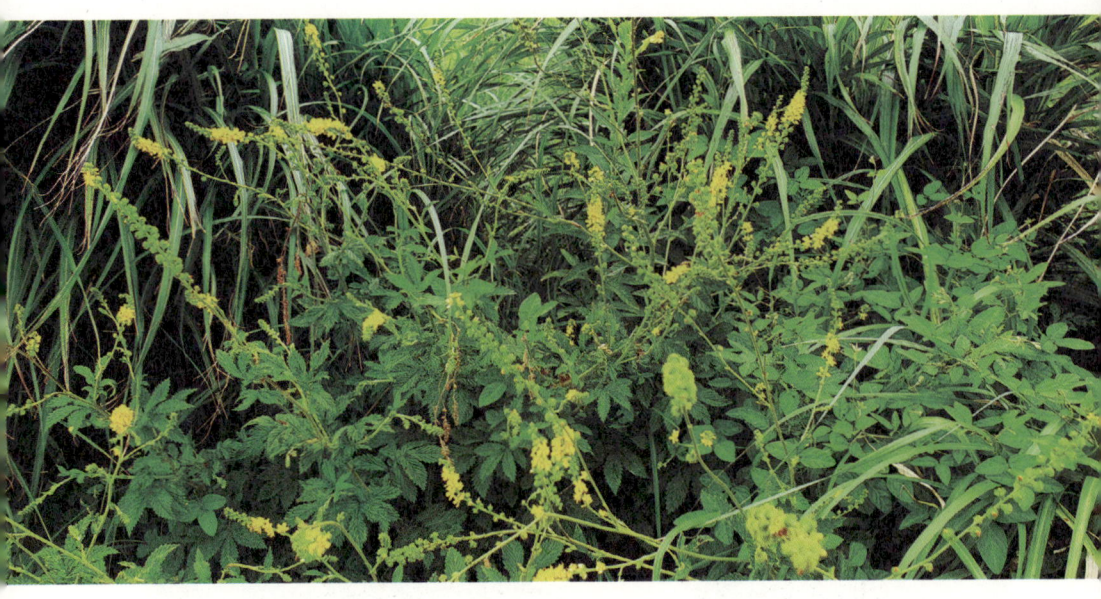

　　짚신나물은 다양한 이름을 갖고 있다. 우리나라에서는 씨앗에 털이 있어 짚신에 잘 붙는다 해서 짚신나물이라 하고 중국에서는 양의 털에 잘 붙어 온다 해서 양부래羊負來라고 한다. 새로 돋아나는 어린싹 모양이 용의 이빨을 닮았다 하여 용아초龍牙草라고 하고 이리의 이빨을 닮았다 하여 낭아초狼牙草라고 하며 신선이 전해준 약초라 하여 선학초仙鶴草라고도 한다. 이렇게 다양한 이름을 갖게 된 것은 많은 사람들에 의해 오랫동안 약으로 사용되었기 때문이라 할 수 있다. 짚신나물을 선학초라 하는데는 다음과 같은 이야기가 전해진다.
　　옛날 두 선비가 과거 시험을 치르기 위해 길을 가고 있었는데 한 선비가 심한 설사로 기운이 없고 갈증이 나서 더 이상 걸을 수가 없게 되었다. 아픈 선비는 과거를 포기하려고 하였다. 그런데 그때 어디선가 학이 날아와 입에 물고 있던 풀을 던져 주었다. 선비는 혹시나 하는 마음에 그 풀을 씹어 먹었는데 설사가 멈추고 갈증이 사라지면서 힘이 나서 걸을 수 있었다. 선비는 좋은 성적으로 과거에 급제하였고 고향으로 돌아와서 학이 전해준 풀을 들고 다니며 여러 사람들에게 물어보았다. 하지만 그 풀의 이름을 아는 사람은 없었다. 그래서 학이 전해준 풀이라 하여 선학초 仙鶴草라는 이름을 붙여주었다.

짚신나물은 세계 여러 나라에서 일찍부터 약으로 써 온 풀이다. 인디언들은 신장병, 간장병, 관절염은 물론 설사를 멎게 하고 정력을 보강해주는 약으로 썼고 중국에서는 자궁암 치료에 쓰고 있으며 영국에서는 우울증과 신경쇠약을 치료하는 약으로 쓰고 있다고 한다. 이외에도 피를 멎게 하는 지혈止血, 설사를 멎게 하는 지사止瀉, 염증을 막는 항염의 효능도 있는 것으로 알려진다.

짚신나물은 장미과의 여러해살이풀로 우리나라 전역에서 자란다. 잎

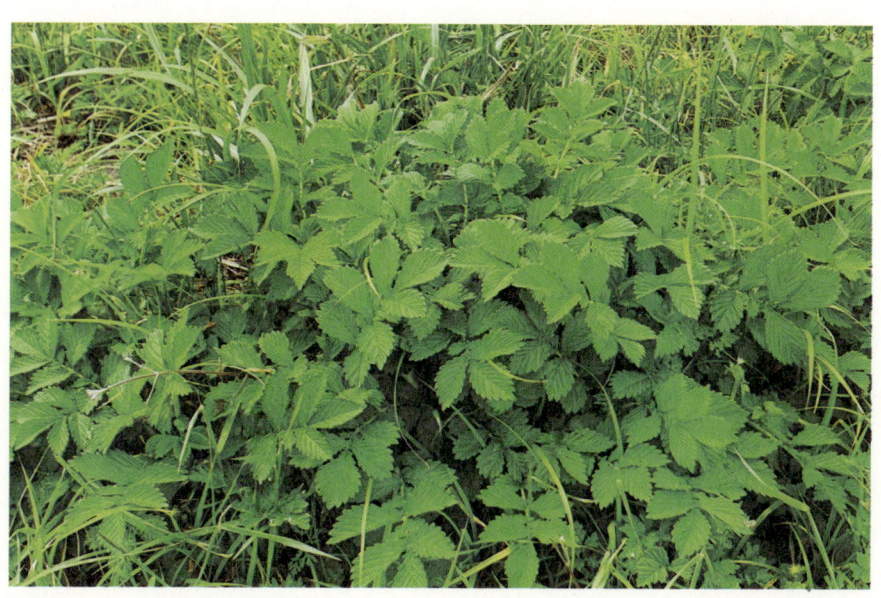

은 3월에 뿌리에서 돋아나고 식물 전체에 작은 털이 있다. 꽃은 6~7월에 노란색으로 피고 씨앗은 작은 깔대기 모양이며 가장자리에 갈고리 모양의 작은 털이 있다. 이런 성질을 이용하여 개발된 것이 의류 등에 사용하는 '찍찍이'라는 설도 있다. 짚신나물을 약으로 쓰기 위해서는 꽃이 피는 시기에 전초를 채취하여 그늘에서 곰팡이가 생기지 않게 잘 말린다.

제주도 민간에서는

피를 멈추게 하는 지혈제나 설사를 멎게 하는 지사제로 쓴다. 꽃이 피는 여름에 그늘에서 말려 가루로 빻아 피가 나는 상처에 바르면 피가 멎는다. 설사에는 말린 짚신나물을 물에 넣고 달여 미지근하게 마신다. 잇몸 염증에는 짚신나물을 삶아 그 물로 입안을 헹구고 양치질한다. 목소리를 많이 쓰는 사람은 짚신나물 달인 물로 가글을 하거나 양치질하면 성대가 보호된다. 옴이나 버짐에는 짚신나물 뿌리를 달여 그 물로 씻어주면 효과가 있다.

전통의학에서는

짚신나물을 한방에서는 선학초 仙鶴草, 용아초 龍牙草, 선초 仙草라고 한다. 옴으로 가려운 증상을 낫게 하고 악창, 치질에도 약으로 쓴다. 촌백충을 비롯한 뱃속의 모든 충을 죽이는 효과도 있다. 위암, 식도암, 대장암, 간암, 자궁암, 방광암 등 각종 암의 세포 증식을 억제한다.

말린 짚신나물 10g을 물에 넣고 달여 미지근하게 마신다. 여름철 짚신나물 차를 마시면 복통과 설사를 예방하고 회충을 죽이는 구충 효과가 있다. 피가 흐르는 것을 막아주고 설사를 멈추게 하는 효과도 있다. 잇몸에서 피가 나는 구내염에는 끓인 물을 식혀서 마시거나 그 물로 양치질

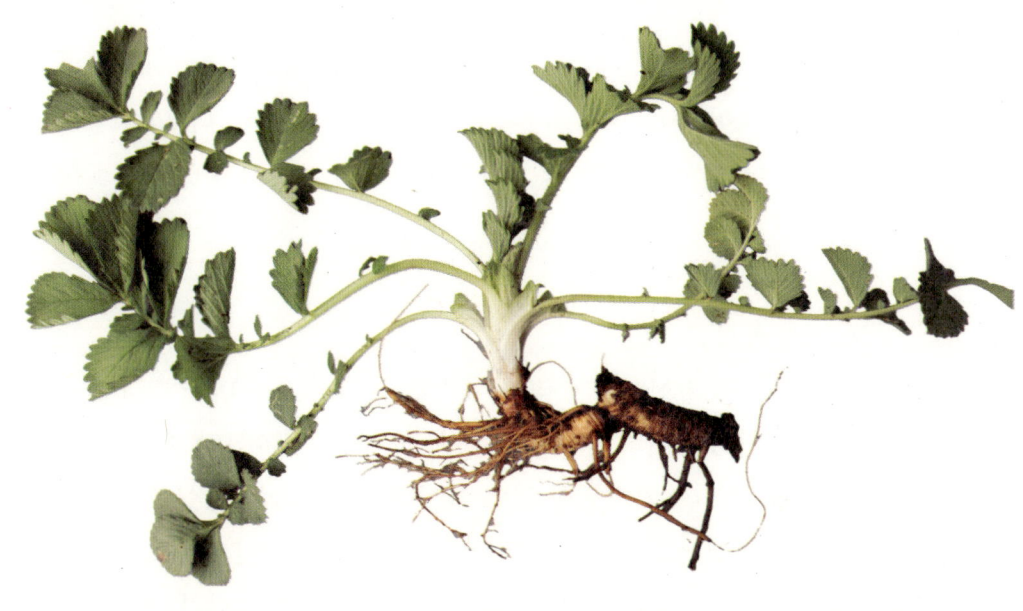

한다. 짚신나물 달인 물은 질염 치료에도 효과가 있고, 생선이나 고기의 기생충인 조충을 없애는 효과도 있다. 옴이나 피부병에는 생으로 짓찧어서 붙인다.

주의

짚신나물은 혈압을 높이는 작용이 있으므로 고혈압인 사람은 복용을 피한다. 말리는 과정이나 보관 과정에서 곰팡이가 생기면 강한 독성을 일으키므로 주의한다.

음식으로는

나물로 먹는 풀이라 하여 짚신나물이라 한다. 봄에 뿌리에서 돋아나는 어린잎을 식용한다. 식물 전체에 가는 털이 있어 푹 삶아서 부드럽게 해서 먹는다. 삶은 짚신나물은 초고추장과 깨소금을 넣고 무쳐 먹는다. 다른 들나물과 섞어 데친 후 초고추장과 참기름을 넣어 무친다. 억센 잎은 튀김을 만들어 먹는다. 꽃이 피는 시기에 전초를 그늘에서 말리고 끓여서 미지근하게 마신다.

짚신나물 뿌리 커피

커피 대용으로 짚신나물 뿌리를 이용할 수 있다. 짚신나물 뿌리를 깨끗이 씻고 썰어서 말린다. 말린 뿌리를 볶고 가루로 빻아 뜨거운 물을 붓고 커피처럼 마신다. 카페인이 없어 환자나 임산부들도 안심하고 마실 수 있다. 서양에서는 오래전부터 환자나 임산부들이 커피 대용으로 마셨다. 커피를 대용할 수 있는 식물은 짚신나물 뿌리 외에 치커리 뿌리나 민들레 뿌리 등이 있다.

버린 남편을 살려낸
청미래덩굴

식물명 청미래덩굴
약재명 산귀래(山歸來), 토복령(土茯苓)
학 명 *Smilax china* L.
제주명 멩개낭, 벨랑기낭, 벨레기낭

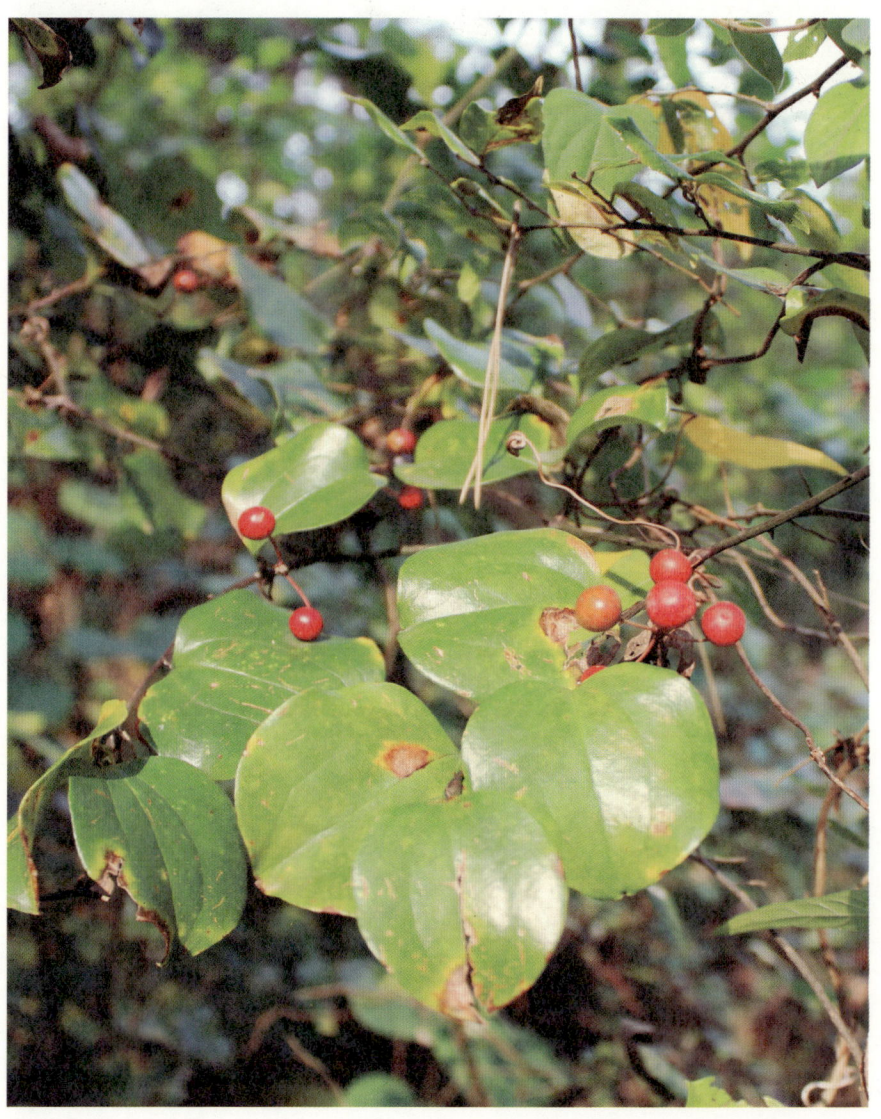

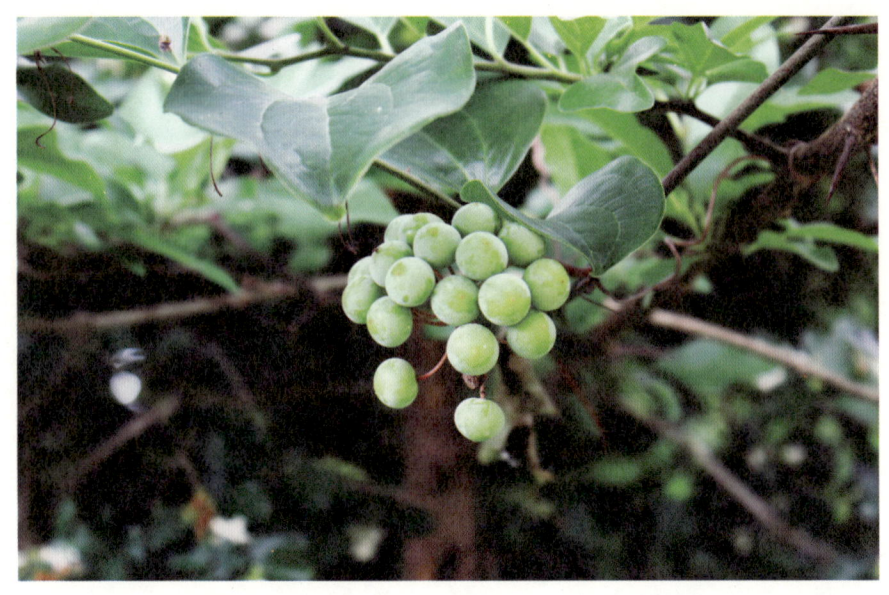

　우리나라에서는 청미래덩굴을 망개나무라 한다. 망개잎에는 방부효과가 있어 이 잎에 떡을 싸서 찌면 떡이 상하는 것을 막아주는 망개떡이 된다. 청미래덩굴 뿌리는 몸속 백 가지 독을 해독하는 효능이 있어 산귀래山歸來라고 하여 약으로 쓰는데 여기에는 오래된 이야기가 전해진다.

　옛날 중국에 바람기 많은 남편이 있었다. 허구한 날 밖으로만 돌아다니며 집과 아내에게는 관심이 없었다. 그러던 어느 날 남편은 성병이 심해 죽을 지경이 되어서 집으로 돌아왔다. 부인은 너무 화가 나서 사람을 시켜 남편을 산에다 버리게 하였다. 그렇게 몇 년이 지난 어느 날 죽은 줄로만 알았던 남편이 건강한 모습으로 돌아왔다. 이걸 본 마을 사람들은 무엇을 먹고 병이 나았는지 궁금해서 물어보았다. 그러자 남편은 산에서 배가 고파 이 나무의 뿌리를 파 먹었다며 보여주었다. 그걸 본 사람들은 산에서 죽을 사람을 살아 돌아오게 하였다 하여 산귀래山歸來라고 불렀다. 한방에서는 산귀래를 토복령이라고도 하며 약으로 쓴다. 뿌리에 녹말이 많아 흉년에는 구황식품이 되어 사람들을 살리기도 했다.

청미래덩굴의 잎은 둥근 타원형으로 두껍고 윤기가 나며 새순과 덩굴손은 3월경 묵은 줄기에서 돋아난다. 꽃은 5월에 연한 녹색으로 피고 열매는 모여 달리는데 가을에 붉은색으로 익는다. 연한 잎과 새순을 식용하고 잎은 말려서 담배를 만들어 피우면 금연을 도와준다고 한다. 덜 익은 열매는 식용 및 약용하고 빨갛게 익은 열매는 식용 색소로 이용한다. 그 외에 장식이나 꽃꽂이용으로도 인기가 많다.

제주도 민간에서는

청미래덩굴을 벨랑기낭, 멩개낭이라고 한다. 이른 봄 묵은 줄기에서 돋아나는 덩굴이 약효가 좋다고 하여 생으로 꺾어 먹는다. 봄이 되어 춘곤증으로 기운이 없고 잠만 자고 싶은 증상에는 청미래덩굴의 순을 꺾어

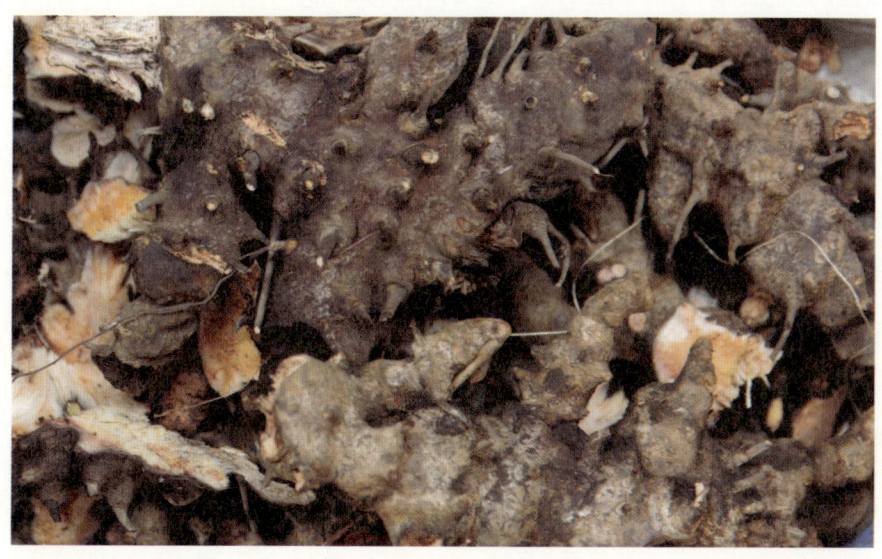

서 달여 마신다. 당뇨에는 청미래덩굴 순과 잎을 달여 마시고 다리가 아플 때도 잎과 순을 달여 마신다. 고혈압에는 잎을 살짝 쪄서 말려 차로 달여 마신다. 눈이 아프면 청미래덩굴 순에서 흐르는 즙을 넣어준다. 야외에서 배가 아프면 연한 순을 씹어 먹는다. 얼굴에 두드러기가 나면 청미래덩굴의 굵은 가시로 살살 눌러준다. 치질에는 청미래덩굴의 뿌리를 삶아 요강에 넣고 뜨거운 김을 쐬어 찜질한다. 송아지에게 코뚜레를 할 때는 청미래덩굴의 가시로 코를 뚫으면 염증이 생기지 않아 안전하다.

전통의학에서는

청미래덩굴 뿌리를 산귀래山歸來, 토복령土茯苓이라고 한다. 가을에서 이른 봄 사이에 뿌리를 캐어 씻고 썰어서 햇볕에 말린다. 산귀래는 몸속 백 가지 독을 해독하고 수은 중독을 없애며 오장을 건강하게 해준다. 매독을 치료하는 효과도 있다. 뿌리 달인 물은 온갖 염증에 효과가 있고 소화불량에도 좋다. 뿌리로 담근 술을 아침저녁 공복에 조금씩 마시면 약이 된다. 부스럼, 종기, 만성피부염에는 뿌리를 달여 그 물로 씻어준다.

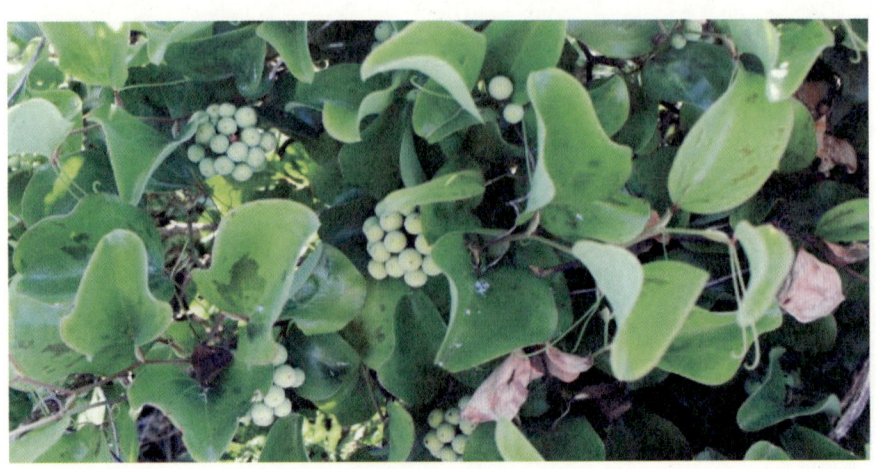

주의

뿌리에 독성이 있어 먹기 전에 독성을 제거해야 한다. 뿌리를 잘게 잘라 3~4일 물에 담가 쓴맛과 독성을 우려내고 햇볕에 말려서 달여 마신다. 많이 마시면 변비가 생길 수도 있다. 변비를 예방하기 위해서는 쌀뜨물에 넣고 달인다.

음식으로는

3~4월에 새로 돋아나는 연한 순을 꺾어서 껍질을 벗기고 생으로 먹는다. 연한 순을 냄비에 넣고 간장을 넣어 조려 장조림을 만든다. 잎은 살짝 쪄서 말려 차를 만든다. 봄에 어린잎을 삶아서 나물로 무쳐 먹는다. 잎으로 떡을 싸서 찌면 향이 좋고 오래 보관할 수 있다. 덜 익은 열매는 새콤한 맛이 있어 갈증이 날 때 따서 먹는다. 열매를 말려서 차로 끓여 마신다. 뿌리에 녹말이 많아 흉년에는 뿌리를 갈아 녹말을 뽑아서 음식을 만들어 먹었다. 뿌리를 3~4일 물에 담가두거나 쌀뜨물에 담그면 쓴맛과 독성이 제거된다.

청미래 열매술 담그기

청미래덩굴의 덜 익은 열매와 3배 정도의 소주를 준비한다. 입구가 넓은 병에 열매와 소주를 붓고 설탕을 조금 넣어 그늘지고 서늘한 곳에 2~3개월 숙성시킨다. 술이 숙성되면 건더기는 건져버리고 술만 보관해서 아침저녁으로 소주잔 한 잔 정도씩 마신다.

당연히 돌아올 힘을 주는
당귀

식물명 당귀
약재명 당귀(當歸), 승암초(僧庵草)
학 명 *Angelica gigas* Nakai.
제주명 당기

　과거 중국에서는 전쟁에 나가는 남편의 품 안에 부인이 당귀(當歸)를 넣어주는 풍습이 있었다. 당귀를 품 안에 넣고 가면 당연히 살아서 집으로 돌아오게 된다는 속신이 있어 시집가는 색시는 당귀를 필수품으로 챙겨 갔다고 한다. 이 믿음에는 다음과 같은 이야기가 전해진다.

　옛날 한 집안의 가장이 전쟁터로 가게 되었다. 부인은 남편이 안전하게 살아 돌아오기를 기원하며 옛 풍습대로 남편의 품 안에 약초의 뿌리를 넣어주었다. 전쟁에서 승리한 남편은 다행히 살아남았지만 온몸의 힘이 빠져 도저히 걸을 수가 없었고 집으로 돌아갈 기운이 없었다. 그런데 그때 문득 부인이 품에 넣어준 뿌리가 생각 났다. 그걸 꺼내 먹었더니 갑자기 힘이 나서 집으로 돌아올 수 있었다. 그래서 당연히 돌아올 수 있는 힘을 주는 약이라 하여 당귀(當歸)라 부르게 되었다고 한다.

　당귀는 혈액순환을 좋게 하고 빈혈을 개선하며 골다공증을 예방하고 여성의 생리불순과 불임을 개선하는 효능이 있어 신이 여성에게 내린 약이라고도 한다. 우리나라에서 자라는 참당귀는 산골짜기 냇가에서 자라며 줄기가 자줏빛이고 8~9월에 짙은 자줏빛의 꽃이 핀다. 반면 우리가 쌈으로 먹는 잎당귀는 왜당귀라 하고 일본산으로 꽃은 흰색으로 피며 잎이 크고 부드럽다. 당귀의 연한 잎과 줄기는 식용하고 뿌리를 비롯한 전체를 약으로 쓰며 꽃은 꿀벌에게 꿀을 제공하는 밀원이 된다.

제주도 민간에서는

 당귀 뿌리를 약으로 쓰기 위해서는 겨울에 뿌리를 캐어 그늘에서 말린다. 당귀 뿌리는 피를 맑게 하고 기침을 가라앉히는 데 뛰어난 효과가 있다. 피를 보충하고 빈혈을 예방하여 몸보신을 해주는 약이다. 당귀 뿌리로 엿을 만들어 먹으면 몸보신이 된다. 당귀와 천궁(궁궁이 뿌리)을 약탕관에 넣어 달여 마셔도 몸보신에 좋다. 당귀는 여성의 생리불순에 좋은 약으로 당귀술을 담가 마시거나 당귀엿을 만들어 먹는다.

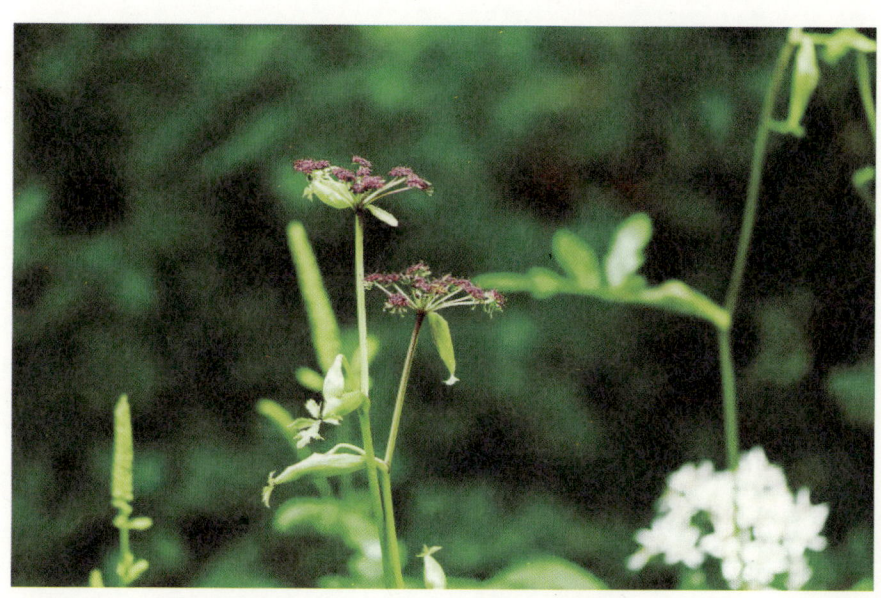

ⓒ 김창욱

전통의학에서는

당귀 뿌리를 승암초, 승검초불휘라고 한다. 성질은 따뜻하고 맛은 맵다. 해열과 진통에 효과가 있으며 뇌세포의 노화를 막아준다. 혈관을 튼튼하게 하고 피의 흐름을 고르게 하며 여성의 생리불순과 빈혈, 불임 증상을 개선하는 효능이 있다. 혈액순환을 돕고 고혈압과 동맥경화에 좋은 약이며 기력이 없고 허약한 사람에게도 좋은 약이다. 당귀 잎과 뿌리 전체를 약으로 쓰며 뿌리를 말려 가루로 빻아 환으로 만들어 먹기도 한다.

주의

변을 무르게 하는 성질이 있어 설사를 자주 하는 사람은 주의한다. 따뜻한 성질의 약재이므로 몸에 열이 많은 사람은 주의한다. 자궁을 수축시키므로 임신부에게 쓰면 유산 위험이 있다.

음식으로는

당귀의 연한 잎과 줄기는 쌈채소로 먹는다. 연한 잎과 줄기를 데쳐서 양념하여 나물로 먹는다. 연한 잎과 줄기는 간장에 절여 장아찌를 만든다. 고기를 삶을 때 당귀 뿌리를 넣으면 잡냄새를 없애고 건강에도 좋은 음식이 된다. 뿌리를 그늘에서 말려 차로 달여 마신다. 식물 전체를 잘게 썰어 설탕에 절여 효소를 담아 3개월 이상 숙성시킨 후 우러난 즙을 물에 타서 마시거나 음식에 양념으로 쓴다.

당귀술 담그기

여성의 생리불순이나 빈혈에는 당귀 뿌리로 술을 담가 마신다. 당귀의 생뿌리(승검초 뿌리) 300g, 설탕 500g, 소주 700cc를 병에 넣고 3개월 정도 그늘지고 시원한 곳에 보관한다. 술이 숙성되면 아침저녁으로 소주잔 한 잔 정도씩 먹는다. 당귀술을 담글 때 대추를 넣으면 좋다.

당귀엿 만들기

생리불순이나 빈혈에 엿을 만들어 먹는다. 당귀 뿌리 삶은 물에 엿기름과 밥을 섞고 물을 조금 부어 잘 섞는다. 밥알이 삭아 떠오르면 건더기를 짜서 버리고 국물은 솥에 부어 약한 불에서 천천히 저어주면서 졸인다. 국물이 졸아들어 끈적해지면 식혀서 용기에 담아 조금씩 먹는다.

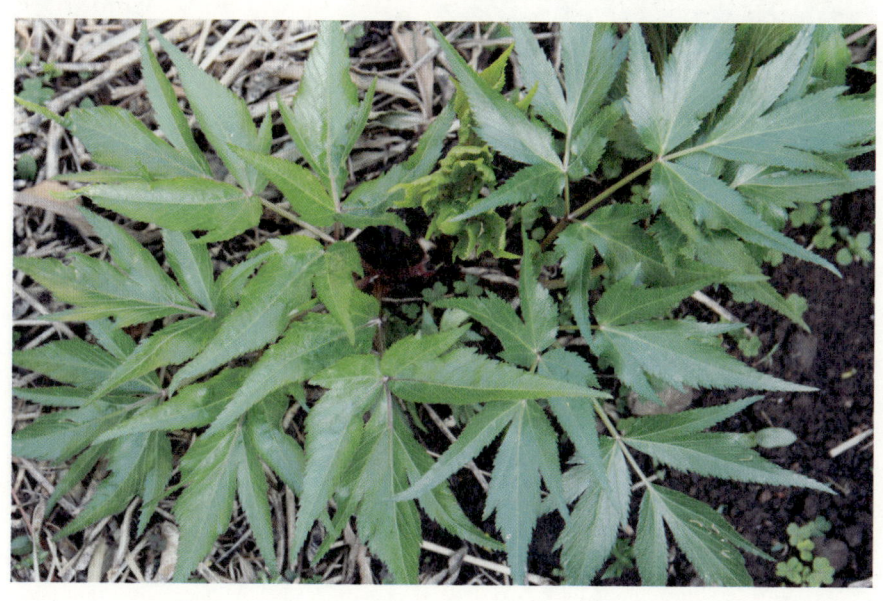

문 둘레에서 자라는
민들레

식물명	민들레
약재명	포공영(蒲公英)
학 명	*Taraxacum mongolicum.*
제주명	쓴부루

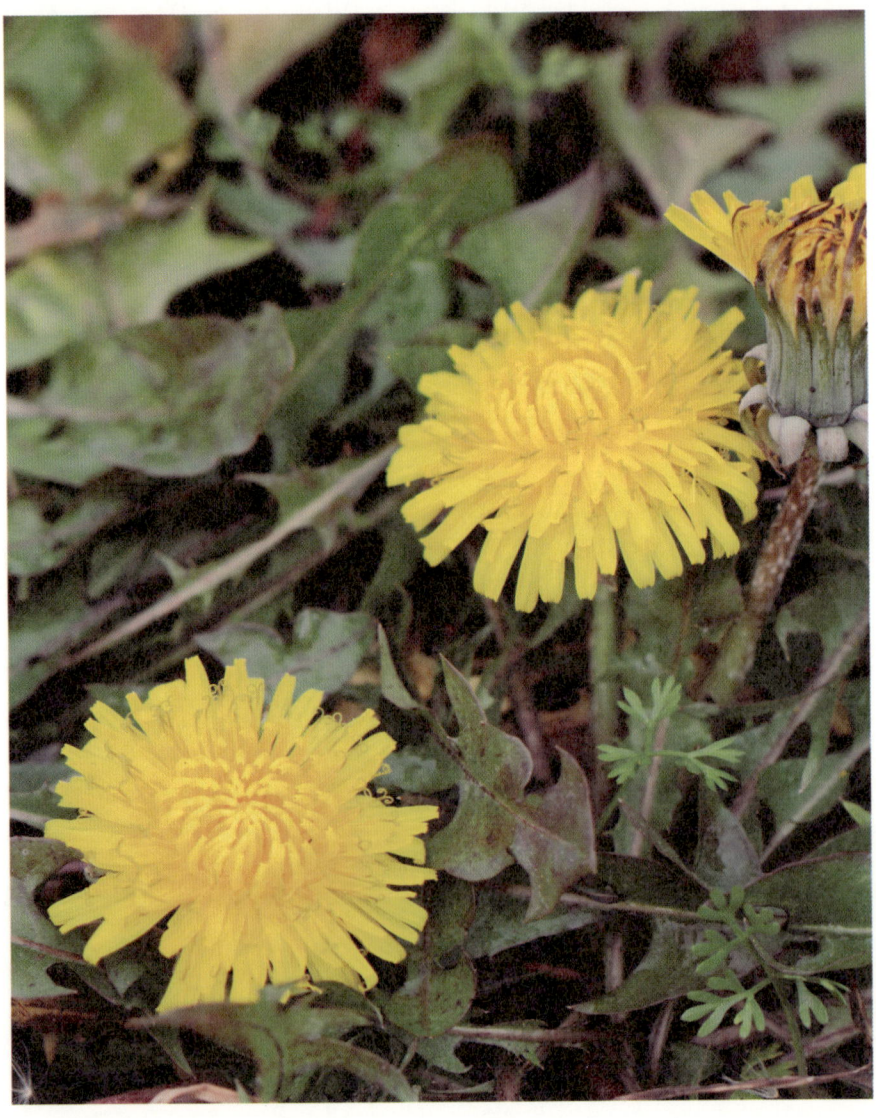

민들레는 사립문 주변에서 많이 자란다고 하여 '문둘레'라 하였으나 점차 변하여 민들레가 되었다. 민들레는 채소로, 꽃으로, 약으로 쓰이는 풀로 아홉 가지 덕을 갖고 있다 하여 구덕초(九德草)라 하고 포씨 여인의 병을 고쳤다 하여 포공영이라고도 한다.

옛날 포씨 성을 가진 여인이 있었다. 이 여인은 유방에 큰 종기가 생겼는데 온갖 약을 썼는데도 낫지 않자 절망하여 죽으려고 물에 뛰어들었다. 그런데 마침 그곳을 지나가던 사람이 그걸 보고 물에 뛰어들어 구해주었다. 그는 여인의 사연을 듣고 나더니 주변에서 민들레를 뜯어다 주며 이 풀을 꾸준히 먹으라고 알려주었다. 포씨 여인은 그 사람이 일러준 대로 민들레를 먹고 찧어 붙여서 유방의 종기를 치료하였다. 그걸 본 사람들은 그 풀이 포씨 여인의 병을 고쳐주었다 하여 포공영이라 하였다. 민들레는 또 다른 전설도 갖고 있다.

옛날 어느 작은 나라에 마음이 착한 임금이 있었다. 그는 어떻게 하면 백성들을 행복하게 해 줄 수 있을까 항상 생각하면서 백성들을 위해 열심히 일하였다. 덕분에 그 나라의 백성들은 어려움 없이 행복하게 살 수 있었다. 하늘에서 이 모습을 본 옥황상제는 임금이 소원을 말하면 들어주겠다고 하였다. 착한 임금은 하늘의 별들이 땅으로 내려와 별이 되었으면 좋겠다고 말했다. 그랬더니 어느 날 밤 하늘의 별들이 땅으로 쏟아져 내려와 노란 꽃으로 피었는데 그 꽃이 민들레였다.

민들레는 국화과의 여러해살이풀로 우리나라 민들레는 토종민들레와 서양민들레로 구분된다. 꽃은 노란색으로 봄부터 가을까지 피며 한 송이처럼 보이는 꽃에는 수많은 꽃들이 치밀하게 모여 있다. 씨앗에는 긴 털이 있어 바람을 타고 높게는 6km까지 올라가고 멀리는 40km까지 날아간다. 민들레는 자동차가 많이 다니는 곳에서는 살지 못하고 공기가 깨끗한 곳에서만 자라는 식물로 환경오염을 측정할 수 있는 풀이기도 하다. 민들레의 연한 잎과 꽃은 식용하고 꽃이 피는 시기에 전체를 채취하여 그늘에서 말려 약으로 쓴다.

제주도 민간에서는

민들레를 쓴부루라고 한다. 쓴맛이 나는 상추라는 뜻이다. 민들레는 간질환, 건위, 당뇨병, 고혈압, 유선염에 약으로 쓴다. 간이 건강하지 않은 사람은 민들레 생

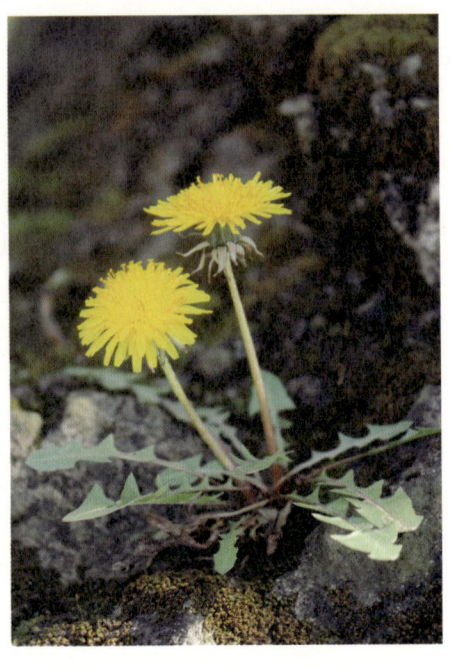

즙을 짜서 마시거나 말려서 달여 마신다. 위가 아플 때는 민들레 잎을 데쳐 나물로 먹거나 말려서 달여 마신다. 당뇨병이나 고혈압에는 말린 민들레를 달여 마신다. 냉증이 있거나 자궁이 약하면 말린 민들레를 달여 마신다. 관절염이나 신경통에는 말린 민들레 뿌리를 달여 마신다. 민들레는 잎보다 뿌리의 약효가 더 좋다고 한다. 민들레를 삶아 엿을 만들어 먹어도 좋다.

전통의학에서는

민들레는 찬 성질이라 열이 많은 사람이 먹으면 좋다. 꽃이 피기 전 민들레의 뿌리를 포함한 전초를 포공영蒲公英이라 하여 약으로 쓴다. 건위, 이뇨, 혈압, 해독, 숙취, 간기능 회복을 위해 달여 마신다. 민들레에는 단

백질을 분해하는 효소가 있어 고기를 먹고 난 후 소화를 돕고 체기를 없애준다. 위통과 건위에는 말린 민들레 5g에 두 컵의 물을 붓고 달여 하루에 나눠 마신다. 얼굴의 종기나 뾰루지는 민들레 삶은 물로 씻어준다. 잎과 줄기의 흰 즙은 피부 사마귀를 없애주며 상처를 치료한다. 흰 즙은 흰 머리를 검게 해주는 효과도 있다. 민들레의 쓴맛은 당뇨와 비만을 막아주고 몸속 염분을 배출하며 변비를 개선해준다.

주의

민들레는 건강에 해롭지는 않지만 섭취 후 알레르기 반응이 나타나는 경우가 있다. 담관폐색이나 장폐색, 담낭에 질병이 있는 경우에는 섭취를 금한다. 임신이나 수유 중에는 섭취를 금한다. 약으로 쓰기 위해서는 자동차가 다니지 않는 곳에서 채취한다.

음식으로는

민들레의 잎, 줄기, 뿌리, 꽃을 먹는다. 봄에 연한 잎을 뜯어 새콤달콤하게 겉절이를 해서 먹거나 다른 채소와 섞어 샐러드를 만들어 먹는다. 연한 잎을 살짝 데쳐 고추장과 참기름으로 양념해서 먹는다. 살짝 데친 민들레에 두부를 으깨어 넣고 소금과 참기름으로 양념하여 먹는다. 잎과 꽃은 튀김을 만들어 먹는다. 뿌리는 깨끗이 씻어 밥을 지을 때 썰어 넣는다. 뿌리를 얇게 썰어 간장과 참기름을 넣고 조려 먹는다. 민들레 전체를 그늘에서 말려 차로 끓여 마신다. 민들레 뿌리를 말려서 볶아 가루로 빻아 커피 대용으로 마신다.

민들레엿 만들기

　말린 민들레를 솥에 넣고 물을 부어 푹 삶는다. 건더기를 건져 버리고 그 물에 밥을 짓는다. 밥에 엿기름과 물을 넣어 삭혀 건더기는 짜서 버리고 삭힌 물만 솥에 부어 약한 불에서 잘 저으면서 천천히 졸인다. 국물이 졸아들어 조청처럼 끈적해지면 불을 끄고 식혀서 용기에 담는다. 한 번에 한 숟가락 정도를 따뜻한 물에 타서 먹는다.

민들레 효소 만들기

　꽃이 피는 시기에 민들레를 뿌리째 채취하여 깨끗이 씻고 물기를 제거한 후 잘게 썬다. 민들레와 같은 무게의 설탕을 넣고 잘 버무려 항아리에 담아 3개월 이상 발효시킨다. 발효되는 동안 수시로 저어주고 위에 설탕을 덮어주면서 상하지 않게 관리한다. 100일이 지나면 건더기는 건져 버리고 우러난 즙은 항아리에 보관해서 물에 타서 먹거나 음식의 양념으로 넣는다.

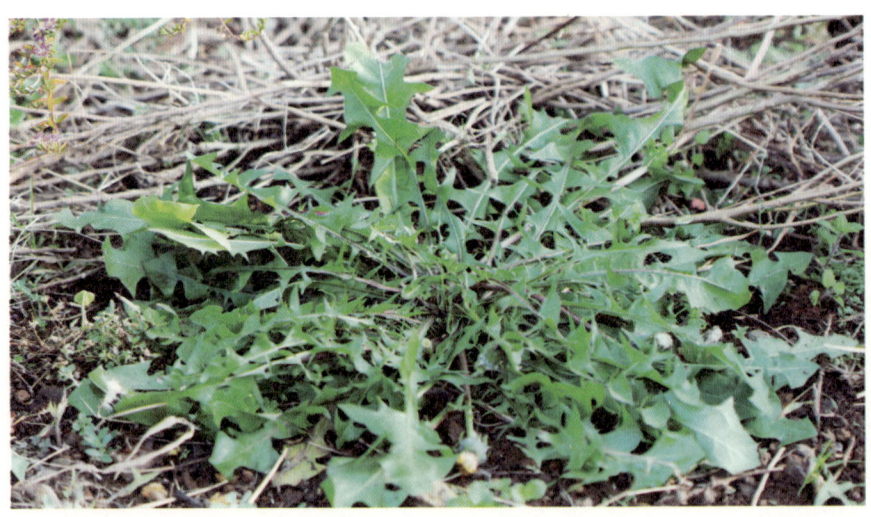

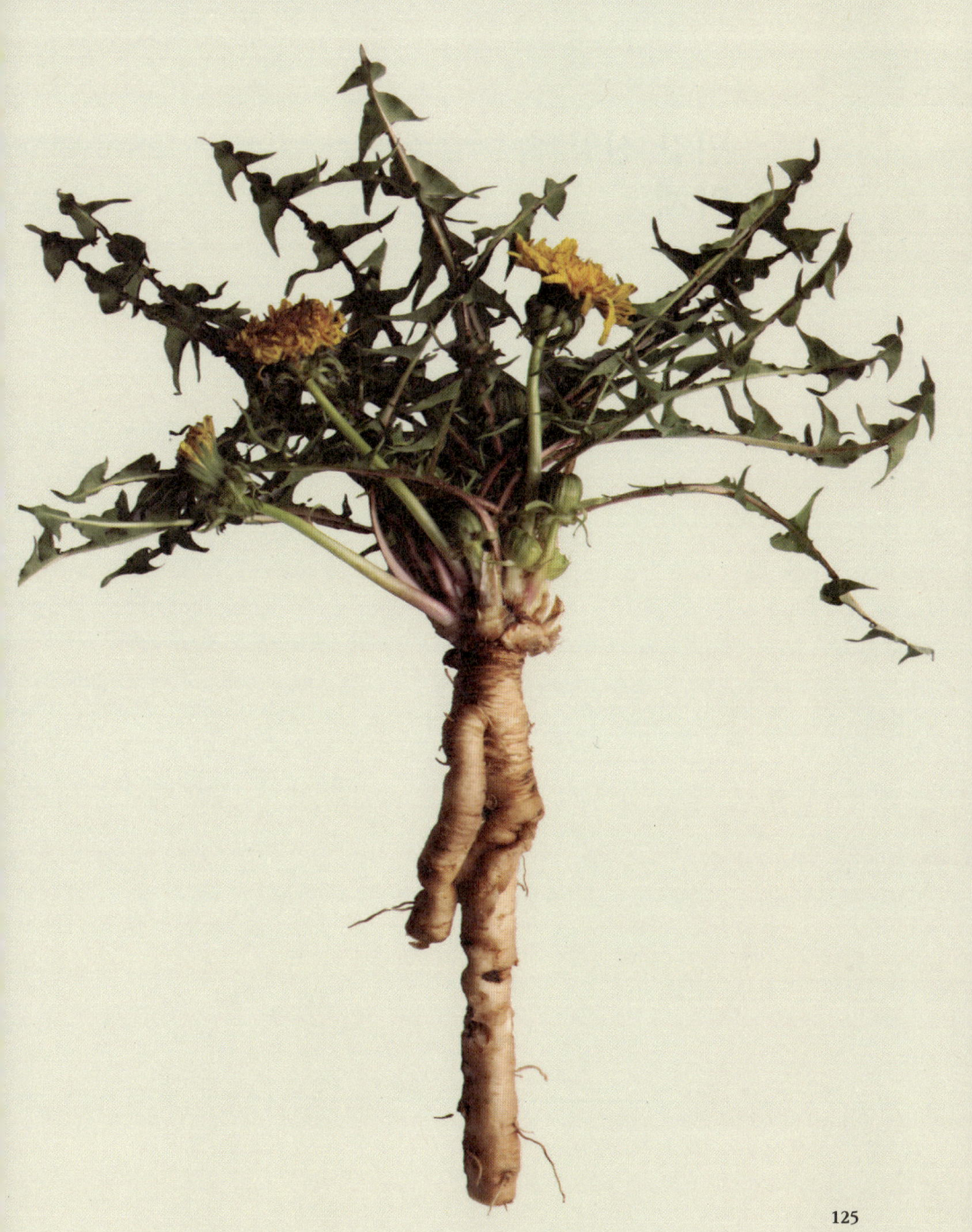

민간 신앙 속
약재

귀신을 쫓는 **복숭아나무**
환자를 없게 하는 **무환자나무**
귀신을 속이는 **버드나무**
조상신도 막는 **녹나무**
아기를 점지하는 **동백나무**
귀신을 붙잡는 **음나무**
부정한 것을 없애는 **당유자나무**
악귀를 쫓는 **붉은팥**
잡귀를 떼어내는 **양하**
하늘을 오르내리는 **하늘타리**
하늘의 신을 부르는 **대나무**

귀신을 쫓는
복숭아나무

식물명 복숭아나무
약재명 도인(桃仁)
학 명 *Prunus persica* Batsch.
제주명 개복송개, 복송개낭

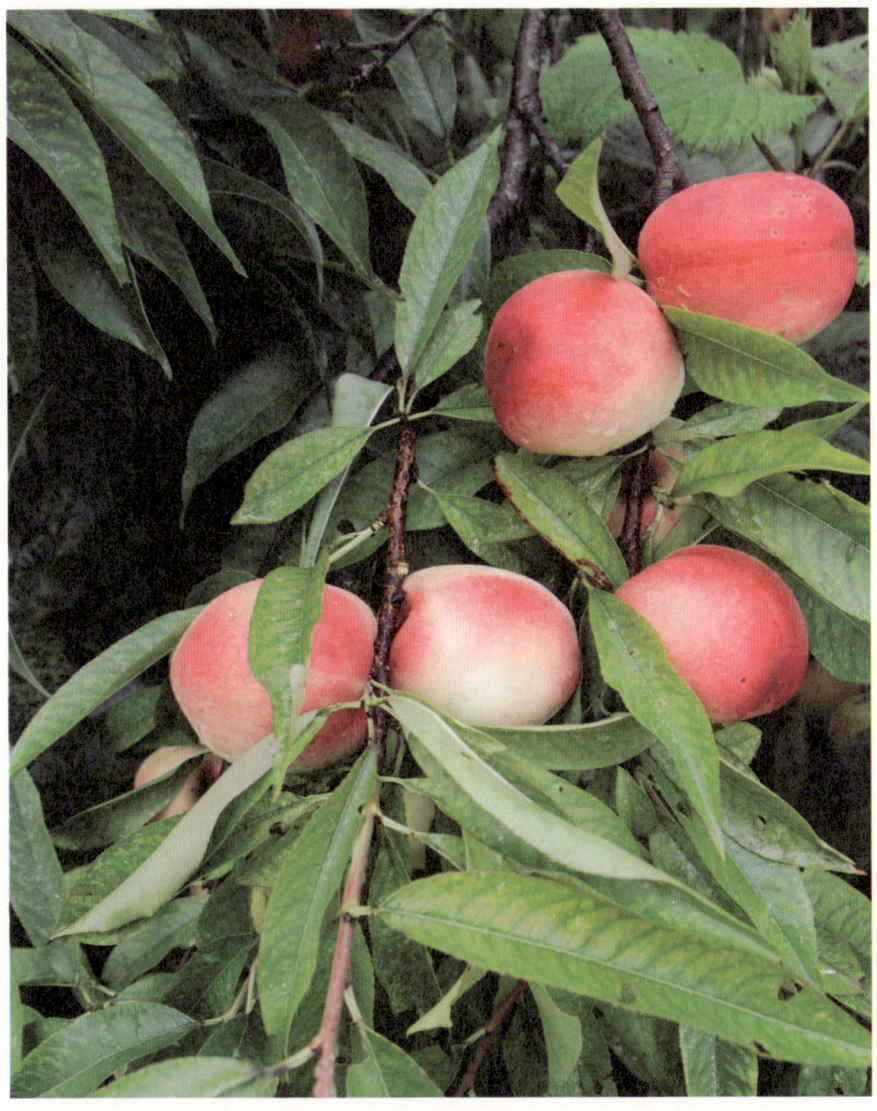

복숭아나무에는 신령이 있어 귀신을 몰아내는 힘이 있다고 믿는다. 그래서 뜰 안에 복숭아나무를 심으면 신령이 노하여 화를 당하게 되고 제사상에 복숭아를 올리면 조상신이 두려워 오지 못한다고 하여 의례에는 복숭아를 쓰지 않는다. 그러나 민간신앙에서 복숭아나무는 질병 귀신을 내쫓는 힘이 있다고 믿는다. 집안에 환자가 있으면 무당이 치병의례를 하는데 이때 무당은 복숭아나무 가지로 환자의 몸속에 들어온 질병 귀신을 내쫓는 의례를 한다. 무당이 치병의례를 하는 행위는 고대사회부터 이어져온 의식이다. 고대인들은 외부에서 사악한 귀신이 침범하여 질병을 일으킨다고 여겼다. 그래서 몸속 귀신을 내보내야만 병이 낫는다고 믿었다. 특히 전염병에 대해서는 약이나 처방 방법이 확실치 않았기 때문에 그 두려움은 더욱 클 수밖에 없었다.

복숭아 중에서도 천도복숭아는 하늘에서만 나는 귀한 열매로 천도복

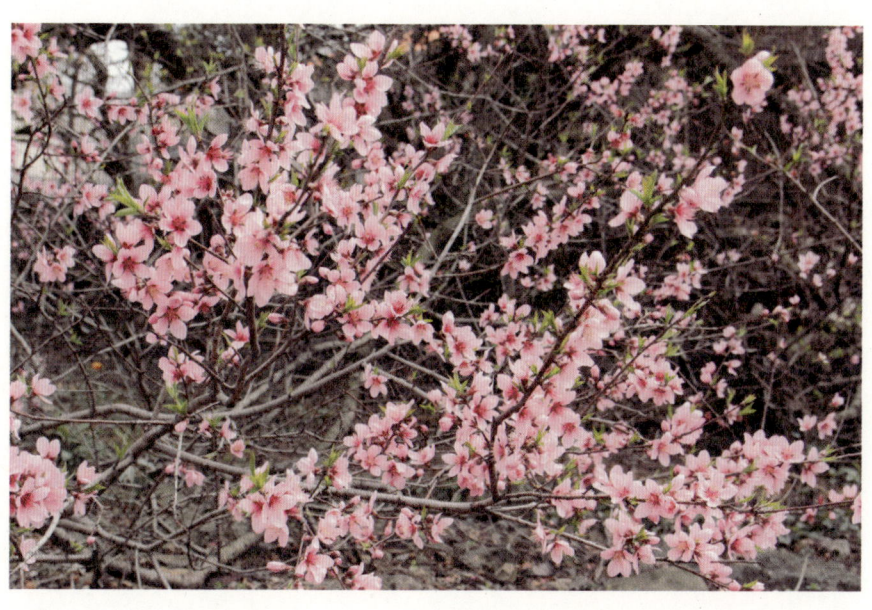

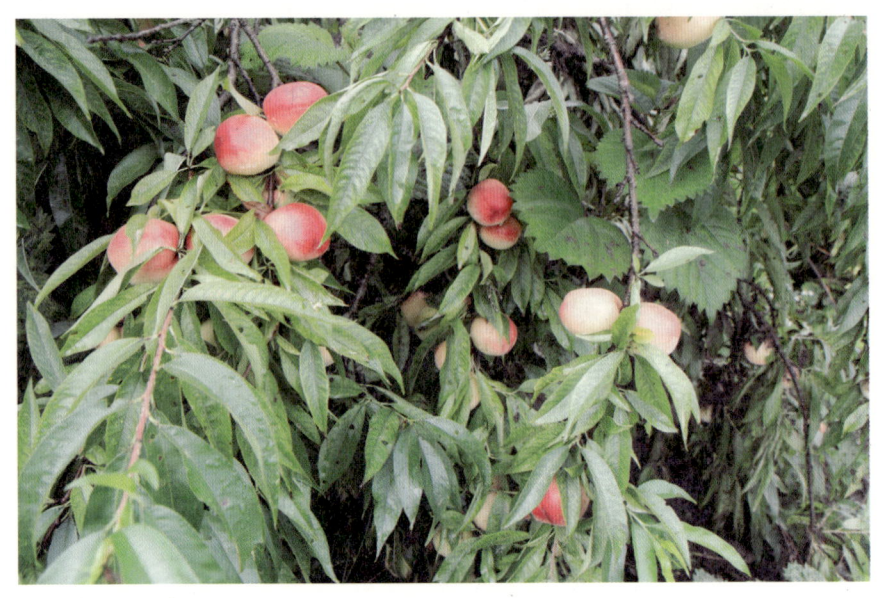

숭아를 먹으면 죽지 않는다는 전설이 있다. 옛날 서왕모는 중국의 한무제 생일날 동박삭이를 시켜 천도복숭아 30개를 한무제에게 선물하였다. 그런데 동박삭이는 그중 3개를 먹어버리고 27개만 한무제에게 전했다. 한무제는 천도복숭아의 맛을 잊지 못해 천도복숭아나무를 직접 심어 키우면서 따 먹고 싶었다. 그런데 서왕모가 말하기를 천도복숭아는 하늘에서만 달리는 열매로 한 번 열리는 데 3,000년을 기다려야만 한다고 했다. 결국 한무제는 천도복숭아를 포기할 수밖에 없었다. 그런데 천도복숭아 3개를 먹은 동박삭이는 죽지 않고 18만 년을 살았고 27개를 먹은 한무제는 70년밖에 살지 못했다고 한다.

제주도 민간에서는

산에서 자라는 야생 복숭아를 개복송개라 하며 어린 열매를 약으로 쓴다. 허리가 아프면 어린 개복숭아를 따다 깨끗이 씻어 물기를 없애고 술을 담가 마신다. 허리를 다쳐 허리가 아프면 개복숭아의 어린 열매를 따다 깨끗이 씻고 설탕에 절여 1년 정도 서늘한 곳에 보관하여 숙성되면 그 즙에 물을 타서 마신다. 관절염에는 개복숭아의 어린 열매로 술을 담가 약으로 마시거나 설탕에 절여 우러난 즙을 물에 타서 마신다. 가래 천식에는 개복숭아를 설탕에 절여 그 즙을 마신다. 기침이 심하면 개복숭아를 설탕에 절여 우러난 즙을 물에 타서 마신다. 어린 아기에게 태독이 있으면 개복숭아 나뭇가지를 삶아 그 물로 씻어준다.

전통의학에서는

복숭아의 꽃, 열매, 종자를 약으로 쓴다. 복숭아는 나쁜 기운을 몰아내고 막힌 혈맥을 뚫어준다. 복숭아를 먹으면 얼굴빛이 좋아진다. 하지만 너무 많이 먹으면 몸에서 열이 난다. 복숭아 열매에 들어있는 벌레도 약이 된다. 복숭아는 출산 전후 혈액순환을 돕고 월경불순을 완화시킨다.

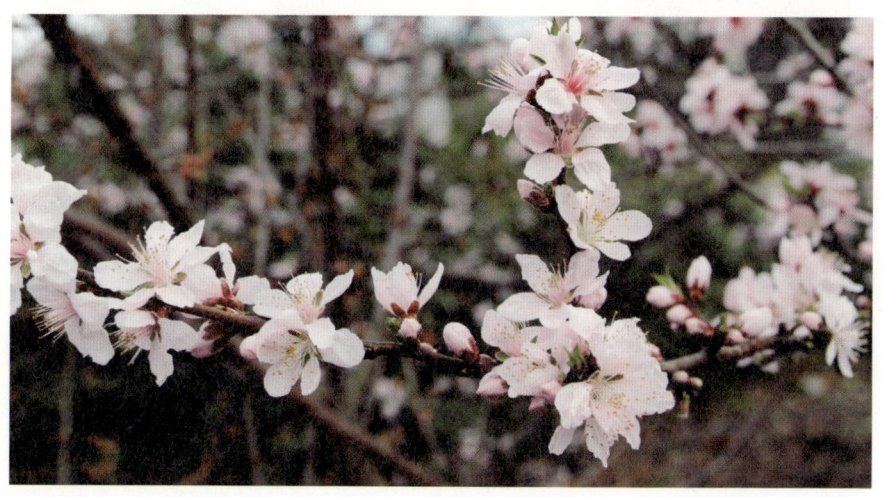

복숭아씨를 도인桃仁이라 하여 월경불순, 월경이 나오지 않는 증세에 약으로 쓴다. 잎은 피부질환에 쓴다. 복숭아는 묵은 피를 몰아내고 간 기능을 활발하게 하며 숙취로 인한 갈증, 간장병으로 인한 복수 증세에도 효과가 있다. 들에서 자라는 야생 복숭아의 씨는 어혈을 풀어주고 나쁜 기운을 없애며 몸 안에 있는 벌레를 죽인다. 또는 명치 밑이 단단한 것을 삭인다. 복숭아꽃은 귀신을 내쫓고 살결을 곱게 한다. 복숭아꽃으로 화장수를 만든다. 꽃잎을 술에 담가 어둡고 서늘한 곳에서 60일을 두었다가 그 즙에 물을 타서 얼굴에 바르거나 그 물로 세수한다. 열매 껍질에 털이 많아 알레르기를 일으킬 수 있으므로 주의해야 한다.

음식으로는

익은 열매는 생과일로 먹거나 통조림을 만든다. 익은 열매의 과육에 설탕을 넣고 조려 잼을 만든다. 복숭아를 으깨어 조려 고추장에 섞어서 복숭아 고추장을 담근다.

복숭아술 담그기

들에서 자라는 야생 복숭아의 어린 열매를 따다 흐르는 물에 잘 씻은 다음 물기를 제거한다. 입구가 넓은 병에 복숭아를 넣고 소주를 부어 2개월 정도 그늘지고 시원한 곳에 보관한다. 술이 숙성되면 건더기는 건져 버리고 술만 보관해서 아침저녁으로 소주잔 한 잔 정도씩 마신다.

환자를 없게 하는
무환자나무

식물명 무환자나무
약재명 무환자(無患子)
학 명 *Sapindus mukorossi* Gaertn.
제주명 데육낭, 도욕낭

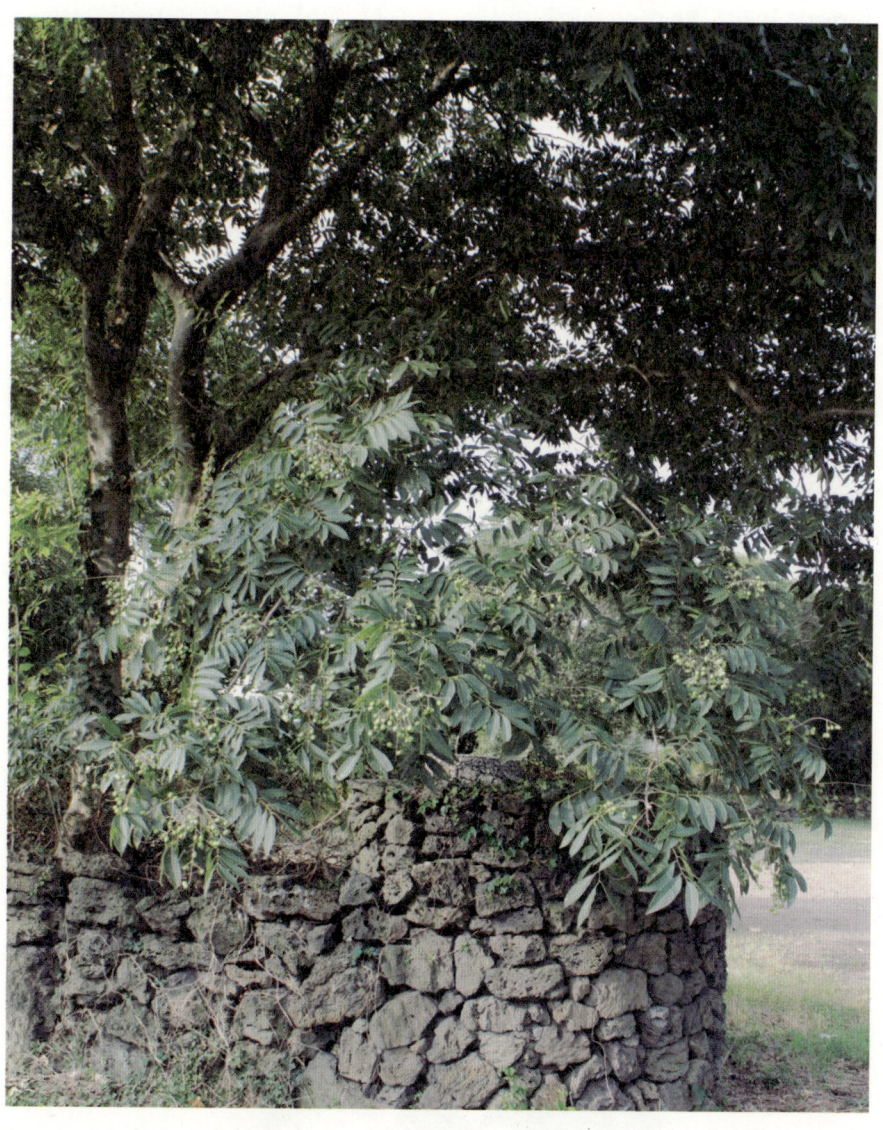

무환자나무는 악귀를 쫓는 힘이 있어 뜰 안에 무환자나무를 심으면 집안에 환자가 없다고 한다. 옛날 중국에서는 무당이 무환자나무 가지로 귀신을 때려잡아 환자의 병을 고쳤다고 한다. 이런 유래로 사람들은 무환자나무를 뜰 안에 심어 귀신이 집으로 들어오는 것을 막았으며 무환자나무로 그릇이나 가구를 만들어 사용하였고 종자를 태워 귀신이 가까이 오지 못하게 하였다. 고려 시대에는 사찰에서 무환자나무를 키워 열매의 과육은 세제로 사용하고 열매 속 종자는 염주를 만들었다.

무환자나무는 따뜻한 곳에서 잘 자라는 키큰나무로 높이는 10m 이상 자라며 가을에 잎은 붉은빛으로 단풍이 들고 열매는 겨울에 노란색으로 익는다. 조선 시대 제주에서는 무환자나무 열매를 진상하였으며 지금도

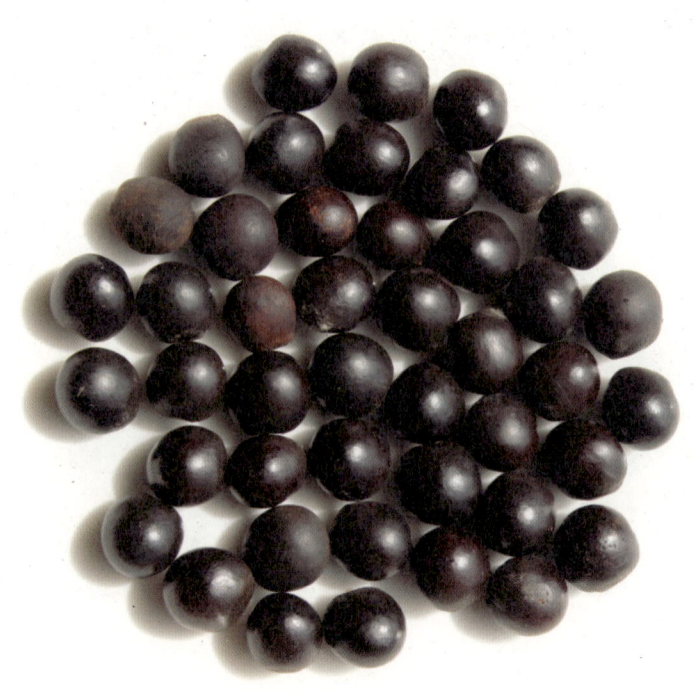

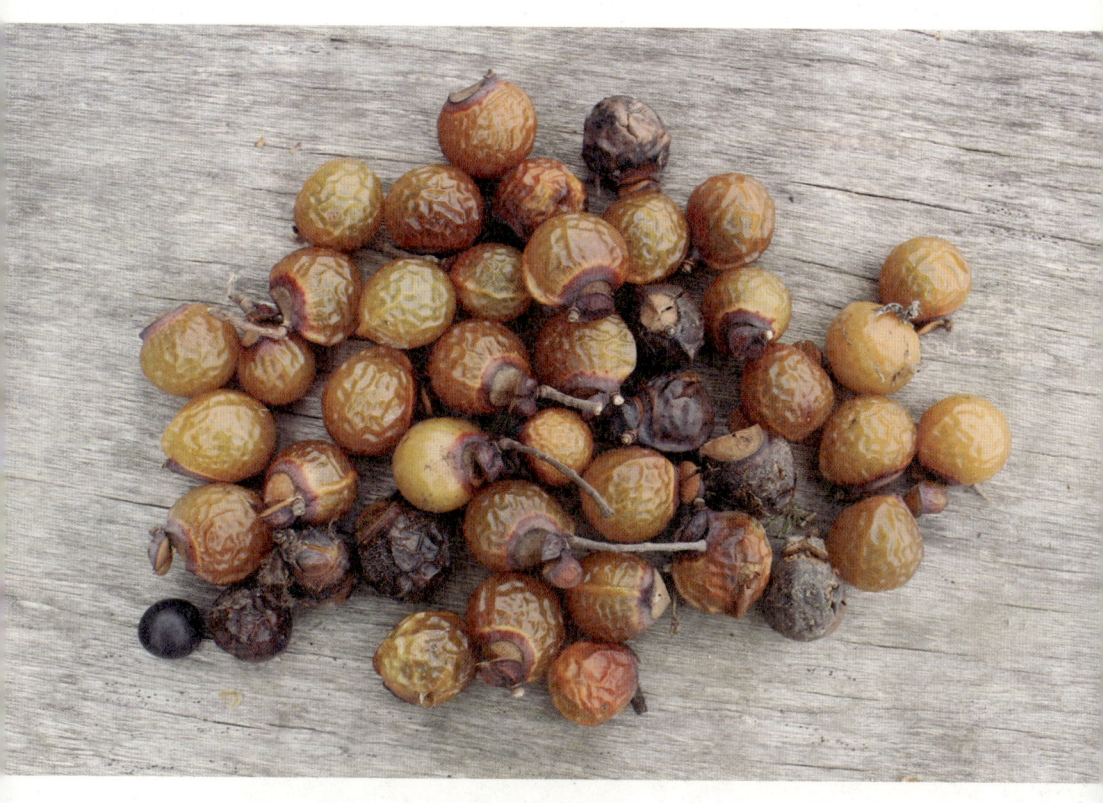

곶자왈이나 오래된 사찰 터에서 아름드리 무환자나무를 볼 수 있다.
그중 가장 나이 많은 무환자나무는 유수암 마을 절동산에 있는데 이곳의 무환자나무는 고려 시대 삼별초 군사들의 사찰에서 키우던 나무로 알려진다. 원래의 나무 줄기는 죽고 뿌리에서 자라난 새싹이 지금은 고목이 되었다. 무환자나무 열매는 예전부터 세제로 사용되었는데 지금은 소프넛(soapnuts)이라 하여 천연세제로 판매되고 있다.

제주도 민간에서는

굿을 할 때 무당은 무환자나무 가지를 들고 잡귀를 쫓는다. 무환자나무 열매는 사찰에서 세제로 쓴다. 열매 속 검은 종자로 염주를 만든다.

전통의학에서는

열매껍질을 벗겨 말려서 세제로 쓴다. 열매껍질 추출액은 세척제 및 머리를 감는 데에 쓴다. 무환자나무 열매 삶은 물은 얼굴의 주근깨와 입 안의 군내를 없애는 데에도 쓴다.

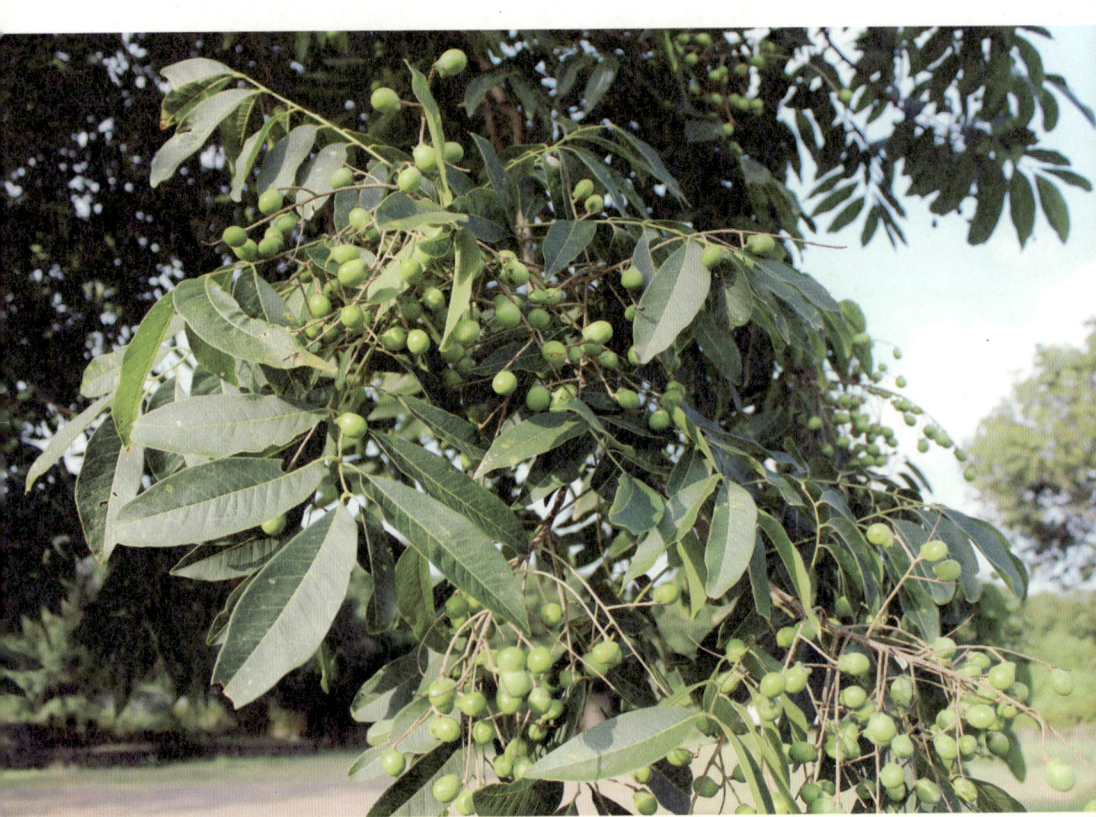

귀신을 속이는
버드나무

식물명 버드나무
약재명 양(楊)
학 명 *Salix pierotii* Miq.
제주명 버드낭, 버듸낭

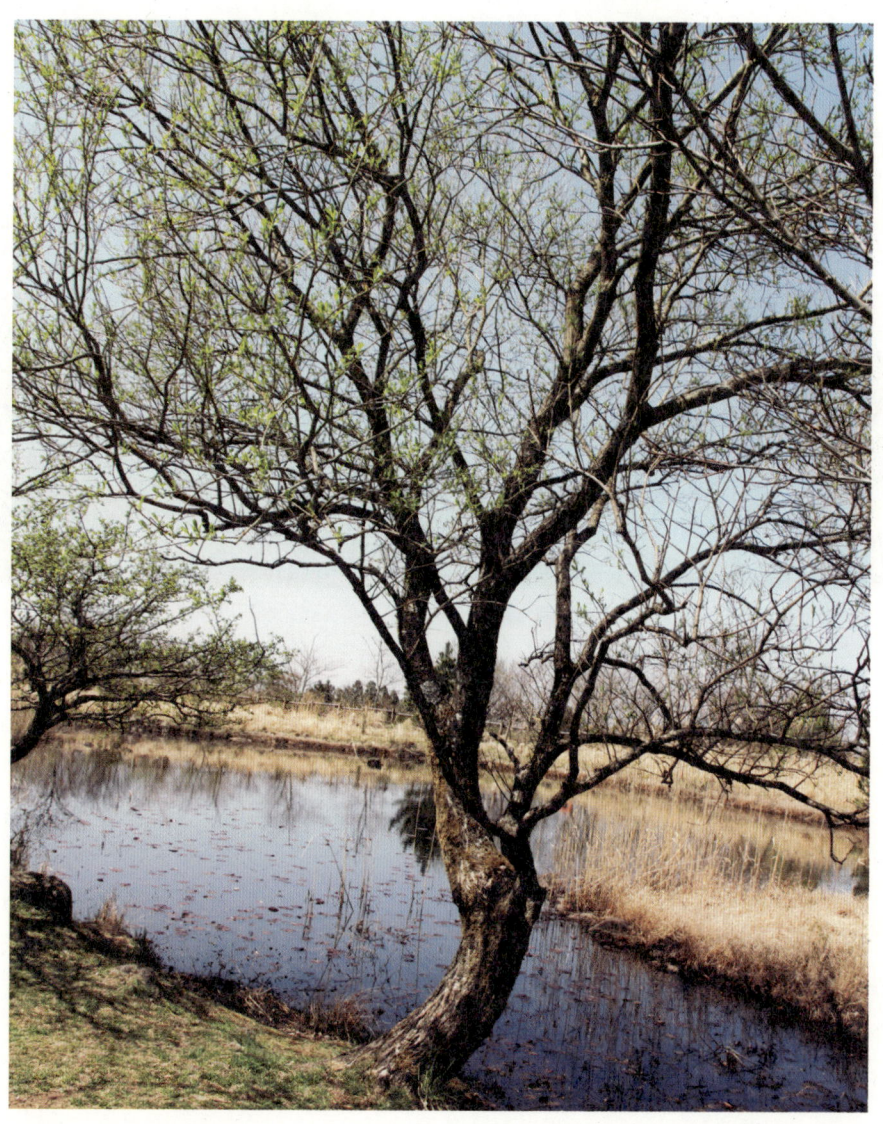

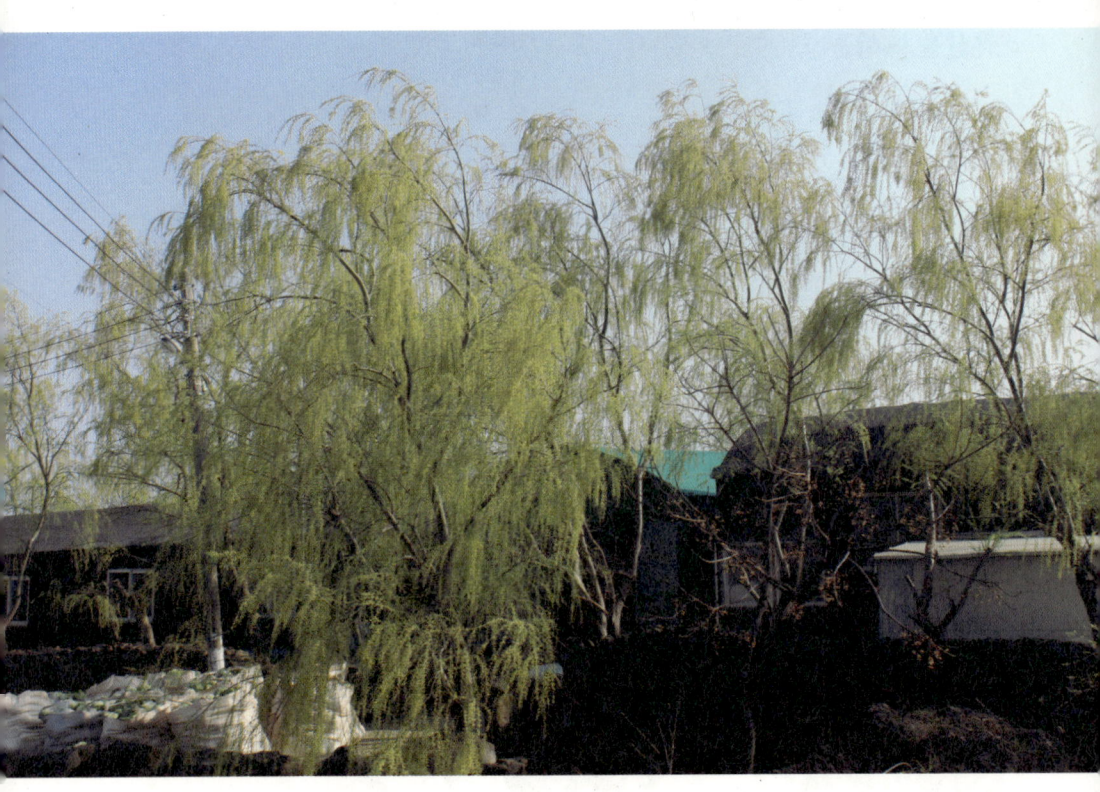

　버드나무는 귀신을 내쫓는 힘을 갖고 있다. 그래서 무당은 치병의례를 할 때면 버드나무 가지를 들고 환자의 몸속에 들어온 귀신을 위협하여 내쫓는다. 민간에서는 학질에 걸린 환자가 있으면 버드나무 잎을 환자의 나이만큼 따서 봉투에 넣고 겉면에 환자의 이름과 나이를 써서 길에 내다버려 학질 귀신이 도망가게 하였다. 제주에서는 버드나무가 귀신을 속인다고 한다. 그래서 묘를 이장하고 난 자리에 쇳조각과 달걀을 묻어두고 그 위에 버드나무 가지를 꽂아 놓았다. 그러면 토지신은 시신이 없어진 것을 알고 어디로 갔는지 쇳조각에게 물어보고 달걀에게 물어보지만 보지도 듣지도 말하지도 못하는 쇳조각과 달걀은 아무런 반응이 없다. 마지막으로 버드나무에게 물어보지만 버드나무는 이리저리 휘청거리면서 오히려 방향을 헷갈리게 한다. 결국 토지신은 시신을 찾지 못하고 시신을 이장하는 데 관여한 사람들에게 벌도 주지 못한다. 묘를 이장하고 난 자리에 꽂아둔 버드나무 가지는 시간이 지나면서 뿌리가 내리고 나무로 자라는데 이런 나무는 허리병에 특효약이라 하여 민간에서는 귀하게 여긴다.

전 세계적으로 300여 종의 버드나무가 자라고 있고 우리나라에도 50여 종이 자생하고 있다고 한다. 버드나무는 항염, 향균, 진통, 해열 등의 뛰어난 약성을 갖고 있어 서양에서는 오래전부터 약으로 써왔다. 기원전 5세기경 히포크라테스는 임산부가 통증으로 힘들어하면 버드나무 잎을 씹게 했고, 1899년 독일 바이엘제약사는 버드나무를 원료로 해열 진통제인 아스피린을 만들어 관절염 환자들의 고통을 완화시키는 데 크게 공헌하였다. 우리나라 민간에서도 오래전부터 버드나무 가지와 잎을 약으로 썼는데 뼈가 골절되었을 경우에는 항염은 물론 진통효과가 있는 특효약이었다. 한자로는 수양버들은 유柳로, 갯버들은 양楊으로 써서 구분한다.

제주도 민간에서는

양치질楊齒질이라는 말은 버드나무 가지로 이를 닦고 입안을 헹구는 데서 유래되었다. 예전에 사찰의 스님들은 버드나무 가지로 칫솔을 만들어 사용하였다. 버드나무로 만든 칫솔을 사용하면 치통은 물론 입안 염증과 잇몸 염증을 예방할 수 있었다. 입안에 염증이 생기면 버드나무 가지와 잎을 달여 그 물로 입안을 헹궈준다. 뼈가 골절되면 버드나무 줄기 껍질을 통째로 벗겨 골절된 부위를 감싸 부목처럼 대고 붕대로 감아준

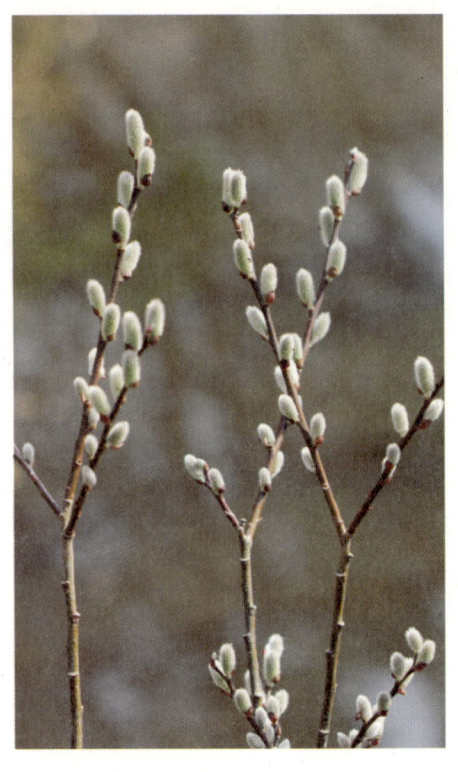

다. 골절된 부위를 버드나무 껍질로 감아두면 염증이 생기지 않고 뼈가 잘 붙는다. 골절된 부위와 굵기가 비슷한 나무껍질을 벗겨다 감싸주는 게 좋다.

버드나무 속에 사는 애벌레들이 나무 밖으로 버린 부스러기(배설물)도 약으로 썼다. 이 부스러기를 찰밥에 섞어 골절된 부위에 붙인 다음 버드나무 껍질로 감싸주면 염증이 생기지 않고 뼈가 잘 붙는다. 허리가 아프면 버드나무 가지로 술을 담가 마시거나 줄기 껍질을 달여 마신다. 허리 아픈 병에는 묘를 이장하고 난 자리에서 자라는 버드나무를 약으로 쓰면 효과가 더 좋다. 버드나무 잎 삶은 물은 각종 피부병을 치료한다. 종기가 나거나 얼굴에 뾰루지가 나면 버드나무 가지나 잎을 삶아 그 물로 씻어준다. 송아지나 망아지의 다리뼈가 부러졌을 때에도 버드나무 껍질로 감싸고 묶어주면 염증이 생기지 않고 뼈가 빨리 붙는다.

전통의학에서는

버드나무에는 살리실산 성분이 있어 항염, 항균, 진통, 해열효과가 뛰어나다. 잇몸 염증과 치통에는 버드나무 가지와 잎을 달여 입안을 씻어

주고 그 물로 양치질한다. 버드나무 가지로 칫솔과 젓가락을 만들어 사용하면 입안 염증을 예방하며 치료 효과도 있다. 옴과 버짐, 악창, 옻독에는 버드나무 가지와 잎을 삶아 그 물로 씻어준다. 그 외 모든 피부병에는 버드나무와 느릅나무를 같이 삶아 그 물로 씻어주면 좋다.

버드나무 가지 달인 물은 기침을 낫게 하고 술독을 풀어주며 소변을 잘 나오게 한다. 화상에는 수양버들(柳)을 진하게 달여 그 물을 거즈에 묻혀서 붙여준다. 버드나무의 애벌레 똥은 풍증, 가려움증, 두드러기를 낫게 하고, 버들잎으로 만든 고약은 힘줄과 뼈를 이어주며 새살을 돋게 한다.

주의

버드나무를 많이 먹으면 소화 장애로 구토나 설사를 일으킨다. 알레르기가 있는 사람은 주의한다. 임신 중이나 수유 중에는 복용을 금하고 혈액 응고에 이상이 있는 사람도 주의한다. 버드나무 가지로 아이나 우마를 때리면 창자가 터져 죽는다는 속담도 있다.

조상신도 막는
녹나무

식물명 녹나무
약재명 장뇌목(樟腦木), 장목(樟木)
학 명 *Camphora officinarum* Nees.
제주명 녹낭, 농낭

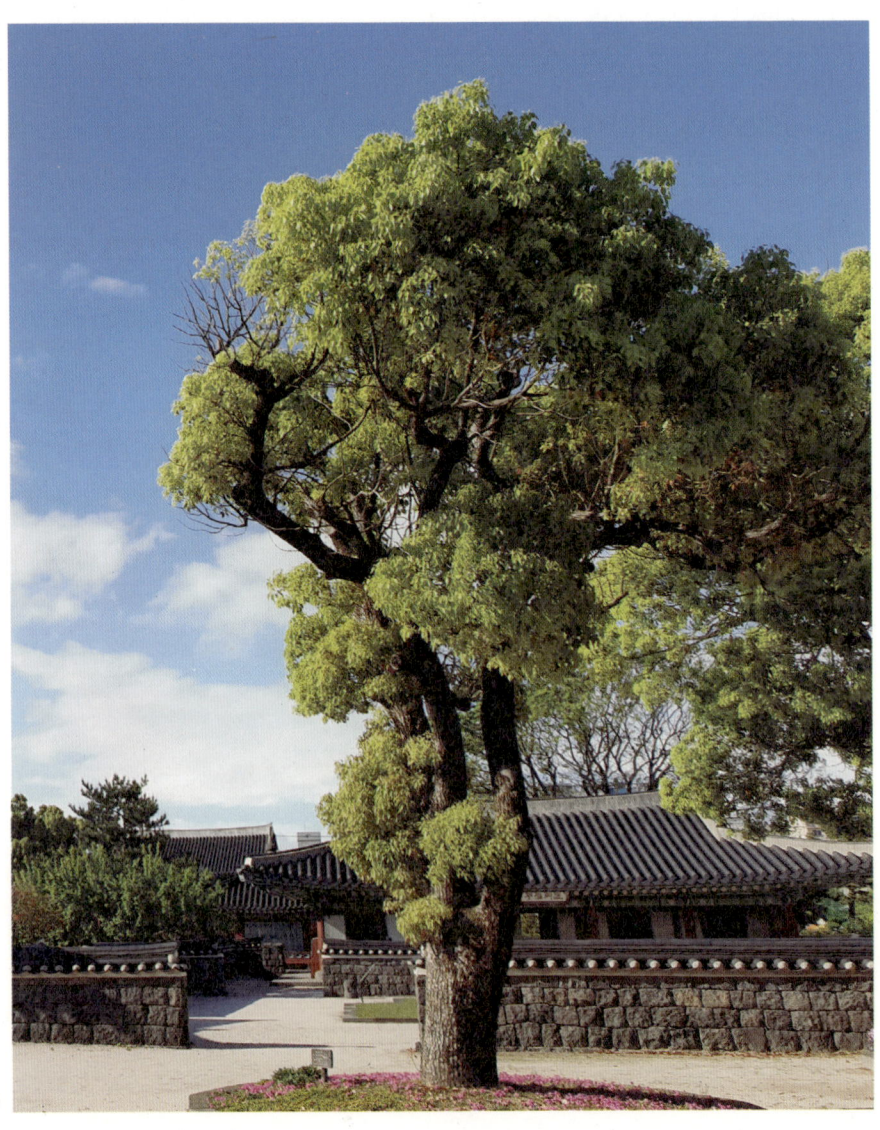

녹나무는 귀신을 쫓는 향을 갖고 있기 때문에 녹나무를 집 뜰에 심으면 조상신은 그 향을 싫어해서 제사 명절에도 오지 않는다고 한다. 그래서 제주에서는 뜰 안에 녹나무를 심지 않는다. 그러나 녹나무가 갖고 있는 귀신 쫓는 효능은 바닷속에서 작업하는 해녀들을 잡귀로부터 보호해 주고 사고를 막아 안전하게 작업할 수 있게 한다. 그래서 해녀들은 해산물을 채취하는 도구의 손잡이는 녹나무 가지로 만든다.

녹나무는 고온다습한 곳에서 잘 자라는 나무로 제주도에서도 서귀포시 도순마을 도순천은 녹나무 자생지로 알려져 있고 서귀포 면형의 집 녹나무는 수령이 250살을 넘겨 우리나라에서 가장 나이 많은 녹나무로 유명하다. 녹나무의 향은 사람의 머리를 맑게 하고 피로를 풀어주며 마음을 안정시켜주는 효과가 있다. 녹나무에서 뽑은 진은 장뇌라 하는데

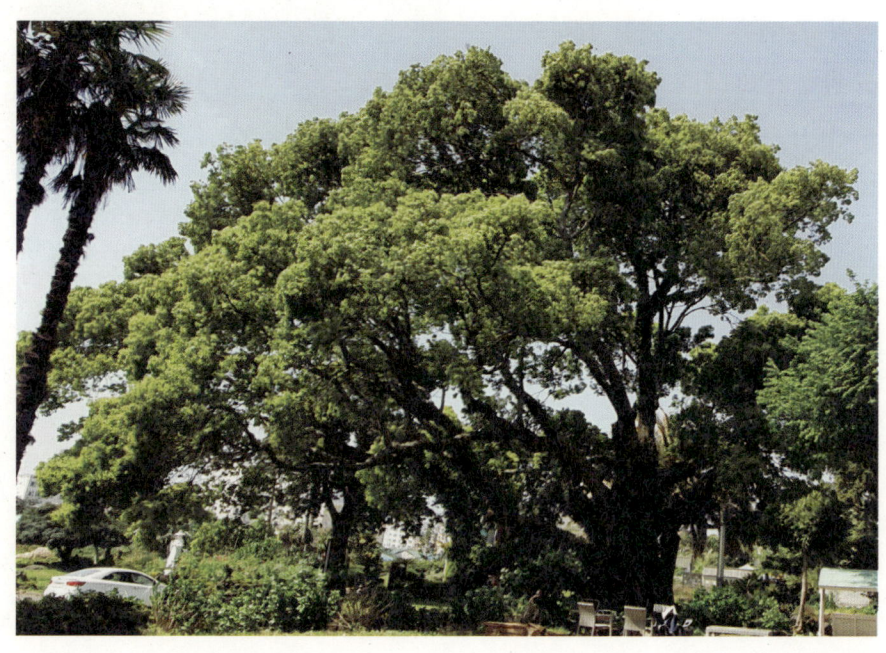

조선 시대 제주에서 진상하였던 약재이기도 하다.

　뱀은 특히 녹나무를 싫어하여 녹나무 가까이 오지 않는다고 한다. 전설에 의하면 옛날 한 나그네가 산골 오두막에서 잠을 자게 되었다. 날이 너무 추워 오두막에 있는 나막신에 불을 붙여 놓고 잠을 잤는데 아침에 일어나 보니 문 앞에 커다란 뱀이 죽어 있었다. 의아하게 생각한 나그네가 살펴보니 나막신은 녹나무로 만든 것이었고, 뱀은 나그네를 잡아먹으러 왔다가 녹나무 향을 맡고 죽은 것이었다. 녹나무는 뱀 외에 벌레들도 가까이하지 않는 나무이다. 야외에서 녹나무 아래에 돗자리를 깔고 쉬면 피로가 빨리 회복되고 뱀은 물론 귀찮게 하는 벌레들도 피할 수 있다.

　녹나무는 제주를 대표하는 상징나무로 관공서, 학교, 가로수, 공원 등 어디서나 흔하게 볼 수 있다. 속담에는 "죽은 사람도 녹나

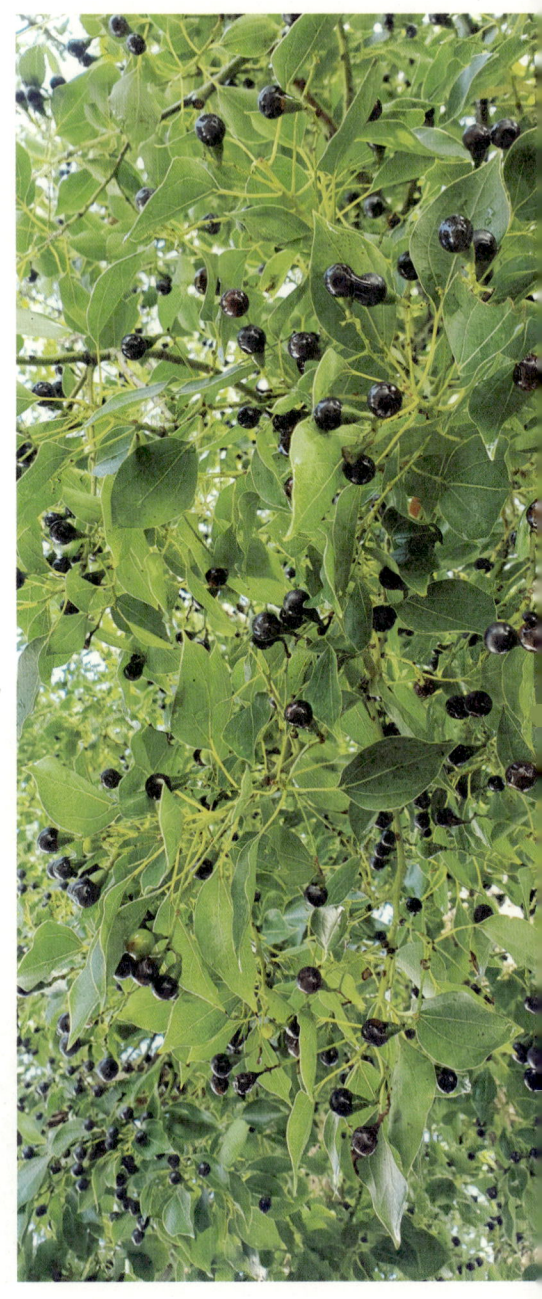

무 가지 위에 눕혀 놓으면 살아난다."는 말이 있다. 제주 사람들에게 녹나무는 약용은 물론 가구재로 요긴하게 쓰이고 관상수로도 인기 많은 자랑스러운 나무이다.

제주도 민간에서는

민간에서는 녹나무를 농낭이라 하여 화농에 특효약으로 여긴다. 피부에 종기가 생기면 녹나무 뿌리를 찧어 붙이고 위염이나 자궁암에는 녹나무 가지를 달여 마신다. 설사에는 녹나무 가지와 뿌리를 달여 마시고 기침 가래에는 녹나무 가지 삶은 물을 오래 졸여 조청처럼 끈적하게 해서 먹는다. 다른 약재를 달일 때에도 녹나무 잎 서너 개를 넣으면 향이 있어 먹기에 좋고 약효도 좋아진다.

잠 잘 때 꿈자리가 편하지 않으면 녹나무로 목침을 만들어 사용하고, 숙면을 취하지 못할 경우 베개 속에 녹나무 잎을 넣으면 깊은 잠을 잘 수 있다. 바다에서 쑥

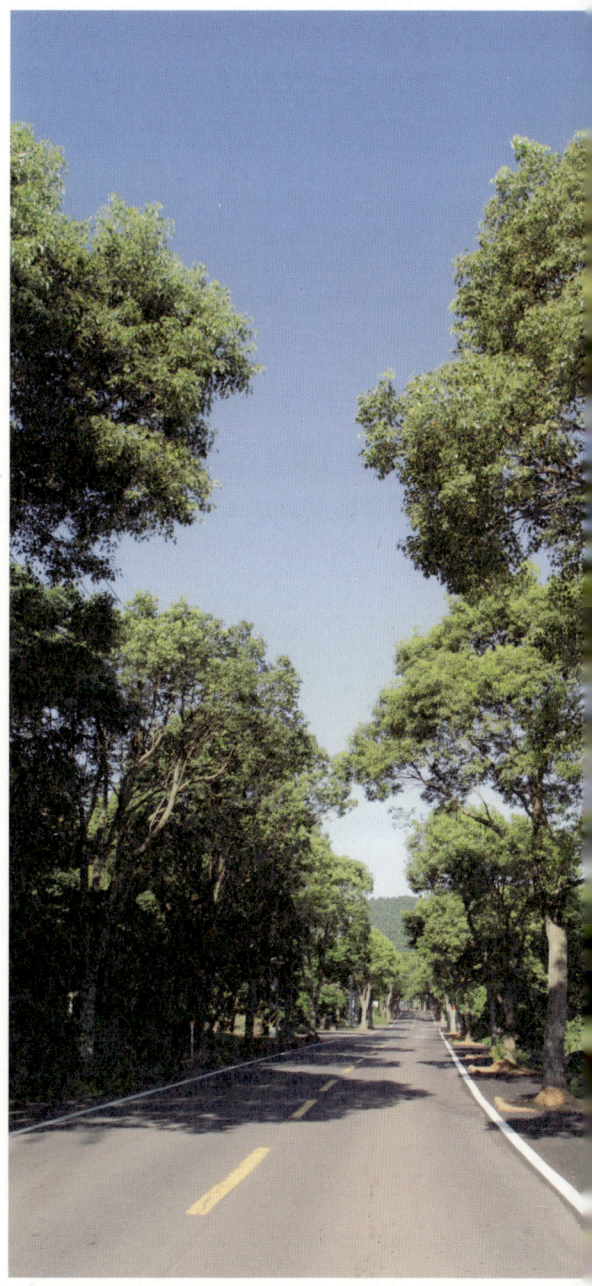

기미 독침에 찔려 통증이 심하면 녹나무 가지를 태워 그 연기를 쐬면 통증이 가라앉는다. 보리밭에 까만 점이 생기는 병이 들면 녹나무 가지를 꺾어다 꽂아두면 까만 점이 없어진다.

전통의학에서는

녹나무는 제주에서 자란다. 녹나무의 약재명은 장목樟木, 장뇌목樟腦木이다. 녹나무에서 나오는 진을 장뇌라 하여 옴, 버짐, 나병에 쓴다. 타박상에는 장뇌를 분말로 해서 달걀 흰자위로 개어 아픈 부위에 두껍게 붙인다. 뿌리껍질은 건위약으로 쓴다. 녹나무는 피부를 따뜻하게 하고 방부작용을 하지만 다량 복용하면 뇌에 작용하여 경련과 발작을 일으킬 수 있다.

주의

녹나무 달인 물의 농도가 너무 짙거나 너무 많이 마시면 경련과 발작이 일어날 수 있다.

아기를 점지하는
동백나무

식물명 동백나무
약재명 산다(山茶)
학 명 *Camellia Japonica* L.
제주명 돔박낭, 동백낭

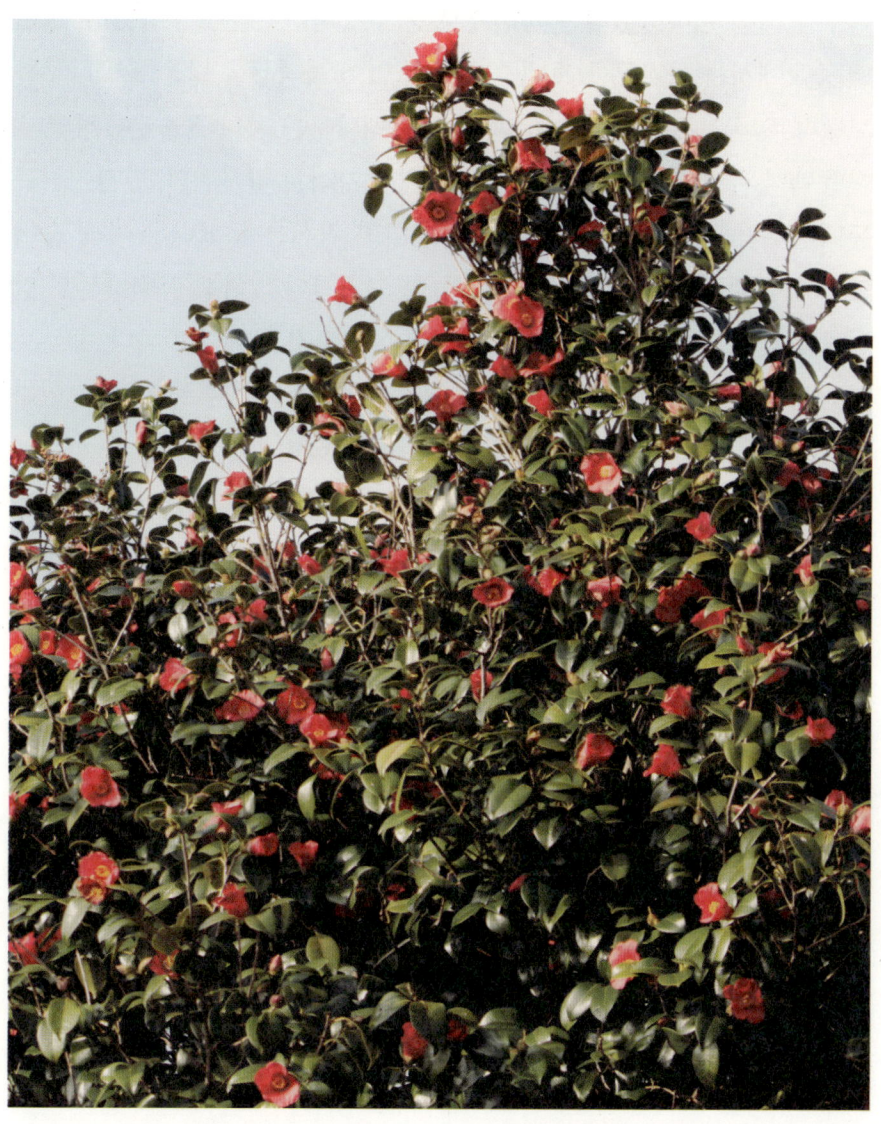

동백은 차나무과에 속하는 늘푸른 키작은나무이다. 동백나무를 차나무로 분류한 데에는 황당한 사연이 있다. 과거 영국은 중국에서 차를 비싸게 수입하였고 그로 인해 막대한 은을 지불해야 했다. 이에 영국은 차나무를 직접 재배하겠다는 속셈으로 중국에 차나무를 요구하였다. 그런데 중국에서는 차나무를 보내줄 의향이 없어 차나무를 닮은 동백나무를 보냈다. 영국은 당연히 차나무라 여겨 동백나무를 차나무로 분류하였다.

동백나무는 우리나라 남쪽 지방 섬에서 자라는 나무이다. 민간에서는 동백나무가 귀신을 쫓는다고 한다. 전염병 귀신은 동백나무 아래 숨어 있다가 동백꽃이 떨어지는 소리에 놀라 도망간다고 하고 동백나무로 망치를 만들어 집안에 걸어놓으면 귀신이 들어오지 못한다고 한다. 제주도 민간신앙에서는 빨간 동백꽃이 아기를 점지해주는 신통력을 갖고 있다고 믿는다. 자식 없는 부인이 자식 갖기를 원하면 불도맞이굿을 하는데 이때 무당은 한 손에 빨간 동백꽃을 쥐고 다른 한 손에는 흰 동백꽃을 쥐고서 춤을 추며 신에게 여쭤본다. 그러다 부인에게 양쪽 손의 동백꽃을 내미는데 이때 부인이 빨간 동백꽃을 선택하면 자식을 갖게 될 것이라 하고 흰 동백꽃을 선택하면 자식 얻기가 어렵다는 점괘를 내린다.

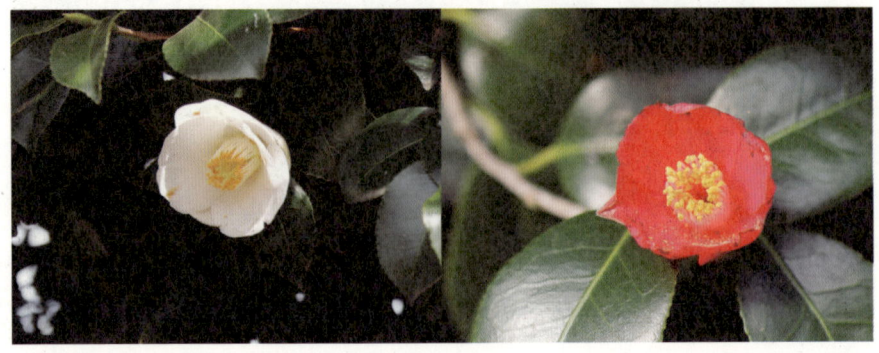

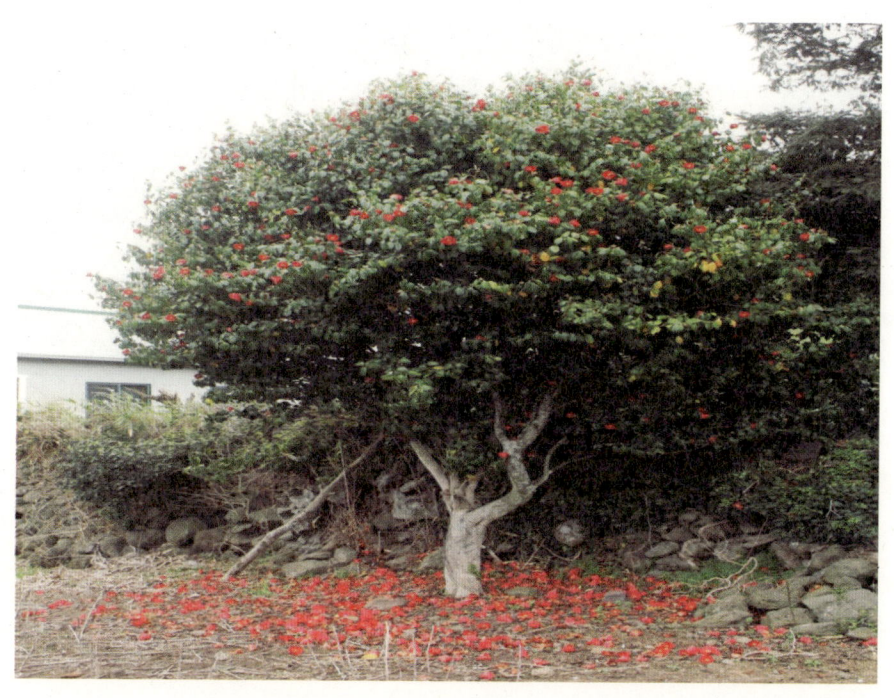

　제주 속담에 "동백나무를 뜰 안에 심으면 도둑 든다."는 말이 있다. 동백나무에는 동백충이라는 독한 애벌레가 자란다. 만약 애벌레의 털이 피부에 닿으면 심한 알레르기를 일으켜 병원에 가야만 한다. 그 때문에 예기치 않은 지출을 하게 되는데 그 상황을 도둑에 비유한 말이다. 그러나 제주 사람들에게 동백나무는 여러 가지로 유용한 나무이다. 종자의 기름은 약이나 식용유로 쓰고, 나무는 목재로, 꽃은 차를 만들고 화장품도 만들며 옷감의 염료로도 쓴다. 겨울이 되어 열매가 익으면 부지런한 어머니들은 종자를 주워 기름을 짜서 자식들에게 나눠준다. 동백기름은 겨울철 기침 가래에 특효약이기 때문이다. 동백기름은 머리카락을 윤기 나게 하고 바람 불어 헝클어진 머리를 차분하게 가라앉혀주며 거칠어진 피부를 부드럽게 해주는 미용제이다.

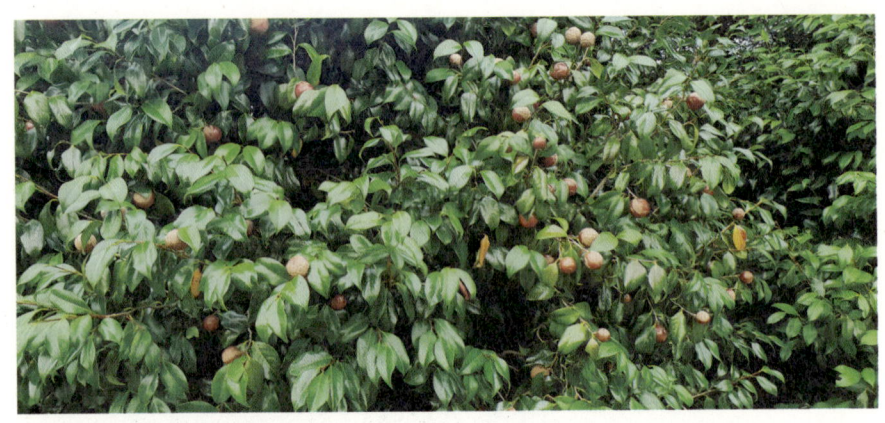

1937년 이전까지만 해도 우리나라 북쪽 지방에서는 생강나무 기름을 동백기름이라 하였다. 그러다가 1937년부터 북쪽 지방의 동백나무는 생강나무로, 남쪽 지방의 동백나무는 동백나무로 이름이 정리되었다. 사실 북쪽지방의 동백기름은 생강나무 기름이었다.

제주도 민간에서는

민간에서는 동백나무 열매를 돔박이라고 한다. 겨울에 열매가 익으면 종자를 주워다 돔박지름(동백기름)을 짜서 겨울철 비상약으로 준비한다. 날이 추워져서 기침이 나고 가래가 생기면 아침에 일어나자마자 동백기름 한 숟갈을 입안에 넣고 천천히 삼킨다. 아침에 먹는 동백기름은 식전에 먹어야 효과가 좋다. 기침과 가래에는 동백기름 한 스푼을 컵에 넣고 물 한 스푼과 꿀 한 스푼, 날달걀의 노른자 하나를 넣고 잘 저어서 식전에 먹는다.

기침이 심하면 프라이팬에 동백기름을 넣고 쪽파를 썰지 않고 길게 넣어 살짝 볶아 반찬으로 먹는다. 가래가 심하면 동백기름으로 달걀프라이를 해서 먹는다. 설사가 심할 때도 동백기름을 먹는다. 음식을 만들 때 동백기름을 넣고 양념하면 고소하고 맛도 좋고 몸에도 좋은 약이 된다. 귀가 아프면 귓구멍에 동백기름을 발라주고 피부가 거칠어지거나 가려울 때에도 동백기름을 발라준다. 아토피 피부염에도 동백기름을 발라준다. 동백기름을 머리에 바르면 머릿결이 좋아지고 머리에 생긴 원형탈모증을 낫게 한다. 헝클어진 머리에 동백기름을 발라두면 머리카락이 저절로 풀어진다. 머리에 비듬이 심하면 동백나무 가지를 삶아 그 물로 머리를 감는다.

전통의학에서는

동백나무를 산다山茶라고 한다. 씨에 있는 카멜린 성분은 강심작용을 한다. 민간에서는 꽃을 장출혈, 자궁출혈, 토혈을 멎게 하는 지혈제로 쓴다. 말린 꽃을 물에 넣고 끓여 차로 마시면 배변 활동을 활발하게 하여 변비를 개선해준다.

주의

동백나무에는 동백충이라는 애벌레가 살고 있기 때문에 나무 가까이 갈 때는 조심해야 한다.

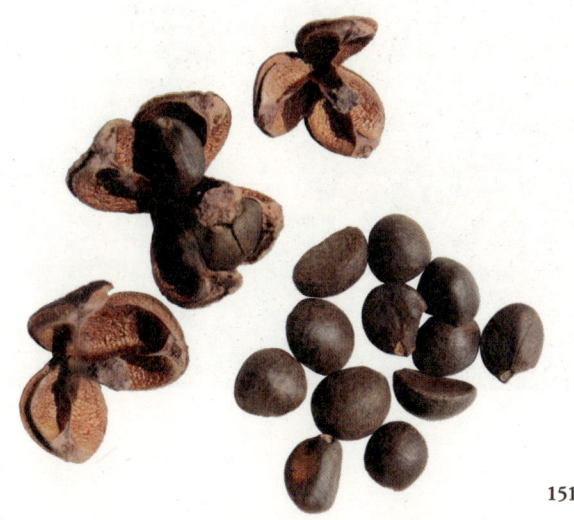

귀신을 붙잡는
음나무

식물명 음나무
약재명 해동피(海桐皮)
학 명 *Kalopanax septemlobus* Koidz.
제주명 가시엄낭, 가시음낭, 엄낭

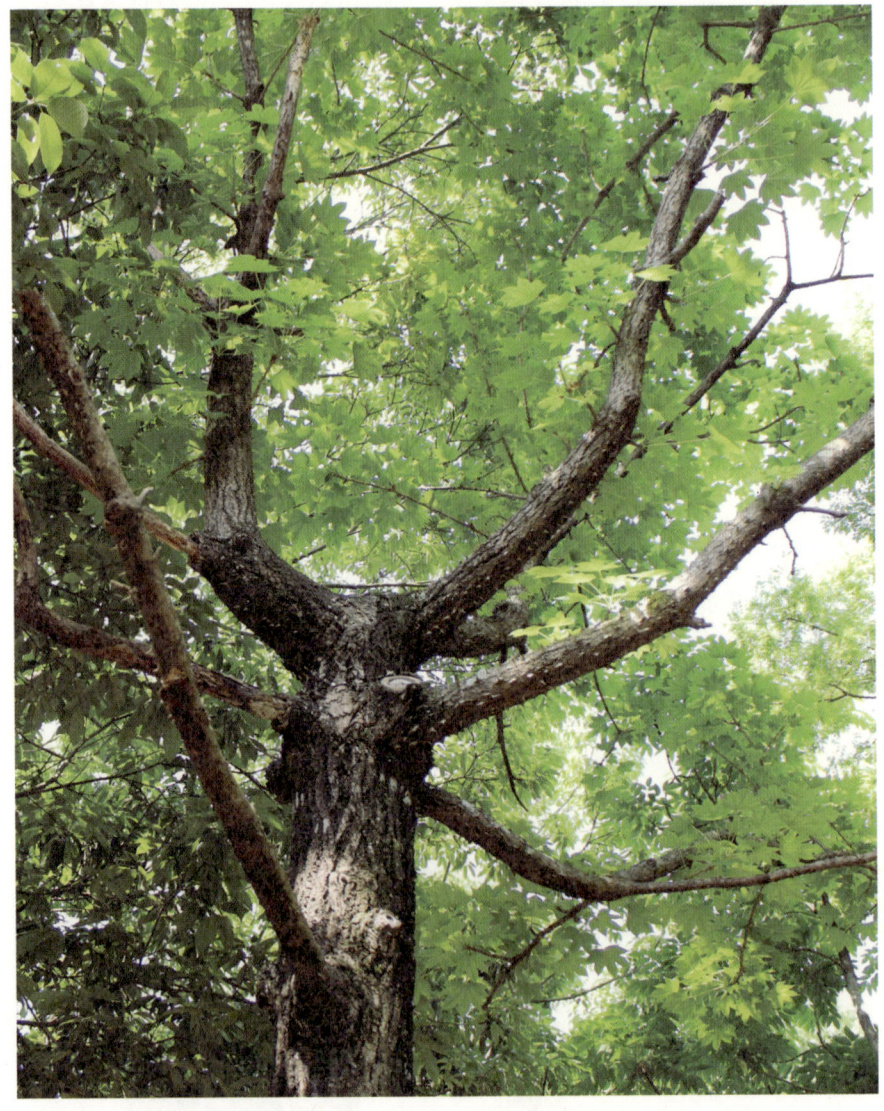

음나무는 날카로운 가시를 갖고 있어 귀신을 쫓아내 재앙과 질병을 막아준다고 한다. 그래서 마당에 음나무를 심거나 방문 위에 음나무 가지를 걸어놓아 귀신이 집 안으로 들어오지 못하게 하였다.

음나무는 두릅나무과의 키큰나무로 높이는 25m 정도로 자라며 가지에 날카로운 가시가 많다. 꽃은 7~8월에 황록색으로 피고 열매는 10월에 검은색으로 익는다. 우리나라 산의 해발 500m에서 잘 자라며 제주 한라산에서도 음나무 숲을 볼 수 있다.

음나무 껍질은 해동피라 하여 약으로 쓰는데 조선 시대 제주에서 약재로 진상하였다. 음나무는 껍질을 부분적으로 벗겨내더라도 일정 기간 지나면 다시 복원된다. 음나무의 줄기 껍질은 신경통과 관절염의 약으로 쓰며, 나무 줄기는 목재나 가구재로 인기가 많다. 또 나무에서 얻은 추출액은 갈증을 해소하는 약이 되며 어린순은 식용한다. 어린 나뭇가지에 날카로운 가시가 많는데 동물들로부터 자신을 지키려는 나무의 생존 전략이다.

제주도 민간에서는

제주에서는 음나무를 가시엄낭이라 한다. 줄기 껍질을 신경통, 관절염, 간 질환, 당뇨 등에 약으로 쓴다. 말린 껍질을 끓여 마시거나 식혜를 만들어 먹고 술을 담가서 마시기도 한다. 골다공증과 건위에는 닭을 삶을 때 음나무 가지를 넣어서 삶는다. 이 음식은 관절염이나 요통을 완화시키는 데도 효과가 있다. 몸속 모든 염증을 없애는 데에도 음나무 가지를 달여 약으로 마신다. 늑막염에 음나무 가지를 달여 마시면 염증을 완화시키는 효과가 있다.

기침, 가래가 심하면 음나무 뿌리를 찧어 생즙을 마신다. 만성간염이나 간경화 초기에는 음나무 속껍질을 달여 하루 세 번 식후에 마신다. 음나무 속껍질이나 뿌리로 술을 담가 마시면 신경통, 관절염, 근육마비, 근육통 등에 효과가 있다. 당뇨에는 잔가지나 뿌리를 달여 마신다. 타박상이나 골절, 류머티즘에는 나무 껍질과 뿌리 껍질 삶은 물로 아픈 데를 찜질한다.

전통의학에서는

음나무 줄기 껍질을 해동피라 하여 약으로 쓴다. 봄과 여름에 줄기 겉껍질을 벗겨 햇볕에 말려서 쓴다. 인삼과 비슷한 작용이 있어 인삼 대용품으로 쓸 수도 있다. 잎과 껍질 달인 물은 염증성 부종을 없앤다.

해동피는 신경통, 관절염, 타박상, 근육마비, 근육통의 치료에 쓴다. 어혈을 풀어주고 혈액순환을 도와준다. 신경통이나 감기 몸살로 몸이 쑤시는 것을 없애준다.

음식으로는

이른 봄에 어린순을 채취하여 뜨거운 물에 살짝 데친 다음 초고추장에 찍어 먹는다. 아삭한 식감과 향긋한 향이 있어 입맛을 돋운다. 어린순을 데친 다음 소금과 참기름을 넣고 무쳐 먹는다. 어린순을 데쳐 짭짤한 소금물에 담근 후 냉장고에 보관해 두고 여름이 되면 물을 더 넣고 간을 맞춰 시원한 물김치로 먹는다. 여름철 입맛을 살려주는 음식이다. 어린순을 데친 후 간장 양념을 해서 장아찌를 만든다. 닭을 삶을 때 음나무 가지를 넣으면 몸에 좋은 약이 된다.

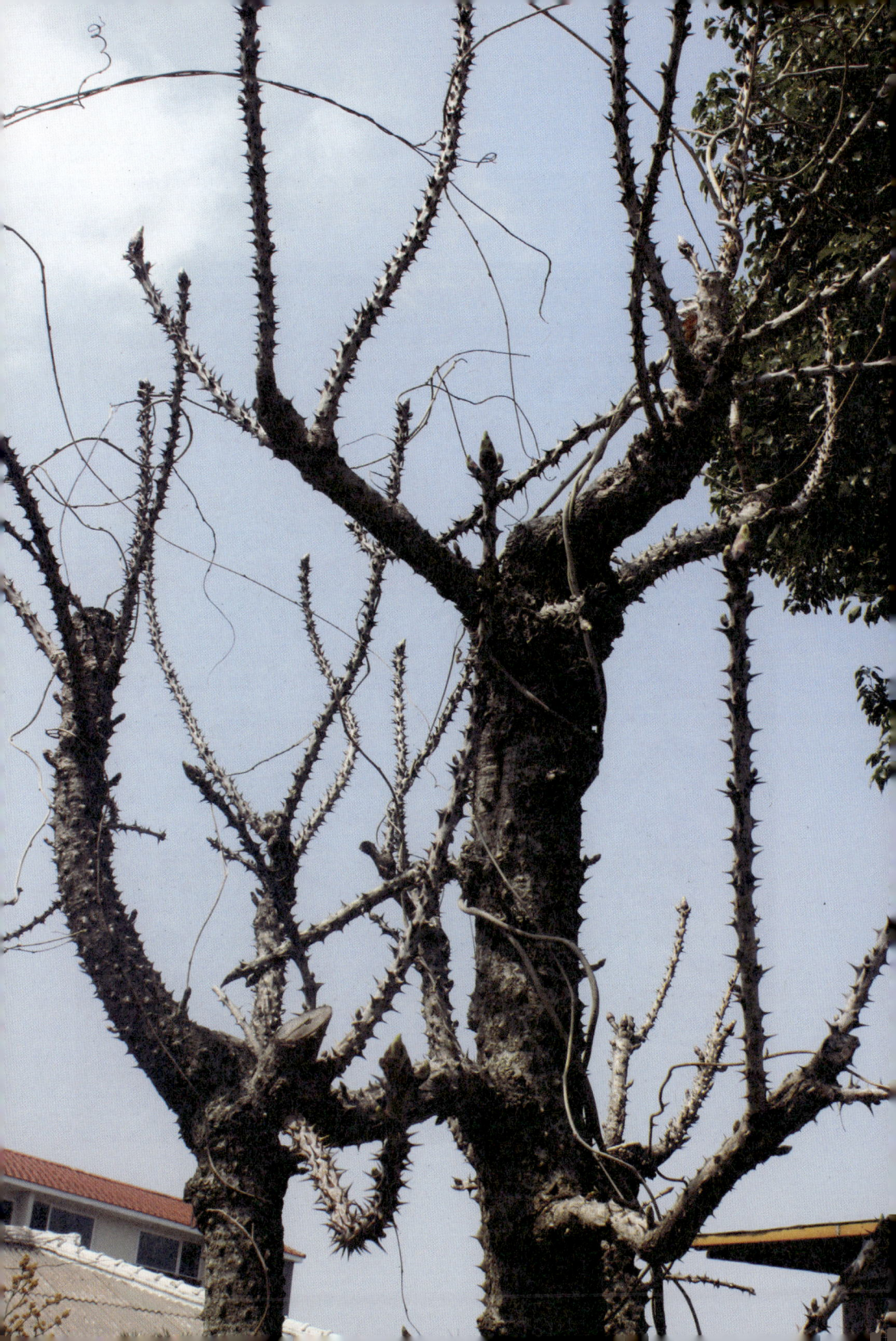

부정한 것을 없애는
당유자나무

식물명 당유자나무
약재명 당유자(唐柚子)
학 명 *Citrus maxima var.* Dangyuja
제주명 댕유지, 댕유지낭

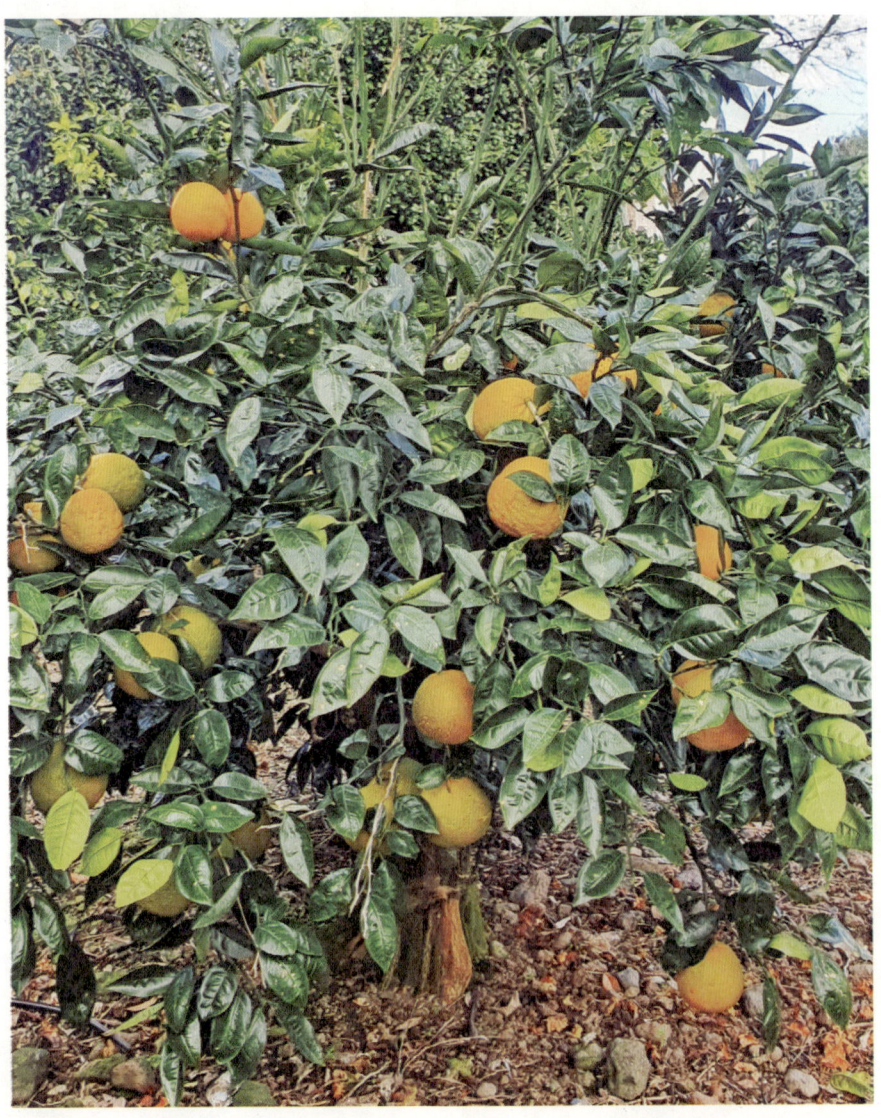

당유자 唐柚子 나무는 제주에서 볼 수 있는 재래종 귤나무이다. 과실의 크기는 참외만 하고 익은 열매는 황금 빛깔로 탐스럽다. 그러나 쓴맛과 신맛이 강해 생과일로는 먹지 않고 의례나 민간 약으로 요긴하게 쓰인다. 민간에서는 당유자는 부정한 것을 깨끗하게 정화시키는 기능이 있다고 믿는다. 마을에 초상이 나면 당유자 나뭇잎을 실에 꿰어 아이들 목에 걸어주었는데 당유자 나뭇잎 목걸이를 하고 다니면 잡귀들이 달라붙지 않아 질병으로부터 보호된다고 한다. 피부병이 있거나 질병이 있는 사람들은 당유자 나뭇잎을 주머니에 넣고 다니면 잡귀가 가까이 오지 않는다고 믿는다.

　예전에는 당유자가 귀했다. 당유자가 익으면 열매를 따서 대나무 밭에 땅을 파고 댓잎으로 싸서 묻어두고 필요할 때마다 꺼내서 썼는데 일 년 내내 싱싱한 상태로 저장되었다고 한다. 이렇게 저장해 둔 당유자는 친족집에 제사를 지내러 갈 때 한두 개를 부조로 갖다 주면 그 집에서는 제사상에 올려 제사를 지냈다.

　당유자는 겨울철 감기에 걸려 아픈 사람에게 좋은 민간 감기약이기도 하다. 겨울이 되어 피곤하거나 감기 기운이 있을 때 당유자를 푹 끓여 따뜻하게 마시면 몸이 가뿐해지면서 감기 기운이 없어진다. 이런 이유로 제주 사람들에게 있어 당유자는 많은 재래종 귤 중에서도 가장 대접받는 귤이다.

제주도 민간에서는

　감기에 걸리면 당유자 달인 물을 따뜻하게 마시거나 당유자의 윗부분을 잘라내고 흑설탕을 넣어 은근한 불에서 구워 속 부분을 먹는다. 감기에는 당유자, 배, 생강을 넣고 푹 끓여 따뜻하게 마신다. 감기로 머리가 아프면 당유자와 하늘타리 열매를 넣고 푹 달여 그 물을 마신다. 열이 나는 감기에는 당유자와 하늘타리 열매, 대나무 어린순을 넣고 달여 마신다. 어른들은 막걸리를 넣고 달여 마시기도 한다. 열이 나면서 덜덜 떨다가도 당유자, 생강, 배, 흑설탕을 넣고 달여 따뜻하게 마시면 몸의 추운 기운이 없어지면서 감기가 낫는다. 기침 가래에는 당유자청에 따뜻한 물을 부어 수시로 마시거나 유자

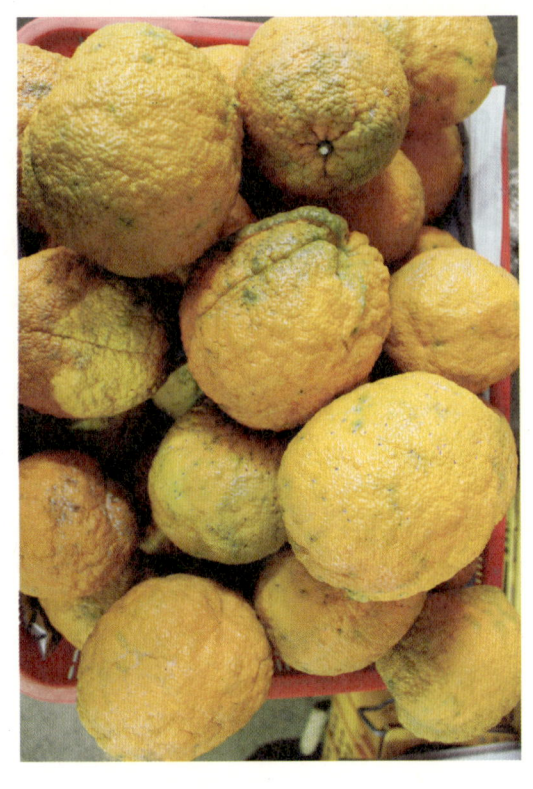

청에 술을 부어 24시간 숙성시킨 후에 마신다. 당유자청은 당유자의 씨와 껍질을 버리고 즙과 알갱이를 꿀에 섞어 만든 것이다.

 티눈과 사마귀에는 당유자 씨를 태워 그 재를 밥에 버무려 붙인다. 신경통, 요통, 류머티즘, 냉증에는 당유자를 삶아 그 물을 욕탕에 넣어 목욕한다. 당유자와 오미자를 넣고 담근 술은 피로회복과 피부미용에 좋고, 건위, 동맥경화를 예방하는 데 효과가 있다.

전통의학에서는

 당유자는 제주에서만 난다. 귤보다 크고 껍질은 두껍다. 귤껍질 안에

있는 흰 속^(홍피:紅皮)은 비위를 보하고 귤 속살에 붙은 막^膜은 갈증을 멎게 한다. 술 마신 후 토하는 증세에 달여서 마시면 진정효과가 있다. 허리가 아프고 아랫배가 아프며 오줌을 잘 누지 못하는 증상에는 귤씨를 볶아서 가루를 내어 먹으면 좋다. 당유자는 술독을 풀어주고 술 마시는 사람의 입에서 나는 냄새를 없애준다.

음식으로는

당유자의 겉껍질을 얇게 깎아 채로 썰어 설탕에 절여 차를 만든다. 당유자는 쓰고 신맛이 강하기 때문에 설탕에 절여 6개월 이상 숙성시켜야만 좋은 차가 된다. 겨울에는 뜨거운 물을 부어 차로 마시고 여름에는 시원한 물을 부어 주스로 마신다. 겨울이 되어 날이 추워지면 큰 냄비에 당유자를 크게 썰어 넣고 배와 생강을 넣어 푹 끓여 따뜻하게 마신다. 겨울철 음료이자 감기를 예방하는 약이 된다.

당유자의 즙만 짜서 당유자청을 만들어 각종 샐러드의 소스로 이용한다. 당유자청을 만들기 위해서는 큰 당유자 10개를 준비해서 씨와 껍질을 버리고 속살과 즙을 입구가 넓은 병에 넣은 다음 꿀을 넣어 며칠 동안 숙성시킨다. 당유자는 나무에서 눈^[雪]을 맞은 후에 따면 단맛이 더 많아진다.

악귀를 쫓는
붉은팥

식물명 팥
약재명 적소두(赤小豆)
학 명 *Vigna angularis* Ohwi & H. Ohashi
제주명 풋

    예로부터 붉은팥에는 악귀를 쫓는 힘이 있다고 믿었다. 그래서 초상집에서는 잡귀를 막기 위해 팥죽을 쑤어 먹었고 굿을 하고 난 후에는 붉은팥을 뿌려 굿할 때 모여든 귀신들을 내쫓았다. 혼례 때 손님에게 팥밥과 팥떡을 대접하는 것도 잡귀를 쫓기 위한 비방이다. 이사를 하거나 개업을 할 때 붉은팥을 듬뿍 넣어 시루떡을 만들어 나눠 먹고 동짓날에 팥죽을 쑤어 먹는 것도 잡귀를 멀리하기 위함이다. 동짓날 팥죽을 쑤어 먹는 풍습은 중국의 오래된 이야기에서 비롯되었다.
    옛날 중국에 공공씨라는 사람이 살고 있었는데 성질이 난폭하여 마을 사람들을 괴롭혔다. 마을 사람들은 멀리서 공공씨가 나타나면 피해 다니거나 숨어야 했다. 그러던 중 공공씨가 갑자기 병에 걸려 동짓날에 죽었는데 죽어서 전염병을 옮기는 역질 귀신이 되었다는 소문이 돌았다. 이 소문을 들은 마을 사람들은 동짓날이 되면 죽은 공공씨 귀신이 마을을 찾아올지도 모른다는 두려움에 떨었다. 그래서 공공씨가 살았을 때 가장 싫어했던 팥죽을 쑤어 대문 앞에 뿌리고 가족들끼리 팥죽을 먹으면서 공공씨 귀신이 가까이 오지 못하게 막았다고 한다.

팥은 강인한 생명력을 갖고 있어 기왓장을 뚫고서도 싹을 틔운다고 한다. 척박한 땅에서도 잘 자라며 파종 시기가 늦어지더라도 가을에 수확 시기를 맞추는 농작물이다. 팥에는 단백질, 지방, 탄수화물, 비타민 등의 영양소가 들어있으며 단맛이 있어 예로부터 다양한 음식과 간식을 만드는 데 중요한 식재료가 되기도 하였다.

팥은 콩과의 일년생식물로 종자는 붉은색으로 익는다. 키는 30~60cm로 자라며 꽃은 8월에 노란색으로 핀다. 민간에서는 붉은팥에 악귀를 쫓는 힘이 있다 하여 부정한 것을 없애거나 부정한 장소를 정화시키기 위해서 팥을 뿌리고 팥으로 만든 음식을 먹는다.

제주도 민간에서는

제주에서는 팥을 폿이라 한다. 동짓날 팥죽을 먹으면 감기에 걸리지 않는다고 한다. 변비에는 팥 삶은 물을 지속적으로 먹으면 효과가 있다.

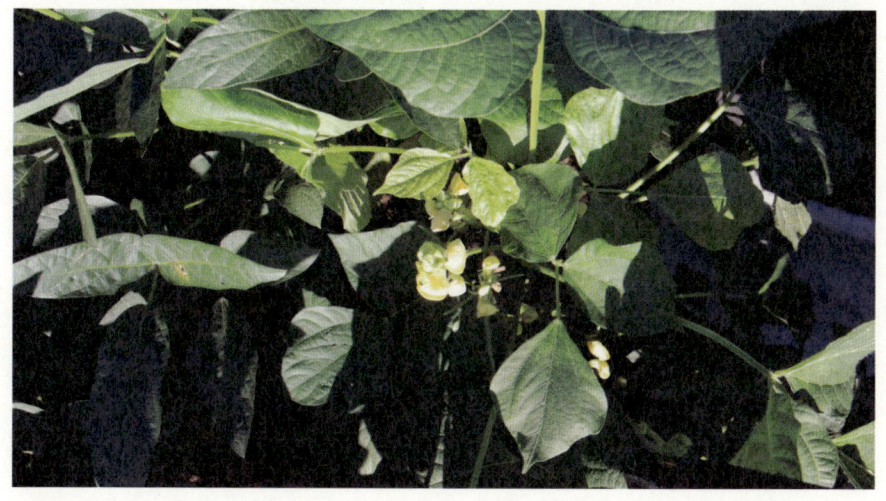

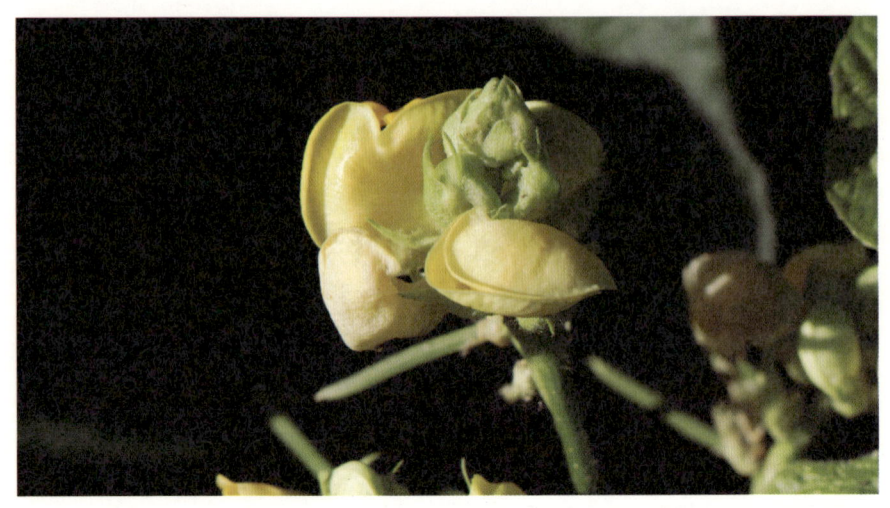

팥에는 영양이 많아 영양실조를 예방하고 이뇨작용이 있어 몸의 부기를 가라앉힌다. 비만에는 팥 삶은 물을 마시고 팥을 넣은 보리밥을 먹는다. 여드름에는 팥 삶은 물로 세수하고, 얼굴에 종기가 나면 팥가루를 꿀에 개어 붙인다. 겨드랑이에서 암내가 나는 사람은 팥밥을 따뜻하게 해서 겨드랑이에 끼웠다 빼기를 반복하면 냄새가 없어진다. 영양실조로 다리가 붓는 각기병에는 붉은팥으로 죽을 쑤어 먹고, 과음으로 인해 구토가 날 때는 붉은팥을 삶아 그 물을 마신다. 붉은팥은 귀신을 쫓는 힘이 있어 상갓집에 갈 때 주머니에 붉은팥과 마늘을 넣고 가면 잡귀가 접근하지 않는다. 잔칫집에서 팥밥을 지어 손님들을 대접하면 신혼부부에게 재앙이 없어진다고 한다.

전통의학에서는

붉은팥을 적소두赤小豆라 한다. 잎, 꽃, 종자를 약으로 쓴다. 성질은 평하고 맛은 달고 시며 독이 없다. 각기병에는 소금이나 설탕을 넣지 않고 물에만 삶은 팥을 먹는다. 팥은 모유를 잘 나오게 하고 몸의 궂은 물을 빠지게 하며 종기의 피고름을 삭게 한다. 당뇨를 치료하고 설사와 이질을 멎게 하며 소변을 잘 나가게 하여 몸의 부종을 가라앉힌다. 붉은팥은 비장을 씻어 내는 약이다. 팥잎을 곽藿이라 하며 소변이 잦은 것을 멎게 하고 번열을 없애며 눈을 밝게 한다. 팥꽃은 오랫동안 술에 취하여 갈증이 나는 것을 치료하고 소갈병(당뇨)과 술을 마셔서 생긴 두통을 멎게 하며 술로 인해 생긴 병을 낫게 한다. 붉은팥의 꽃을 부비腐脾라 하며 음력 7월에 꽃을 따서 그늘에 말려 약으로 쓴다.

음식으로는

붉은팥을 넣으면 음식 맛이 좋아진다. 죽, 밥, 떡, 빵, 양갱, 과자 등을 만드는 데 쓴다. 세시 음식으로 동짓날 팥죽을 쑤어 먹으면 질병을 예방하고 가족들에게 궂은 일이 생기지 않는다고 한다.

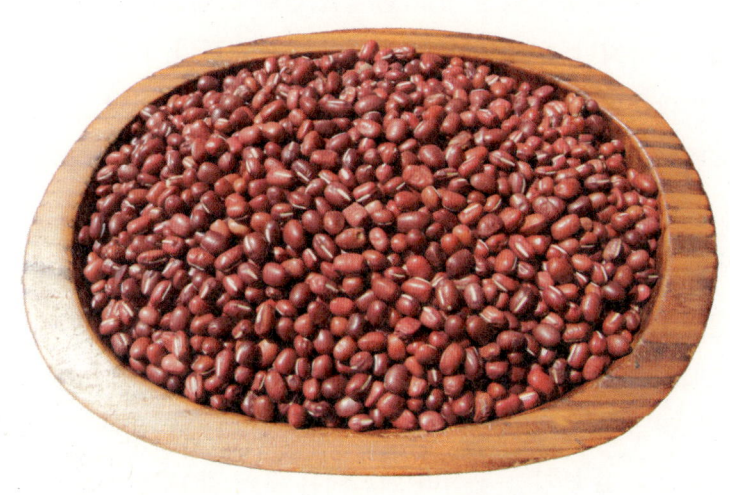

잡귀를 떼어내는
양하

식물명 양하
약재명 산마작, 양초(蘘草), 양하자
학 명 *Zingiber mioga* Roscoe.
제주명 양에, 양의

양하는 따뜻한 남쪽 지방에서 자라는 생강과의 여러해살이풀로 강한 향을 갖고 있는 식물이다. 잎은 크고 넓으며 뿌리는 땅속에서 옆으로 뻗어 자라는데 그 모양이 생강을 닮았다 하여 야생강野生薑이라고 한다. 꽃은 8~9월에 뿌리에서 자주색 봉오리가 올라와 지표면에 붙어 피는데 꽃이 피기 전 연한 꽃봉오리를 따다 음식을 만들어 먹는다. 양하는 야생에서 자라기도 하지만 집 주위에 심어 재배하기도 한다. 과거 초가집 주위로 양하를 많이 심었는데 양하가 있으면 뱀이 나오지 않았고 비가 왔을 때 처마 밑에 빗물이 떨어져 흙이 파이는 것을 막아주어 마당이 깨끗하였기 때문이다.

민간에서는 초상집에 갈 때 잡귀들을 떼어놓기 위해 양하를 주머니에 넣고 간다. 초상집에는 온갖 잡귀들이 모여든다고 하는데 양하의 향을 맡은 잡귀들은 가까이 접근하지 않는다고 한다. 초상집에 다녀온 후에는 양하 삶은 물로 손과 얼굴을 씻으며 혹시라도 따라온 잡귀들을 내쫓는다. 초상집 외에도 부정한 곳이라 의심되는 곳에 갈 때는 양하를 몸에 지

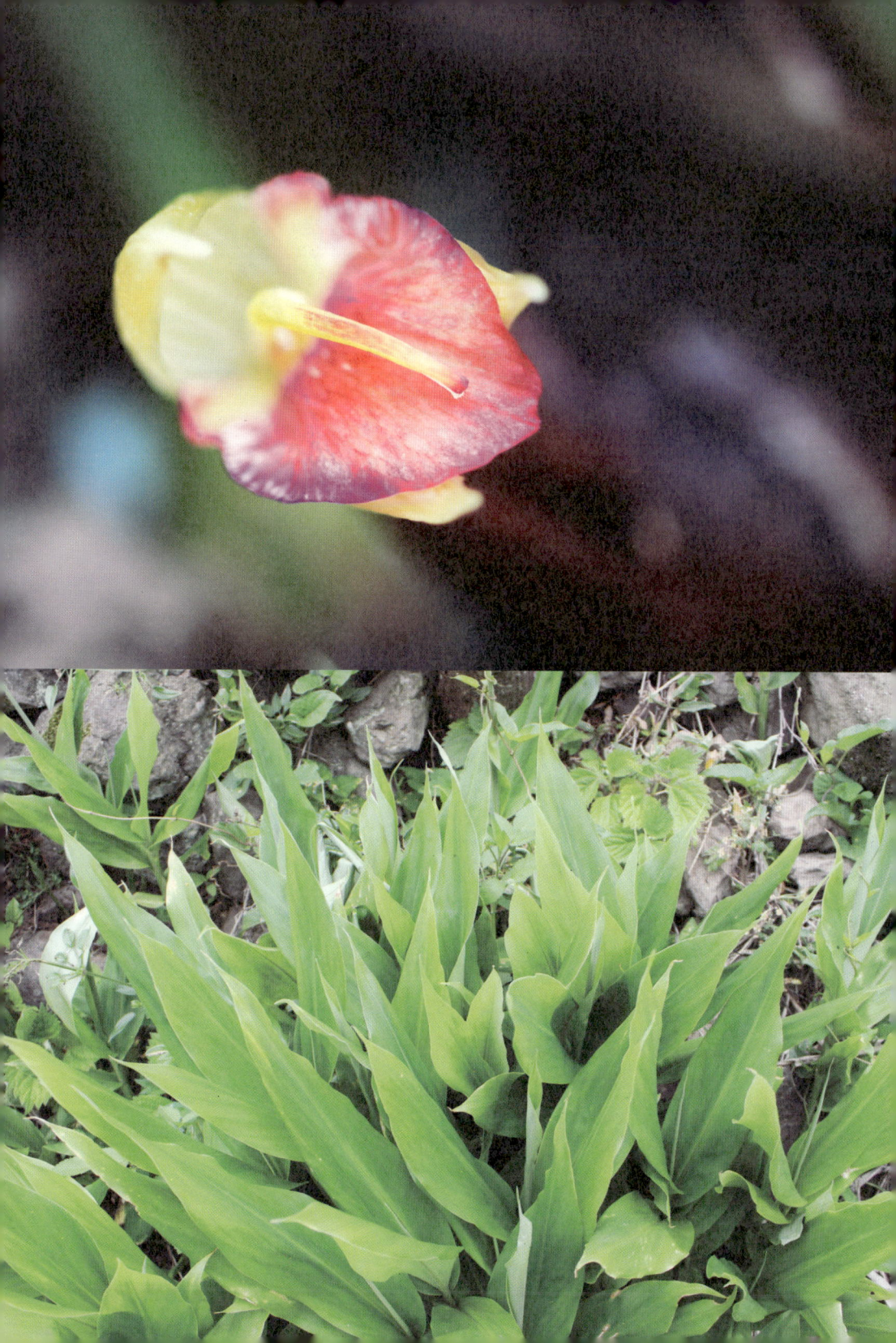

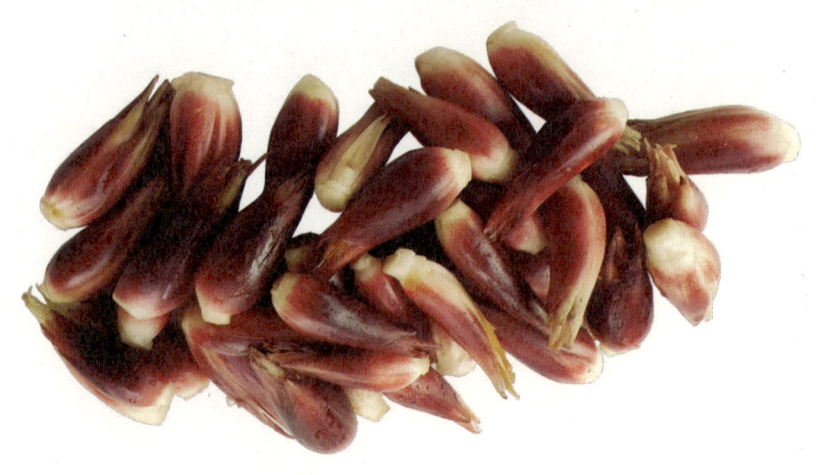

니고 다녔다. 양하는 잡귀 퇴치뿐만 아니라 야외에서 위급할 때 비상약으로도 요긴하게 쓰였다.

제주사람들의 양하 사랑은 무한하다. 양하 꽃이 피는 시기가 되면 사람들은 들로 산으로 양하봉오리를 뜯으러 다닌다. 뜯어온 양하봉오리로 장아찌를 담가 일 년 내내 별미로 먹는다. 추석에는 양하로 음식을 만들어 제사상에 올린다. 양하는 식용, 약용, 의례용, 관상용이자 빗물에 흙이 파이거나 무너지는 것을 막아주는 역할도 한다.

제주도 민간에서는

양하는 해독작용을 한다. 몸속 독을 풀어주고 음식으로 인한 식체에도 약으로 먹는다. 복어 독에 중독되면 양하를 찧어 생즙을 마신다. 농약에 중독되면 양하를 찧어 생즙을 마시고 뿌리나 꽃봉오리를 달여 그 물을 마신다. 음식을 먹고 체했을 때에는 양하의 생즙을 마신다. 복통이 심하면 양하 종자를 달여 설탕을 타서 마신다. 유선염에는 양하를 찧어 생즙을 마신다. 피부에 난 종기에는 뿌리를 짓찧어 붙인다. 피부 상처에 양하

즙을 바르면 벌레가 달라붙지 않아 상처가 빨리 낫는다. 소의 목에 난 상처에도 양하의 생즙을 발라준다.

전통의학에서는

양하는 우리나라 남쪽 지방에서 나며 사람들이 많이 심어 먹는다. 한방에서는 양하의 잎을 양초襄草, 꽃을 산마작山麻雀, 열매를 양하자襄荷子라 한다. 잎, 뿌리줄기, 꽃, 종자를 약으로 쓴다. 뿌리줄기는 여성들의 생리불순과 대하를 치료하며 기침, 가래, 종기, 안구 충혈에 효과가 있다. 복통이 심할 때는 종자에 설탕을 넣고 달여 그 물을 마신다. 양하는 벌레 독과 말라리아를 치료하고 기침과 가래를 가라앉게 하는 효과가 있다. 양하 전체를 잘게 썰어 삶아 목욕물에 넣으면 혈액순환을 촉진하고 냉방병에 효과가 있으며 여름 감기를 낫게 한다.

주의

양하는 생강과 비슷하게 더운 성질을 갖고 있다. 몸이 찬 사람이 먹으면 좋지만 몸에 열이 많은 사람이 많이 먹는 것은 좋지 않다.

음식으로는

양하는 봄에서부터 가을까지 향긋한 먹거리를 제공한다. 봄에는 땅에서 올라오는 연한 순을 잘라 생으로 된장에 찍어 먹거나 데쳐서 나물로 먹고 된장국을 끓여 먹는다. 추석 시기에는 꽃봉오리를 먹는다. 꽃봉오리를 감싸는 억센 꽃받침을 벗겨내고 길게 4등분해서 데친 후 소금과 참기름, 깨소금을 넣어 양념한다. 양하 나물에 콩나물을 데쳐서 섞으면 식감과 맛이 잘 어울린다. 추석에는 양하 나물과 양하국을 만들어 제사상에 올린다. 양하나물은 추석 제사상에 빠지지 않는 의례음식이다. 양하의 향은 육류에서 나는 누린내를 제거해 주고 세균을 죽이는 효과가 있어 식탈을 없게 하고 소화가 잘 되게 도와준다. 비빔밥에 양하 나물을 넣어서 비벼 먹으면 향이 있어 입맛을 돋운다. 돼지고기를 구워 먹을 때 양하 장아찌를 곁들이면 최고의 별미 음식이다. 시루떡을 찔 때 양하잎으로 시루 구멍을 막으면 시루떡에 양하 향이 스며들어 맛과 향이 좋은 떡이 된다.

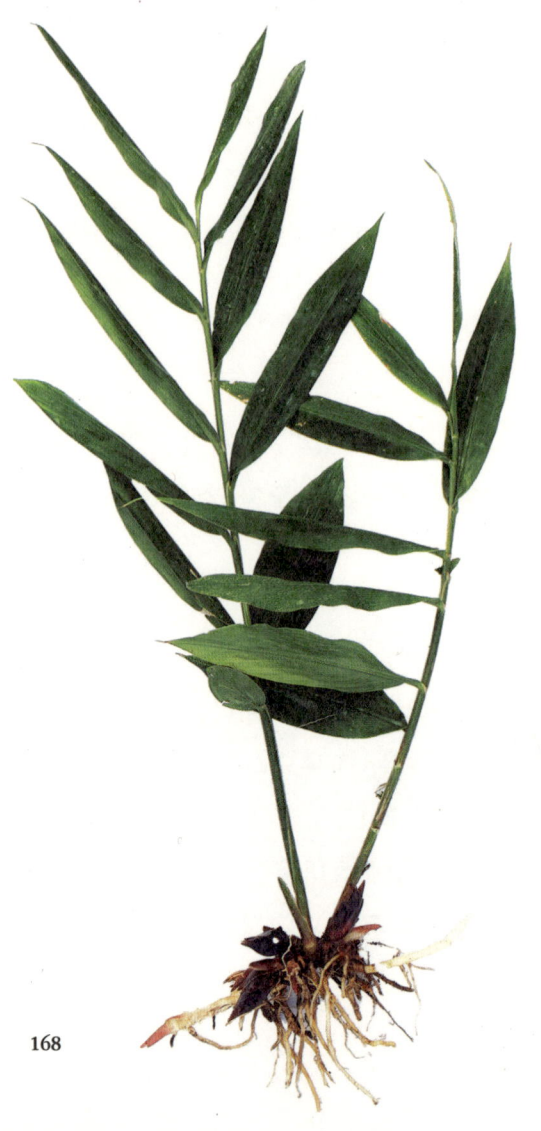

하늘을 오르내리는
하늘타리

식물명 하늘타리
약재명 과루인(瓜蔞仁), 과루피(瓜蔞皮), 천화분(天花粉)
학 명 *Trichosanthes kirilowii* Maxim.
제주명 두루애기, 하늘애기

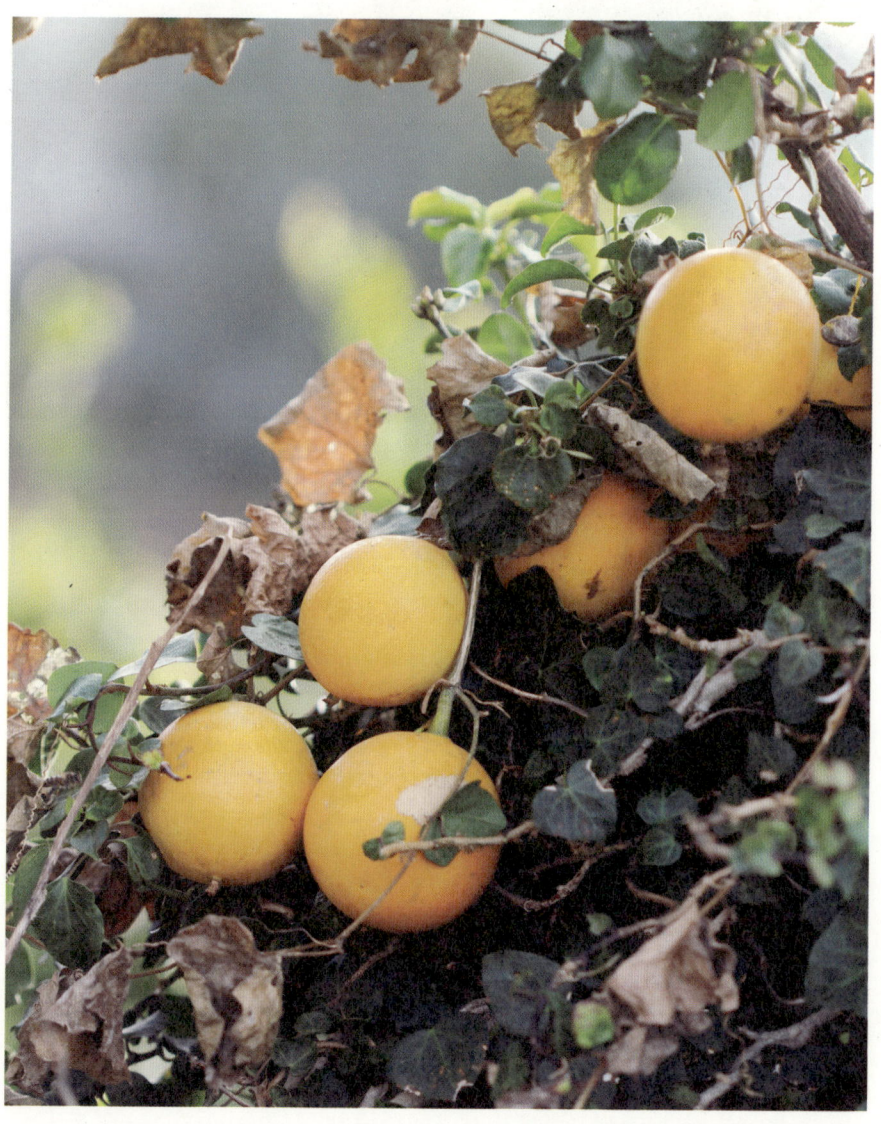

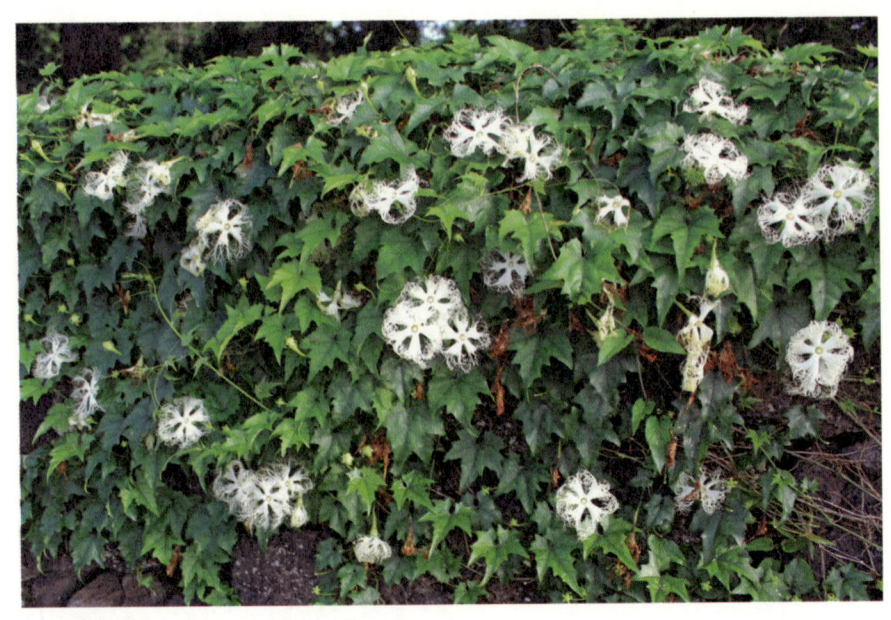

　제주는 일만 팔천 신神이 깃든 신들의 섬이다. 이 많은 신들 중에는 좋은 신도 있고 나쁜 신도 있다. 서로 다른 두 종류의 신들은 항상 대립하면서 인간을 긴장하게 한다. 섬사람들은 좋은 신은 집 안에 머물게 하고 나쁜 신은 집 안으로 들어오지 못하게 막는데 그 역할을 하늘타리 열매가 맡아 해준다. 나쁜 신을 막기 위해서는 대문과 부엌에 하늘타리 열매를 세 개씩 묶어 매달아 두는데 하늘타리 열매를 본 악귀는 그 열매에 매달려 놀다가 집 안으로 들어올 기회를 놓쳐서 그냥 돌아간다고 한다.

　하늘타리 열매는 제주의 신구간 규율을 잠시 해제시키기도 한다. 신구간이란 이승의 신들이 옥황으로 올라가 묵은해의 인간 세상 일을 보고하고 새해의 새 규율을 받아오는 7일 동안의 기간이다. 이 기간에는 지상에 신이 없으므로 평소 신의 동티가 무서워 손대지 못했던 일들을 해치우는데 주로 이사나 집수리, 묘 이장 등이다.

그런데 이런 일들을 신구간이 아닌 때에 급하게 해야 하는 경우가 생기기도 하는데 그런 경우에는 하늘타리 열매가 신을 달래주는 역할을 한다. 이사 갈 집에 미리 하늘타리 열매 세 개를 묶어 갖다 놓아 신에게 이사 올 것을 알리면 하늘타리 열매를 본 신은 이를 이해하고 자리를 잠시 피해준다. 집을 수리할 때도 수리할 곳에 하늘타리 열매 세 개를 묶어 갖다 놓으면 신은 인간의 어려움을 이해하고 받아들여 동티를 주지 않는다.

하늘타리는 박과의 여러해살이풀이다. 줄기에 덩굴손이 있어 높은 나무나 전봇대를 타고 하늘로 오르려고 애쓴다. 꽃은 밤에서 새벽에 흰색으로 피고 꽃의 모양은 하얀 실을 뭉쳐놓은 듯하다. 열매는 사과만 하고 가을에 노랗게 익는다. 열매 속에는 딱딱한 씨앗이 많이 들어 있다. 뿌리는 굵고 길며 전분이 많아 흉년에 뿌리 전분을 먹고 목숨을 연명하였다. 하늘타리 종류에는 하늘타리와 노랑하늘타리가 있다. 하늘타리 열매는

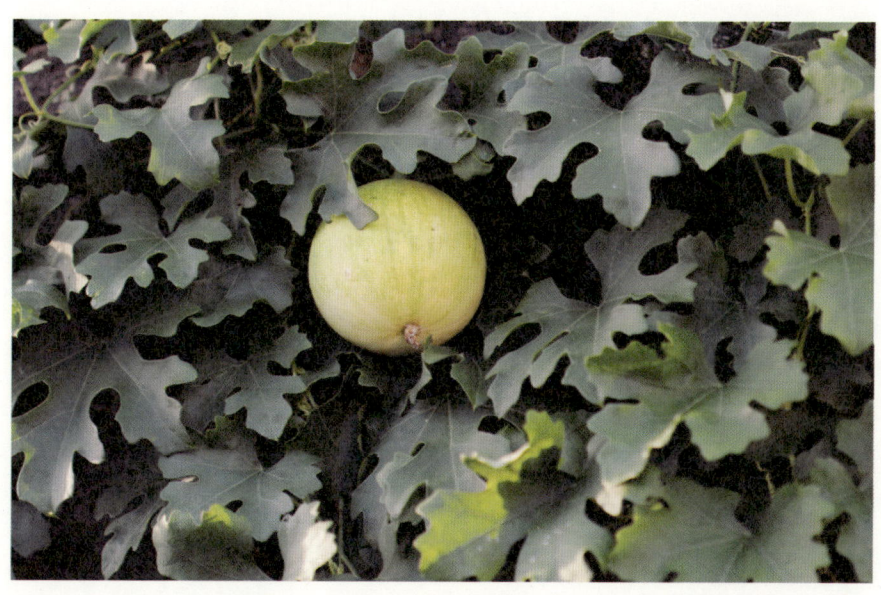

동그랗고 노랑하늘타리 열매는 타원형이다. 제주에서는 열매가 동그랗고 노랗게 익는 하늘타리를 귀신이 좋아한다고 하여 집 안에 걸어둔다. 이렇게 집 안에 걸어두었던 열매는 겨울이 되어 감기에 걸리면 감기약으로 달여 마신다. 그래서 제주 속담에 "하늘래기 조왕에 비치민 집안 펜안 헌다."고 하였다. 이 말은 하늘타리가 부엌에 보이면 집안이 편안해진다는 뜻이다. 하늘타리는 식용은 물론 약용하였으며 귀신을 달래어 인간과 신의 어려운 관계를 원만하게 중재해 주는 식물이다. 그래서 제주 사람들은 하늘에서 보낸 애기라 하여 하늘애기라고 부르는 건 아닐까?

제주도 민간에서는

　겨울에 감기에 걸려 기침을 하거나 열이 나면 집 안에 걸어두었던 하늘타리 열매를 달여 그 물을 따뜻하게 해서 마신다. 하늘타리 열매 한 개 기준으로 물 2ℓ 정도를 넣고 달인다. 감기약으로 먹을 때는 하늘타리 열매, 당유자, 생강, 배, 대추를 함께 큰 냄비에 넣고 푹 달여 그 물을 따뜻하게 마신다. 이렇게 약을 만들어서 먹으면 오래된 감기도 낫는다. 열나는 감기에는 하늘타리 열매에 대나무 어린잎과 당유자를 넣고 푹 달여 그 물을 마신다. 천식이 있어 겨울에 기침이 그치지 않는 사람은 하늘타리 열매를 달여 따뜻하게 마신다. 어른들 감기에는 하늘타리 열매에 막걸리를 넣고 푹 끓여 흑설탕이나 꿀을 타서 마신다. 하늘타리 열매 달인 물은 감기를 낫게 하고 소화를 도와주며 속을 편안하게 해준다.
　심한 타박상으로 피멍이 들면 하늘타리 뿌리를 짓찧어 즙을 짠 다음 치자열매 가루와 밀가루를 넣어 반죽해서 멍이 든 부위에 붙인다. 반죽이 마르면 새로 바꿔주면서 자주 갈아준다. 관절염으로 인한 통증에는 뿌리 달인 물을 마시고 그 물을 따뜻하게 해서 아픈 부위를 찜질한다.

전통의학에서는

하늘타리 열매를 과루瓜蔞라 하고 종자를 과루자瓜蔞子라 하며 뿌리는 천화분天花粉이라 하여 약으로 쓴다. 열매는 그늘에서 말려 기침, 가래, 변비, 천식에 약으로 쓴다. 열매껍질을 과루피瓜蔞皮라 하여 가슴이 아프며 가래가 많고 기침을 할 때 달여 마신다. 종자는 과루자, 과루인瓜蔞仁이라 하며 햇볕에 말려 약으로 쓴다. 늙거나 병을 앓고 난 후, 변비가 있을 때, 기침 가래와 통증이 있을 때 달여 마신다. 하늘타리 뿌리를 말려 가루로 빻은 천화분은 당뇨에 좋은 약이다. 입술과 입안이 마르는 것을 낮게 하고 소화가 잘 되게 한다. 종기의 독을 삭게 하며 유선염, 등창, 치루를 낮게 한다. 타박상으로 생긴 피멍을 풀어주고 열로 속이 마르는 증상과 변비를 개선해준다.

열이 나거나 기침이 날 때는 말린 뿌리를 달여 마신다. 하늘타리 뿌리에서 얻은 전분은 땀띠가 났을 때 발라주면 효과가 좋다. 하늘타리로 끈적한 조청을 만들어 겨울철 감기약으로 먹었다. 하늘타리청을 만들려면 하늘타리 열매에 감초와 상동덩굴을 넣고 푹 삶아 건더기는 건져 버리고

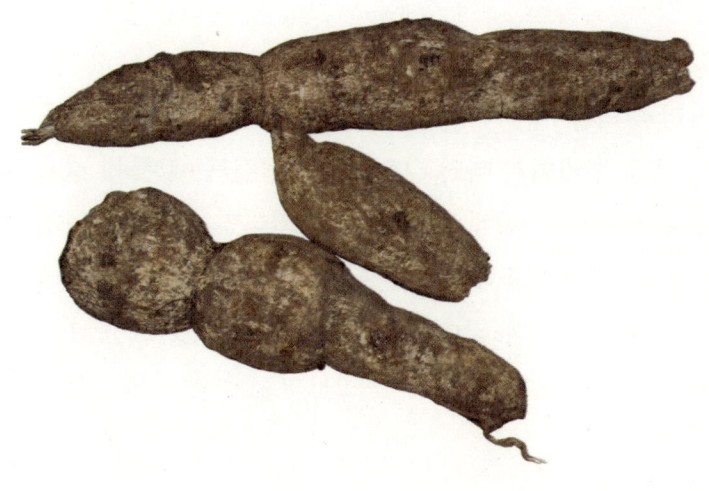

그 물에 쌀을 넣어 밥을 짓고 엿기름과 물을 넣어 삭힌다. 밥알이 떠오르면 건더기는 짜서 버리고 삭힌 국물만 솥에 부어 약한 불에서 잘 저으면서 천천히 졸인다. 국물이 졸아들어 조청처럼 끈적해지면 불을 끄고 식혀서 저장한다. 겨울에 감기에 걸리면 하루 한 수저를 따뜻한 물에 타서 마신다.

주의

천화분은 하늘타리 뿌리를 잘게 썰어 햇볕에 말려 가루로 빻은 약이다. 천화분은 임신중절 약이므로 임신 중에 이 약을 먹으면 대부분 유산 반응이 나타난다.

음식으로는

하늘타리의 연한 잎과 열매, 뿌리의 전분을 식용한다. 연한 순을 데쳐 양념해서 나물로 먹는다. 어린 열매는 삶아서 속의 전분을 먹는다. 뿌리는 짓찧어 물에 담가 전분을 얻어 다른 가루와 섞어 수제비나 떡을 만들어 먹는다.

하늘타리 전분 만들기

하늘타리 뿌리를 절구에 넣고 짓찧은 다음 잘 주물러 전분을 빼고 찌꺼기는 버린다. 뿌리에서 빠진 갈색의 전분물을 큰 그릇에 넣고 물을 부어 전분을 가라앉힌다. 위에 뜬 갈색 물은 버리면서 깨끗한 물이 나올 때까지 반복한다. 물이 깨끗해지면 웃물은 버리고 전분은 그릇에 붓고 헝겊을 덮어 물기를 제거한다. 굳어진 전분을 고운 천에 펼쳐서 널어 말린다.

하늘의 신을 부르는 대나무

식물명	대나무
약재명	죽력(竹瀝), 죽순(竹筍), 죽엽(竹葉)
학 명	*Bambusoideae*
제주명	대낭, 대섶

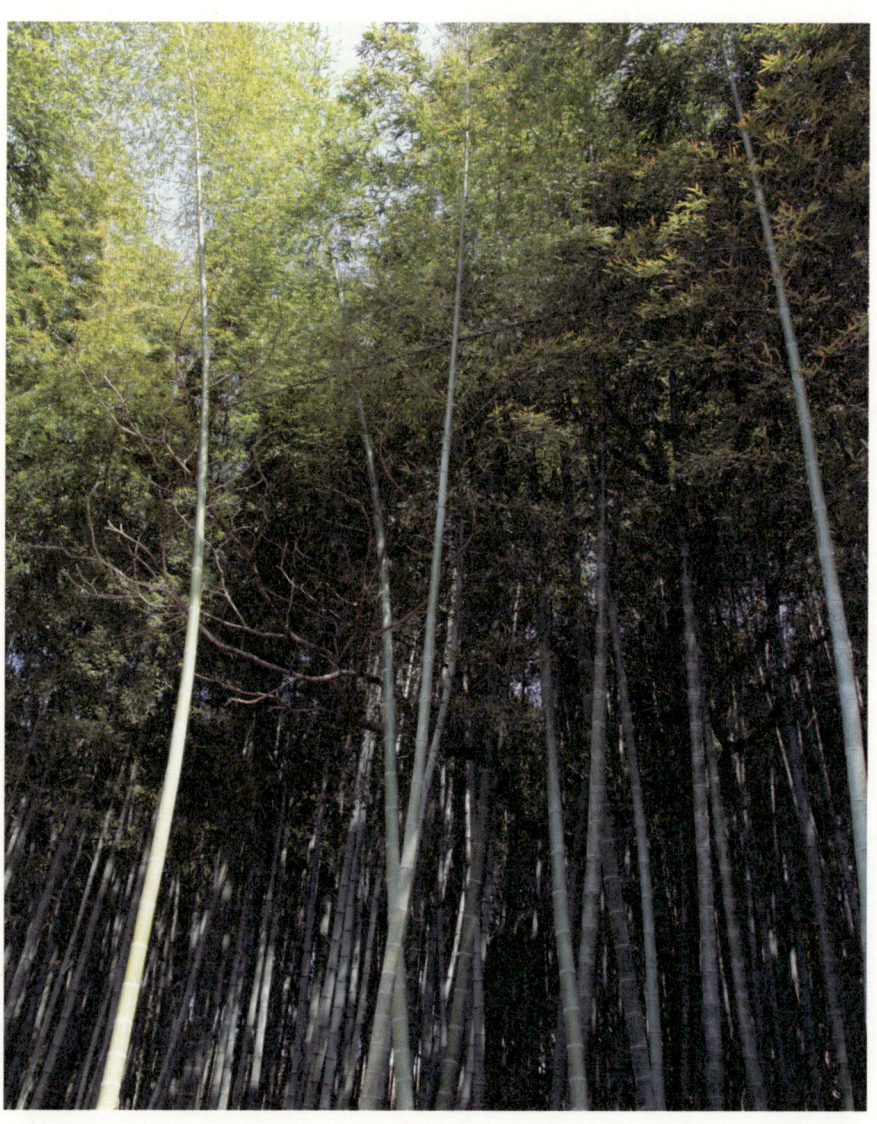

제주에서는 굿을 할 때 마당에 큰 왕대를 세워놓고 하늘의 신들을 초대한다. 왕대를 마당에 세워 놓으면 하늘의 신들이 대나무 가지를 타고 인간 세상으로 내려와 소원을 들어준다고 믿는다. 그러면 무당은 인간 세상으로 내려온 신들을 잘 대접하고 즐겁게 놀게 한 후 소원을 빈다.

대나무는 신을 불러들이는 나무이면서 인간의 액운을 쫓아주는 나무이다. 민간에서는 한 해가 저무는 섣달그믐이 되면 대나무로 연을 만들어 생년월일과 이름을 쓰고 새해의 액운을 없게 해달라는 소원을 적어 연날리기를 한다. 연이 높이 떠오르면 연줄을 끊어 멀리 날아가게 하는데 연이 멀리 날아가면 액운이 떠났다고 하여 안심한다. 연날리기는 섣달에서 정월 보름까지 행해졌는데 남자아이에게는 정연(방패연)을 만들어 주고 여자아이에게는 가오리연을 만들어 날리게 하였다.

대나무는 벼과의 풀로 나무는 아니다. 수명은 20년 정도이고 꽃을 피우기도 하는데 꽃이 피고 나면 시들어 죽기 때문에 대나무에 꽃이 피는 것은 불길한 징조로 여긴다. 대나무는 모든 부위를 약으로 쓰며 잎이나 죽순은 좋은 식재료로도 쓰인다. 특히 대나무의 곧은 줄기는 선비의 절개에 비유되며 국화, 난, 매화와 더불어 사군자로 칭송된다.

제주도 민간에서는

대나무의 어린잎과 죽순을 약으로 쓴다. 찬 성질을 갖고 있어 열을 내리는 효과가 있다. 아기가 감기에 걸리거나 기침을 하면 대나무의 어린 순을 뽑아다 어린수세미를 썰어 넣고 달여 그 물을 먹인다. 어른들 감기에는 댓잎을 은근한 불에서 달여 그 물을 마신다. 열나는 감기에는 대나무 잎, 당유자, 생강을 넣고 달여 따뜻할 때 꿀을 넣고 마신다. 이 약을 먹고 나서 따뜻한 방에서 한잠 자고 나면 열이 내리면서 감기가 낫는다. 아

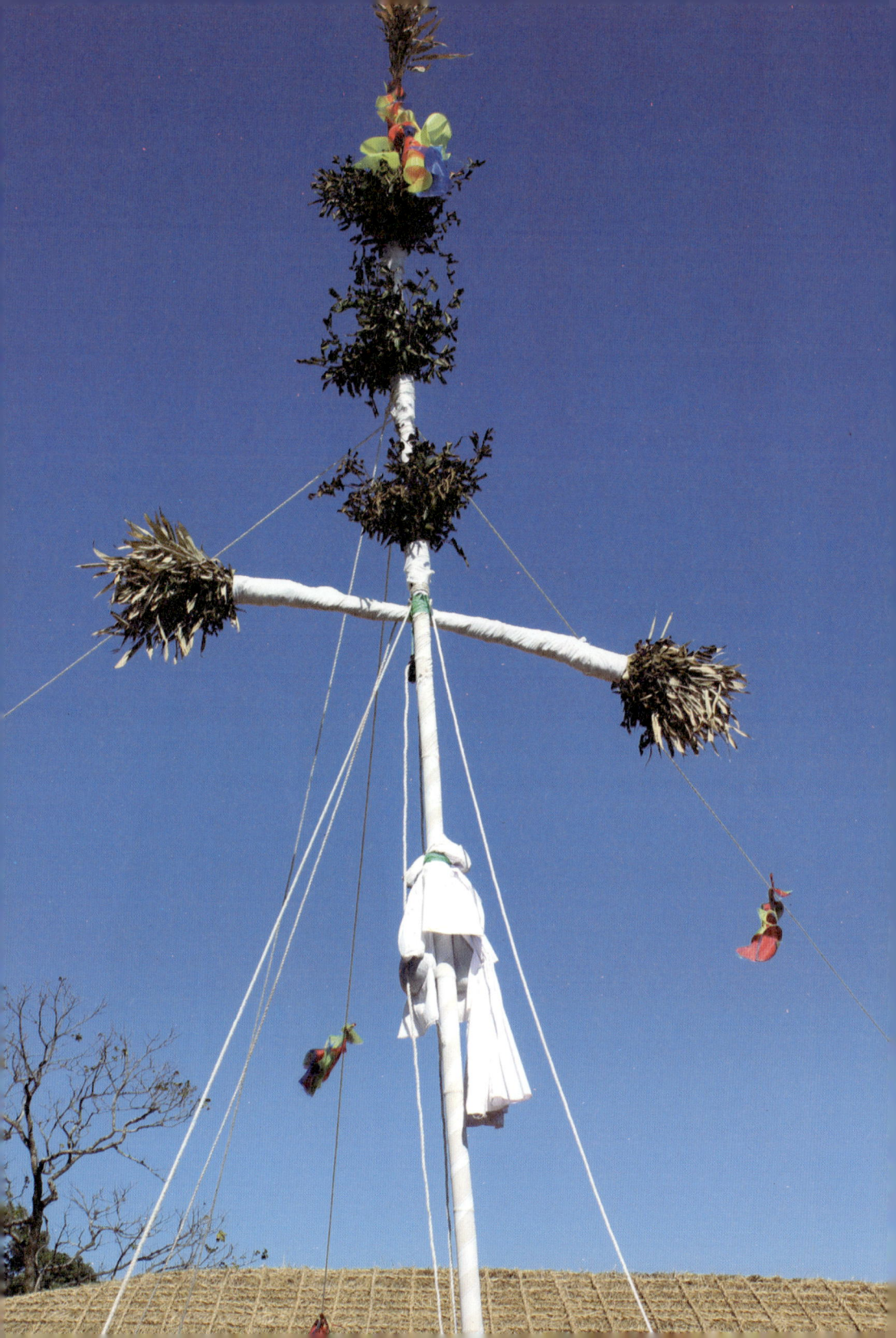

이들의 오랜 기침과 천식에는 왕대를 적당한 크기로 잘라 화로 위에 걸쳐 놓고 밑에서 불을 피워 왕대 속에 고인 즙을 먹인다. 어른들의 기침, 가래, 감기에는 왕대의 죽순 속에 고이는 즙을 마신다. 속으로 열이 치미는 화병에는 죽순을 푹 고아 먹거나 죽순으로 술을 담가 마신다. 중병에 걸린 사람도 죽순을 푹 고아서 먹는다. 죽순은 단옷날 아침에 캔 것이라야 약효가 더 좋다고 한다.

전통의학에서는

대나무의 모든 부분을 약으로 쓴다. 땅속에서 돋아나는 순을 죽순이라 하고 잎은 죽엽이라 하며 열매를 죽실이라 하고 진을 죽력이라 한다. 대나무 잎은 모든 식독과 술독을 풀어주며 피를 맑게 한다. 노화예방과 중풍예방에도 탁월한 효과가 있고 열을 내리는 작용도 한다. 대나무 마디 안에 고인 물은 갑자기 생긴 중풍을 낫게 하고 가슴속 심한 열을 낫게 한다. 죽순은 건위를 돕고 불면증을 치료하며 열매 죽실은 강장제로 쓴다. 잎은 그늘에서 말려 약으로 쓴다.

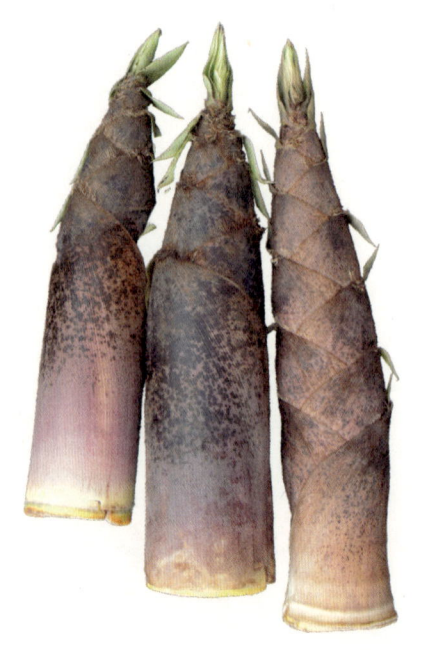

주의

날 죽순에는 독성이 있어 삶아서 물에 담가 독성을 제거한 후에 음식을 만들어 먹어야 한다.

음식으로는

죽순으로 다양한 음식을 만든다. 생 죽순에는 아린 맛이 있기 때문에 음식을 만들기 전 쌀뜨물에 담가 아린 맛을 빼거나 삶아서 물에 담가 아린 맛을 뺀다. 삶은 죽순을 썰어넣어 죽순밥을 만든다. 죽순을 썰어 설탕에 조려 죽순정과를 만든다. 삶은 죽순을 초고추장에 찍어 먹거나 프라이팬에서 볶아 나물로 먹는다. 삶은 죽순을 간장이나 된장에 박아 장아찌를 만든다. 죽순을 소금물에 삭혀서 김치를 만든다. 삶은 죽순을 가늘게 썰어 말려서 탕을 끓일 때 넣는다. 말린 죽순을 물에 불려 프라이팬에서 볶아 먹는다. 죽순으로 술을 담근다. 동치미를 담글 때 대나무 잎을 동치미 위에 덮으면 부패를 방지하고 허연 지게미가 생기지 않는다. 잎을 썰어 그늘에서 말려 차를 끓이거나 술을 담근다.

죽순국 끓이기

제주에서는 죽순을 댓부르기라고 한다. 죽순국을 끓이려면 우선 죽순의 껍질을 벗기고 큼직하게 썰어 삶은 후 한나절 물에 담가 아린 맛을 뺀다. 아린 맛이 빠진 죽순을 채로 썰어 돼지고기와 함께 냄비에 넣고 끓인다. 국물이 끓고 고기가 익으면 메밀가루를 물에 풀어 넣어 걸쭉하게 한다. 집 간장으로 간을 맞추고 한 번 더 끓이면서 달걀을 풀어 넣기도 한다.

별난 이름
약재

아픈 무릎엔 **쇠무릎풀**
설사를 멈추게 하는 **이질풀**
어머니에게 좋은 약 **익모초**
온갖 풍을 막는 **방풍나물**
바닷물을 먹고 자라는 **갯방풍**
고양이 소화약 **괭이밥**
피를 엉기게 하는 **엉겅퀴**
눈을 밝게 하는 **결명자**
파리 잡는 **파리풀**
쑥쑥 자라는 **쑥**
잇몸을 반짝이게 하는 **별꽃**
나라를 망하게 한 **양귀비**
씨앗 소리 요란한 **소리쟁이**
머리에 새끼가 달린 **달래**
부처님의 손을 닮은 **부처손**
살찐 진드기를 닮은 **피마자**
까까머리를 닮은 **까마중**
닭의 창자를 닮은 **닭의장풀**
뱀의 머리를 닮은 **배암차즈기**
제비초리를 닮은 **제비꽃**
바닷가의 불로초 **번행초**
망할 놈의 풀 **망초**

아픈 무릎엔
쇠무릎풀

식물명 쇠무릎
약재명 우슬(牛膝)
학 명 Achyranthes bidentata Blume var.
제주명 마슬, 몰모작쿨, 우슬

　민간에서는 무릎이 아프다는 사람을 만나면 쇠무릎풀의 뿌리를 약으로 써보라고 권한다. 쇠무릎풀의 뿌리는 우슬牛膝이라 하여 오래전부터 관절염과 신경통에 약재로 써왔다. 우슬에는 사포닌과 스테로이드 성분이 있어 염증을 가라앉히고 통증을 완화시키는 데 효과가 있다고 알려진다.
　그런데 사람들은 왜 소의 무릎이라는 이름을 붙였을까? 이 풀의 줄기를 보면 잎이 마주나는 부위가 붉게 부풀어오른 모양이 마치 소의 무릎처럼 보이기 때문이다. 그런데 제주에서는 이 풀을 소의 무릎이 아닌 말의 무릎 풀이라 하여 몰모작쿨이라 한다. 소의 무릎보다는 말의 무릎을 흔히 봐 왔기 때문일 것이다. 제주 민간에서는 우슬과 비슷한 풀에 마슬도 있다고 하는데 잎이 초록색이면 그 뿌리를 우슬牛膝이라 하고, 잎이 자주색이면 그 뿌리는 마슬馬膝이라 한다. 잎의 색깔에 따라 우슬과 마슬로 구분은 하지만 약효는 같다고 한다.
　쇠무릎풀은 우리 주변 햇빛이 비치는 공터에서 흔하게 자라는 식물로 꽃은 8~9월에 녹색으로 피며 가을에 익은 씨앗은 사람의 옷이나 동물의 털에 잘 달라붙는다. 줄기는 겨울에 시들어버렸다가 이듬해 봄에 뿌리에서 싹이 돋아난다. 뿌리를 약으로 쓰기 위해서는 줄기가 시든 겨울에서부터 싹이 나오는 이른 봄에 뿌리를 캐어 그늘에서 말린다. 이른 봄 연한 잎과 줄기는 데쳐서 음식을 만들어 먹는다. 잎과 줄기에는 뿌리와 같은 약성이 있어 식물 전체를 식용하거나 약용할 수 있다.

제주도 민간에서는

쇠무릎풀 뿌리를 우슬이라 하여 약으로 쓴다. 신경통과 관절염으로 다리가 아프고 무릎에 통증이 있으면 우슬을 달여 아침저녁으로 한 잔씩 마신다. 우슬을 넣고 술을 담가 아침저녁으로 소주잔 한 잔 정도씩 먹어도 좋다. 술을 마시지 못하는 사람은 우슬식혜를 만들어 마시거나 우슬엿을 만들어 먹는다. 우슬에 사골(소의 다리뼈)을 같이 넣고 푹 고아 국으로

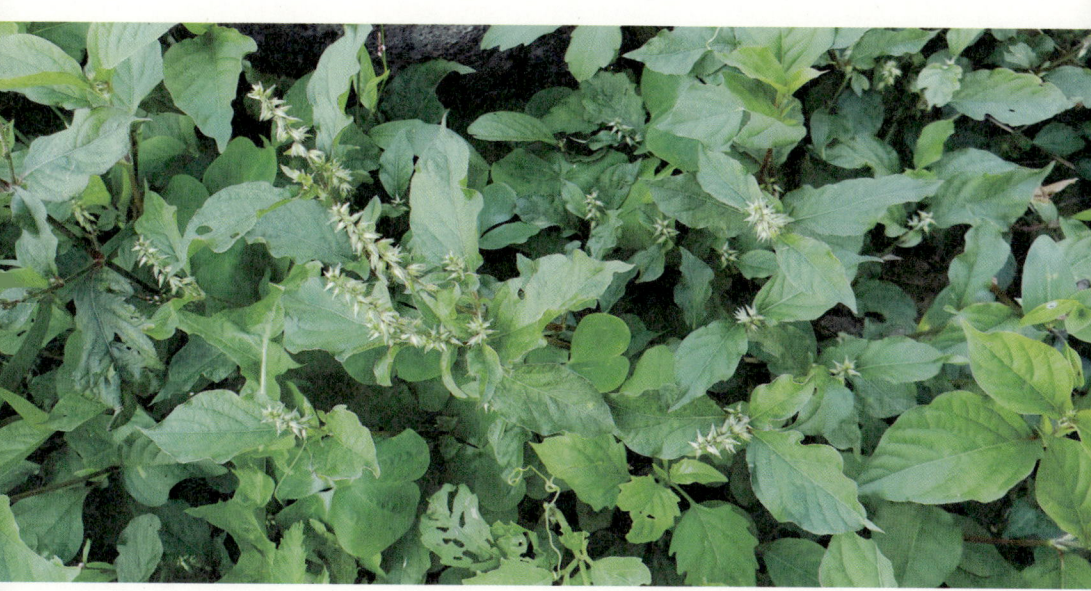

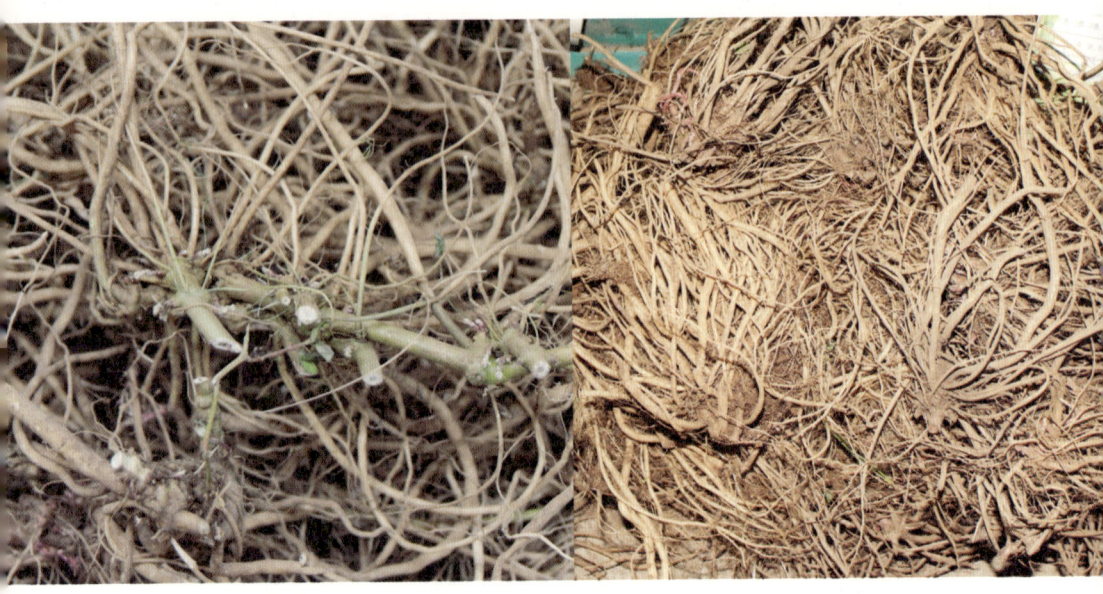

먹는다. 우슬에 닭발을 같이 넣고 푹 끓여 먹는다. 허리가 아프면 생우슬을 찧어 밀가루를 넣고 반죽하여 아픈 부위에 붙인다.

전통의학에서는

우슬의 맛은 시고 쓰며 향이 있다. 염증을 억제하는 작용이 있어 신경통, 관절염 환자에게 효과가 있다. 진통, 항염, 노화 억제, 해열 등의 효과가 있다. 피를 잘 돌게 하고 피를 생기게 한다. 겨울철 혈액순환이 잘 안 되어 생기는 무릎, 다리, 허리의 통증과 뼈가 시린 증상에도 쓴다. 하루에 생우슬 10g을 물에 넣고 끓여 마시거나 말린 우슬 5g을 끓여 서너 번에 나눠 마신다. 생우슬을 넣고 술을 담가 마신다. 우슬은 많은 양을 먹거나 농도를 짙게 해서 먹으면 경련을 일으킬 수 있으므로 주의해야 한다. 일반적으로 약술은 많은 양을 마시거나 농도를 너무 짙게 해서 마시면 독이 될 수 있으므로 주의해야 한다.

주의

우슬에 있는 사포닌 성분은 물에 담가두면 녹아버리는 성질이 있기 때문에 물에 담가두면 안 된다. 우슬은 농도를 짙게 해서 마시거나 많은 양을 먹으면 경련을 일으킬 수 있기 때문에 주의해야 한다.

우슬은 임신중절약으로 쓰이므로 임신한 사람은 먹지 말아야 한다. 몸이 차서 설사를 자주 하는 사람이나 위산과다 증상이 있는 사람도 복용을 금한다. 혈압을 내리는 작용을 하므로 저혈압인 사람은 먹지 말아야 하고, 월경과다인 사람도 복용을 금한다.

음식으로는

쇠무릎풀은 산현채^{山莧菜}라 하여 나물로 먹는 풀이다. 봄에 어린순과 잎을 삶아 물에 씻은 후 고추장으로 양념하여 먹는다. 어린순을 넣고 된장국을 끓여 먹는다. 밥을 지을 때 밥 위에 얹어 쇠무릎밥을 만들어 먹는다.

어린잎을 살짝 쪄서 말려 차로 끓여 마신다. 가을에 뿌리를 잘 씻어 말리고 볶아서 차로 끓여 마신다. 생선이나 육류 요리를 할 때 잎을 넣으면 비린내를 없애고 소화도 잘 된다.

우슬술 담그기

잎과 줄기가 시드는 겨울에 우슬을 캐어 말린다. 말린 뿌리 150g에 설탕 150g, 소주 1ℓ를 넣고 그늘진 곳에서 2개월 정도 숙성시킨다. 숙성된 술은 아침저녁으로 소주잔 한 잔 정도씩만 마신다. 우슬주를 담글 때 설탕은 기호에 따라 넣는다. 생우슬을 넣고 술을 담그는 방법도 있다. 입구가 넓은 병에 생우슬 300g을 넣고 소주 2ℓ를 부어 그늘지고 시원한 곳에서 두 달 이상 숙성시킨다. 숙성된 술의 건더기는 건져내고 술만 보관해서 아침저녁으로 소주잔 한 잔 정도를 마신다. 우슬주는 한 번에 많은 양을 마시거나 농도가 짙으면 경련을 일으킬 수 있으므로 주의한다.

우슬식혜와 우슬엿 만들기

겨울에 우슬을 채취하여 솥에 넣고 물을 부어 푹 삶는다. 우슬 건더기는 건져내고 삶은 물에 쌀을 넣어 밥을 짓는다. 밥에 엿기름을 넣고 잘 주무른 다음 물을 부어 5~6시간 삭힌다. 밥알이 위로 떠오르면 밥알과 엿기름 찌꺼기는 짜서 버리고 국물만 솥에 부어 끓이면 우슬식혜가 된다. 우슬엿을 만들기 위해서는 우슬식혜를 약한 불에서 계속 졸인다. 끈적거림이 생기면 마늘을 한 줌 넣고 물러질 때까지 졸여서 조청처럼 끈적거리는 상태가 되면 불을 끄고 식힌다. 용기에 담아두고 아침저녁으로 한 숟갈 정도를 따뜻한 물에 타서 마신다.

우슬차 만들기

쇠무릎풀 뿌리를 씻어 말린 후 볶아둔다. 말린 뿌리 10g에 물 2ℓ를 넣어 은근한 불에서 푹 끓여 병에 담아 두고 하루 한두 잔씩 마신다. 우슬을 끓일 때 대추를 서너 알 넣으면 단맛이 있어 마시기에 좋고 몸이 찬 사람은 몸을 따뜻하게 해준다. 우슬차는 찬 성질이라 마실 때 따뜻하게 데워서 마시면 좋다.

우슬편 만들기

솥에 물을 넣고 우슬, 닭발, 생강을 같이 넣어 푹 삶은 다음 건더기를 건져내고 국물만 식혀 묵처럼 굳힌다. 국물이 굳어지면 먹기 좋게 썰어 초간장에 찍어 먹는다.

쇠무릎 효소 만들기

쇠무릎풀을 채취하여 깨끗이 씻은 후 물기를 닦고 잘게 썬다. 썰어 놓은 쇠무릎풀에 같은 양의 설탕을 넣고 잘 섞어 항아리에 담는다. 3개월 이상 숙성한 후 건더기를 건져내고 우러난 즙을 따뜻한 물에 타서 마신다.

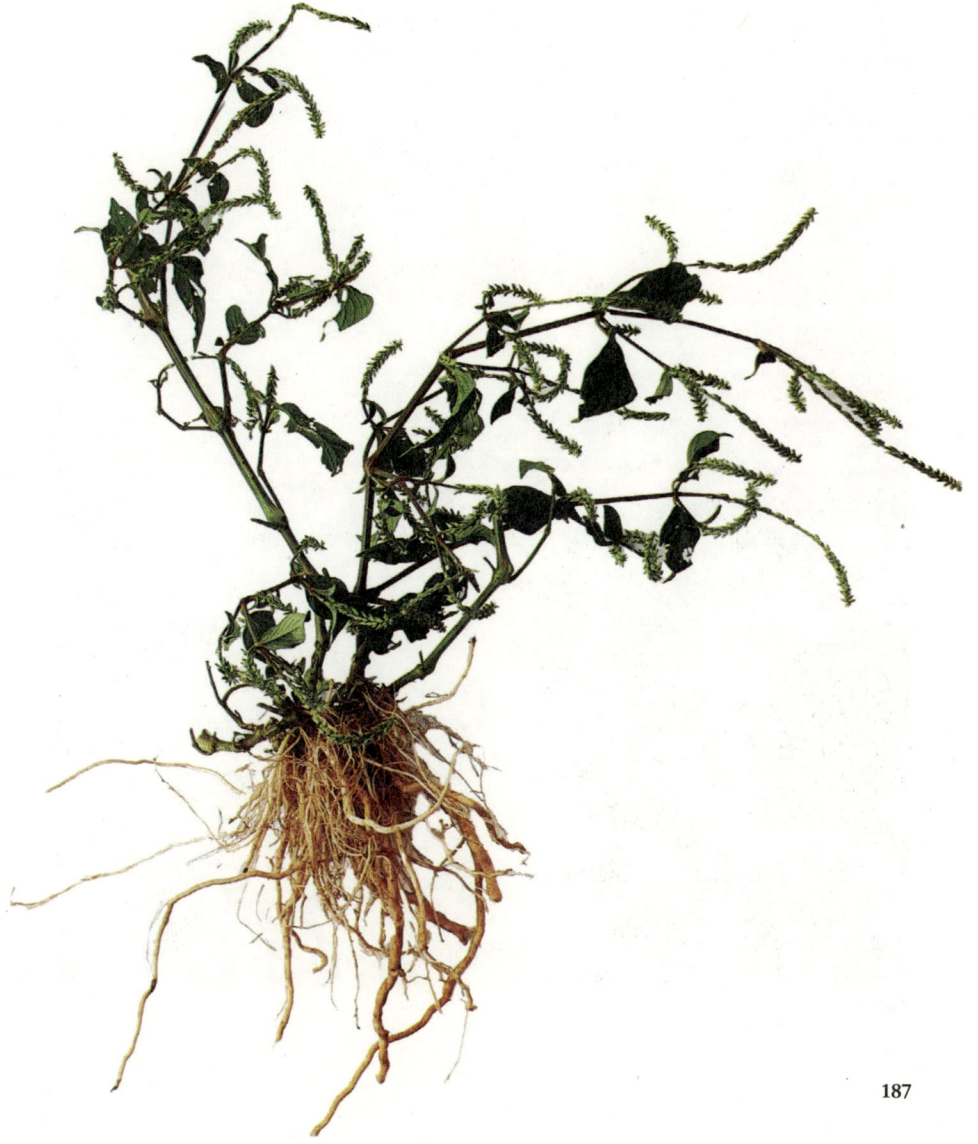

설사를 멈추게 하는
이질풀

식물명 이질풀
약재명 노관초(老觀草), 서장초, 현초(玄草)
학 명 *Geranium thunbergii* Siebold & Lindl
제주명 겐노소꼬, 설세쿨

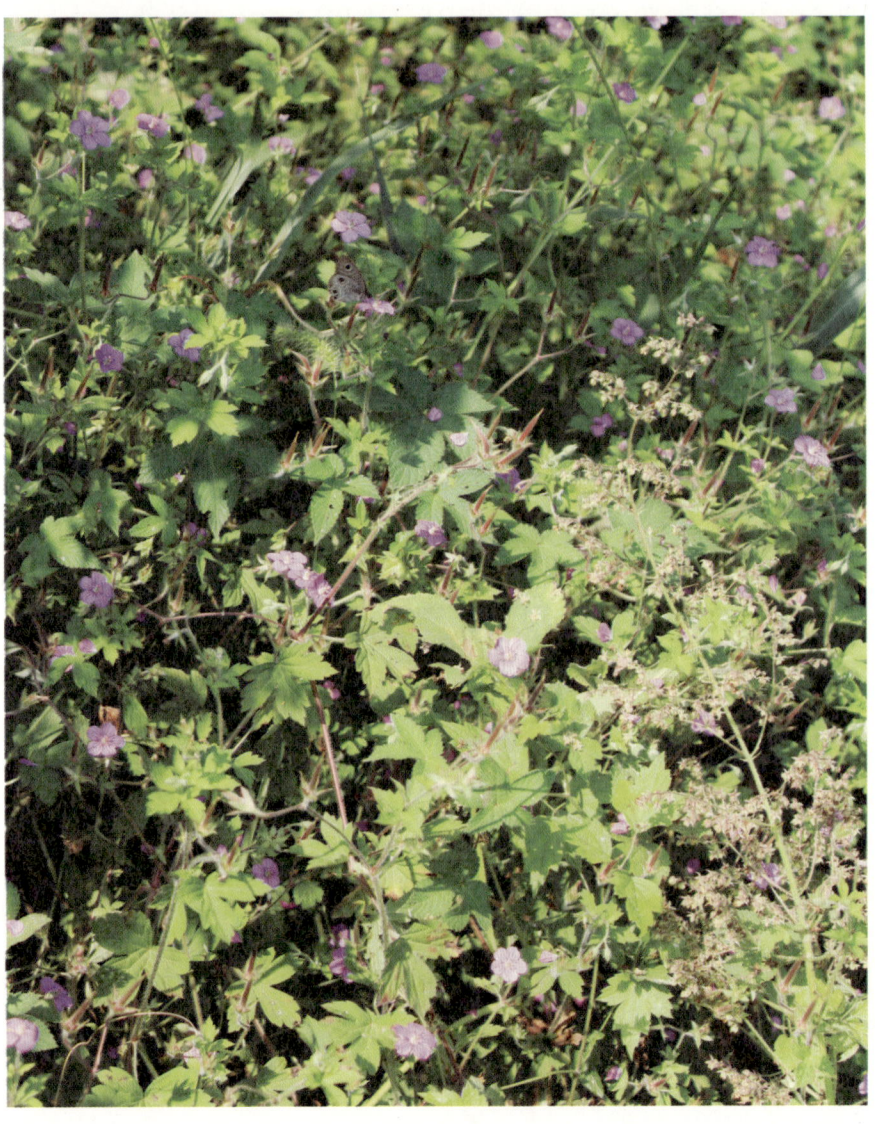

이질풀은 설사를 멈추게 하는 데 약으로 쓰는 풀이다. 1922년 제주에는 콜레라(호열자)라는 무서운 설사병으로 인해 4,000명 이상이 사망하는 일이 있었다. 콜레라는 원래 인도 벵갈 지방의 풍토병인데 영국에 의해 중국을 거쳐 우리나라까지 전파된 전염병이다. 당시 제주 사람들은 마을에 환자가 발생하면 그 집 올레에 가시나무를 둘러쳐 환자의 외부 출입을 금하는 한편 외부인도 환자의 집을 드나들지 못하도록 격리시켰다. 환자가 먹을 물과 음식은 마을 사람들이 당번을 정해 집 올레에 갖다 놓게 하였다. 당시 설사에 쓸 약이 귀했기 때문에 마을 사람들은 들로 산으로 돌아다니면서 이질풀을 구했고 이질풀 달인 물을 환자에게 갖다주면서 그 무서운 병을 이겨냈다고 한다.

그 후 일제강점기에 일본인들은 아이들에게 이질풀을 공출하게 하였다. 전쟁 중 다른 나라에 나가 있는 일본 군인들은 물로 인한 설사병을 많이 겪었고 우리나라에 들어와 있는 일본인들은 매운 음식으로 인해 평소 설사병을 달고 살았기 때문이다. 그래서 일본인들은 주머니에 이질풀 차

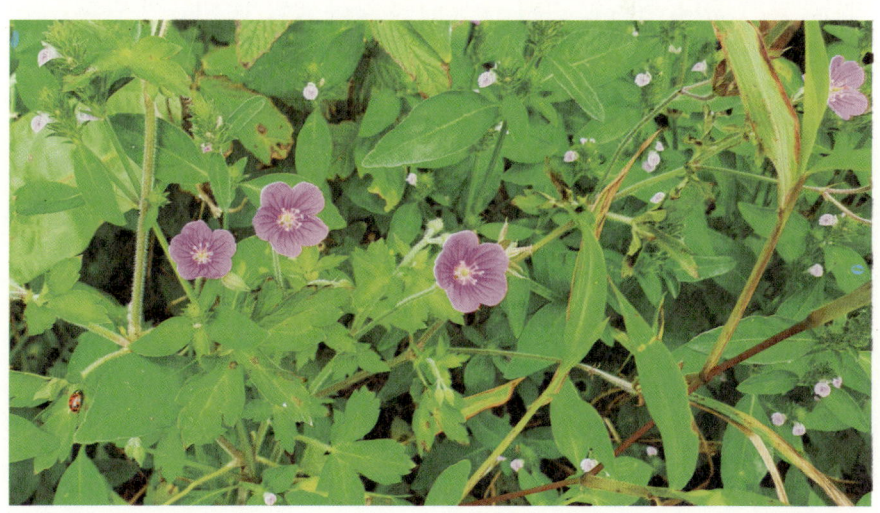

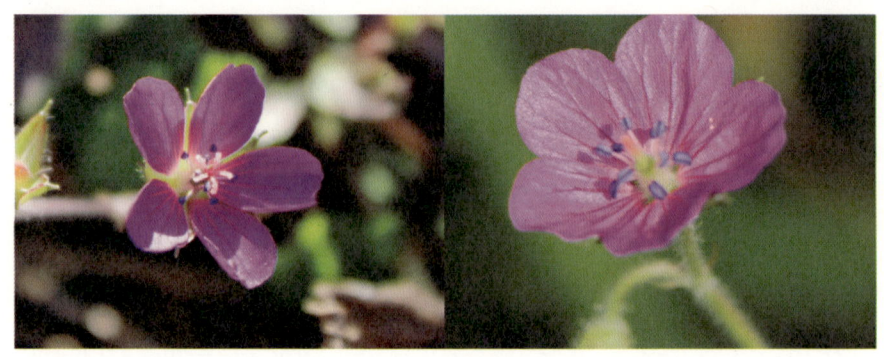

를 넣고 다니면서 식사 후에 꼭 챙겨먹었다고 한다. 이런 이유로 제주도에서는 어린 초등학생들도 매일 이질풀을 캐어 학교에 바쳐야만 했다. 만약 전날 다른 일이 있어 이질풀을 캐지 못하고 빈손으로 학교에 가면 선생님은 교실에 들어오지 못하게 하였고 아이는 할 수 없이 들로 나가 이질풀을 캐어 와서 선생님께 바쳐야만 교실로 들어가 수업을 받을 수 있었다. 그래서 지금도 나이 드신 분들은 이질풀을 겐노소꼬라는 일본식 이름으로 부른다. 참혹한 기억 속에 절대 잊지 못할 풀 이름이 바로 이질풀인 겐노소꼬이다.

이질풀은 쥐손이과의 여러해살이풀로 원산지는 아시아이다. 꽃은 8~9월에 자주색이나 분홍색으로 피고 열매는 10월에 검게 익는다. 열매가 익어 벌어진 모양은 학의 부리를 닮았다. 이질풀을 약으로 쓰기 위해서는 꽃이 피는 시기에 전체를 채취하여 햇볕에 잘 말린다.

제주도 민간에서는

이질풀에는 강한 살균작용이 있어 설사나 급성장염에 달인 마신다. 여름철 찬 음식을 먹고 생긴 배탈에 이질풀을 달여 마신다. 설사, 위궤양,

십이지장궤양에도 약으로 쓴다. 평소 소화가 안 되는 사람은 이질풀을 말려 차로 끓여 마신다. 변비에는 이질풀 달인 물을 차게 해서 마시면 효과가 있다. 독성이 없어 음식으로 먹거나 차로 마실 수 있다. 이질풀을 넣고 죽을 쑤어 먹어도 효과가 있다. 병아리나 닭, 소, 말 등 가축이 설사할 때에도 이질풀을 달여 그 물을 먹이면 효과가 있다. 이질풀에는 지혈 효과가 있어 상처에도 찧어서 붙인다.

전통의학에서는

이질풀의 열매 모양이 학의 부리를 닮았다 하여 노관초 老鸛草 라 하고, 어린잎이 오므려진 모양이 쥐의 손을 닮았다 하여 서장초 鼠掌草 라 한다. 꽃이 피는 8~9월에 전초를 채취하여 햇볕에 말려서 달여 마신다. 설사에는 말린 이질풀을 끓여 마신다. 차로 마시면 변비, 냉증, 고혈압을 예방한다. 냉증에는 이질풀과 쑥을 주머니에 넣고 물에 담가 목욕한다.

주의

말린 이질풀에 곰팡이가 생기면 강한 독성이 있어 약으로 쓸 수 없다. 이질풀과 비슷한 풀 중에 바곳이라는 독초가 있으므로 두 풀을 구분할 수 있어야 한다.

음식으로는

꽃이 피는 시기에 이질풀을 채취하여 깨끗이 씻어 말려 차로 달여 마신다. 이질풀의 잎을 썰어 넣고 죽을 쑤어 먹는다.

어머니에게 좋은 약
익모초

식물명 익모초
약재명 익모초(益母草), 충위자(茺蔚子)
학 명 *Leonurus japonicus* Houtt.
제주명 눈비애기, 눈비애기쿨

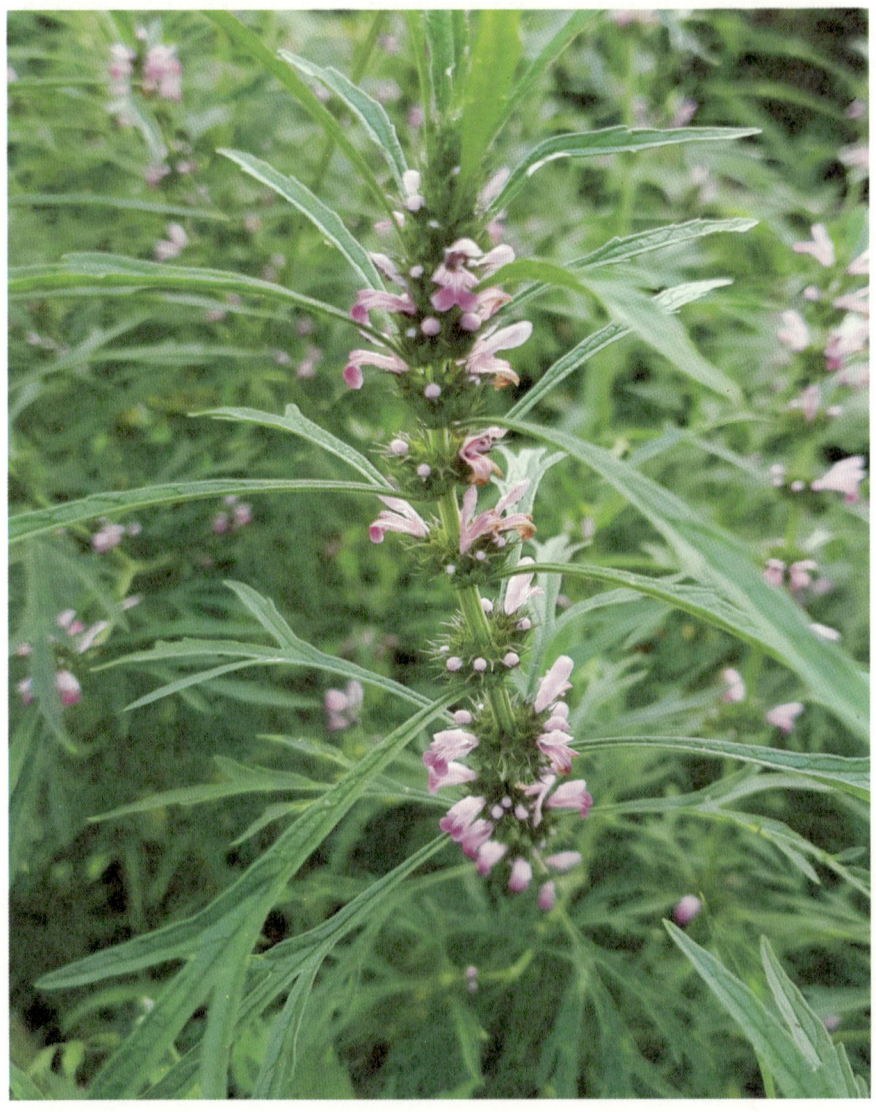

어머니에게 도움이 되는 풀이라 하여 익모초 益母草라는 이름을 갖게 되었다. 원산지는 한국으로 우리나라 논두렁, 밭두렁, 공터 등 어디서나 잘 자라며 흔하게 볼 수 있는 풀이기도 하다. 익모초는 꿀풀과의 두해살이풀로 첫 해에 돋아나는 잎은 둥근 모양을 하고 있고 이듬해 네모진 줄기를 따라 마주나는 잎은 깊고 가늘게 갈라져 있다. 꽃은 7~8월에 잎겨드랑이를 따라 분홍빛을 띤 보라색으로 피며 씨앗은 9~10월에 이삭 속에서 까맣게 익는다.

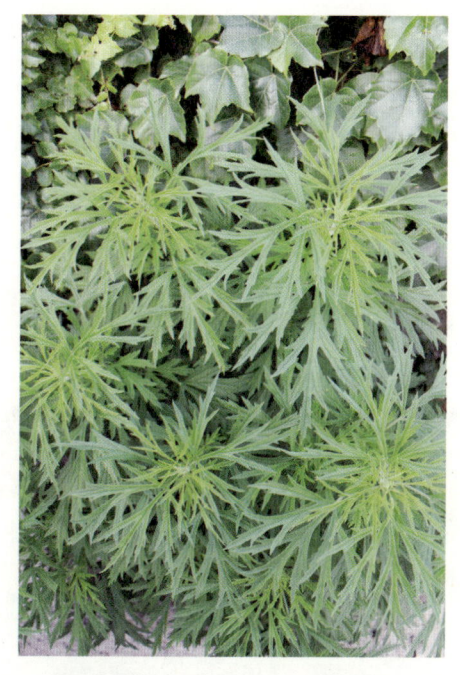

제주에서는 첫해에 돋아나는 둥근 잎의 어린 익모초는 암컷이라 하여 약으로 쓰지 않고 이듬해 2년생이 되어 꽃이 피는 익모초를 수컷이라 하여 약으로 쓰는데 특별히 눈비애기라는 이름으로 불린다. 예로부터 우리 민족은 단옷날 익모초를 베어다 처마 밑에 걸어 말려두었는데 익모초를 집에 걸어두면 잡귀가 오지 않는다는 속신이 있기 때문이다.

옛날 어느 시골 마을에 재산을 많이 가진 청년이 있었다. 그 청년은 장가를 가면 색시가 밥을 많이 먹어 재산이 축날까 봐 걱정이 되어 나이가 들도록 장가를 가지 못하고 있었다. 그러다 청년은 입이 작아 음식을 많이 먹지 못하는 색시를 찾기로 마음먹었다. 어느 날 청년은 아예 입이 없어 음식을 먹지 못하는 여자를 만났고 기뻐하며 결혼하였다. 청년이 원하는 대로 색시는 일은 열심히 하는데 음식 먹는 모습은 보지 못했다. 그러던 어느 날 청년이 숨어서 보았더니 색시가 가마솥에 밥을 한가득 지어 놓고 머리를 처박은 채 먹고 있었다. 자세히 보니 입이 없는 게 아니고 얼굴 전체가 입인 괴물이었다. 그 괴물은 자신의 정체가 알려지자 신랑을 잡아먹겠다며 쫓아왔다. 청년은 괴물을 피해 도망가다가 논두렁 틈으로 미끄러져 빠져버렸다. 청년이 빠진 논두렁 틈에는 온통 익모초가

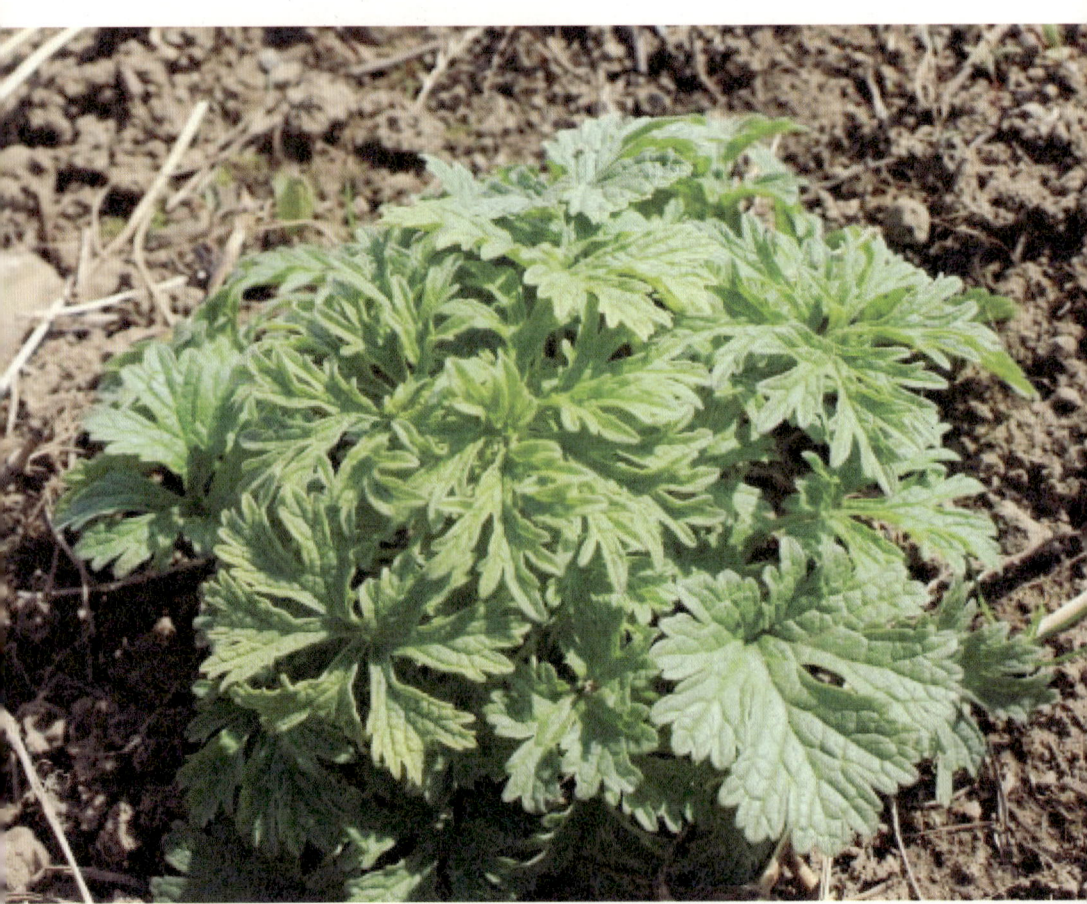

자라고 있었는데 괴물 색시는 익모초를 보자 가까이 오지 못하고 달아나 버렸다. 이걸 본 청년은 익모초를 뜯어다 집 안 구석구석에 매달아 놓았고 익모초를 싫어하는 괴물 색시는 다시는 그 집에 나타나지 않았다고 한다.

익모초는 쓴맛이 강한 풀이지만 어린잎은 식용할 수 있다. 중국에서는 익모초 먹는 날을 정하여 어린 익모초를 채소로 먹는다고 한다. 익모초를 약으로 쓰기 위해서는 꽃이 피는 시기에 전초를 베어 말린다. 익모초는 식용, 약용은 물론 꽃이 귀엽고 꽃색이 예뻐 관상용으로도 심는다.

제주도 민간에서는

꽃이 피는 익모초를 눈비애기라 하여 약으로 쓴다. 익모초를 달여 마시면 자궁이 튼튼해져서 유산을 막아준다. 냉증이 심한 사람도 익모초를 달여 차로 마시면 좋다. 익모초를 달일 때 대추를 같이 넣으면 단맛이 더해져 먹기에 좋다. 출산을 앞둔 임신부는 아기를 낳기 전에 익모초와 쑥을 베어다 말려둔다. 출산 후 익모초를 달여 마시면 지혈을 도와주고 피를 맑게 하며 산후 복통을 없애준다. 아기를 낳고 삼 일째 되는 날에는 익모초와 쑥을 삶아 그 물에 산모와 아기가 목욕한다. 익모초와 쑥 삶은 물에 목욕하면 산모의 산후 후유증을 없게 하고 산모의 상처를 낫게 한다. 또한 아기도 피부가 튼튼해지고 고와진다.

여름철 더위로 인한 일사병이나 더위로 인해 입맛이 없고 배가 자주 아프면 익모초를 생으로 찧어 그 즙을 한 숟가락 정도 먹는다. 설사를 자주 하는 사람은 익모초를 짓찧어 생즙을 한 숟가락 정도 먹으면 효과가 있다. 어린아이들 머리나 피부에 종기가 생기면 익모초 달인 물로 씻어준다. 소가 설사할 때 익모초를 찧어 소주를 조금 섞어 먹이면 낫는다.

전통의학에서는

익모초의 줄기와 잎을 익모초 益母草라 하고 씨앗을 충위자 茺蔚子라 하여 약으로 쓴다. 익모초는 성질은 차고 쓰고 매운맛이 있으나 독은 없다. 혈압을 안정시키고 각종 심혈관 질환을 예방하는 데 도움이 된다. 익모초 달인 물은 니코틴 중독으로 인한 심근염에도 효과가 있다.

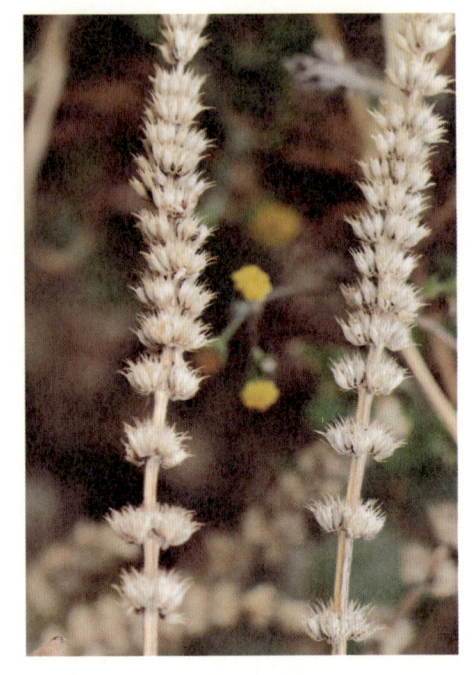

익모초는 임신과 산후 여러 가지 병을 잘 낫게 하고 여성들의 생리통이나 생리불순, 유방암과 자궁암 예방에도 효과가 있다. 출산 후에는 익모초에 당귀를 넣고 달여 마시면 좋다. 냉증이 있는 사람은 익모초에 대추를 같이 넣고 달여 마시면 효과가 있다. 씨앗인 충위자는 눈에 좋은 약이다. 시력을 좋게 하며 눈의 피로를 풀어주고 백내장이나 녹내장과 같은 안구질환을 예방한다. 습진, 상처, 찰과상 등 피부질환에는 익모초 씨앗을 달여 그 물로 씻어 준다.

주의

익모초는 찬 성질의 약이다. 몸이 차거나 아랫배가 찬 사람이 먹으면 복통이나 설사를 일으킬 수 있다. 익모초는 자궁 수축을 일으켜 유산의 위험이 있으므로 임신 중 복용은 위험하다. 익모초를 과다 복용하면 갑

상선에 문제가 생길 수 있다. 민간에서는 익모초를 지속적으로 먹으면 시력이 나빠진다고 말한다.

익모초엿 만들기

생리통이 심하거나 생리불순인 경우, 자궁이 약하거나 체질이 허약한 사람은 익모초엿을 만들어 먹는다. 꽃 피는 시기에 줄기를 베어서 말린다. 말린 익모초를 솥에 넣고 물을 부어 삶는다. 건더기를 건져내고 삶은 물에 쌀을 넣어 밥을 짓는다. 익모초 밥에 엿기름과 물을 부어 잘 섞은 다음 따뜻한 곳에 두고 삭힌다. 밥알이 삭아 떠오르면 건더기는 짜서 버리고 국물만 솥에 부어 잘 저으면서 약한 불로 졸인다. 잘 저어줘야 솥바닥에 눌어붙지 않는다. 국물이 졸아들어 조청처럼 끈적거리는 상태가 되면 불을 끄고 식혀서 용기에 담는다. 익모초엿은 단맛이 있어 먹기에 좋고 저장하기도 좋아 민간에서 많이 만들어 먹었던 약이다.

익모초환 만들기

말린 익모초를 가루로 빻아 꿀을 넣고 반죽한다. 꿀 반죽이 된 익모초를 손끝에서 굴리면서 녹두알만 한 환으로 만든다. 익모초환을 그늘에서 말려서 먹는다.

온갖 풍을 막는
방풍나물

식물명 갯기름나물
약재명 방풍(防風)
학 명 *peucedanum japonicum* Thunb.
제주명 반풍, 방풍, 식방풍

　풍이란 바람이 들이닥치듯 갑자기 생기는 병으로 우리 몸의 어느 부위에서나 나타나며 그 원인은 화(火: 분노) 때문이라고 한다. 우리 몸에 나타나는 풍증風症은 36가지로 온갖 풍증을 예방하고 치료하는 데 쓰이는 약이 방풍防風이다. 하지만 약재로 쓰이는 방풍은 중국 사막지대에서 자라는 풀이기 때문에 우리나라에서는 방풍을 구할 수가 없다. 그래서 민간에서는 방풍의 대용으로 방풍나물이라 하는 갯기름나물을 약으로 쓴다.
　방풍나물이라 하는 갯기름나물은 바닷가 건조한 곳에서 자라는 여러해살이풀로 중부 이남의 바닷가에서 자란다. 꽃은 흰색으로 5~6월에 우산 모양으로 펼쳐져 피고 뿌리는 굵고 길며 노란색을 띤다. 뿌리를 자르면 끈적거리며 강한 한약 냄새가 나는데 이 성분이 방풍이 갖고 있는 쿠마린 약성이다. 쿠마린은 혈액의 응고를 막고 암 치료에 도움을 주며 비만을 억제하고 면역력을 높여주는 작용을 한다. 민간에서는 봄에 어린잎은 식용하고 뿌리는 두통이나 어지럼증에 약으로 쓴다. 잎이 무성하고 꽃이 화사하여 마당에 관상용으로 심는다.

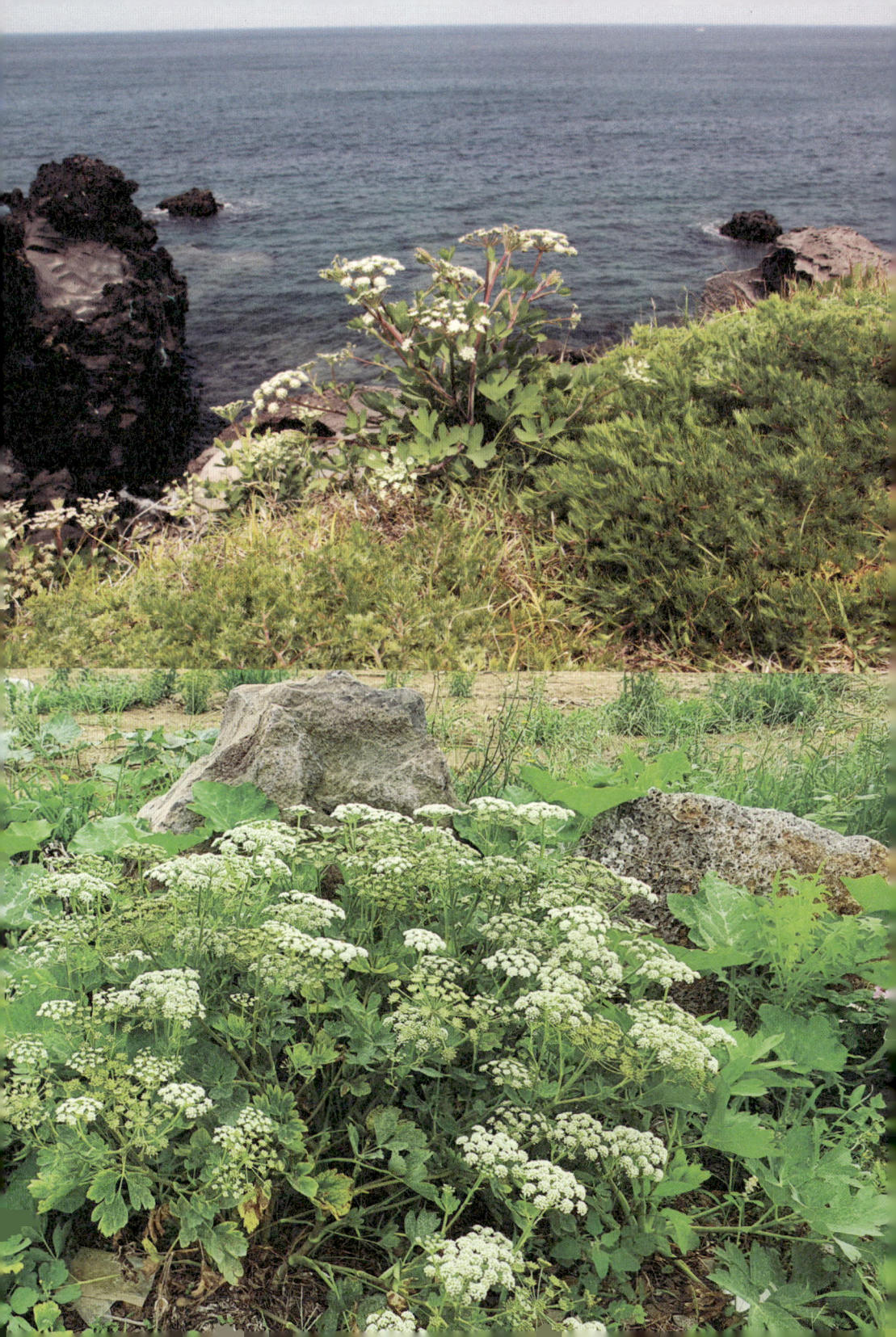

제주도 민간에서는

겨울에 감기에 걸려 열이 나고 머리가 아프면 방풍나물의 뿌리를 달여 마신다. 만성두통인 사람도 방풍나물의 뿌리를 달여 마신다. 신경통, 관절염, 통풍에는 말린 뿌리를 달여 마신다. 고혈압으로 머리가 어지럽고 흐릿하면 뿌리를 달여 마시거나 생 뿌리로 술을 담가 마신다. 먹는 양은 아침저녁으로 소주잔 한 잔 정도로 한다. 산후 후유증으로 머리가 어지럽고 현기증이 나면서 몸이 회복되지 않으면 손질된 닭에 방풍나물 뿌리를 넣고 푹 삶아 고기는 먹고 국물에 죽을 쑤어 먹는다. 이 음식은 산모의 젖을 많게 하고 산후 쇠약해진 몸을 회복시켜준다.

전통의학에서는

방풍은 36가지 풍증을 치료하고 오장을 좋게 하며 추위로 인한 감기를 낫게 한다. 어지럼증, 통증, 눈에 핏발이 서고 눈물이 나는 증상, 뼈마디가 아프고 저린 증상에 좋다. 하루에 방풍 뿌리 5g을 400cc 물에 넣고 끓여 물의 양이 반이 되게 해서 아침저녁으로 마시면 항염작용과 항산화작용을 하여 면역기능을 강화시켜준다.

음식으로는

집의 마당이나 과수원 한 귀퉁이에 방풍나물을 심어두고 채소로 먹는다. 연한 잎과 줄기를 뜯어 쌈채소로 먹는다. 잎을 푹 삶아 된장이나 고추장을 넣고 무쳐 먹는다. 잎을 넣고 된장국을 끓인다. 쌀죽에 방풍잎을 썰어 넣어 방풍죽을 쑨다. 연한 잎과 줄기를 살짝 데쳐 간장에 절여 장아찌를 만든다. 닭이나 돼지고기를 삶을 때 방풍나물 뿌리를 넣으면 고기에서 나는 냄새를 없애고 몸에도 좋은 음식이 된다.

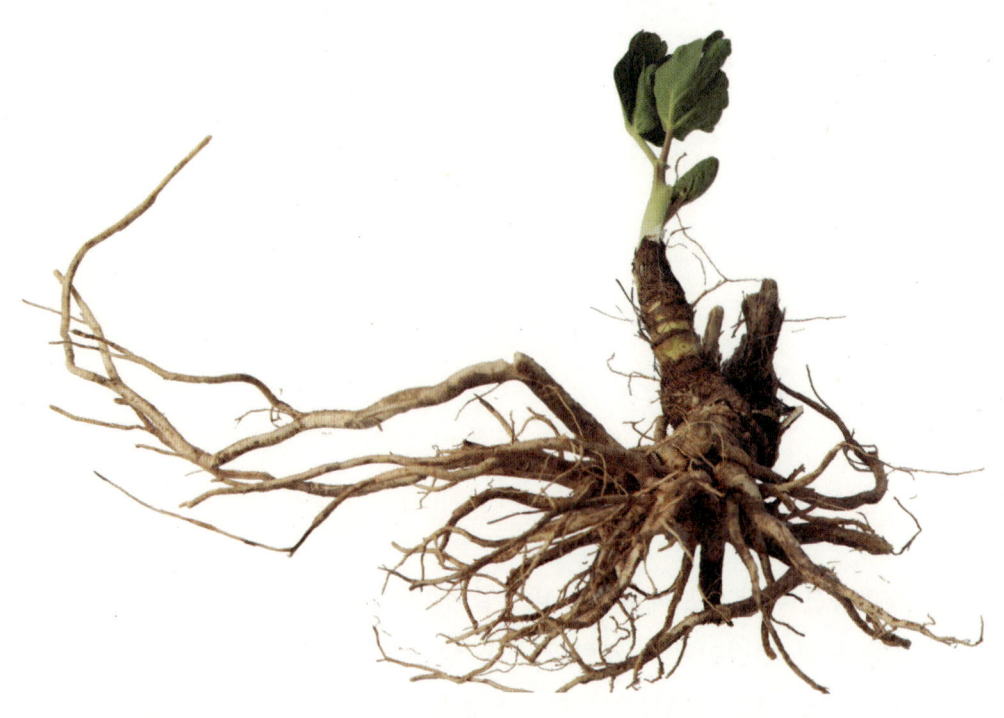

방풍술(갯기름나물 뿌리 술) 담그기

고혈압으로 머리가 어지러우면 방풍술을 담가 약으로 마신다. 방풍나물의 생 뿌리를 깨끗이 씻어 입구가 넓은 병에 넣고 뿌리의 3배 정도의 소주를 붓는다. 입구를 밀봉해 그늘지고 시원한 곳에서 3개월간 숙성시킨다. 숙성된 술을 아침저녁으로 소주잔으로 한 잔 정도씩 마신다.

바닷물을 먹고 자라는
갯방풍

식물명 갯방풍
약재명 북사삼(北沙蔘), 빈방풍(濱防風), 해방풍(海防風)
학 명 *Glehnia littoralis* F. Schmidt ex Miq
제주명 모살방풍, 바당방풍

    갯방풍은 바닷가 모래밭에서 바닷물을 먹으며 자라는 염생식물이다. 뿌리는 모래 속 깊이 뻗어 자란다. 분홍색의 긴 잎줄기는 맵고 달며 향긋한 향이 있어 고급 식재료로 쓰인다. 잎은 모래 위에 바짝 붙어 자라며 두껍고 가장자리에 작은 가시가 있다. 꽃은 6~7월에 흰색으로 피고 우산을 펼친 듯한 산형이다. 열매는 타원형이고 작은 털로 덮여 있으며 덩이를 이룬다. 열매가 익으면 주머니가 벌어지면서 씨앗이 저절로 튀어나와 번식한다.

    갯방풍 뿌리에는 방풍이 갖고 있는 쿠마린 성분이 있다. 두통, 해열, 중풍, 신경통에 약으로 쓴다. 민간에서는 풍, 관절염, 신경통, 기침, 가래의 약으로 쓴다. 예전에 제주도에도 해수욕장마다 갯방풍이 많았다고 한다. 하지만 해안 개발과 지나친 채취 때문에 지금은 일부 해안에서만 볼 수 있다. 우리나라의 갯방풍 자생지로 유명한 곳은 모래사장이 넓은 태안반도이다.

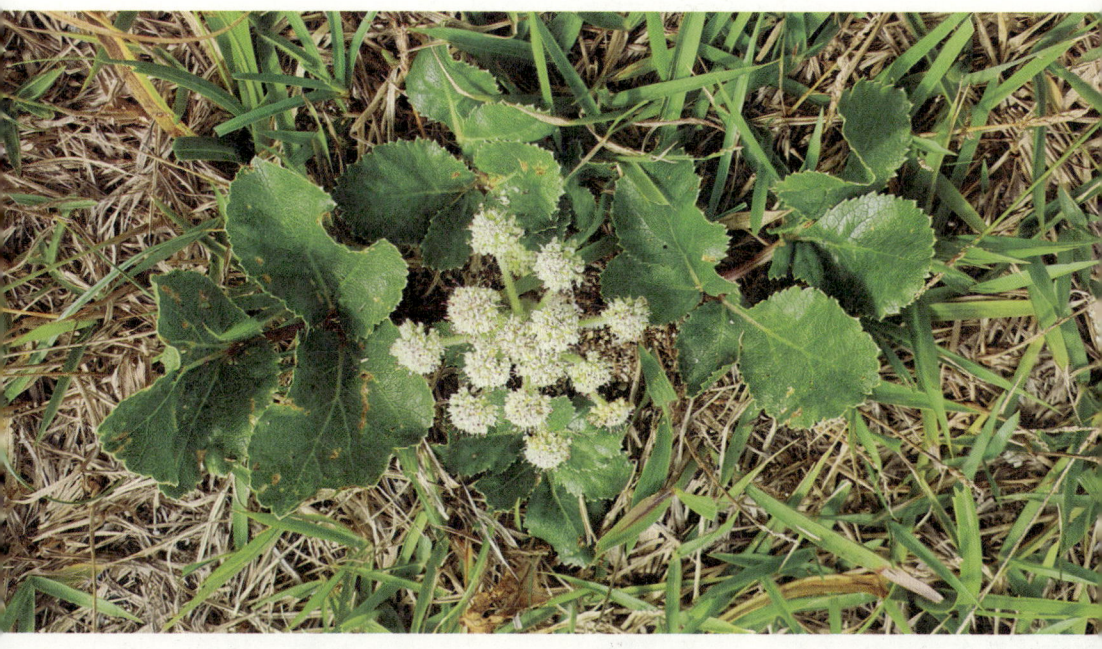

제주도 민간에서는

갯방풍은 바닷가 모래밭에서 자란다 하여 모살방풍 또는 바당방풍이라고 한다. 신경통과 관절염에는 갯방풍의 뿌리를 달여 마시거나 달인 물을 따뜻하게 해서 아픈 부위를 찜질한다. 갯방풍 뿌리에 오갈피나무 뿌리를 같이 넣고 달여 그 물을 마시고 찜질한다. 중풍에는 갯방풍 잎을 삶아 반찬으로 먹거나 달인 물을 마신다.

전통의학에서는

갯방풍을 해방풍海防風, 빈방풍濱防風, 북사삼北沙蔘이라고 하여 약으로 쓴다. 중풍, 두통, 신경통, 생리통, 해열에 뿌리를 달여 마신다.

음식으로는

갯방풍의 잎줄기는 맵고 달고 향긋한 향이 있어 생선요리나 비빔밥, 샐러드에 넣으면 음식의 맛과 향이 좋아진다. 어린잎은 데쳐서 고추장과 참기름을 넣고 무쳐 먹는다. 억센 잎은 튀김으로 먹는다. 뿌리는 말려서 달여 차로 마신다. 요즘은 농가에서 재배하고 있어 쉽게 구할 수 있다.

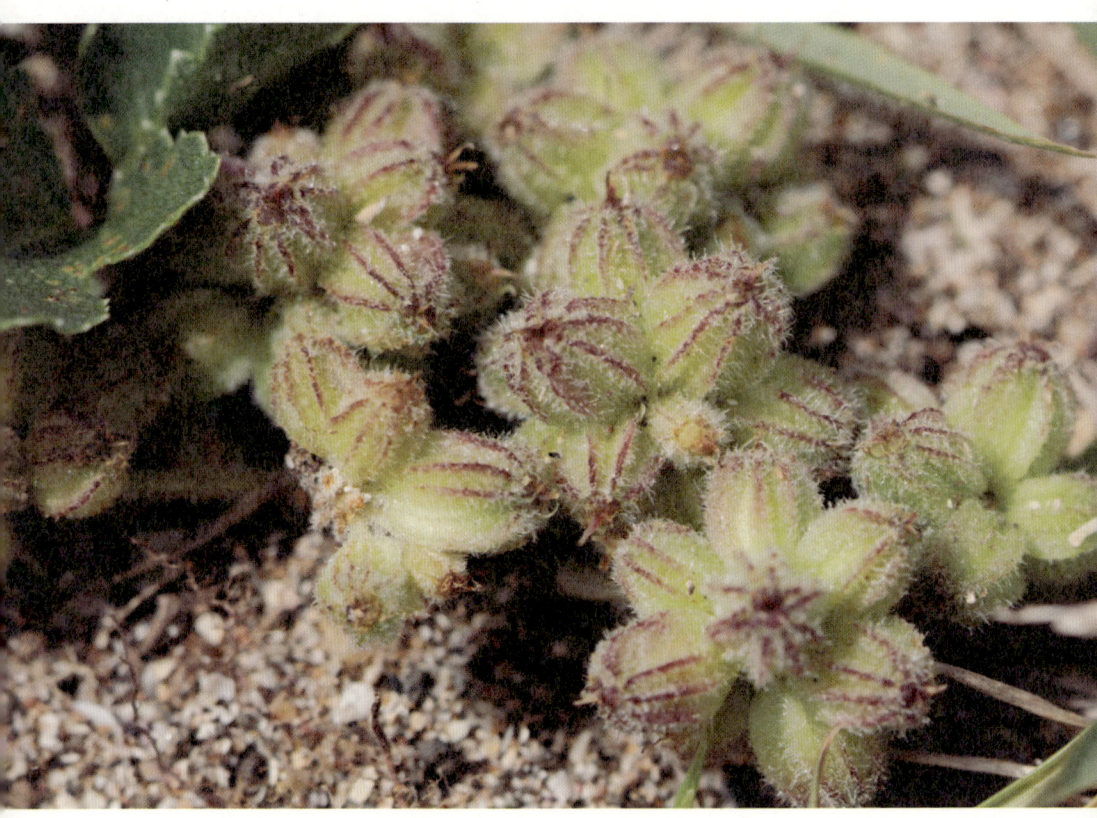

고양이 소화약
괭이밥

식물명 괭이밥
약재명 초장초(酢漿草)
학 명 *Oxalis corniculata* L.
제주명 가마귀웨, 고냉이웨

고양이가 먹은 것이 소화가 안 되면 이 풀을 뜯어 먹는다고 하여 괭이밥이라 하고, 강한 신맛이 난다 하여 괴싱아라고도 한다. 시골에서 자란 사람이면 어릴 적 이 풀에 대한 즐거운 기억을 갖고 있을 것이다. 친구들과 밖에서 뛰어놀다 목이 마를 때 괭이밥 열매를 뜯어 입안에 넣고 씹으면 그 강한 신맛으로 입안 가득 침이 고였고 괭이밥의 힘으로 어두워질 때까지 뛰어놀 수 있었다.

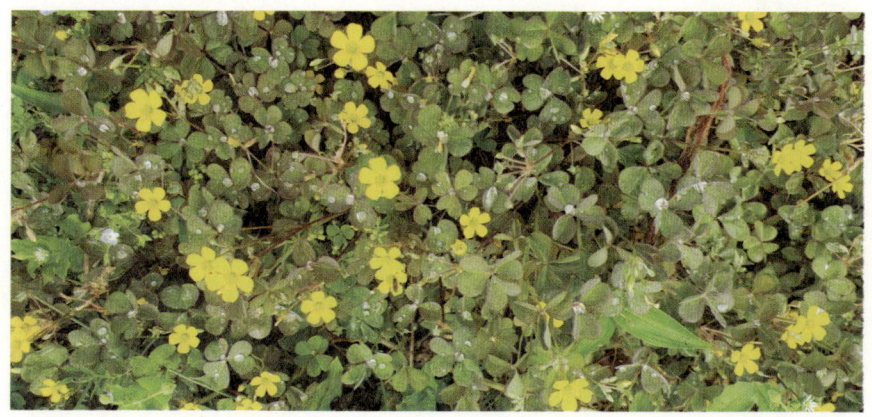

괭이밥은 우리 주변 어디서나 볼 수 있는 풀이다. 길가, 공터밭이나 마당 등 햇빛이 비치는 곳이면 있는 듯 없는 듯 잘 자란다. 괭이밥은 여러해살이풀이다. 잎은 하트 모양이고 꽃은 노란색으로 4월부터 피기 시작해 가을까지 볼 수 있다. 열매는 뾰족한 송곳 모양으로 하늘을 향해 달리며 씨앗이 익으면 저절로 꼬투리가 터지면서 사방으로 튕겨나간다. 괭이밥의 잎은 해가 지고 날이 어두워지면 잎이 하트 모양으로 포개지는데 괭이밥을 개량하여 만들어진 꽃이 사랑초이다. 괭이밥을 한방에서는 초장초酢漿草라 하여 열을 내리는 약으로 쓴다. 잎과 열매는 아이들이 간식으로 먹는다.

제주도 민간에서는

괭이밥의 열매가 오이를 닮았다 하여 고냉이웨, 가마귀웨라고 한다.

소화가 안 되어 속이 더부룩하면 괭이밥의 잎과 열매를 생으로 찧어 물을 넣고 우려내서 마신다. 쌀죽을 쑤어 괭이밥을 뜯어다 넣고 살짝 익혀서 먹는다. 황달에 걸렸거나 오줌이 잘 나오지 않으면 괭이밥을 그늘에서 말려 끓여 마신다. 열이 날 때는 괭이밥을 끓여 그 물을 먹으면 열이 내린다. 종기, 옴, 피부병, 벌레 물린 데에는 괭이밥의 생잎을 찧어 붙이고 아토피 피부염에는 괭이밥 삶은 물로 씻어준다.

전통의학에서는

괭이밥을 초장초酢漿草라 한다. 초장초는 여러 종기를 낫게 하고 벌레를 퇴치하며 상처와 벌레 물린 데에도 붙인다. 식욕을 촉진하고 위를 튼튼하게 한다. 피부에 난 옴이나 사마귀에는 잎을 찧어 붙이면 효과가 있다.

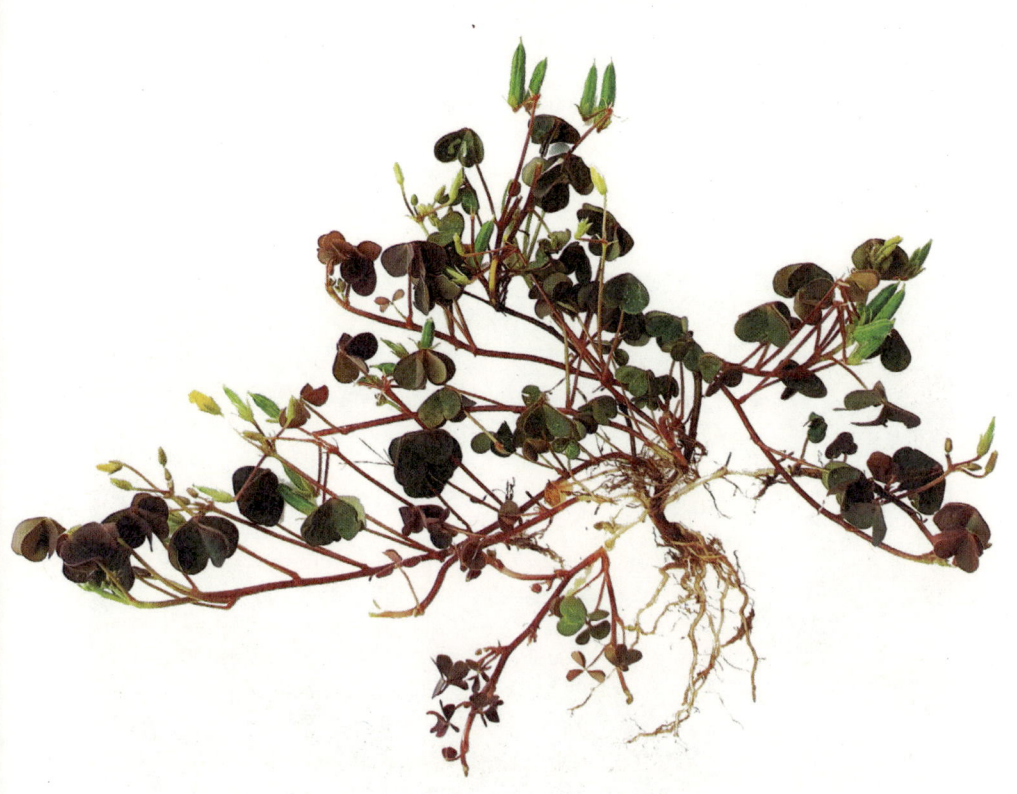

주의
한꺼번에 너무 많은 양을 먹을 경우 설사할 수 있다.

음식으로는
비빔밥에 괭이밥 잎을 넣으면 새콤한 맛이 입맛을 돋운다. 샐러드에 괭이밥 잎을 섞으면 상쾌한 맛을 느낄 수 있다. 쌈을 먹을 때 괭이밥의 잎을 얹어 먹는다. 물김치에 넣어서 먹기도 한다. 전초를 그늘에서 말려 끓여서 차로 마신다.

피를 엉기게 하는
엉겅퀴

식물명 엉겅퀴
약재명 대계(大薊)
학 명 *Cirsium japonicum* Fisch.
제주명 소왕가시, 소왕이, 소웽이

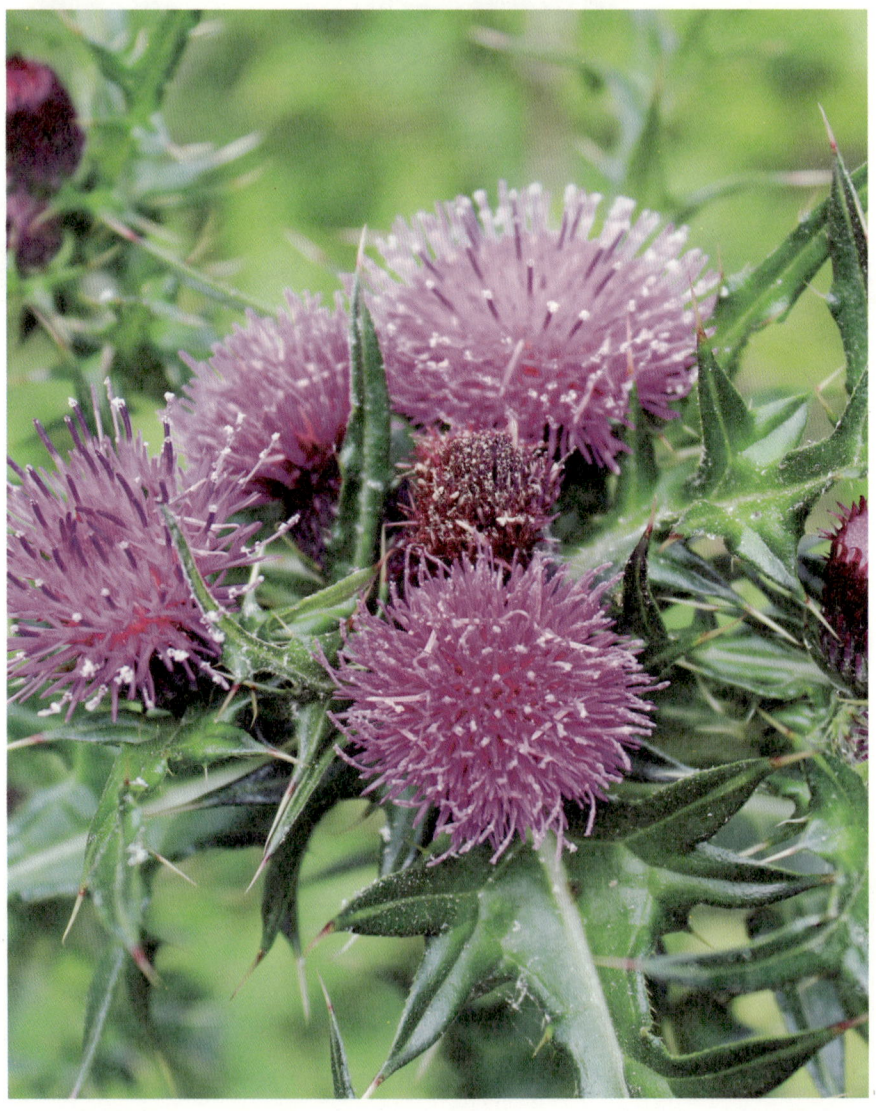

엉겅퀴는 식물 전체에 날카로운 가시를 갖고 있는 풀이다. 가시가 많다 하여 옛 이름은 한가식였다. 이 풀의 뿌리가 흐르는 피를 엉기게 한다 하여 엉겅퀴라고 한다. 제주에서는 소가 길을 가다가 엉겅퀴를 보면 뒤돌아 간다 하여 소왕이(소+往이)라고 한다. 엉겅퀴는 국화과의 여러해살이 풀로 전 세계에 250여 종의 엉겅퀴가 자라고 있고 우리나라에도 10여 종이 있는 것으로 알려진다. 우리가 알고 있는 강원도의 곤드레나물밥은 고려엉겅퀴를 넣어 지은 밥이다.

제주에서는 엉겅퀴 뿌리를 암컷과 수컷으로 구분하고 수컷만 약으로 쓴다. 약이 되는 수컷은 뿌리가 굵고 길어 약효가 좋다고 하고 암컷은 뿌리가 가늘고 사방으로 퍼져나가 약효가 없다고 한다. 엉겅퀴 뿌리를 약으로 쓰기 위해서는 줄기가 시든 가을에서 겨울에 뿌리를 캐어 생으로 쓰거나 말려서 쓴다.

제주도 민간에서는

뿌리 중에서도 수컷을 약으로 쓴다. 갑작스럽게 코피가 나거나 하혈, 토혈에는 엉겅퀴 뿌리를 찧어 물을 조금 넣고 우려낸 즙을 마신다. 한 번

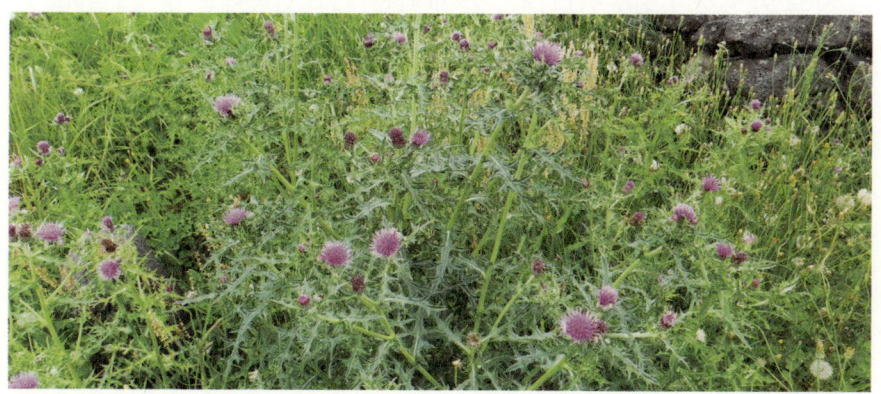

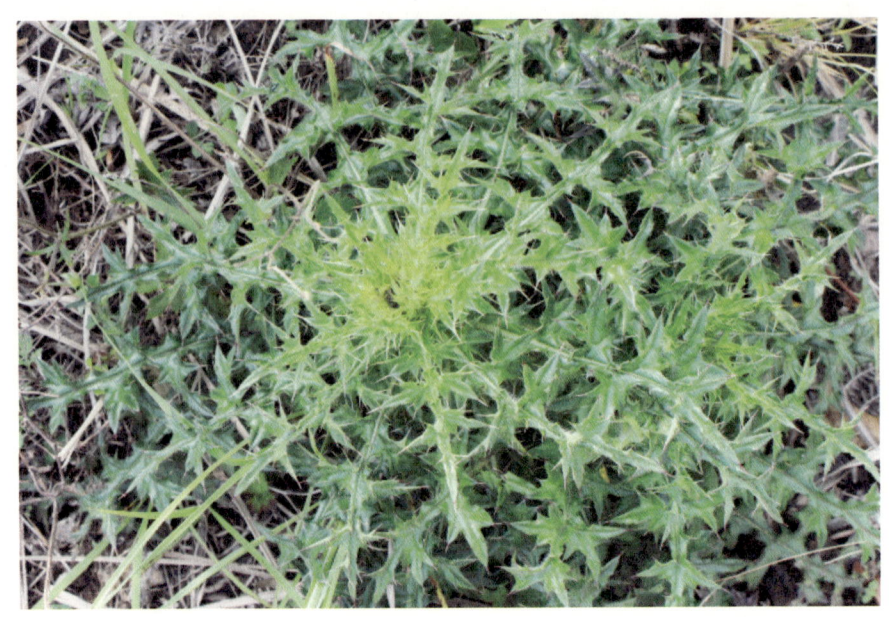

에 먹는 양은 한 스푼 정도가 적당하다. 많은 양을 먹으면 설사를 심하게 한다. 감기에는 말린 엉겅퀴 뿌리를 달여 마신다. 간염으로 인한 황달에도 말린 뿌리를 달여 마신다. 온몸이 쑤시는 신경통에는 말린 뿌리를 달여 차로 마시거나 엉겅퀴엿을 만들어 먹는다. 신경통에는 엉겅퀴술을 담가 마신다.

전통의학에서는

엉겅퀴 뿌리를 대계大薊라 하며 약으로 쓴다. 객혈(기침할 때 피가 섞인 가래가 나오는 증상), 코피, 항문 출혈이나 자궁 출혈, 외상 출혈에 약으로 쓴다. 혈관을 건강하게 하고 고혈압을 개선하며 알콜을 분해하여 숙취를 해소한다. 염증을 제거하고 뭉친 어혈을 풀어주므로 종기에도 효과가 있다.

말린 뿌리를 달여 차로 마시면 좋다. 복용량은 한 번에 소주잔 한 잔 정도가 적당하다.

주의

엉겅퀴는 찬 성질의 약이라 몸이 찬 사람은 많은 양을 먹으면 설사한다. 공복에 많은 양을 먹어도 설사한다. 뿌리를 생즙으로 먹는 것은 좋지 않다.

음식으로는

가을과 겨울에 엉겅퀴 뿌리를 캐어 깨끗이 씻은 다음 된장에 묻어두거나 고추장에 묻어 장아찌를 만든다. 먹을 때마다 꺼내 잘게 찢어서 먹는다. 뿌리를 잘게 찢은 후 고추장을 넣고 매콤, 새콤, 달콤하게 무쳐서 먹는다. 아삭한 식감이 도라지무침과 비슷하다. 뿌리를 생으로 잘게 썰어 설탕에 절여두고 끓여서 약차로 마신다. 뿌리로 튀김을 하면 인삼 뿌리 튀김과 비슷한 맛과 식감이 있다.

엉겅퀴엿 만들기

엉겅퀴 뿌리를 깨끗이 씻어 솥에 넣고 1시간 정도 푹 삶는다. 뿌리가 삶아지면 건더기는 건져내고 엉겅퀴 삶은 물에 쌀을 넣고 밥을 짓는다. 밥에 엿기름과 물을 넣고 따뜻한 곳에서 삭힌다. 밥알이 삭아 위로 떠오르면 건더기는 짜서 버리고 국물만 솥에 부어 약한 불에서 잘 저으며 졸인다. 국물이 조청처럼 끈적거리면 불을 끈다. 식혀서 용기에 담아 저장해두고 먹을 때마다 한 숟갈을 따뜻한 물에 풀어서 마신다.

엉겅퀴술 만들기

　신경통이나 관절염에는 엉겅퀴술을 담가 마신다. 생뿌리 180g에 소주 3.8ℓ를 넣고 서늘한 곳에서 6개월 정도 숙성시킨 후 건더기를 건져내고 다시 2개월간 더 숙성시킨다. 숙성이 잘 되면 맛과 향이 좋은 엉겅퀴술이 된다. 엉겅퀴 뿌리로 탁배기술을 담그기도 하고, 발효된 탁배기술을 고소리에 내려 소주로 보관하기도 한다. 하루에 2번 아침저녁으로 소주잔 한 잔 정도를 마시는데 지속적으로 마시는 것은 좋지 않고 보름 정도 먹으면 중단하여야 한다.

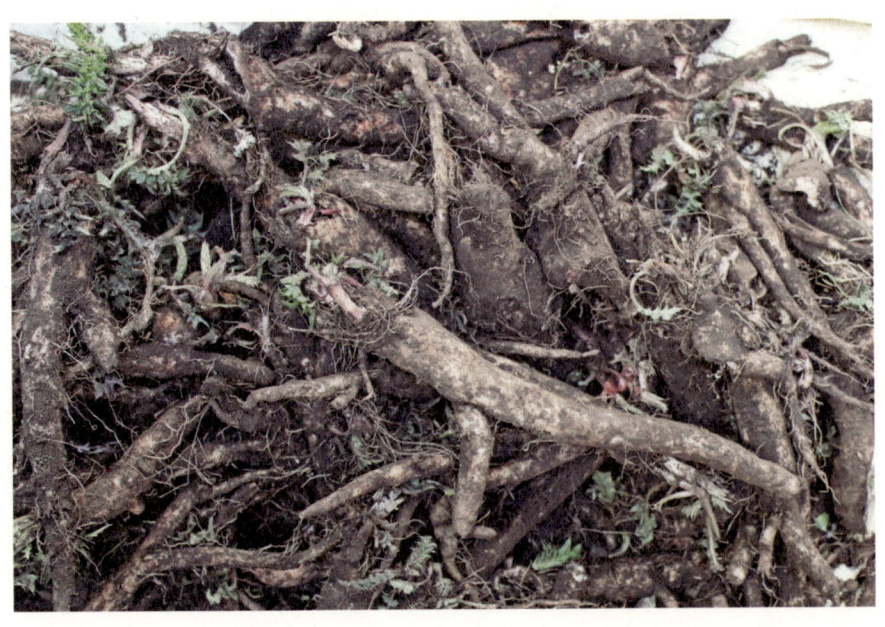

눈을 밝게 하는 결명자

식물명 결명자
약재명 결명자(決明子)
학 명 *Senna tora* Roxb.
제주명 결명자, 하부차

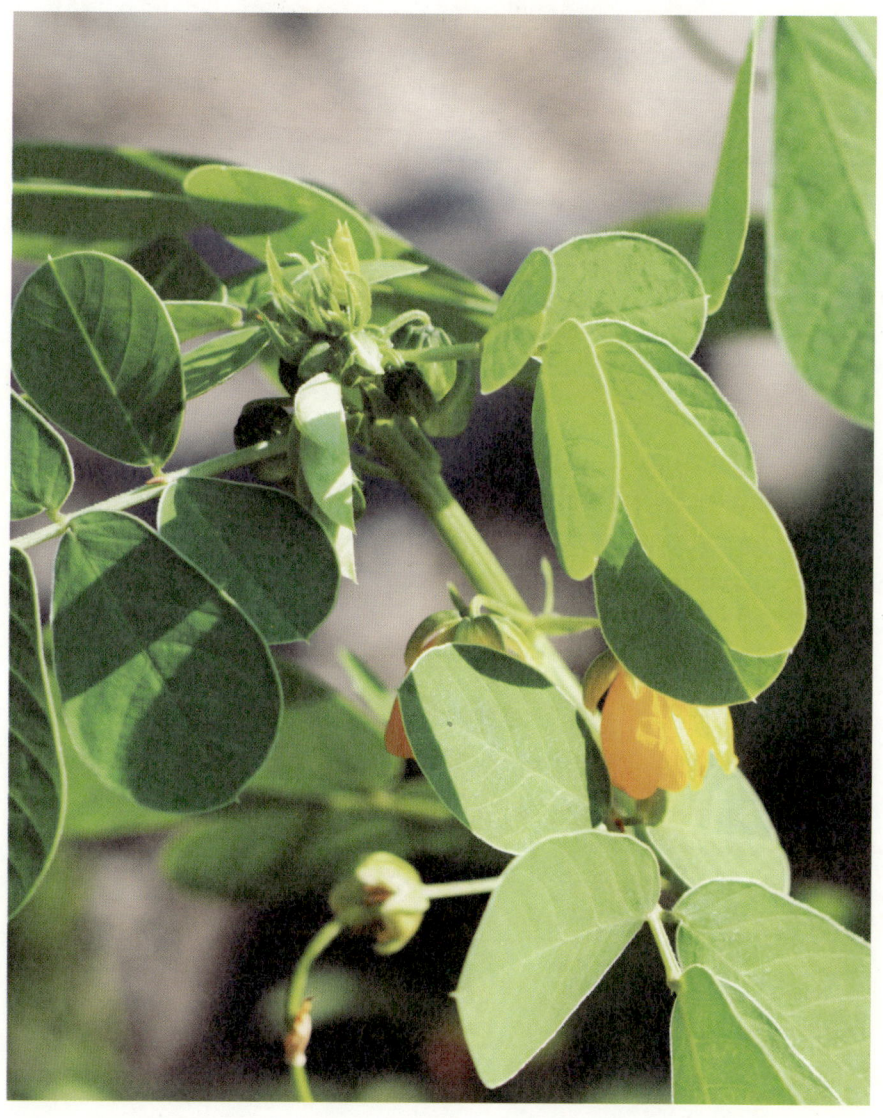

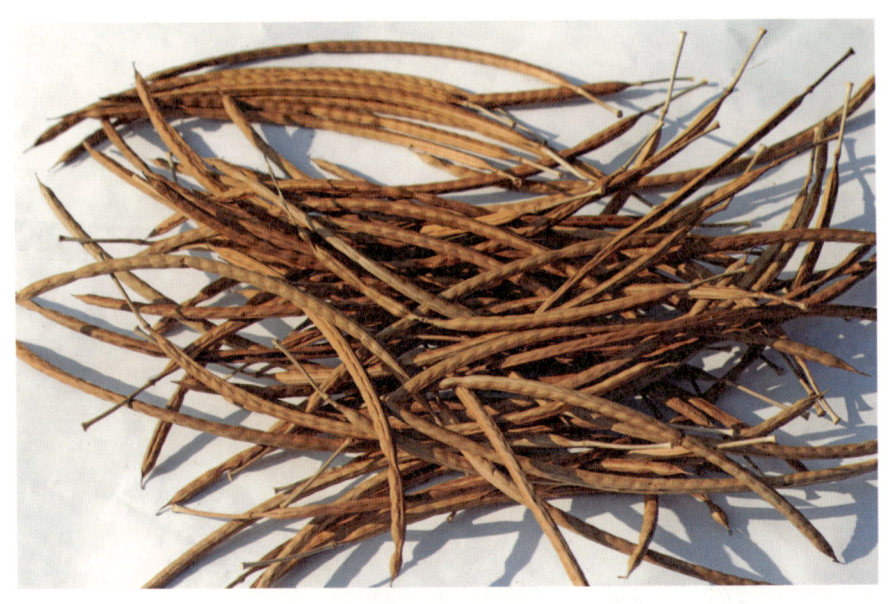

결명은 눈을 밝게 한다는 뜻으로 결명자決明子는 눈을 밝게 하는 약이다. 결명자를 끓여 차로 마시면 눈 관련 질병을 예방하고 시력을 좋게 한다. 결명자는 콩과의 한해살이풀로 그 풀의 씨앗을 결명자라고 한다. 꽃은 여름에 노란색으로 피고 열매는 기다란 꼬투리이며 꼬투리 안에 씨앗이 들어있다. 씨앗은 육각형 모양이며 익은 씨앗은 광택이 난다. 잎은 둥근 모양으로 6개의 작은 잎이 마주 보기로 나서 하나의 잎을 이룬다. 날이 어두워지면 잎은 서로 포개져서 밤을 지낸다. 어린잎은 식용하고 씨앗은 약으로 쓴다. 눈을 밝게 한다는 약에는 결명자 외에 석결명石決明이 있는데 석결명은 전복을 이르는 말이다.

제주도 민간에서는

결명자는 겨울에 따뜻하게 끓여 마시면 눈에 좋다. 결명자차는 시력을 좋게 하고 밤눈을 밝게 한다. 결막염에 걸렸을 때 결명자차를 마시면 치료 효과가 있다. 결명자차는 고혈압과 동맥경화에 좋고 위산과다증과 변비를 개선한다. 소화를 잘 되게 하며 간 기능을 회복시켜준다. 입에서 냄새가 나는 사람은 결명자 끓인 물로 입안을 씻어준다.

결명자를 차로 끓이려면 잘 말린 씨앗을 솥에서 살짝 볶아야 한다. 씨앗을 볶으면 겉껍질이 갈라져서 좋은 성분이 잘 우러난다. 볶은 결명자 한 스푼을 주전자에 넣고 물 1ℓ를 부어 약한 불에서 빨간색이 우러날 때까지 천천히 끓인다. 하루 서너 번 따뜻하게 마신다. 결명자는 찬 성질을 갖고 있기 때문에 결명자차를 끓일 때 생강이나 대추를 넣으면 좋다. 끓인 후에는 따뜻하게 해서 마시면 좋다. 찬바람을 맞아 머리가 아픈 증상에는 결명자 씨앗으로 베개를 만들어 사용한다.

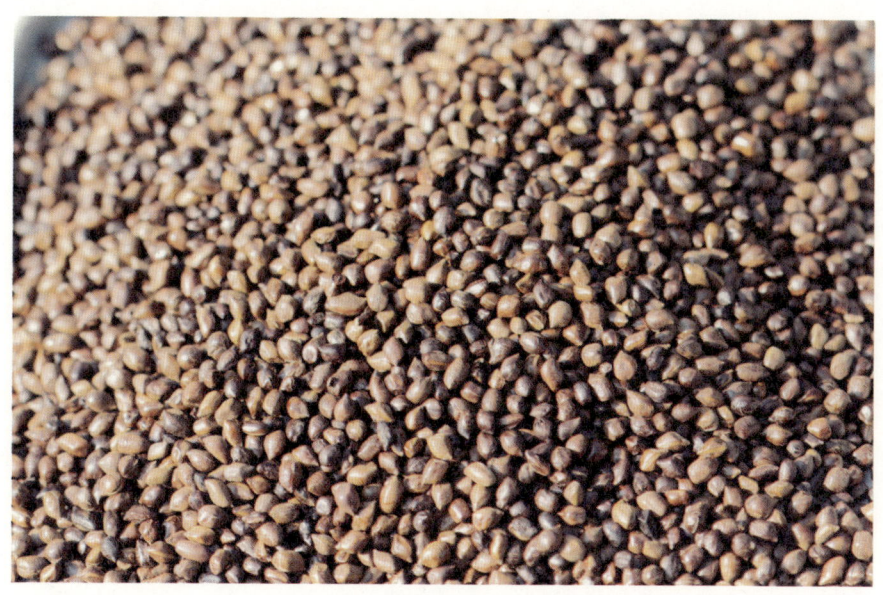

전통의학에서는

결명자는 눈을 밝게 하고 야맹증이나 결막염, 백내장, 녹내장 등의 안과 질환에 효과가 있다. 신腎(콩팥)을 보하며 간의 열을 내린다. 머리가 아프고 어지러운 증상을 낫게 하는 효과도 있다. 민간에서는 위장병과 변비에 쓰고, 간을 치료하는 약으로도 쓴다. 신장병에 결명자차를 마시면 대변에 수분이 함께 배설되어 신장의 부담을 줄여준다. 결명자는 혈압을 내려주고 콜레스테롤을 낮추는 효과도 있다. 지속적으로 마시면 좋다. 구강염에는 결명자 달인 물로 입안을 헹군다. 결명자 잎과 줄기는 항균작용을 하므로 삶아서 목욕물에 넣으면 피부가 건강해진다. 평소 연한 잎을 데쳐 나물로 먹으면 눈이 밝아지고 오장이 튼튼해진다.

주의

결명자는 찬 성질이므로 얼굴이 창백하거나 몸이 찬 사람은 많이 먹지 않아야 한다. 혈압을 내리는 작용을 하므로 저혈압인 사람이 과다 복용하는 것은 좋지 않다.

음식으로는

연한 잎을 데쳐 초고추장 양념을 해서 매콤새콤하게 먹는다. 잘 익은 씨앗은 말리고 볶아 차로 끓여 마신다. 주전자에 결명자 한 스푼을 넣고 물 1ℓ를 부어 센 불에서 한 차례 끓으면 약한 불에서 30분 정도 더 끓인 후 따뜻하게 마신다.

파리 잡는
파리풀

식물명 파리풀
약재명 노파자침선(老婆子針線)
학 명 *Phryma leptostachya* L.
제주명 가슨세, 가신세

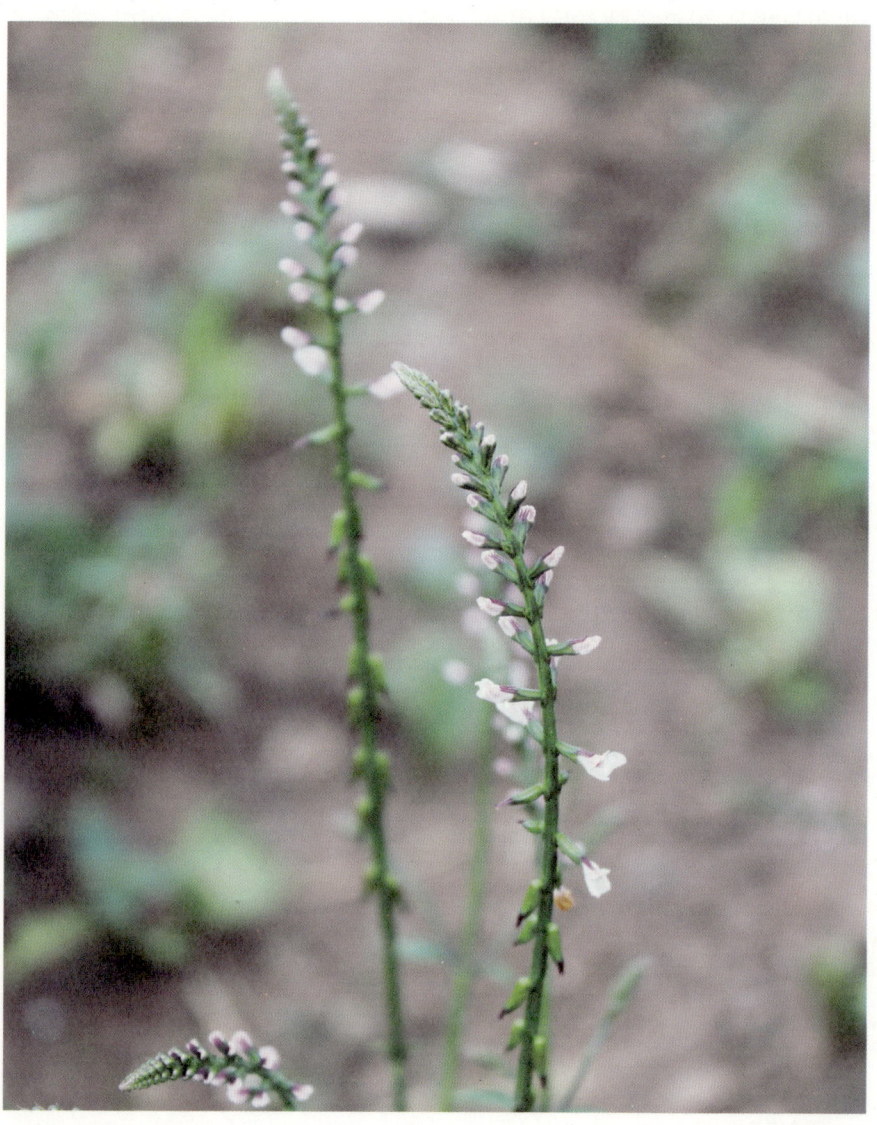

파리풀의 뿌리를 찧어 밥에 비벼두면 파리가 먹고 죽는다 하여 파리풀이라 한다. 제주는 날씨가 덥고 습하여 피부병이 많다. 민간에서는 파리풀의 뿌리를 피부병의 특효약으로 여기며 이 풀로 술을 담가 몸에 발라 피부병을 치료한다. 피부병은 제주의 풍토병이라 할 수 있다. 제주 무속신화에 의하면 제주는 원래 질병이 없는 깨끗한 섬이었다. 그런데 동해용왕의 딸이 시집오면서 질병이 시작되었다. 밭일을 할 줄 몰랐던 용왕의 딸은 울며서 먹고살 걱정을 하였다. 이걸 본 용왕은 피부병 주머니를 딸에게 주면서 주머니를 입구를 벌리면 피부병들이 세상으로 나와 사람들을 괴롭힐 것이고 이때 사람들이 먹을 것을 갖고 너를 찾아와 빌면 주머니 입구를 졸라매어 병을 낫게 해주면서 먹고살라고 알려주었다.

　용왕의 딸은 최초의 피부병을 관리하는 여신이 되었고 지금도 섬사람들은 피부병에 걸리면 이 여신을 찾아가 낫게 해달라고 빌고 있다. 예로

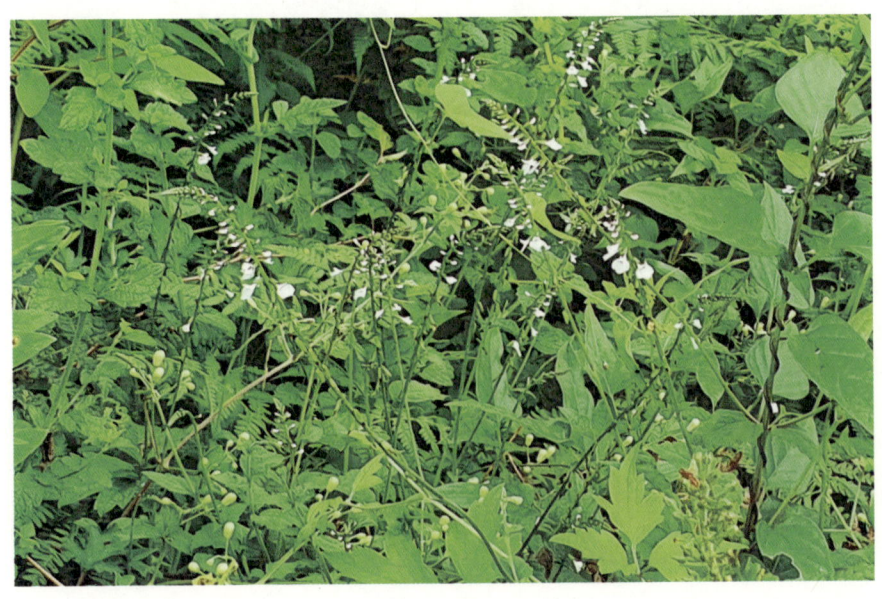

부터 제주 사람들은 피부병으로 인해 고통을 받았고 그런 이유로 피부병 관련 민간 약재들이 다양하다. 그중에서도 많은 사람들이 파리풀의 뿌리를 약으로 썼다고 한다. 파리풀을 약으로 쓰려면 잎이 말라버리는 겨울에 뿌리를 캐서 말려두고 달여 마시거나 날것으로 탁배기 술을 담가 몸에 바른다.

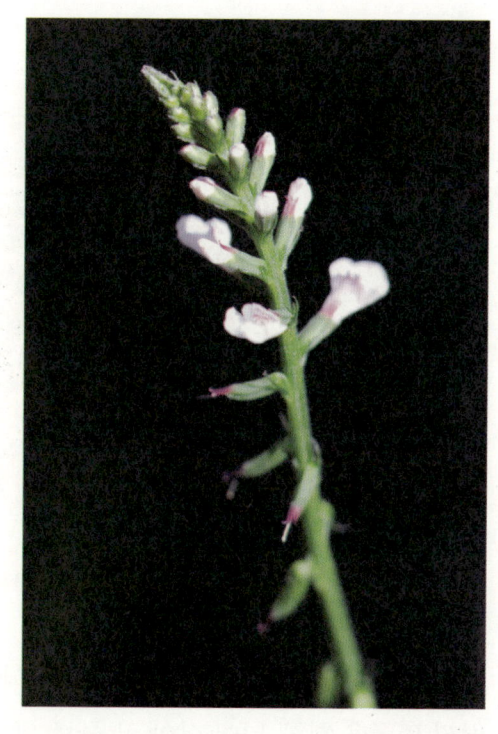

이 풀의 잎은 심장 모양으로 마주나며 꽃은 7~9월에 줄기 끝에 연한 분홍색으로 핀다. 키는 50~70cm 정도로 숲의 나무 그늘에서 자란다. 파리풀을 약으로 쓰려면 꽃이 피는 시기에 전초를 말린다. 이 풀에는 약간의 독이 있다.

제주도 민간에서는

민간에서는 파리풀의 뿌리를 가슨세라 하여 피부병을 비롯한 여러 가지 질병에 약으로 쓴다. 온갖 피부병에 뿌리를 달여 그 물로 씻어준다. 뿌리로 술을 담가 발효되면 피부에 직접 발라준다. 잘 낫지 않는 피부병에는 파리풀 뿌리로 담근 술을 발라 마를 때까지 그냥 두면 술 찌꺼기가 말라 떨어지면서 피부병이 낫는다. 종기에는 말린 파리풀의 뿌리를 태워 그 재를 발라준다. 통풍에는 파리풀 뿌리를 달여 마신다. 암이나 위장병

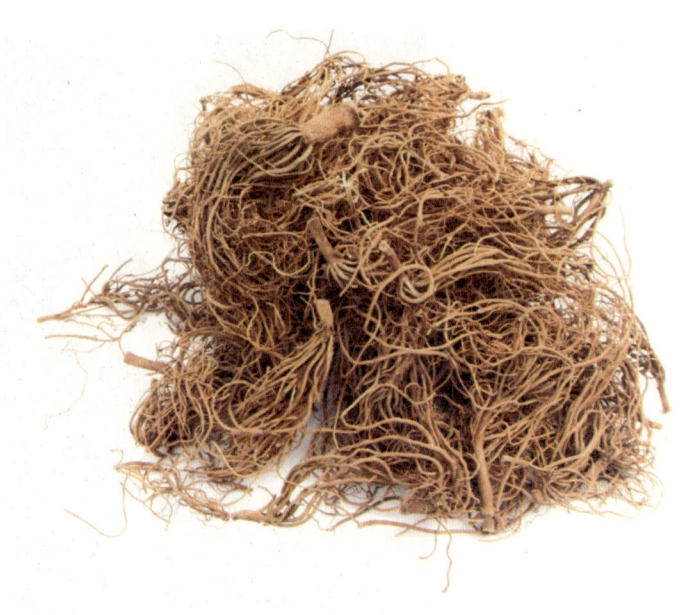

에는 말린 파리풀의 뿌리를 달여 마신다. 아토피에는 파리풀 뿌리에 뱀딸기 덩굴을 함께 넣어 삶아 그 물로 씻는다. 아이들 피부병에는 파리풀 뿌리에 질경이를 함께 넣어 삶아 그 물로 씻어준다. 어른들 피부병에도 파리풀 뿌리 삶은 물로 씻어준다. 옴에 걸리면 파리풀 뿌리 삶은 물을 마시고 그 물로 씻어준다.

전통의학에서는

파리풀 뿌리를 노파자침선老婆子針線이라 하여 약으로 쓴다. 파리풀 전체를 짓찧어 종기, 옴, 벌레 물린 데 붙이면 해독작용을 한다. 민간에서는 전초를 피부의 종기, 버짐에 찧어서 붙이고 피부가 가렵고 아픈 데에도 찧어서 붙인다. 신경마비나 신경계통 장애, 변비를 개선하는 데 쓴다. 뿌리에는 살충 성분이 있어 파리, 모기, 해충을 죽이는 데에 쓴다.

주의

약간의 독성이 있으므로 많은 양을 함부로 쓰지 않도록 한다.

파리풀술 담그기

파리풀의 뿌리를 솥에 넣고 삶는다. 건더기를 건져내고 삶은 물에 쌀을 넣어 술밥을 짓는다. 술밥을 식혀서 누룩을 넣고 잘 주무른 다음 항아리에 담고 물을 붓는다. 술이 익어 걸쭉해지면 그 술을 피부에 바른다. 술 찌꺼기들이 피부에서 말라 떨어질 때까지 씻지 않고 기다린다. 찌꺼기들이 떨어지면서 피부병도 말끔하게 낫는다. 예전에는 심한 피부병에 파리풀술을 바르면 방에 들어가지 못하고 부엌에서 이삼 일 지내기도 했다고 한다.

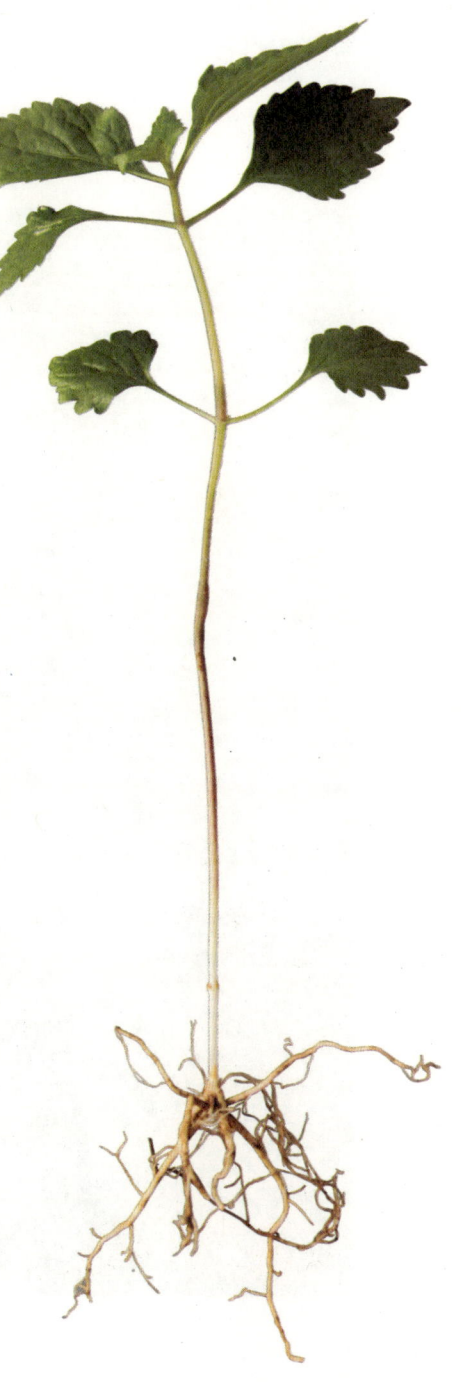

쑥쑥 자라는

쑥

식물명	쑥
약재명	애엽(艾葉), 애호(艾蒿), 황초(黃草)
학 명	*Artemisia indica* Willd.
제주명	속

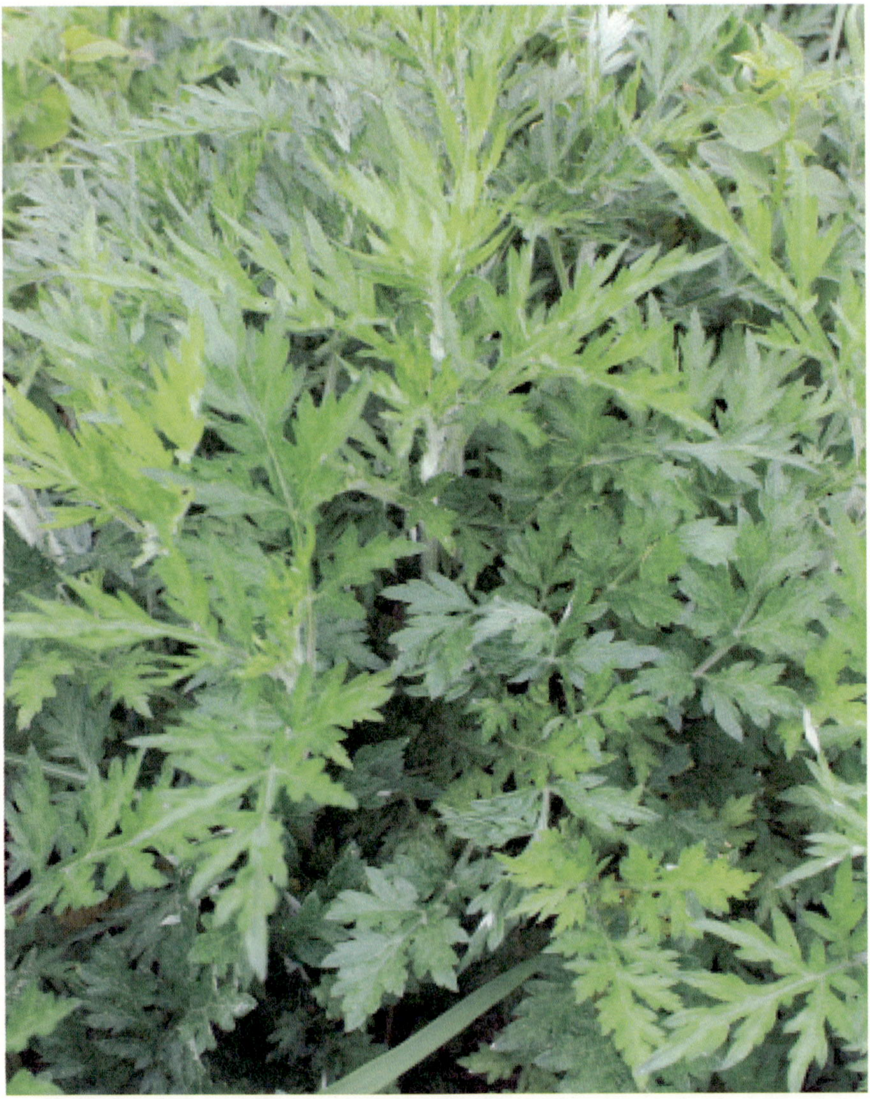

식물은 자신을 보호하기 위해 강력한 항균 물질로 무장하고 있다. 이 물질을 파이토케미칼이라 한다. 파이토케미칼은 항염, 항암, 항산화작용 등 중요한 역할을 한다. 쑥의 독특한 향을 내는 것은 시네올 성분인데 염증을 억제하며 해독작용을 하는 것으로 알려진다. 쑥은 사람이 돌보지 않아도 쑥쑥 잘 자라는 식물이다. 척박한 곳에서도 잘 자라고 부지런히 뽑아도 뿌리가 조금이라도 남아 있으면 다시 쑥밭을 이루는 잡초이자 약초이며 좋은 먹거리이다.

쑥은 국화과의 여러해살이풀로 우리나라에서 자라는 쑥의 종류는 40여 종이 되며 식용과 약용으로 구분할 수 있다. 쑥에는 참쑥과 떡쑥이 있고 약용은 사자쑥, 인진쑥, 개똥쑥 등이 있다. 우리가 이른 봄에 먹는 쑥은 참쑥이다. 참쑥은 들판이나 주변 공터에서 흔히 볼 수 있으며 잎의 뒷면은 은빛의 작은 털로 덮여 있고 향이 강하다. 꽃은 9~10월에 자줏빛으로 피고 뿌리는 땅속에서 뻗어가면서 번식하는데 무서운 번식력을 갖고 있다.

쑥은 우리 민족과 오랜 인연을 갖고 있는 식물이다. 단군의 어머니는 원래 곰이었는데 동굴 속에서 100일 동안 쑥과 마늘을 먹어 여자가 되었다. 쑥을 먹고 여자가 된 곰은 하늘의 신인 환인의 자손 환웅과 혼인하여 단군을 낳았고 단군은 나라를 세워 조선이라 하였다. 우리 민족은 지금도 쑥을 즐겨 먹고 쑥을 좋은 약으로 여긴다. 단오 이전의 쑥은 순하고 부드러워 음식을 만들어 먹고 단오가 지나 약성이 강해진 쑥은 그늘에서 말려 약으로 쓴다.

민간에서는 쑥을 다양하게 활용하였다. 여름밤 모기나 벌레를 쫓기 위해 쑥에 불을 붙여 연기를 피웠고 쑥을 집 안에 걸어두어 잡귀를 쫓았다. 흉년에 먹을 것이 없으면 쑥을 캐다 먹으며 목숨을 연명하였다.

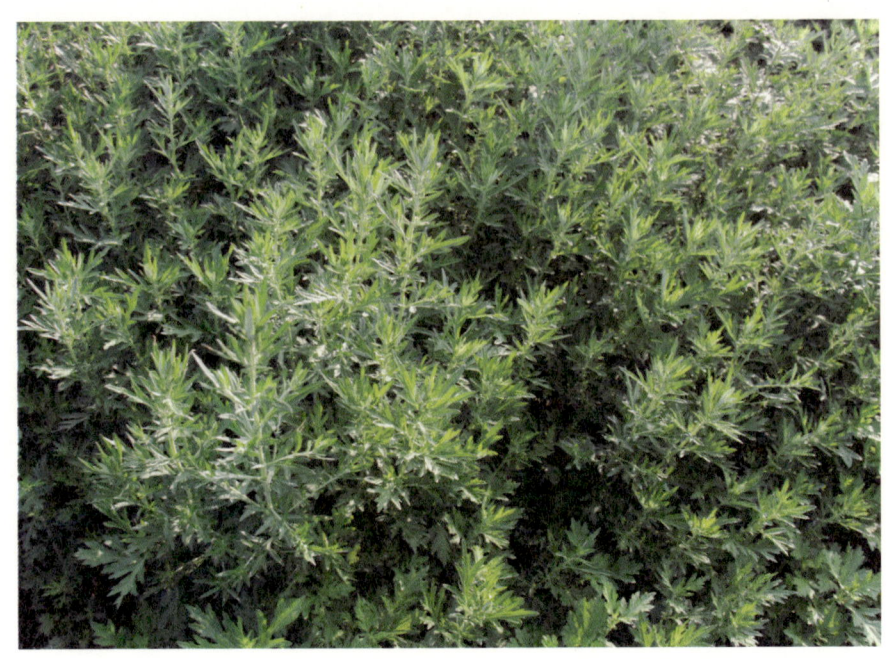

제주도 민간에서는

쑥을 속이라고 하며 속이 불편할 때 먹는 약으로 여긴다. 소화가 안 되어 속이 불편하면 날 쑥을 찧어 그 즙을 한 숟가락 정도 마신다. 입맛이 없을 때 쑥의 생즙을 조금 먹으면 입맛이 살아난다. 설사에는 쑥을 삶아 그 물을 따뜻하게 해서 마신다. 평소 소화불량으로 소화가 안 되는 사람은 쑥엿을 만들어 먹거나 쑥을 많이 넣고 쑥떡을 만들어 먹는다. 쑥 삶은 물로 목욕하면 혈액순환이 잘 되고 피부가 건강해지며 고와진다.

출산을 앞둔 임신부들은 단옷날 아침 일찍 쑥을 캐서 말려 출산 후 약으로 쓴다. 산모는 아기를 낳고 3일째 되는 날 쑥을 삶아 그 물에 몸을 씻고 아기도 쑥 삶은 물에 첫 목욕을 시킨다. 쑥 삶은 물로 목욕하면 산모는 혈액순환이 잘 되고 아기는 피부가 튼튼해지고 고와진다. 산모와 신생아를 쑥물에 목욕시키는 것은 제주의 오랜 풍습이다. 아기를 낳고 나서 치질이 생기면 보릿가루에 쑥을 많이 넣고 반죽한 다음 그 반죽을 솥에 넣고 쪄서 쑥보리떡을 만든다. 뜨끈한 쑥보리떡을 수건에 싸서 깔고 앉아 찜질하면 상처 부위의 통증을 없애고 상처도 빨리 낫는다. 쑥보리떡이 식으면 다시 쪄서 찜질하기를 반복한다.

쑥에는 지혈효과가 있다. 갑자기 코피가 날 때 쑥을 뜯어 찧어서 콧구멍을 막아주면 흐르는 피가 멈춘다. 다친 상처에서 피가 흐르면 쑥을 찧어 붙인다. 지네나 벌레에 물렸을 때에는 날 쑥을 짓찧어 붙인다. 쑥에는 몸을 따뜻하게 해주는 성질이 있다. 손발이 찬 사람은 쑥 삶은 물을 따뜻한 차로 마시면 좋다.

전통의학에서는

쑥은 잎, 줄기, 씨앗을 모두 약으로 쓴다. 잎을 애엽艾葉이라 한다. 쑥은 단옷날 해 뜨기 전에 뜯은 것이 좋다. 약쑥의 잎은 오래된 여러 가지 병과 복통을 멎게 하고 이질과 치질을 낫게 한다. 쑥은 고혈압에도 좋으며 여성의 자궁을 튼튼하게 하고 냉대하와 생리통에도 효과가 있다. 쑥은 지혈작용을 한다. 자궁출혈에는 6~7월에 캔 쑥을 그늘에서 말려 달여 마신다. 피부 상처나 벌레 물린 데에는 생쑥을 찧어 그 즙을 바른다. 말린 쑥잎은 뜸을 뜨는 데 쓴다. 쑥의 씨앗은 눈을 밝게 하고 무릎과 자궁을 따뜻하게 하는 효과가 있다.

주의

환경이 오염된 곳에서 자란 쑥은 중금속에 오염될 우려가 있어 사용을 금한다. 쑥은 몸을 따뜻하게 하는 성질이 있어 열이 많은 사람이나 열이 나는 상태에서는 먹지 않아야 한다. 단오가 지나면 쑥의 약성이 강해지기 때문에 식용으로는 사용하지 않는다.

음식으로는

쑥을 넣고 만드는 음식은 다양하다. 쑥밥, 쑥국, 쑥떡, 쑥절편, 쑥인절미, 쑥오메기떡, 쑥빵, 쑥카스텔라, 쑥버무리, 쑥부치미, 쑥튀김, 쑥전 등을 만들어 먹는다. 밥이 거의 되었을 때 연한 쑥을 위에 얹어 살짝 익혀 쑥밥을 만들어 양념장을 넣고 비벼 먹는다. 냄비에 된장 푼 물을 넣고 끓으면 연한 쑥을 넣고 살짝 끓여 쑥향이 있는 쑥국으로 먹는다. 삶은 쑥과 불린 쌀을 가루로 빻아 쑥떡을 만들어 먹거나 동글납작한 모양의 쑥개떡을 만들어 프라이팬에 기름을 두르고 지져서 먹거나 쪄서 먹는다. 연한 쑥을 씻어 밀가루나 쌀가루를 살살 묻히고 설탕과 소금을 조금 뿌려 찜기에 쪄서 쑥버무리를 만들어 먹는다. 밀가루 반죽을 묽게 해서 쑥과 달래를 넣고 쑥부치미를 만든다.

쑥의 연한 순을 뜯어 찌고 말려 쑥차를 만든다. 쑥꽃이 피는 시기에 꽃을 훑어서 말려 쑥꽃차를 만든다. 쑥으로 만든 음식은 이른 봄에만 먹을 수 있는 봄철 세시음식이다. 겨울의 묵은 기운을 씻어내고 새해에 새 힘을 주는 자연의 약이라 할 수 있다. 동의보감에서는 쑥을 먹을 때는 곡식을 같이 섞어야만 독성을 없앨 수 있다고 하였다.

쑥엿 만들기

평소 소화가 안 되거나 여자들의 냉증, 대하, 생리통에는 쑥엿을 만들어 먹었다. 쑥엿을 만들려면 우선 쑥을 깨끗이 씻어 솥에 넣고 물을 부어 푹 삶는다. 삶은 쑥의 건더기는 건져서 버리고 쑥 삶은 물에 쌀을 넣고 술밥을 짓는다. 술밥이 되면 식힌 후 엿기름과 물을 넣고 따뜻하게 해서 삭힌다. 밥알이 삭아 떠오르면 건더기는 짜서 버리고 국물만 솥에 부어 약한 불에서 천천히 졸인다. 이때 잘 저어줘야 눌어붙지 않는다. 국물이 졸아들어 조청처럼 끈적거리는 상태가 되면 불을 끄고 식혀서 저장 용기에 담는다. 하루에 한 숟가락 정도를 따뜻한 물에 타서 마신다. 쑥엿은 오래 저장할 수 있고 쓴맛이 없어 먹기에도 좋은 약이다.

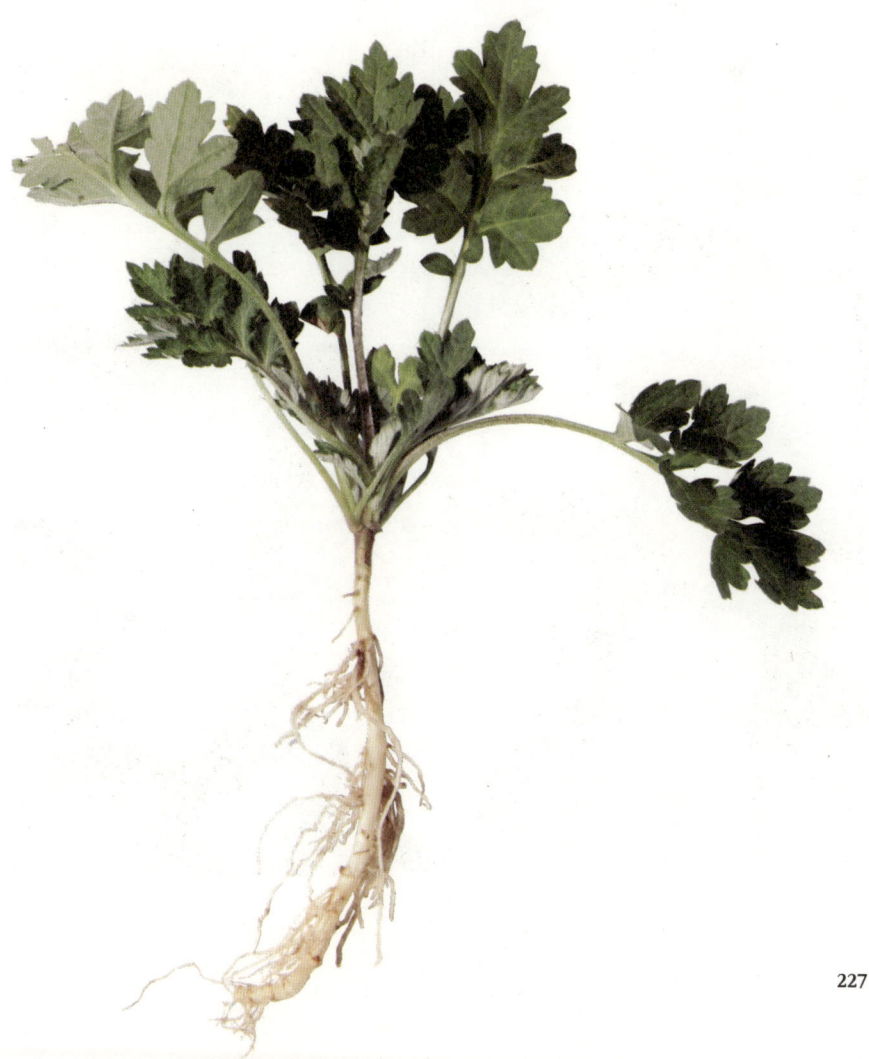

잇몸을 반짝이게 하는
별꽃

식물명 별꽃
약재명 번루(繁蔞)
학 명 *Stellaria media* Vill.
제주명 진풀

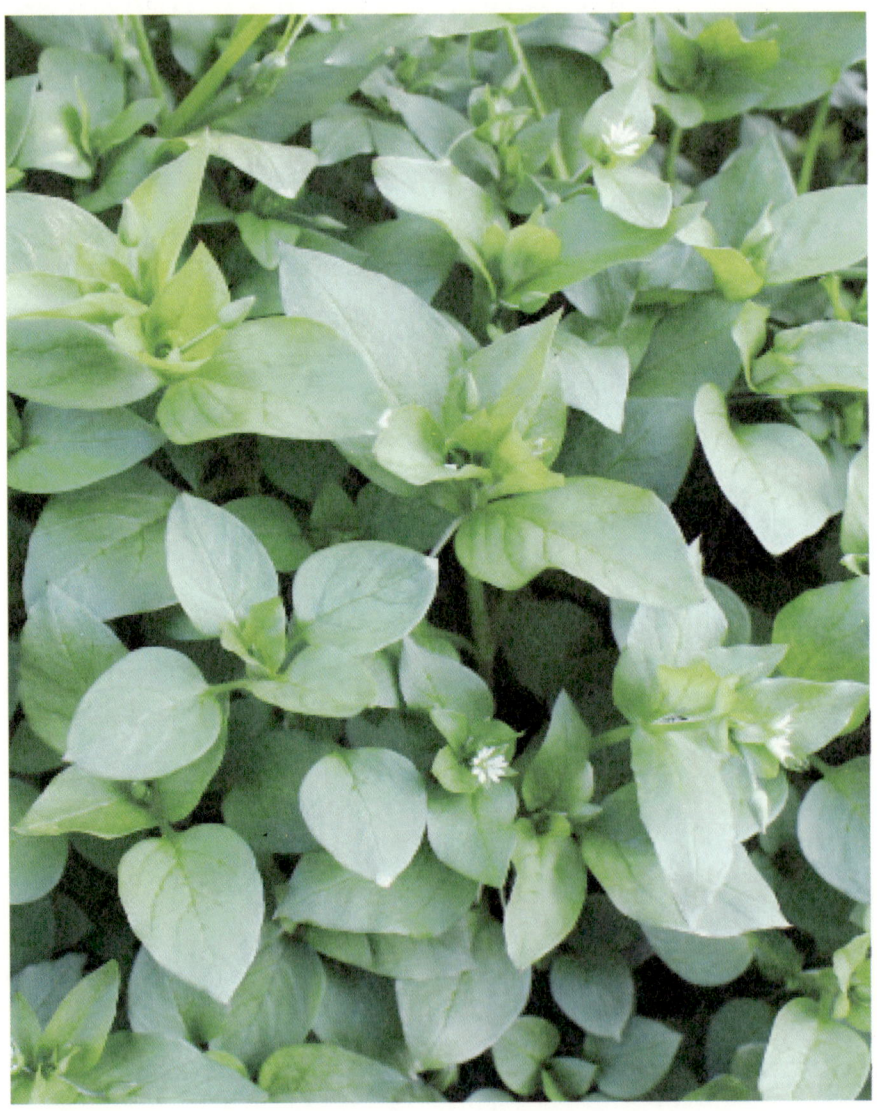

추운 겨울 초록빛의 무성한 잎 사이에 하얀 꽃이 별처럼 피어 있는 풀이 있다. 이 풀을 별꽃이라 한다. 별꽃에는 개별꽃, 쇠별꽃, 별꽃이 있는데 개별꽃은 숲 속 나무 밑에서 자라고, 쇠별꽃은 별꽃과 비슷한데 암술머리 모양에 조금 다르다. 별꽃은 잇몸 염증을 낫게 하는 특효약이며 산모의 피를 맑게 해주고 산모의 젖을 많게 해준다. 예전에 농가에서는 별꽃을 채소로 재배하기도 했다. 별꽃은 아기 낳은 산모의 영양식이었고 집에 산모가 있으면 일부러 재래시장에 가서 별꽃을 사왔다.

별꽃은 가을에 싹이 돋아나서 이듬해 여름에 시드는 두해살이풀이다. 잎은 달걀 모양으로 마주나고 겨울에서 봄 사이에 별 모양의 하얀 꽃이 핀다. 줄기는 사방으로 뻗어 무성해지고 겨울철 농작물을 뒤덮어 농사를 망치게 하는 잡초이기도 하다. 별꽃은 영양이 많고 독성이 없는 풀이

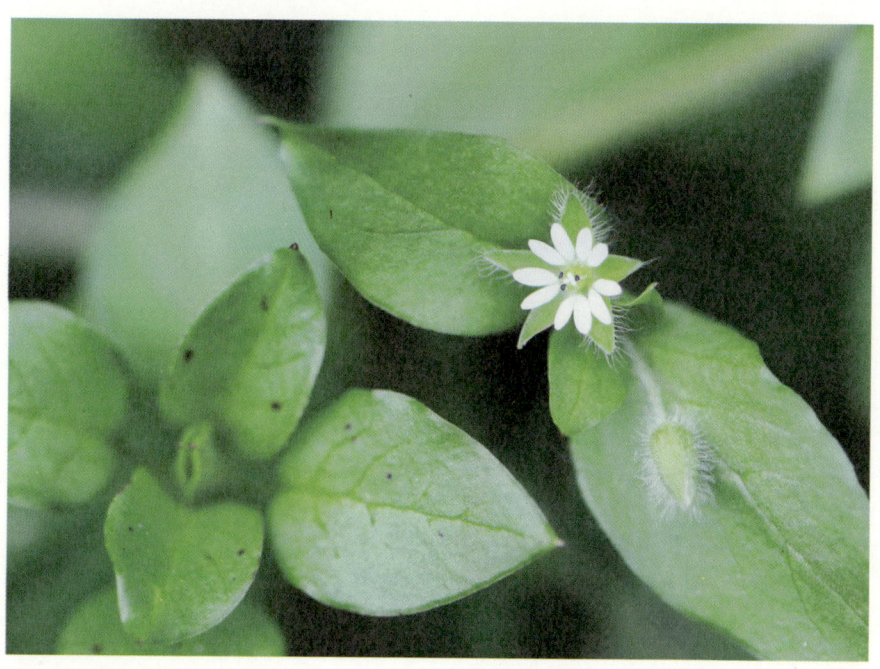

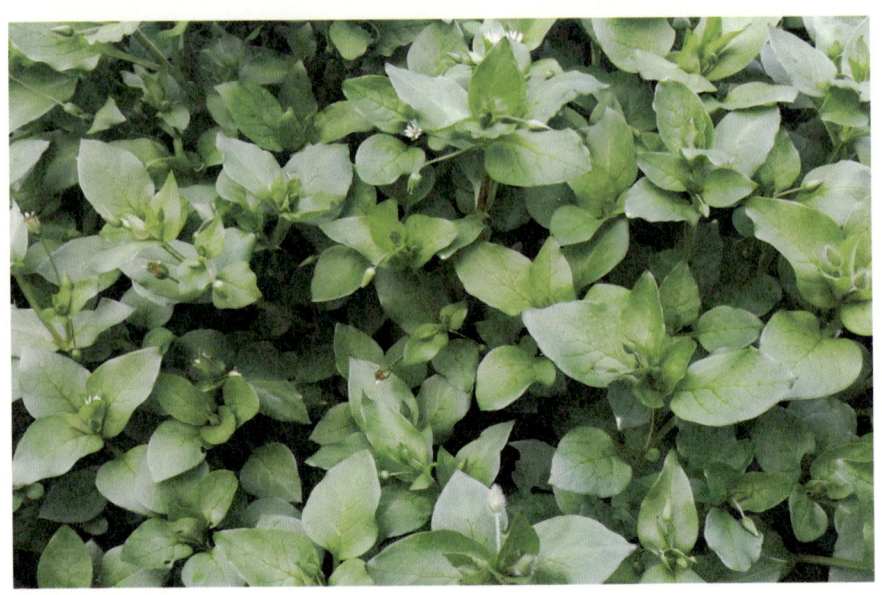

지만 열매 맺는 시기가 되면 풀 전체에 독성이 생겨 먹을 수 없다. 이는 씨앗을 보호하기 위한 별꽃의 생존 전략이다. 별꽃을 약으로 쓰려면 꽃이 피는 시기에 전체를 채취하여 말린다.

제주도 민간에서는

무리지어 무성하게 자라는 풀이라 하여 진풀이라 한다. 별꽃은 산후어혈(뭉친 피)을 풀어주고 산모의 젖을 많게 한다. 별꽃을 넣어 국을 끓여 먹고 데쳐서 나물 반찬을 만들어 먹는다. 치질에는 겨울에 별꽃의 잎과 줄기를 채취하여 말린 후 가루로 빻아 식사 전에 한 숟가락씩 먹는다. 별꽃은 염증을 낮게 하는 효능이 있어 몸에 염증이 있을 때 별꽃을 넣고 국을 끓여 먹는다. 잇몸에 염증이 생기면 말린 별꽃에 물을 넣고 삶아 그 물로 양치질한다. 잇몸 염증이나 치통에는 별꽃을 넣고 소금을 만들어 양치질하고 입안을 헹궈주면 효과가 좋다. 피부 상처에는 별꽃을 짓찧어 붙여준다. 피부에 염증이 있어 가려우면 별꽃, 도꼬마리, 뱀딸기 덩굴을 같이 넣고 삶아 그 물로 씻어준다.

전통의학에서는

한방에서는 별꽃을 번루繁蔞라 한다. 산모가 별꽃으로 만든 음식을 먹으면 젖이 많아지고 피가 맑아진다. 염증을 치료하는 효능이 있어 잇몸 출혈이나 잇몸에 염증이 있는 사람은 별꽃으로 소금을 만들어 입안을 씻어주고 양치질하면 좋다. 별꽃은 가래, 기침, 기관지염, 종기, 위염 등에도 효과가 있다. 별꽃을 생으로 찧어 즙을 내어 먹거나 말려서 달여 마신다. 외상에는 생풀을 찧어 바르면 상처가 덧나지 않고 빨리 낫는다.

주의

꽃이 피고 나서 열매가 맺히면 벌레로부터 씨앗을 보호하기 위해 식물 전체에 독성이 생기므로 열매가 익는 시기에는 식용이나 약용은 하지 않는다.

음식으로는

겨울에서 이른 봄에 연하고 싱싱한 잎과 줄기를 뜯어다 살짝 데친 후 소금과 참기름을 넣고 양념하여 나물로 먹는다. 별꽃을 넣어 별꽃된장국을 끓여 먹는다. 맛은 미나리와 비슷한데 미나리보다 더 부드럽고 아삭거리는 식감이 있다. 연한 줄기로 겉절이를 만들어 먹는다. 생으로 소스를 얹어 샐러드로 먹는다. 꽃이 피는 시기에 전체를 그늘에서 말려 차로 달여 마신다. 이른 봄 별꽃을 넣어 별꽃죽을 만들어 먹으면 겨울철 부족했던 영양을 보충할 수 있다. 죽이 거의 다 되었을 때 별꽃을 썰어 넣어 살짝 익히면 별꽃죽이 된다. 일본에서는 새해 1월 7일이 되면 일곱 가지 풀을 넣어 칠초七草죽을 끓여 먹는다. 칠초죽에는 별꽃, 냉이, 미나리, 순무, 무, 뽀리뱅이, 떡쑥을 넣는다. 새해에 칠초죽을 먹으면 몸속 피를 깨끗하게 해주고 겨우내 몸속에 쌓인 독을 해독하며 모든 장기의 기능을 좋게 해서 일 년 내내 질병에 걸리지 않고 건강하게 해준다고 믿는다.

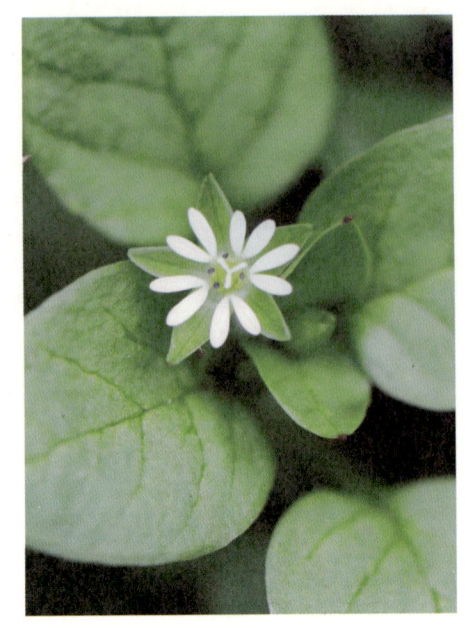

별꽃소금 만들기

별꽃소금은 잇몸 염증을 없애주는 특효약이다. 겨울에서 봄 사이 열매가 맺히기 전 꽃이 피었을 때 연한 잎과 줄기를 채취하여 깨끗이 씻고 물기를 제거한다. 별꽃을 찧어 즙만 짜서 소금에 넣고 약한 불에서 볶는다. 별꽃의 즙이 소금에 스며들어 볶아지면 불을 끄고 식힌 후 부드럽게 빻아서 쓴다. 별꽃소금을 손가락에 묻혀 잇몸을 닦거나 양치질할 때 사용하면 입안 염증을 예방하고 잇몸 질병을 치료하는 효과가 있다. 양치질, 입안 가글, 목 헹굼 등 다양하게 사용할 수 있다. 별꽃 소금을 사용하면 입안이 텁텁하지 않고 상쾌해진다.

나라를 망하게 한
양귀비

식물명 양귀비
약재명 앵속각(罌粟殼)
학 명 *Papaver somniferum* L.
제주명 아펜, 야펜, 에펀고장

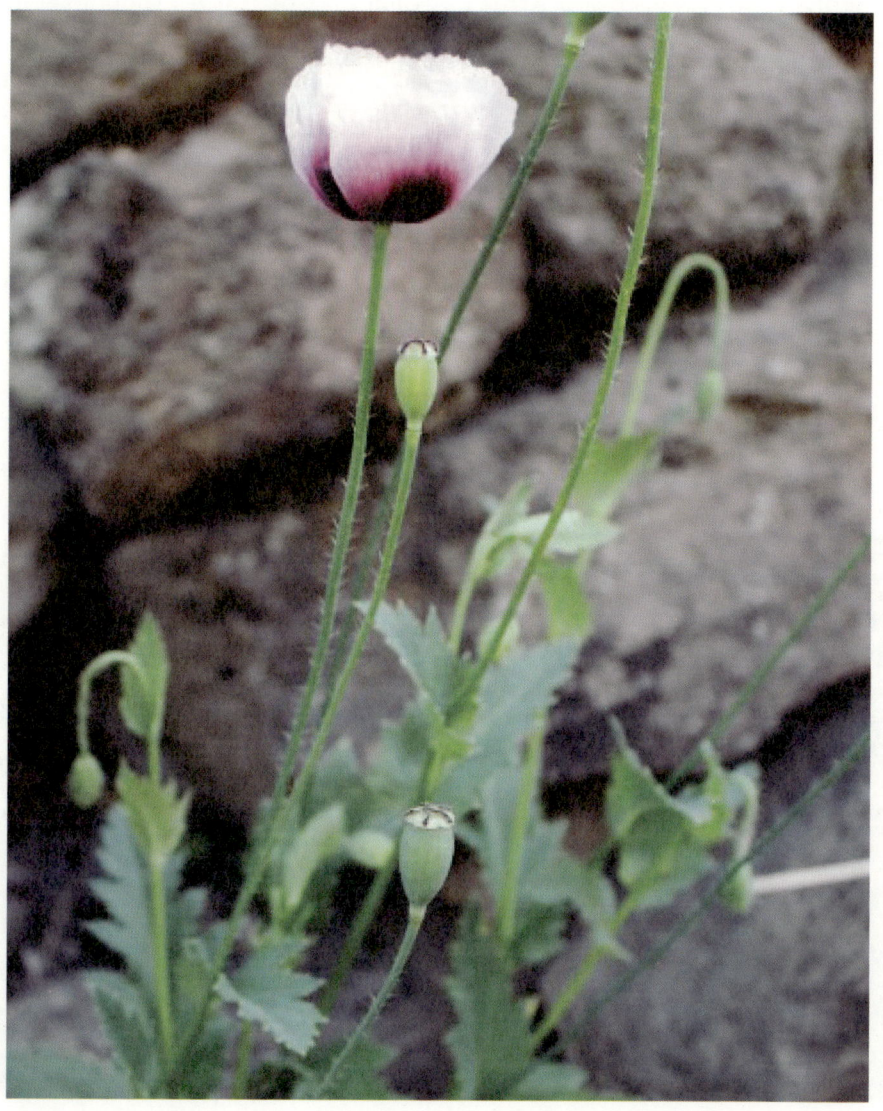

양귀비는 중국 당나라 현종이 사랑한 여인이며 당나라를 망하게 한 여인이기도 하다. 당나라 현종은 712년 황제가 되어 나라를 안정시키고 부강하게 하였으나 양귀비를 애첩으로 두면서 양귀비의 사치와 권력욕을 채워주느라 나라를 망하게 하였다. 이렇게 인물 양귀비가 나라를 망하게 하였다는 역사에 이어 꽃 양귀비도 중국을 망하게 한 사연을 갖고 있다. 19세기 영국은 중국의 차를 수입하면서 은으로 지불하였는데 결제할 은이 부족하자 중국에 아편을 강매하였다. 중국 국민들은 아편에 중독되었고 급기야 중국은 아편 수입을 금지하였다. 이에 영국은 1839년과 1860년 두 차례 중국과 전쟁을 벌였고 이 전쟁에서 패배한 중국은 막대한 금전적인 보상 외에 홍콩을 내주는 불평등조약을 받아들여야 했다. 양귀비는 가장 아름다운 여인의 상징이며 양귀비꽃 또한 매혹적인 아름다움을 갖추고 있는 꽃이다. 그러나 이 둘은 나라를 망하게 한 두려움의 상징이

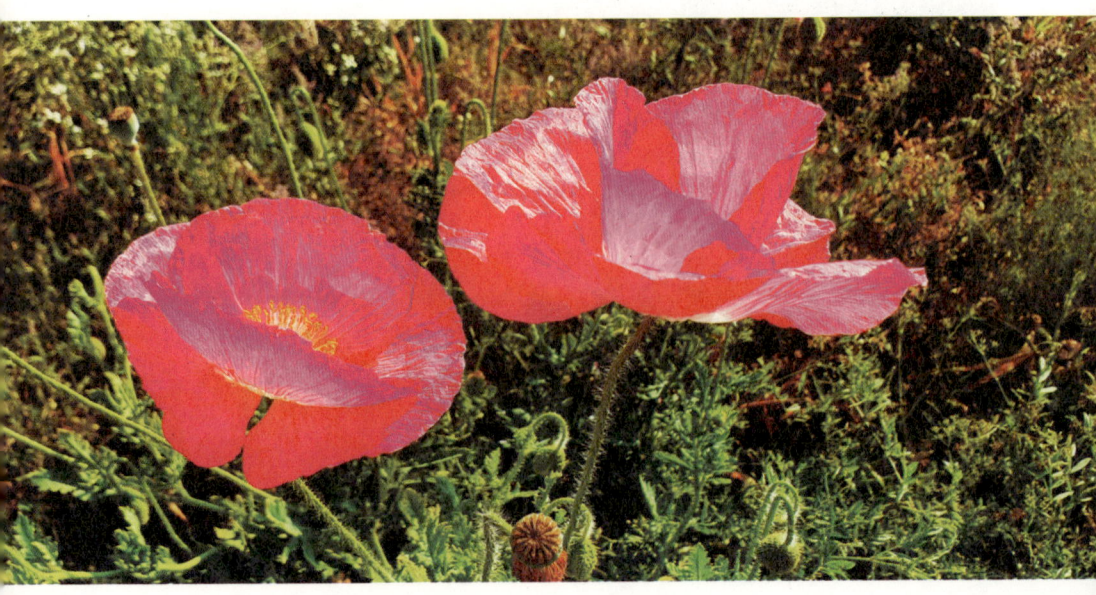

기도 하다.

양귀비는 양귀비과에 속하는 두해살이풀이다. 양귀비는 아편 생산용 양귀비와 관상용 개양귀비로 구분된다. 아편 생산용 양귀비는 식물 전체에 털이 없고 관상용은 전체에 털이 있어 구분된다. 꽃은 5~6월에 붉은색, 분홍색 등으로 화려하게 핀다. 지금은 양귀비 재배가 법으로 금지되고 있지만 예전에는 한라산 가까이 있는 중산간 마을에서는 집집마다 양귀비를 심어 아편을 만들어서 비상약으로 썼다. 양귀비는 집 주변과 곶자왈에 심었는데 한 가구당 양귀비 50포기 정도를 심었다고 한다. 아편을 만들려면 양귀비꽃이 피고 꽃잎이 떨어진 후 씨방이 커지면 여물기 전에 대나무 칼을 이용해서 씨방에 길게 홈을 낸다. 그러면 하얀 진액이 흘러내리는데 이 진액을 대나무 칼로 긁어모아 병에 담아서 그늘에서 말렸다. 이렇게 만든 아편은 사람이나 가축이 아팠을 때 따뜻한 물에 풀어서 조금씩 먹였다. 당시 병원은 멀고 교통도 불편한 산골 마을에서는 심한 통증이나 위급한 환자가 있을 때 아편을 비상약으로 썼다.

제주도 민간에서는

갑작스런 복통에는 아편을 팥알만큼 떼어내어 따뜻한 물에 풀어서 먹었다. 아편을 빼낸 씨방이나 양귀비 줄기도 버리지 않고 가마솥에 넣어 달여 그 물을 병에 담아두고 약으로 썼다. 소화가 안 되어 배가 아프면 그 물을 약으로 마셨다. 피부병이 생겨 가려우면 양귀비 줄기 삶은 물을 피부에 발랐다. 송아지가 설사를 하면 양귀비 줄기 달인 물에 밀가루를 풀어 넣고 끓여 풀처럼 걸쭉하게 해서 먹였다. 송아지에게 먹이는 이 약을 엔소긴이라 하였고 목축하는 사람은 누구나 만드는 방법을 알고 있었다.

전통의학에서는

양귀비는 아편 재료이지만 적게 쓰면 탁월한 약으로 작용한다. 덜 익은 열매껍질에 상처를 내어 흘러내리는 흰 즙을 긁어모아 70도 이하에서 말린 것을 아편이라 하여 약으로 쓴다. 아편은 어린이와 노인에게는 쓰면 위험하다. 양귀비 열매는 병처럼 둥글고 그 안에 씨가 있는데 몹시 잘고 흰빛을 띤다. 이 씨를 어미라고 하여 약으로 쓴다. 어미는 가슴에 담이 막혀 음식이 내려가지 않는 것을 치료한다. 양귀비 껍질은 설사와 오랜 이질을 치료하는 데 좋다.

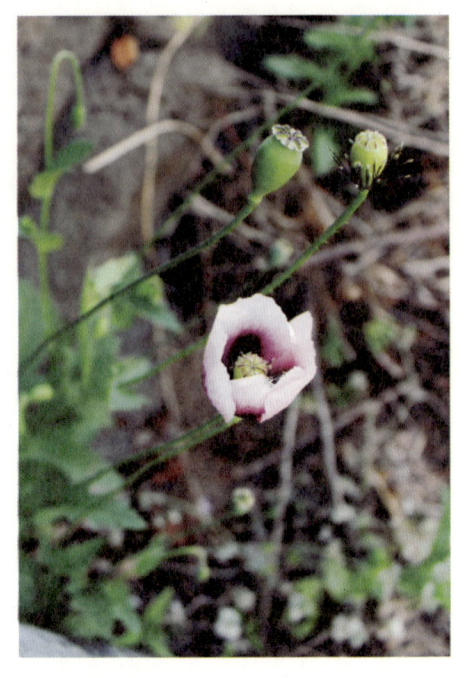

아편과 모르핀은 지속적인 통증을 가라앉히는 효과가 있어 외상으로 인한 통증과 수술 전후 통증에 쓴다. 하지만 축적작용이 있어 강한 중독성이 있고 심한 신경장애와 같은 부작용이 있기 때문에 사용할 때 주의를 기울여야 한다. 민간에서는 전초를 폐렴, 어린이 설사, 늑막염, 발작 등에 쓴다.

주의

양귀비는 중독성이 강한 마약이므로 법으로 재배를 금지하고 있다. 양귀비에서 채취한 아편을 함부로 사용하는 것도 위법이다.

씨앗 소리 요란한
소리쟁이

식물명 소리쟁이
약재명 양제근(羊蹄根)
학 명 *Rumex crispus* L.
제주명 개셍개, 술, 술안지

　소리쟁이는 한 포기에 40,000개의 씨앗이 달려 있어 바람이 불 때마다 서로 부딪치며 소리를 낸다 하여 소리쟁이라 한다. 뿌리는 노란색으로 굵고 길며 특이한 향이 난다. 이 뿌리를 양제근羊蹄根이라 하여 탈모와 피부병에 약으로 쓴다. 소리쟁이는 여러해살이풀로 잎은 미역처럼 넓적하며 길고 크다. 꽃은 5월에 녹색으로 피고 열매가 익으면 바람이 불 때마다 씨앗이 서로 부딪치며 살랑대는 소리가 난다. 소리쟁이 씨앗은 새들의 먹이가 되지만 농부들에게는 귀찮은 잡초이다.

　소리쟁이 잎에는 실리마린 성분이 있어 음주나 흡연으로 인한 간의 독성을 해독한다. 그 외에 비타민, 철분, 칼슘, 타닌 등 우리 몸에 필요한 영양소들이 있어 피부 노화를 막아주고 피부 트러블을 개선해 피부를 재생해준다. 전해오는 말에 의하면 불에 덴 구렁이가 소리쟁이 잎을 껴안고 비벼서 화상을 치료했다고 한다. 예로부터 소리쟁이 연한 잎은 식용하였고 잎과 뿌리는 약으로 썼다. 뿌리를 약으로 쓰기 위해서는 잎과 줄기가 말라버리는 여름에 뿌리를 채취한다.

제주도 민간에서는

소리쟁이는 많은 열매를 매달고 있어 숱이라고 한다. 피부가 가려운 피부병에는 뿌리를 삶아 그 물로 씻는다. 무좀에는 소리쟁이 뿌리를 말려 가루로 빻아 식초에 개어 발라준다. 옴에는 소리쟁이 생 뿌리를 짓찧어 막걸리를 조금 넣고 갠 다음 환부에 붙이고 불을 쬐면서 말린다. 개선(버짐)에는 뿌리를 생으로 찧어 붙이고 아토피에는 소리쟁이 뿌리를 삶아 그 물로 씻어준다. 관절염과 신경통에는 소리쟁이 뿌리로 술을 담가 마시거나 막걸리에 뿌리를 찧어 넣은 다음 우러나면 마신다.

전통의학에서는

소리쟁이 뿌리와 씨앗, 잎을 약으로 쓴다. 뿌리를 양제근羊蹄根이라 하고 씨는 양제실羊蹄實이라 하며 어린잎은 양제엽羊蹄葉이라 한다. 뿌리는

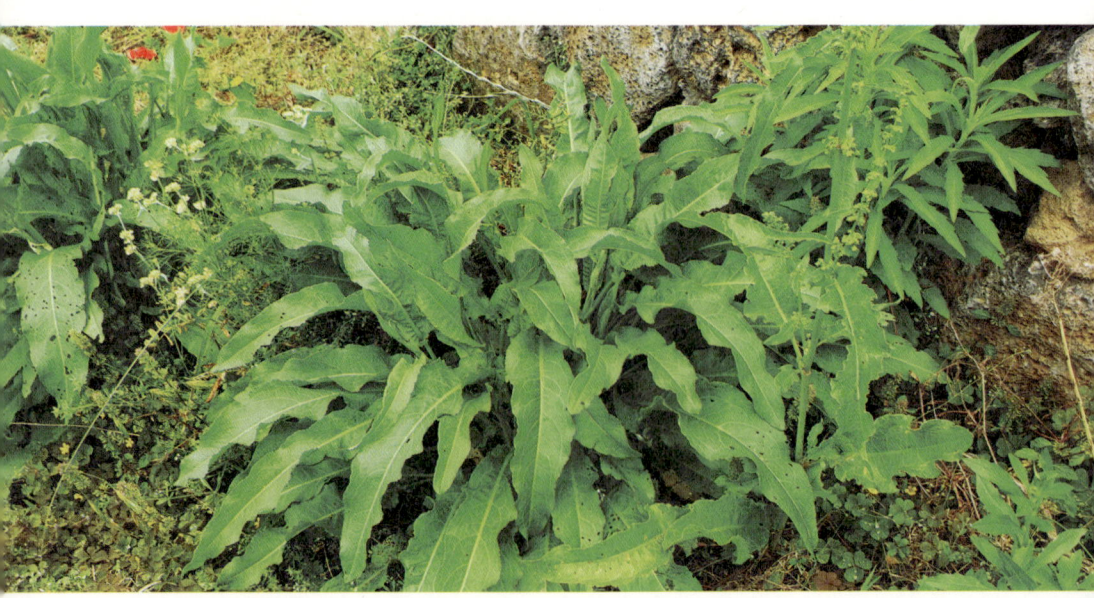

열을 내리고 염증을 완화시키며 두피에 열이 오르는 것을 막아 머리털이 빠지는 증상을 낫게 한다. 변비를 개선하고 치질을 낫게 하며 옴, 버짐, 종기, 음부가 가려운 데에도 짓찧어 붙이거나 말린 뿌리를 삶아 그 물로 씻어준다. 치질에는 소리쟁이 어린잎으로 된 장국을 끓여 먹는다. 입안에서 냄새가 나는 사람은 잎을 삶아 그 물로 양치질하고 입안을 씻어준다. 설사에는 열매를 달여 그 물을 마신다.

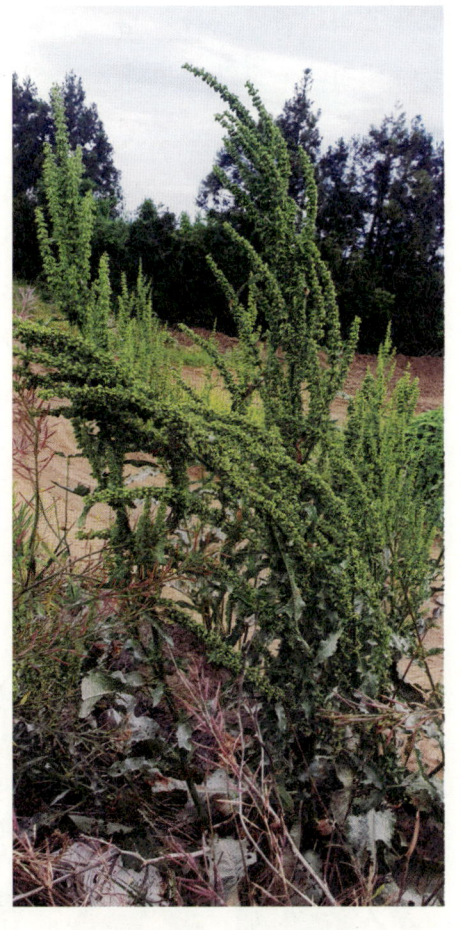

 주의

소리쟁이 잎에는 옥살산이라는 약한 독성이 있다. 많이 먹으면 신장결석이나 요로결석이 생길 수 있으니 하루에 50~100g 미만을 먹어야 한다.

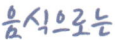 음식으로는

소리쟁이로 만든 음식은 장을 건강하게 하고 변비를 개선하며 치질에도 좋은 약이 된다. 뿌리에서 돋아나는 어린잎이 하얀 막을 쓰고 있을 때 채취하여 막을 벗겨내고 데쳐서 고추장이나 된장에 무쳐 먹는다. 데친

잎을 프라이팬에 기름을 두르고 볶아 먹는다. 데친 잎을 넣고 된장국을 끓여 먹거나 쌈으로 먹는다.

소리쟁이술 만들기

관절염과 신경통에는 소리쟁이 뿌리로 술을 담근다. 술밥을 짓고 식힌 후 밥에 누룩을 넣고 잘 주물려서 항아리에 넣고 물을 붓는다. 소리쟁이 생 뿌리를 찧어 항아리에 넣고 잘 섞어서 숙성시킨다. 술이 익으면 건더기는 건져내서 따뜻하게 찐 후 아픈 부위에 찜질하고 술은 아침저녁으로 한 잔씩 마신다.

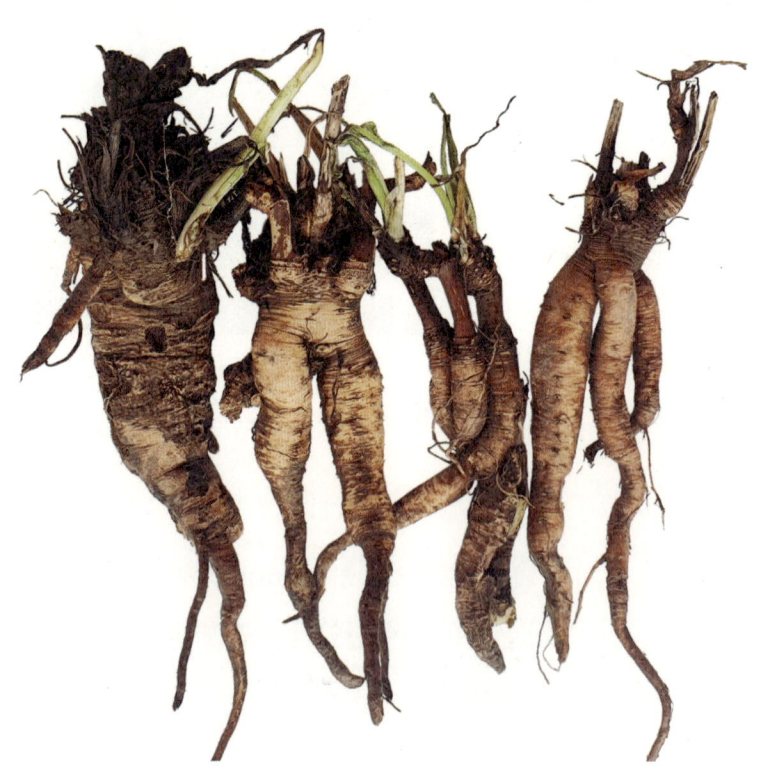

머리에 새끼가 달린
달래

식물명 달래
약재명 해백(薤白)
학 명 *Allium monanthum.*
제주명 꿩마농, 드릇마농

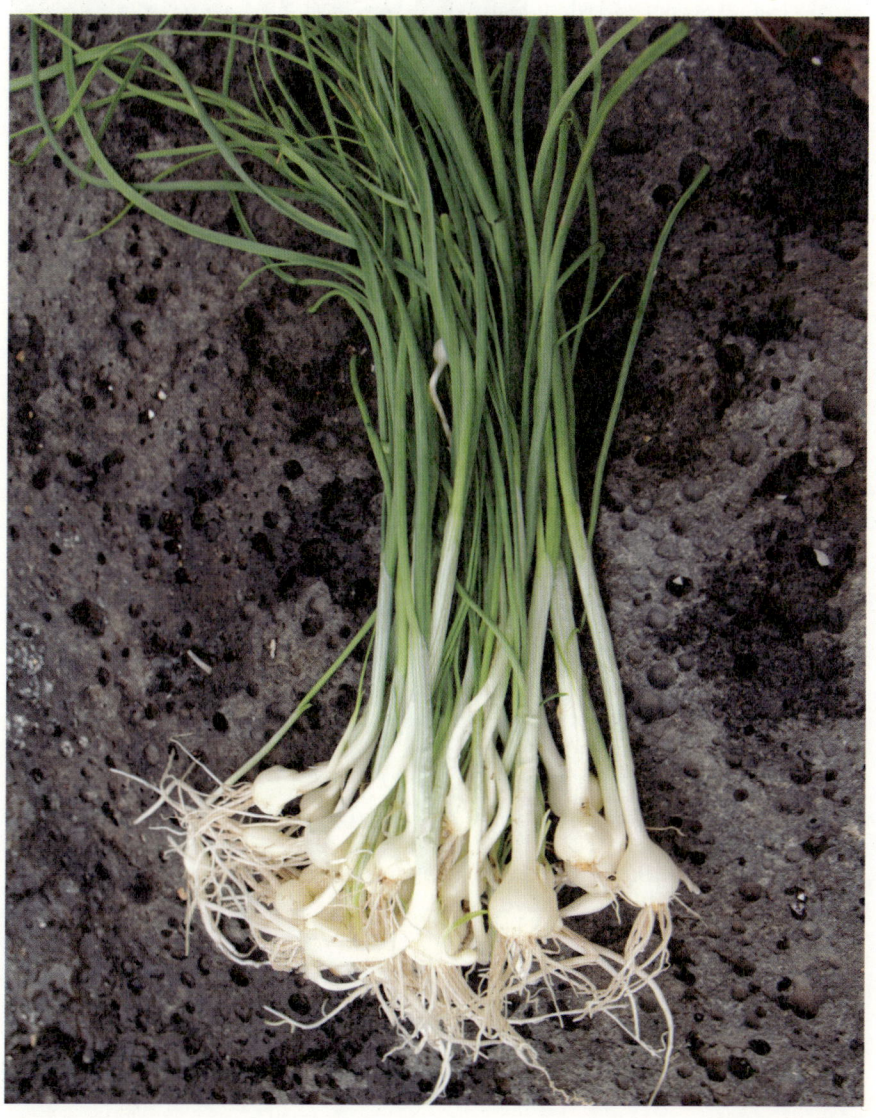

식물의 생명력은 뿌리에서 나온다. 식물의 뿌리는 사람의 머리처럼 주어진 환경에 적응하고 위험에 대처하며 끊임없이 생각하고 노력한다. 추위에 얼어버린 잎을 살려내고 부족한 햇볕을 찾아 가지를 뻗게 하며 가뭄에 대처하고 꽃을 피워 열매를 맺게 하는 과정도 뿌리가 지시한다.

식물 뿌리에 생명체를 달고 있는 식물 중에 달래라는 풀이 있다. 옛 사람들은 새끼를 머리에 달고

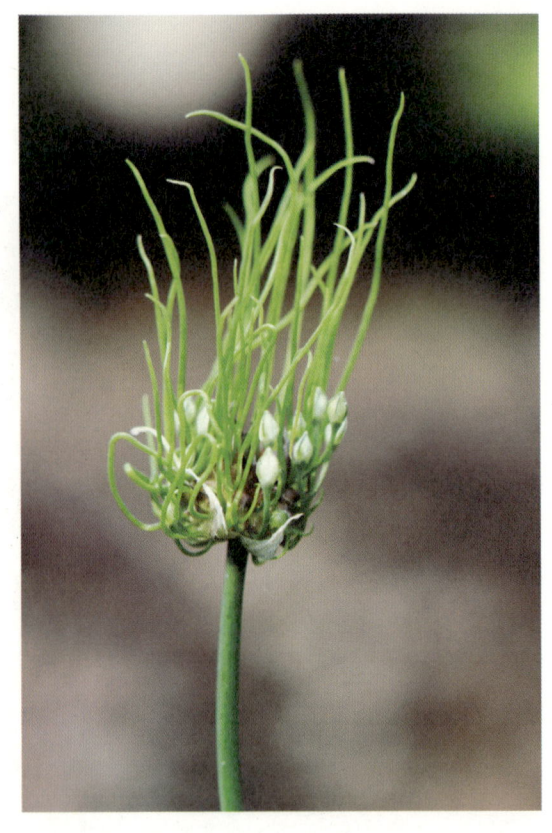

있다 하여 둘뇌라고 불렀다. 그러다 둘뇌는 자연스레 달래로 발음되었고 지금은 달래라는 이름으로 정착되었다. 달래의 잎은 쪽파와 비슷한 모양으로 가늘고 길며 속은 비어 있다. 뿌리줄기는 둥글고 희며 강한 마늘 냄새가 난다. 그래서 작은 마늘이라는 뜻으로 소산小蒜이라고 한다. 달래는 6~8월이 되면 잎이 시들고 겨울에 새싹이 돋아나며 이듬해 봄이 되면 무성하게 자란다. 겨울 추위를 견뎌낸 봄 달래는 강한 향과 단맛이 있어 춘곤증을 이겨내게 하며 감기를 예방하고 겨울철 약해진 기력을 살려내는 효능이 있어 모두가 선호하는 봄나물이다.

제주도 민간에서는

제주에서는 달래를 '꿩이 좋아하는 마늘'이라 해서 꿩마농이라고 한다. 몸살감기에는 달래를 달여 그 물을 마시거나 쌀죽에 달래를 듬뿍 넣어 먹는다. 불면증에는 달래를 끓여 그 물을 마시거나 달래로 음식을 만들어 먹는다. 생손앓이에는 달래의 비늘뿌리를 짓찧어 붙인다. 봄철 입맛이 없을 때 달래를 생으로 먹으면 입맛이 살아난다. 달래는 남자들에게 특히 좋다고 한다. 달래를 먹으면 힘과 기운이 난다고 하며 많이 먹을수록 몸에 좋다고 한다.

전통의학에서는

달래의 생약명은 해백薤白 또는 해엽薤葉이라 한다. 달래는 몸을 따뜻하게 하며 음식이 소화되는 것을 도와준다. 달래는 기침과 가래약으로도 쓴다. 피를 잘 돌게 하며 피부를 윤택하게 하고 눈을 밝게 한다. 독충에 물려 가렵거나 종기, 부스럼의 통증에는 비늘줄기를 으깨어 그 즙을 바른다. 달래술은 강정, 강장에 효과가 있다. 채취한 뿌리를 잘 씻어 날것으로 병에 넣고 3배의 소주에 부어넣어 한 달이 지나면 매일 소주잔 한 잔씩 마신다.

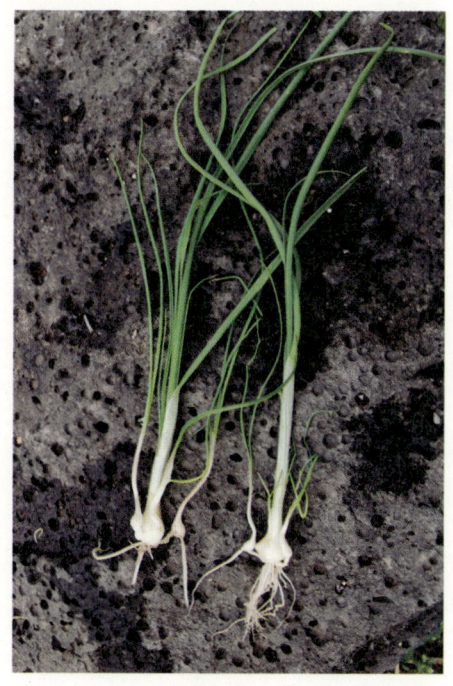

주의

생으로 많이 먹으면 속이 쓰리다.

음식으로는

달래는 생으로 먹거나 간장에 썰어 넣어 달래장을 만들어 먹는다. 생으로 김치 양념을 넣어 겉절이로 먹는다. 생달래는 된장에 찍어 술안주로 먹는다. 봄에 연한 달래를 데쳐 달래숙회로 고추장에 찍어 먹는다. 겨울에 콩국에 달래를 썰어 넣고 먹는다. 겨울에 콩가루를 넣고 쑨 죽에 달래를 썰어 넣으면 감기를 예방하고 낫게 한다. 봄에 달래를 캐어 장만한 다음 소금물에 담가두고 일 년 내내 양념해서 먹는다. 달래로 김치를 담가 먹는다.

부처님의 손을 닮은
부처손

식물명 부처손
약재명 권백(卷柏)
학 명 *Selaginella involvens* Spring.
제주명 푼채순, 푼채순이

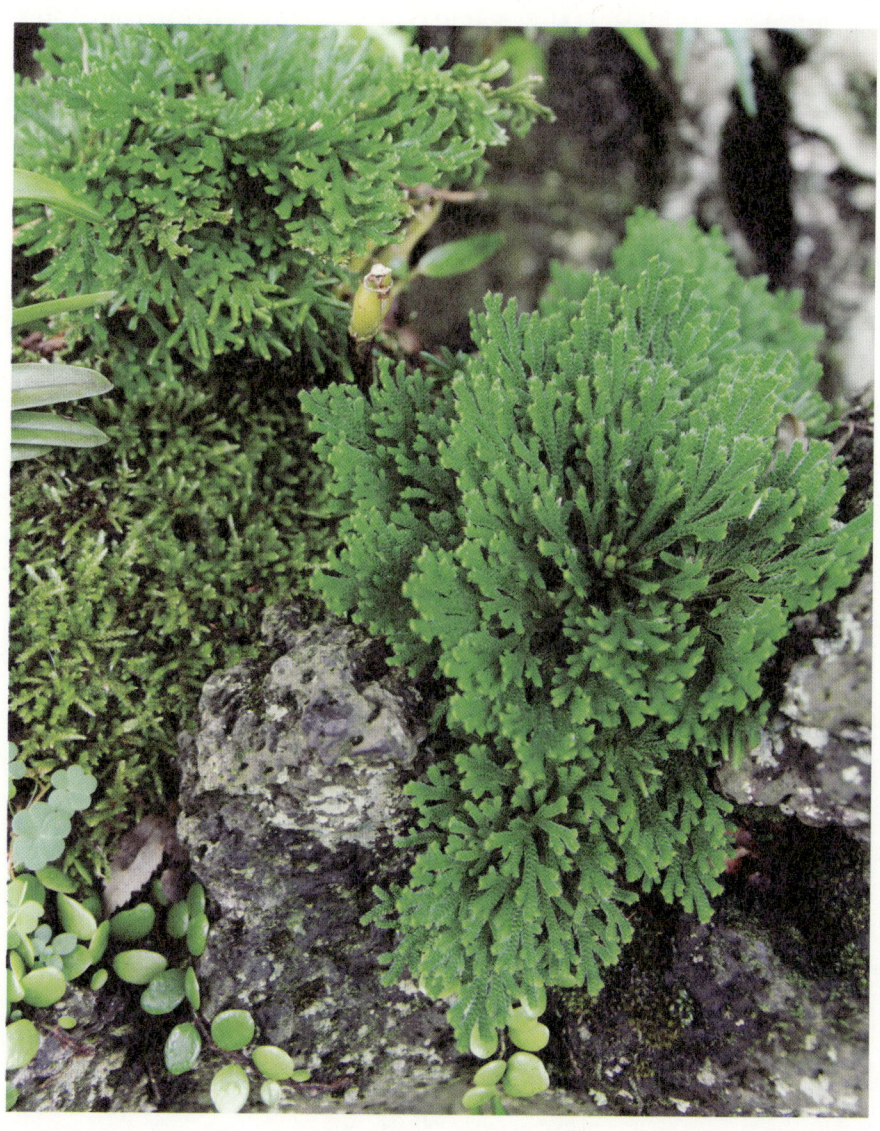

부처손은 바위에 붙어 자라는 풀로 비가 오지 않아 말랐을 때의 모양이 사람이 주먹을 쥔 모양을 닮았다 하여 부처손이라고 한다. 부처손은 강한 생명력을 갖고 있는 여러해살이풀로 가뭄에는 바싹 말랐다가도 비가 내리면 말랐던 잎이 싱싱한 초록빛으로 되살아난다. 잎의 모양은 측백나무 잎을 닮았고 잎이 펼쳐진 모양은 부채를 닮았다. 부처손은 관상용으로도 인기가 많은데 돌 위에 심어두면 말랐다 되살아나기를 반복하는 모습이 신비롭고 경이롭기 때문이다. 민간에서는 부처손을 항암 관련 질병과 피부병에 약으로 쓴다. 약으로 쓰기 위해서는 가을에서 이듬해 봄 사이에 전체를 채취하여 뿌리 부분은 버리고 잎만 말린다.

제주도 민간에서는

부처손의 잎이 펼쳐진 모양이 부채를 닮았다 하여 푼채순이라고 한다. 치질에는 말린 부처손을 요강에 넣고 불을 붙여 그 위에 걸터앉아 환부

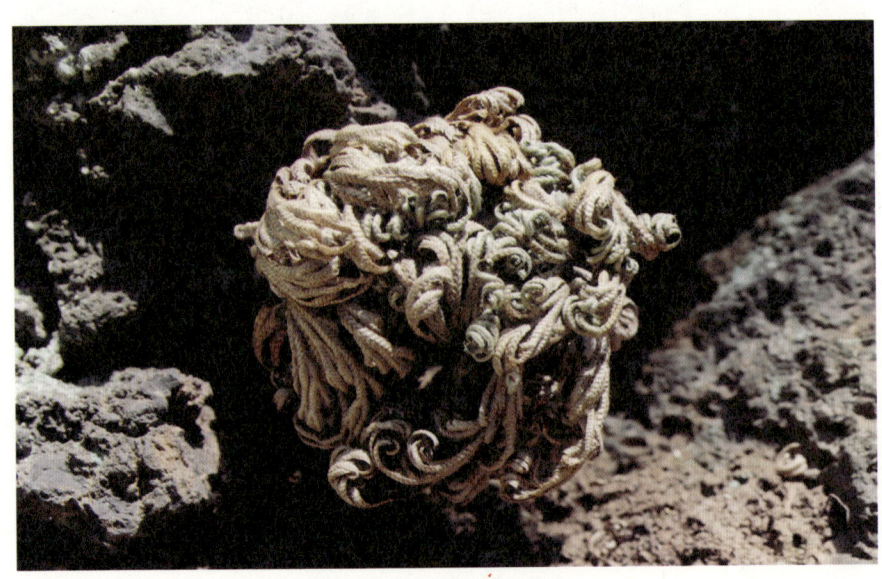

에 연기를 쏘인다. 이때 요강 입구를 수건으로 둘러 구멍을 작게 해서 연기가 환부에만 닿게 한다. 피부의 연한 부위에 연기가 닿으면 피부에 물집이 생기고 벗겨질 수도 있다. 버짐이나 진물이 흐르는 종기, 옴, 비리에는 부처손 태운 연기를 쐰다. 연기에 강한 독성이 있기 때문에 눈에 물안경을 써서 연기가 들어가지 않도록 조심한다. 눈에 연기가 들어가면 시력이 나빠진다고 한다. 부처손 연기를 쐬고 나서 피부에 묻은 노란색 그을음은 씻지 말고 저절로 떨어질 때까지 두어야 피부병이 낫는다. 무좀에는 부처손을 삶아 그 물에 담그고 상처에는 부처손 태운 재를 바른다.

전통의학에서는

부처손을 권백이라 하여 주로 산부인과 관련 질병에 약으로 쓴다. 뿌리를 제거한 전초를 하혈, 통경, 탈항증에 달여서 마시거나 환으로 만들어 먹는다. 부처손은 여자의 음부 속이 차거나 아픈 증상, 월경에 이상이 있는 증상에 쓴다. 피부병에 약으로 쓰고 방부용이나 소독약으로도 쓴다. 전초를 태운 재는 뇌막염에 좋고 각종 암에도 효과가 있다고 한다.

주의

연기가 독하기 때문에 훈증할 때 피부의 연한 부위에 연기가 닿지 않게 주의한다.

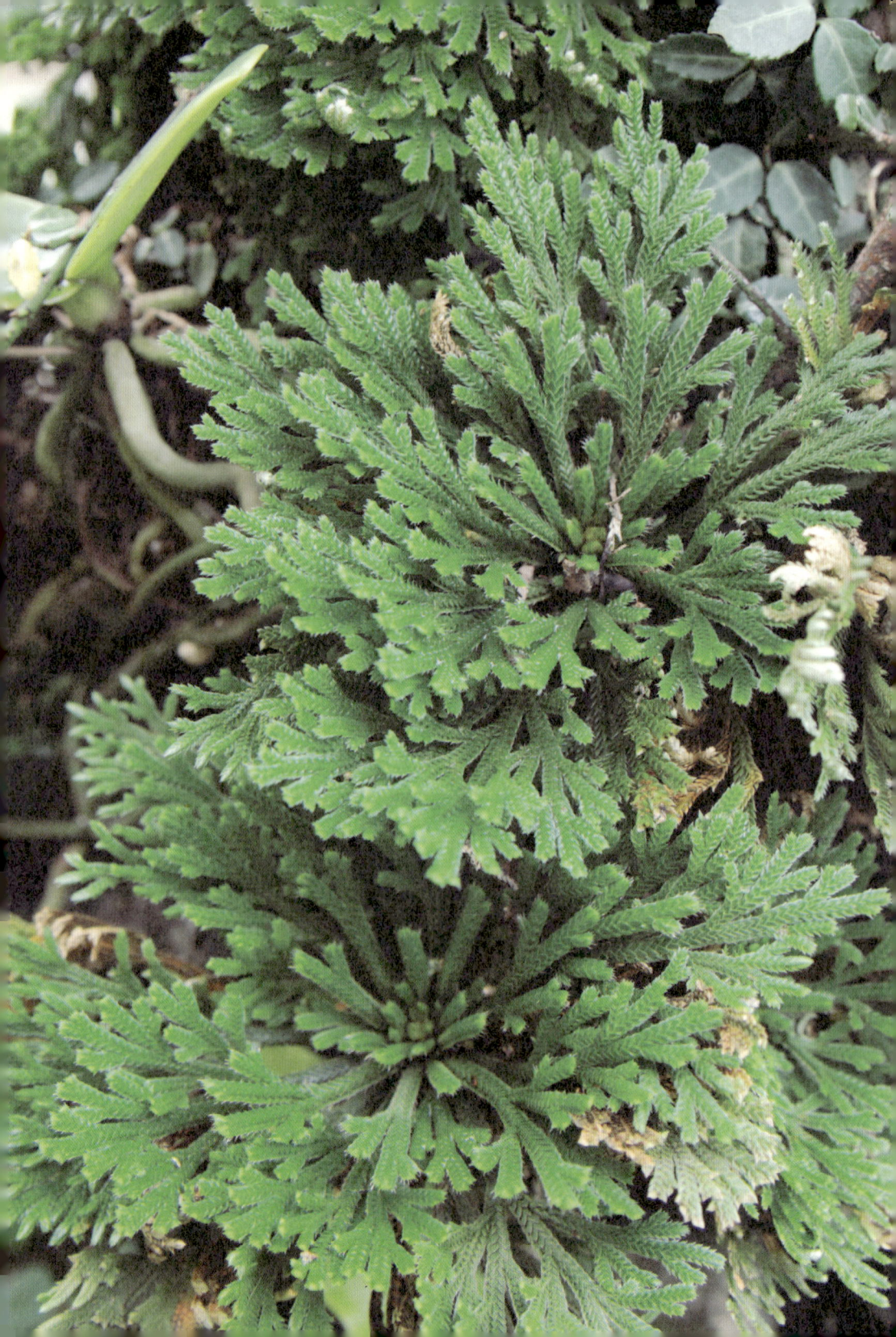

살찐 진드기를 닮은
피마자

식물명 피마자
약재명 비마자(萆麻子)
학 명 *Ricinus communis* L.
제주명 피만주, 피만지

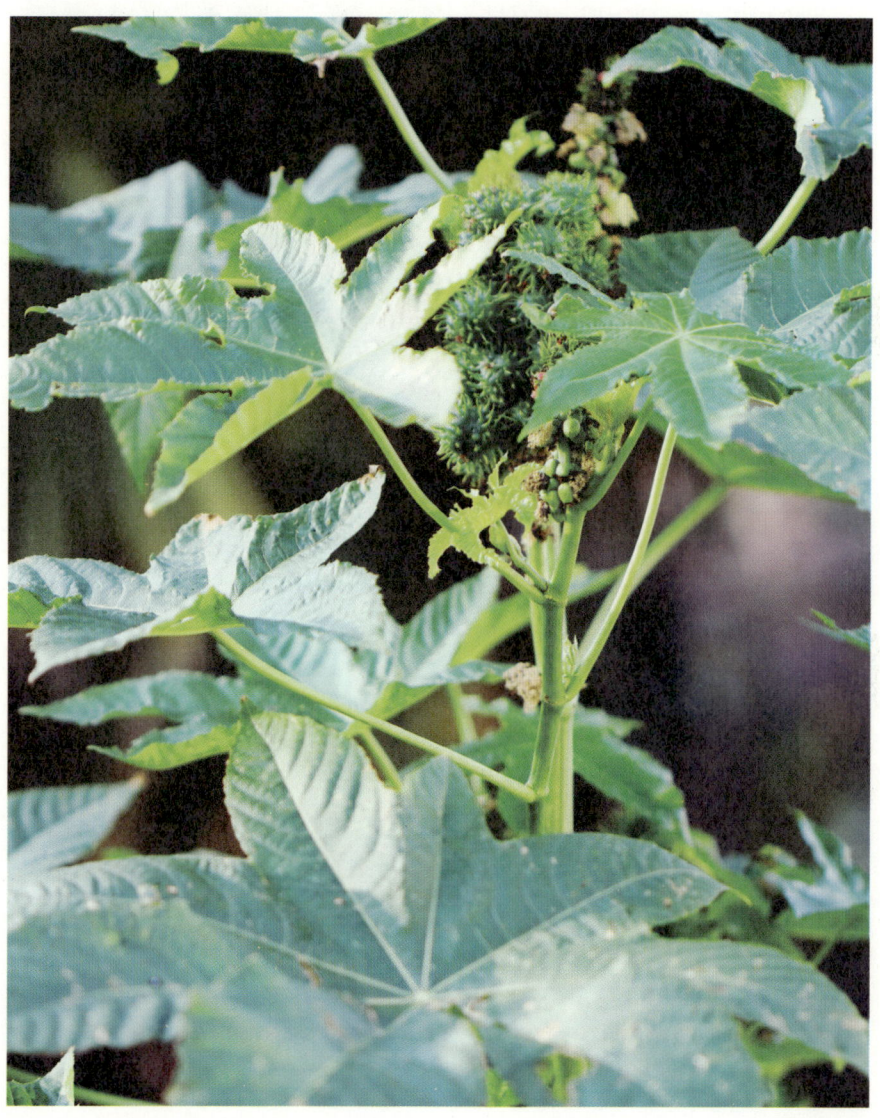

피마자의 씨앗 모양은 살찐 진드기를 닮았고 잎은 대마大麻를 닮았다 하여 비마자蓖麻子라 하다가 점차 피마자가 되었다. 예전부터 민간에서는 피마자 기름을 변비약으로 써왔는데 사용 방법을 제대로 몰라 크고 작은 사고들이 많았다고 한다. 어떤 사람은 피마자가 변비에 좋다는 말만 듣고 피마자 씨앗을 항문에 끼우고 있었다고 하고 피마자 기름을 박카스 병으로 한 병 정도 먹고 기절했다는 사람도 있었다. 피마자가 귓병에 좋다는 말을 듣고 귓구멍에 피마자를 끼우고 다녔다고도 하고, 콧속에 난 염증에 좋다는 말에 콧구멍에 끼웠다가 고생했다는 사람도 있었다.

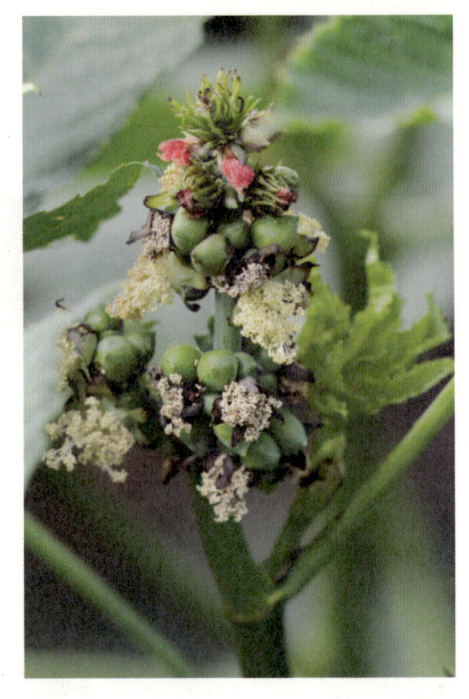

피마자는 대극과의 한해살이풀로 원산지는 아프리카이다. 잎은 손바닥 모양으로 크고 깊게 갈라지고 꽃은 8~9월에 연노란색이나 연붉은색으로 핀다. 씨앗은 9~11월에 갈색으로 익는데 씨앗을 감싸고 있는 겉껍질에는 가늘고 날카로운 가시들이 있다. 우리나라에서는 피마자를 아주까리라고 하여 오래전부터 어린잎을 식용하였고 피마자 씨앗으로 짠 기름은 피마자유라 하여 약용, 공업용, 미용, 윤활유 등으로 썼다. 피마자 기름은 독성이 있지만 가열하면 분해되면서 독성이 없어진다.

제주도 민간에서는

피마자 기름을 변비약으로 먹는다. 피마자 기름에는 독성이 있어 한꺼번에 많은 양을 먹으면 위험하다. 진물이 흐르는 종기에는 피마자 잎을 손바닥으로 두들겨 부드러워지면 붙인다. 잎을 데쳐서 부드럽게 해서 붙여주어도 된다. 종기에 피마자 잎을 붙이면 종기 부위에 열이 나면서 종기가 빨리 곪아 염증이 빠지고 빨리 낫는다. 상처에는 피마자 잎을 찧어 붙이거나 피마자 기름을 바른다. 귀가 아프거나 귓속이 아플 때, 귓속에서 소리가 나는 이명증耳鳴症에는 피마자 기름을 조금 넣어준다.

전통의학에서는

피마자(아주까리) 잎은 삼과 비슷하고 씨앗은 우비충牛肥蟲(진드기 성충)을 닮았다. 잎은 헌데와 상한 데, 옴, 나병을 낫게 한다. 잎을 삶아 그 물로 아픈 부위를 씻어주면 효과가 있다. 변비에는 피마자 기름을 약으로 먹는다. 피마자 기름은 작은창자를 자극하여 5~6시간 후 설사가 나면서 장을 청소하는 효과가 있다. 하루에 1~2g씩 세 번, 4~5일 동안 먹는다. 피마자 기름을 음식에 넣어 먹어도 변비 치료 효과가 있다. 피마자 기름에는 독성이 있어 많은 양을 먹으면 위험하다. 끓여서 독성을 없앤 후에 먹어야 한다. 피마자 기름은 무좀균, 병원성 사상균을 죽이는 작용을 한다. 피마자 기름으로 고약을 만들어 무좀이나 화상에 발라주면 치료효과가 있다.

주의

피마자 기름에는 리키닌이라는 독성이 있어 약으로 쓸 때 용량에 주의해야 한다. 어린아이는 피마자 씨앗 5개 분량의 기름만 먹어도 생명이 위험하다.

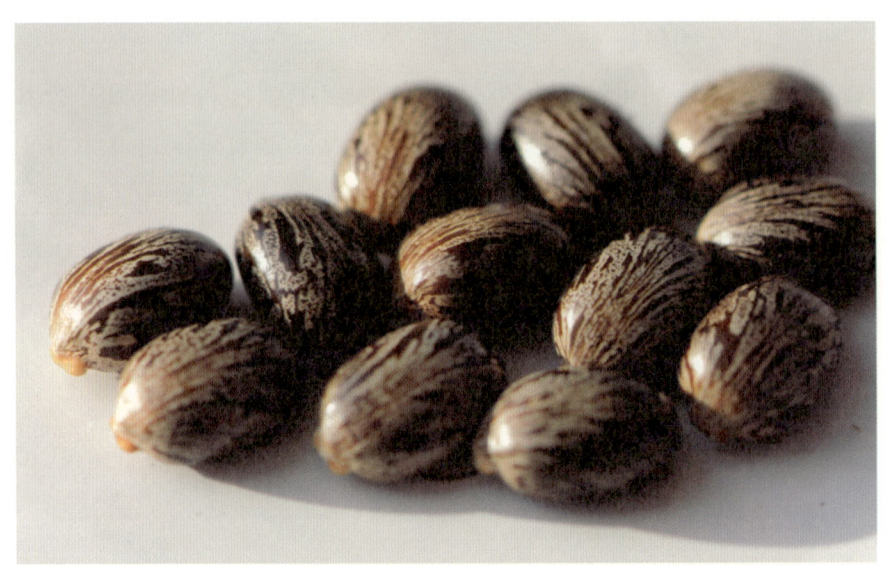

음식으로는

피마자 잎을 아주까리라 하여 오래전부터 식용하였다. 연한 잎을 푹 삶아 물에 담갔다가 쌈으로 먹는다. 연한 잎을 삶아 물에 담가 두었다가 물기를 살짝 짜서 간장, 마늘, 들기름, 파 등으로 양념한 다음 프라이팬에서 볶아 먹는다. 잎을 삶아 햇볕에 말려서 묵나물을 만든다. 묵나물은 먹기 전에 물에 담가 불리고 한 번 더 삶는다. 묵나물이 부드러워지면 물에 헹궈서 물기를 살짝 짠 다음 간장, 마늘, 들기름으로 양념하여 프라이팬에서 볶는다. 이때 물기를 살짝 짜서 국물이 졸아들 때까지 볶아야 양념이 스며들어 맛있다. 여기에 들깨 가루를 넣으면 더 고소하고 좋은 맛이 난다.

까까머리를 닮은
까마중

식물명 까마중
약재명 용규, 용규자(龍葵子)
학 명 *Solanum nigrum* L.
제주명 개삼동낭, 물오좀낭

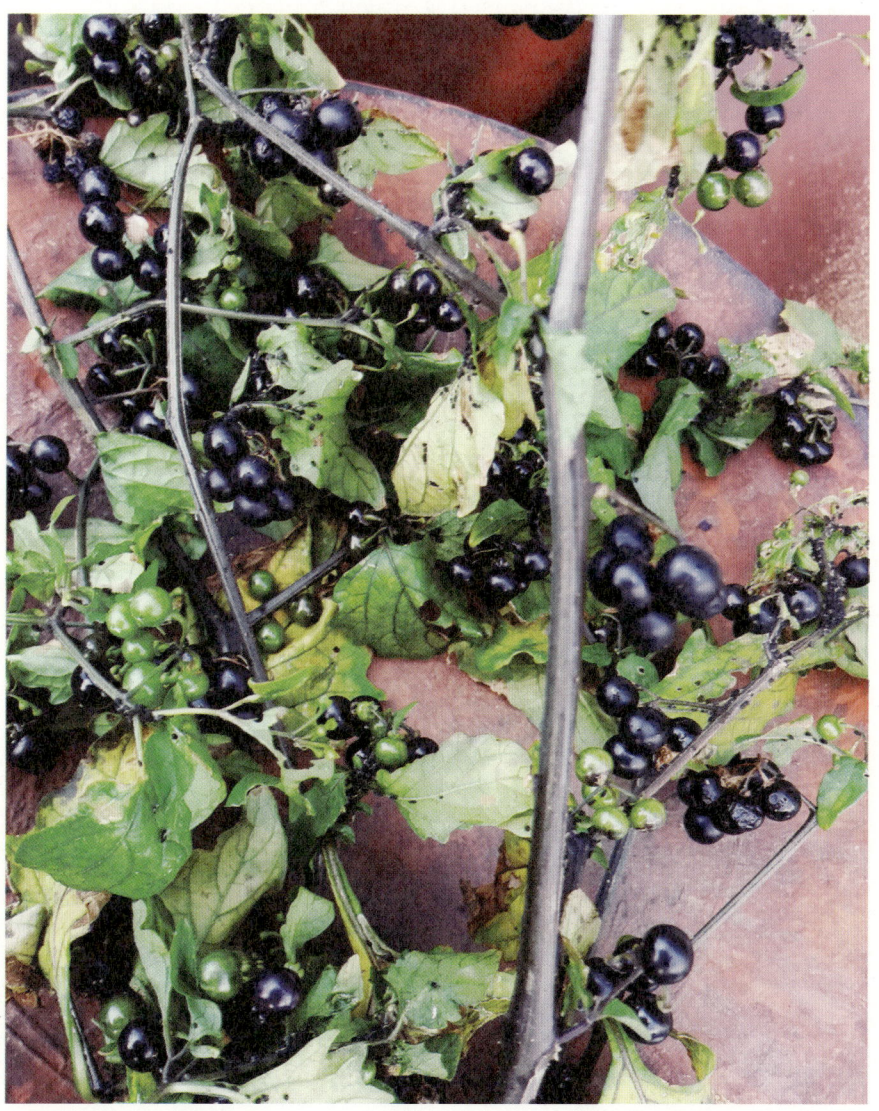

열매가 까맣게 익어 반짝거리는 모양이 까까머리 중을 닮았다 하여 까마중이라 한다. 제주에서는 말이 오줌을 싸고 난 자리에 돋아나는 풀이라 하여 믈오좀낭^(말오줌나무)이라 하고, 산에서 자라는 상동을 닮았는데 맛이 그에 미치지 못한다 하여 개삼동이라고 한다.

까마중은 가지과의 한해살이풀로 집 주변이나 공터, 경작지에서도 흔하게 볼 수 있다. 꽃은 6~7월에 흰색으로 피고 꽃술은 노랗고 길다. 열매는 잎겨드랑이에 모여 달리며 익으면 검붉은색을 띤다. 까마중의 덜 익은 열매에는 솔라마진이라는 독성이 있어 많이 먹으면 복통을 일으키지만 익은 열매에는 독성이 없고 단맛이 있어 아이들이 간식으로 먹기도 한다. 까마중을 약으로 쓰기 위해서는 열매가 익는 시기에 전체를 채취하여 그늘에서 말린다. 열매는 말리기가 까다롭기 때문에 늦가을 하늬바람^(북풍)이 불기 시작할 때 채취하여 말려야 한다. 이 시기에 말리면 곰팡이가 생기지 않고 잘 마른다. 익은 열매는 생으로 혹은 말려서 약으로 쓴다. 까마중의 어린잎은 삶아서 나물로 먹기도 한다.

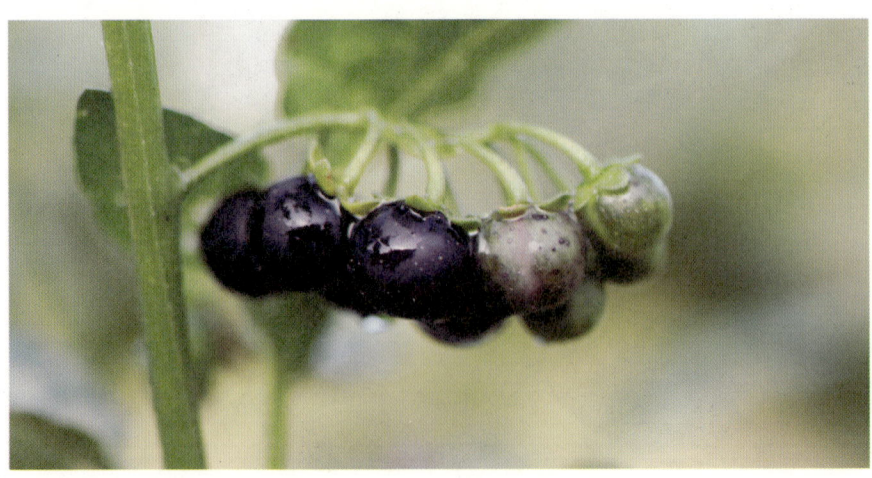

제주도 민간에서는

소변불리(산기증)에는 익은 까마중 열매를 설탕에 절여두고 우러난 즙을 물에 타서 마신다. 익은 열매를 소주에 담가 숙성되면 조금씩 마신다. 치질에는 까마중 전초를 삶아 요강에 담고 요강 입구를 수건으로 둘러 조그만 구멍으로 뜨거운 김이 나오게 하여 환부에 쐰다. 산후 생긴 치질이나 탈장에도 까마중 전초를 삶아 요강에 담고 김을 쐰다. 이때 김이 나오는 구멍이 너무 크면 엉덩이에 뜨거운 김이 닿아 피부가 상할 수 있다. 고름이 나는 종기에는 까마중 생잎에 소금을 조금 넣고 찧어 종기 난 곳에 붙여준다. 손

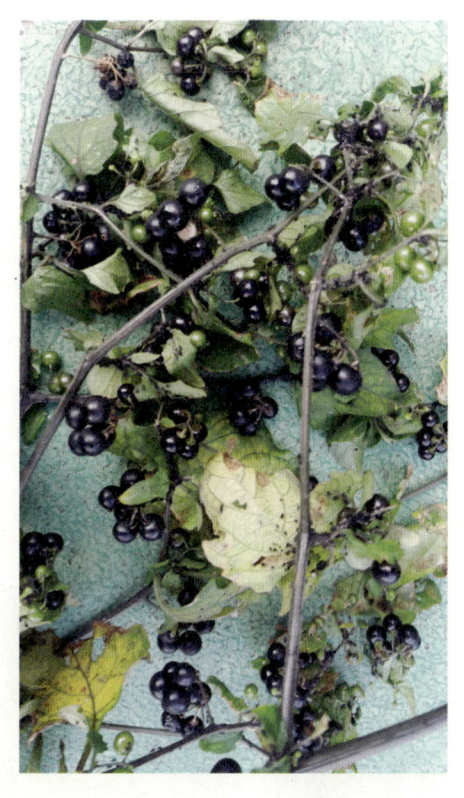

에 습진이 생기면 까마중 생잎에 소금을 넣고 찧어서 하룻밤 붙여둔다. 잠을 잘 때는 비닐 장갑을 끼고 잔다. 피부병에는 생잎에 소금을 넣고 찧어 그 즙을 바르고 단독에도 까마중의 생잎을 찧어 발라준다. 당뇨에는 익은 까마중 열매를 말려서 달여 마시거나 생 열매를 설탕에 절여 우러난 즙을 물에 타서 마신다. 까마중의 익은 열매에 설탕을 1:1 비율로 섞어 항아리에 담아 100일 동안 숙성시킨다. 우러난 즙에 물을 많이 타서 마신다.

전통의학에서는

까마중 전초를 용규라 하며 말려서 약으로 쓴다. 까맣게 익은 열매는 용의 눈을 닮았다고 하여 용안초龍眼草라고 하며 약으로 쓴다. 열매는 혈액순환을 좋게 하고 피로를 회복시키며 강장에 효과가 있다. 항암작용과 항염작용을 하며 혈당을 떨어뜨린다. 기침을 멎게 하며 가래를 삭이고 혈압을 낮추는 효과도 있다. 그러나 열매를 많이 먹으면 배가 아프기 때문에 한 번에 많은 양을 먹지 않도록 한다. 소변이 잘 나오지 않는 증상에는 전초를 달여 차처럼 마시면 효과가 있다. 치질에는 뿌리째 캐어 말린 줄기를 삶아 그 김을 쐰다. 피부병이나 무좀에는 까마중 전초에 소금을 넣고 찧어 그 즙을 바른다. 신장과 방광 질병에도 효험이 있다고 한다.

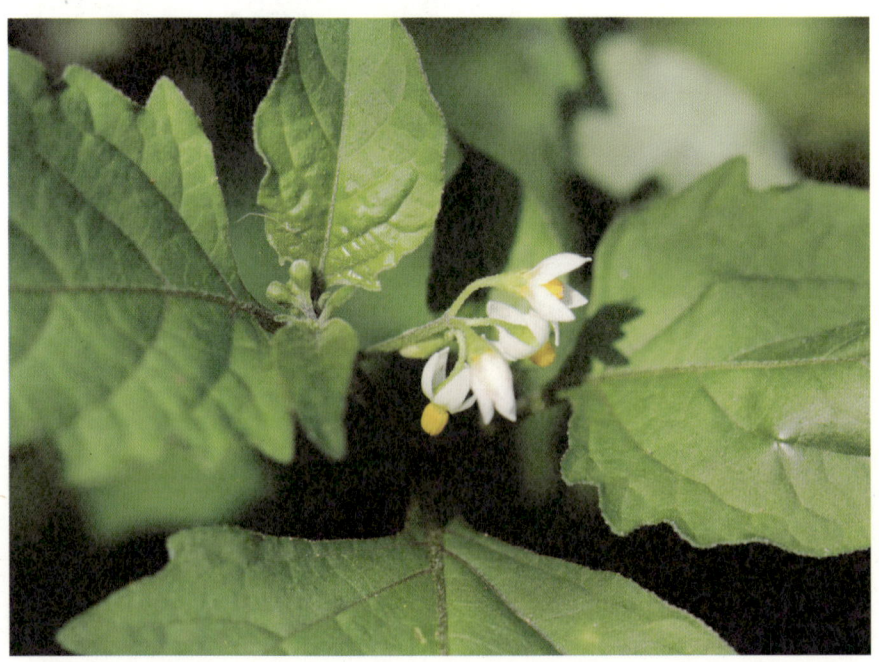

주의

덜 익은 열매에는 솔라마진 독성이 있어 많이 먹으면 복통을 일으킨다. 까마중술이나 효소는 많이 먹으면 두통이나 복통, 설사 등을 일으킬 수 있으므로 주의한다.

음식으로는

봄에 까마중의 연한 순을 데친 후 물에 담가 쓴맛을 빼고 초고추장에 무쳐 나물로 먹는다. 쓴맛이 있는 야채는 고추장을 넣고 무치면 쓴맛이 약해진다. 데친 순을 간장과 참기름으로 양념하여 프라이팬에서 볶아 먹는다. 데쳐서 양념한 까마중 순은 비빔밥에 넣고 비벼 먹거나 김밥 속에 넣는다. 데친 까마중 순을 넣고 된장국을 끓인다.

까마중술 담그기

소변이 잘 나오지 않아 괴로운 소변불리에는 까마중으로 술을 담가 마신다. 까마중 뿌리를 포함한 전초를 채취하여 깨끗이 손질한 후 썰어서 병에 담는다. 까마중의 3배 정도 술을 부어 그늘지고 시원한 곳에서 3개월간 숙성시킨다. 숙성된 술의 건더기는 건져내어 술만 저장해두고 잠자기 전에 소주잔 한 잔 정도를 마신다. 익은 열매로 술을 담그는 경우에는 생열매와 같은 양의 소주를 부어 3개월 정도 숙성시킨 후 약으로 마신다.

닭의 창자를 닮은
닭의장풀

식물명 닭의장풀
약재명 계장초(鷄腸草), 압적초, 죽엽채
학 명 *Commelina communis* L.
제주명 고냥귀, 고노할미, 달개비풀

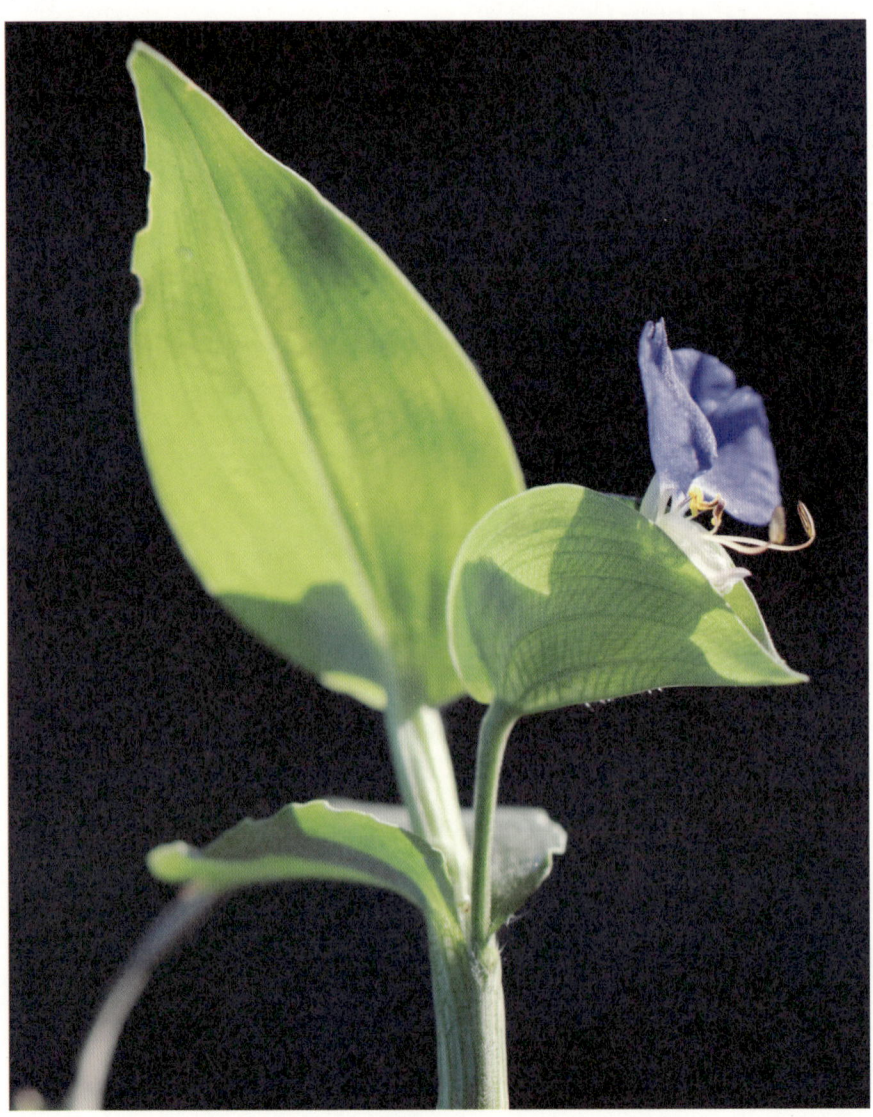

닭의장풀은 다양한 이름으로 불리는 풀이다. 우리나라에서는 닭장 옆에서 잘 자란다 하여 닭의장풀이라고 하고 한자로는 이 풀의 줄기 속이 비어있는 모양이 닭의 창자를 닮았다 하여 계장초鷄腸草라 하며 잎 모양이 대나무 잎을 닮았다 하여 죽엽채竹葉菜라고도 한다. 이름에 채菜가 있으면 음식을 만들어 먹는 풀이다. 닭의장풀은 한해살이 식물로 그늘지고 습한 곳에서 잘 자라며 습지나 샘물 주변에 심으면 물을 맑게 정화시켜 주는 역할을 한다. 꽃은 여름에 청색으로 피며 과거 비단을 청색으로 염색하거나 종이에 염색하여 청화지靑華紙를 만드는 데 이용했다.

닭의장풀은 강한 생명력을 갖고 있어 가뭄에도 죽지 않는다. 뿌리가 뽑혀도 죽지 않고 햇볕에 말랐다가도 비가 오면 줄기가 다시 살아나면서 마디에서 뿌리가 나온다. 그래서 농부들은 이 풀을 보면 뽑아서 허리춤에 끼웠다가 돌담 위에 올려놓아 말라 죽게 하거나 도로 한복판으로 던져 사람의 발이나 자동차의 바퀴에 짓이겨져 죽게 한다. 닭의장풀은 자

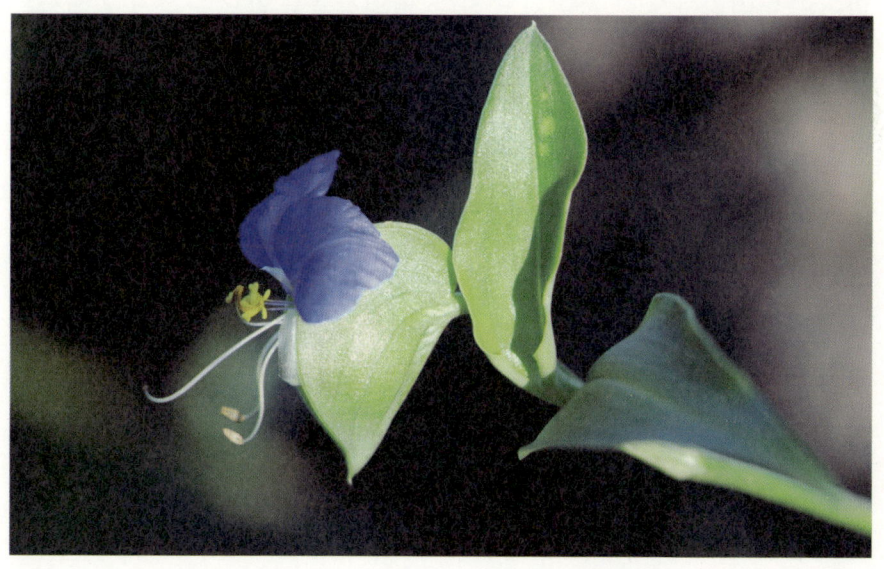

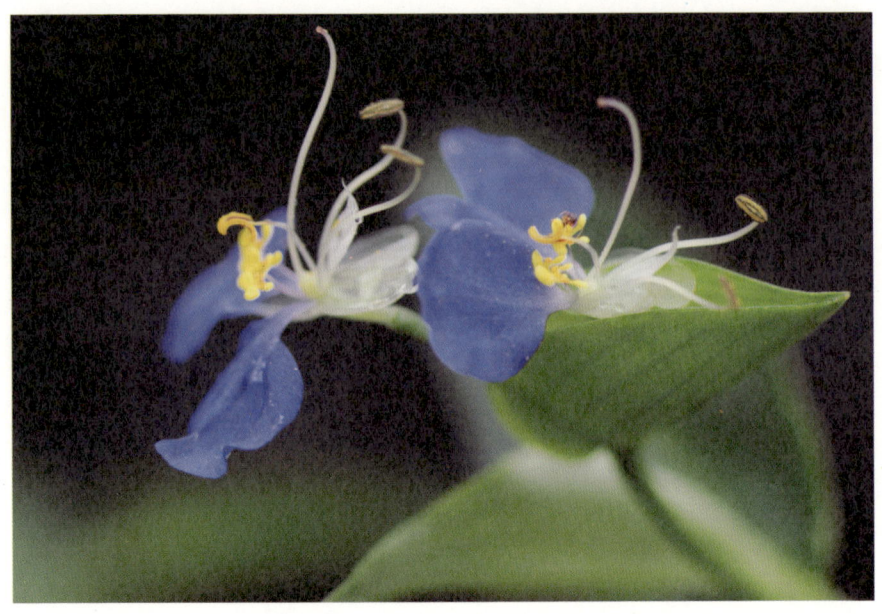

연에선 이렇게 무서운 생명력을 발휘하지만 농약이나 환경공해에는 맥없이 죽어버리는 약한 풀이기도 하다. 닭의장풀을 약으로 쓰기 위해서는 꽃 피는 시기에 식물 전체를 그늘에서 말린다.

제주도 민간에서는

 닭의장풀을 달개비풀, 고냥귀, 고노할미 등 여러 이름으로 부른다. 당뇨병에는 꽃이 필 때 전초를 베어다 그늘에서 말려 달여 마신다. 기침 천식에는 그늘에서 말린 닭의장풀을 달여 마신다. 닭의장풀은 찬 성질을 갖고 있어 열을 내리는 작용을 한다. 화상에는 잎을 찧어 생즙을 발라준다. 눈에 다래끼가 생겼을 때에도 생즙을 발라준다. 생선 중독이나 어린아이의 태독에는 꽃을 달여 그 물을 먹인다. 뱀이나 벌레에 물린 상처에는 생풀을 찧어 붙인다. 베인 상처나 종기, 땀띠에는 생즙을 바른다. 날것

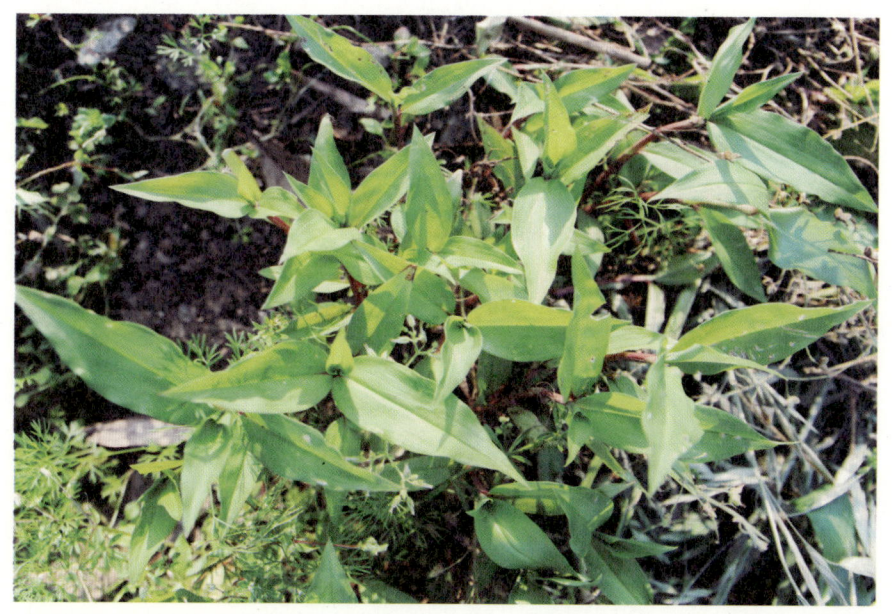

을 구할 수 없으면 말린 것을 삶아 그 물로 씻어 주어도 된다. 신경통과 치질에는 삶은 물에 아픈 부위를 담근다. 옻이 오르면 뿌리를 삶아 그 물로 씻는다. 당뇨병, 동맥경화, 고혈압, 심장병에는 닭의장풀로 음식을 만들어 먹거나 말린 것을 차로 끓여 수시로 마신다.

전통의학에서는

닭의장풀을 계장초鷄腸草, 죽엽채竹葉菜라 하여 약으로 쓴다. 독은 없다. 찬 성질이라 열이 많은 사람에게 좋다. 해열, 이뇨 효과가 있고, 염증, 이질, 설사에 약으로 쓴다. 꽃이 필 때 그늘에서 말리고 달여서 하루 세 번 마신다. 몸이 찬 사람은 닭의장풀의 찬 성질을 완화하기 위해 대추나 생강, 황기, 당귀 등을 같이 넣어 달여 마신다.

주의

닭의장풀은 몸을 차게 하는 성질이 있어 몸이 찬 사람이 많이 먹거나 장기간 복용하는 것은 좋지 않다. 자궁을 흥분하게 하는 작용이 있어 임신한 사람이 복용하면 유산 위험이 있다.

음식으로는

연한 잎과 줄기는 데쳐서 초고추장을 넣고 매콤새콤하게 무쳐 먹는다. 연한 순을 데쳐서 된장과 마늘, 참기름을 넣고 나물로 무쳐 먹는다. 양념한 나물을 비빔밥에 넣거나 김밥을 만들 때에 넣는다. 연한 순을 넣고 된장국을 끓여 먹는다. 잎과 줄기로 튀김을 만든다. 어린순과 꽃을 말려 차로 끓여 마신다. 꽃이 피는 시기에 전초를 채취하여 설탕을 넣고 효소를 담근다. 숙성된 효소는 음식을 만들 때 넣거나 식전에 물에 타서 마신다.

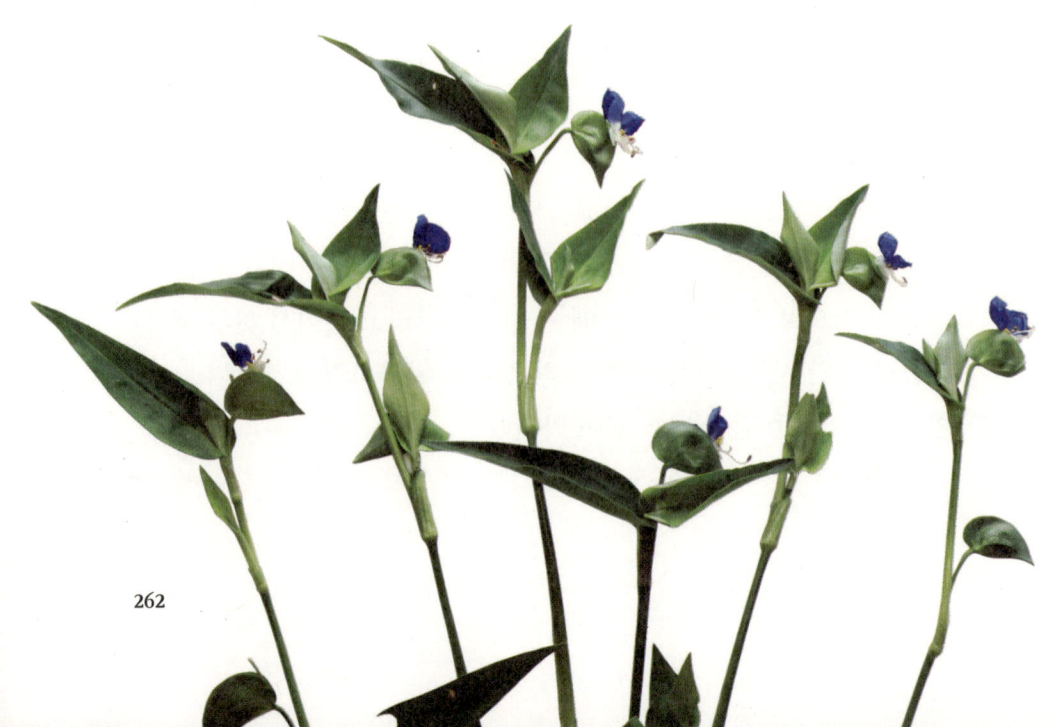

뱀의 머리를 닮은
배암차즈기

식물명 배암차즈기
약재명 과동청(過冬靑), 설견초(雪見草)
학 명 *Salvia plebeia* R. Br.
제주명 곰보배추

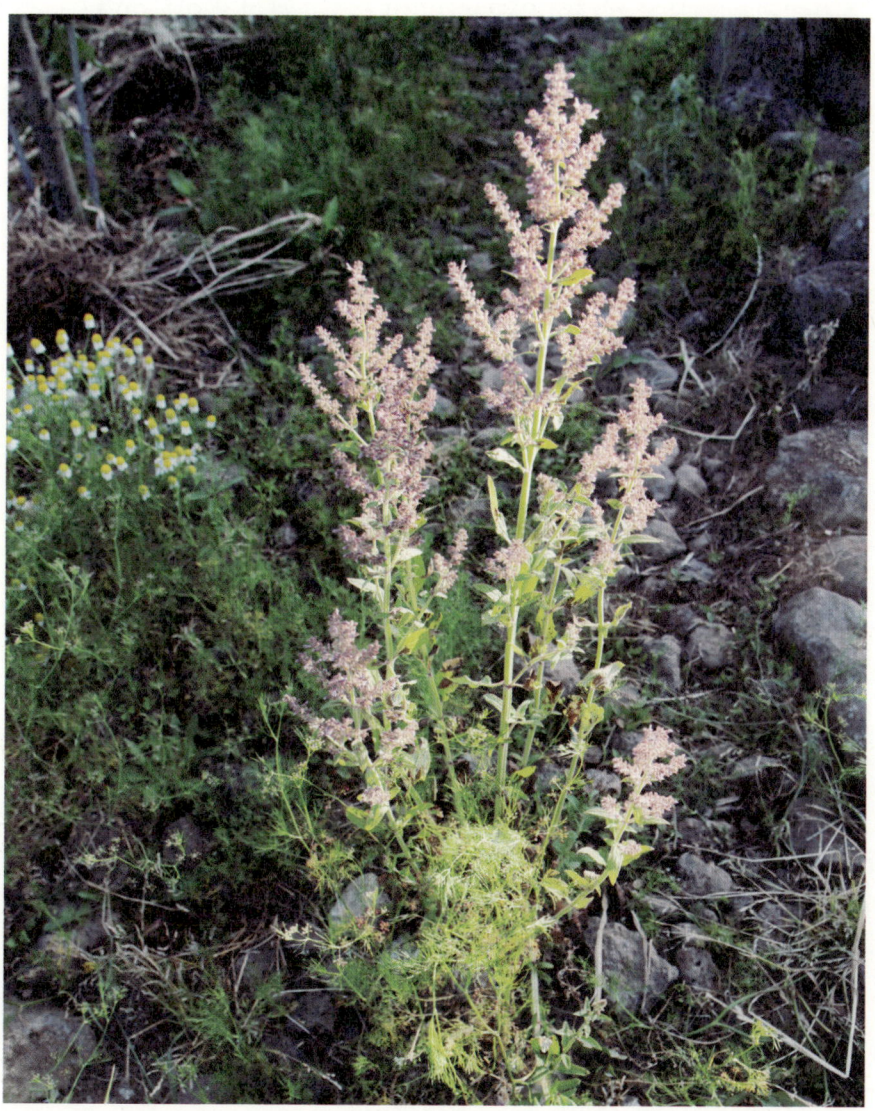

이 풀은 꽃 모양이 뱀의 머리를 닮았다 하여 배암차즈기라 하고, 잎에 오돌토돌한 돌기가 있다 하여 곰보배추라고도 한다. 한자로는 설견초雪見草 또는 과동청過冬靑이라 하는데 겨울에 눈 속에서 푸른 잎을 볼 수 있는 풀이면서 겨울을 싱싱한 잎으로 넘긴다 하여 붙여진 이름이다.

　요즘 민간에서는 배암차즈기가 항암에 좋다 하여 일부러 찾는데 예전에는 이 풀을 독초라 하여 먹지 않았다. 왜냐하면 이 풀에서는 비린 듯한 특이한 향이 나고 잎은 잔털과 돌기로 가득차 있으며 아무리 추워도 잎이 시들지 않기 때문에 독한 풀로 여겼기 때문이다. 배암차즈기는 우리나라 논두렁, 밭두렁, 공터 등 어디서나 자라고 흔히 볼 수 있는 풀이다. 날이 추워지면 잎이 돋아나고 겨울이 되면 잎이 무성해진다. 이듬해 4~5월에 연한 보랏빛 꽃이 피고 씨앗은 검은색으로 익는다. 겨울에서 봄에 연한 잎은 식용하고, 식물 전체는 말려서 약으로 쓴다. 민간에서

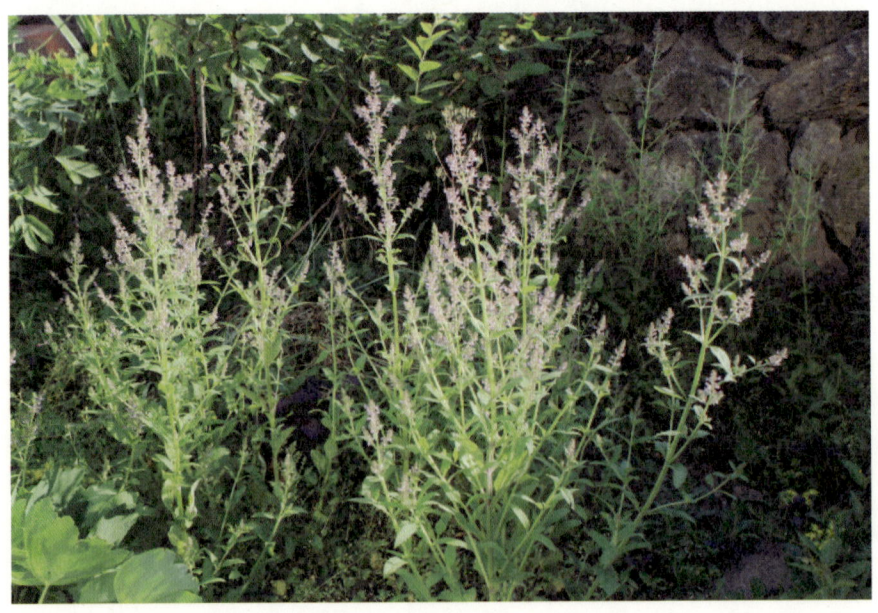

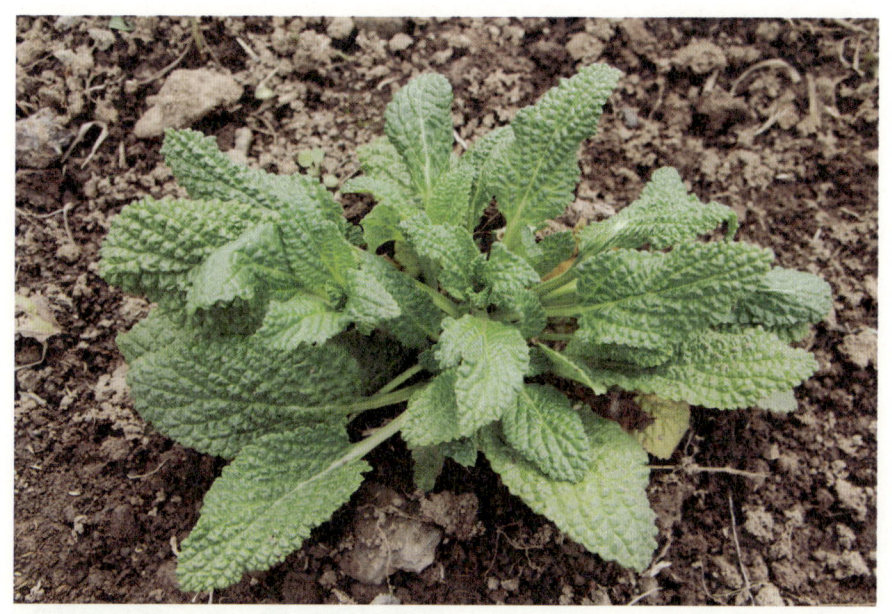

는 항암작용과 항산화작용이 있다 하여 음식을 만들어 먹거나 약으로 달여 마신다.

제주도 민간에서는

이 풀을 약으로 쓴 지는 오래지 않았다. 이른 봄 식물 전체를 캐어 말려서 약으로 쓴다. 말린 것보다 생으로 쓰는 것이 약효가 더 좋다고 한다.

민간에서는 '천식은 병명을 알면서도 고치기 어려운 병'이라 하는데 기침이 날 때 배암차즈기를 달여 마신다. 배암차즈기에는 특이한 향과 쓴맛이 있어 달일 때 대추와 감초를 같이 넣으면 단맛이 있어 마실 때 좋다. 계속 기침을 하는 사람은 계절에 상관없이 배암차즈기술을 담가 마신다. 배암차즈기를 설탕에 절여 효소를 만들어 마신다. 아토피에는 배암차즈기를 끓여 그 물을 냉장고에 보관해두면서 수시로 뿌려주고, 배암차즈기 비누를 만들어 사용한다. 질염에는 배암차즈기 끓인 물로 씻어주면 효과가 있다. 첫눈 맞은 배암차즈기라야 효과가 더 좋다.

전통의학에서는

배암차즈기를 설견초^{雪見草}, 과동청^{過冬靑}이라 한다. 맛은 쓰고 매우며 성질은 차다. 열을 내려주고 혈액을 맑게 해주며 생리통이나 냉증에도 좋다. 각종 독을 풀어주고 오줌을 잘 나오게 하며 몸속 기생충을 죽인다. 천연항생제로 염증을 다스리고 치료하는 효과가 있다. 자궁염, 유선염, 피부염, 종기, 아토피 피부염에 효과가 있다. 아토피 피부염의 가려움증에는 배암차즈기 끓인 물로 씻어준다. 기관지 관련 질병인 감기, 폐렴, 가래, 천식, 기침에는 끓인 물을 마신다. 배암차즈기는 피부를 건강하게 해준다. 피부염, 종기, 습진, 무좀에는 생즙을 바른다. 배암차즈기의 강한 항산화 작용은 면역력을 강화시켜주고 염증을 다스리는 효과도 있다.

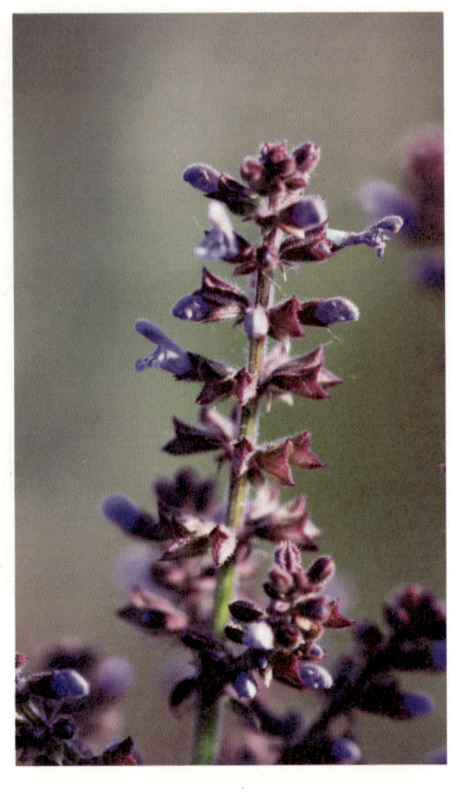

주의

임신 중이거나 수유 중에 많은 양을 먹는 것은 좋지 않다.

음식으로는

배암차즈기의 연한 잎을 뜯어서 다른 채소와 섞어 겉절이를 만들어 먹는다. 잎을 데쳐 초고추장 양념을 해서 나물로 먹는다. 잎을 과일과 함께 갈아 생즙으로 마신다. 뿌리째 채취한 배암차즈기를 말려서 끓여 따뜻한 차로 마신다. 말린 배암차즈기를 가루로 빻아 음식을 만들 때 넣는다. 꽃대가 올라오기 전 잎이 무성할 때 뿌리째 채취하여 효소를 만들어 음식의 양념으로 쓴다.

배암차즈기술 담그기

배암차즈기를 삶아 건더기는 건져내고 그 물에 쌀을 넣어 술밥을 짓는다. 밥에 누룩을 넣고 잘 주무른 후 항아리에 넣고 물을 부어 발효시킨다. 술이 익으면 아침저녁으로 조금씩 마신다. 술은 말린 배암차즈기보다 생 배암차즈기로 담가야 약효가 더 좋다.

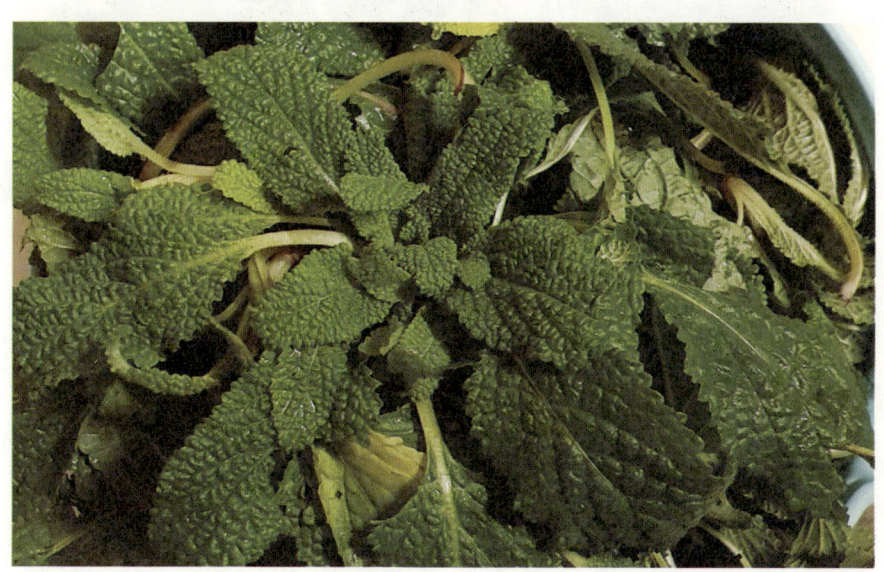

배암차즈기 효소 담그기

배암차즈기를 뿌리째 캐어 깨끗이 씻고 물기를 제거한다. 잘게 썰어 같은 양의 설탕을 섞고 항아리에서 100일 이상 숙성시킨다. 숙성되는 동안 잘 저어주면서 상하지 않게 관리한다. 100일이 지나면 건더기는 건져내고 국물만 항아리에 보관한다. 매일 식전에 물에 타서 마시거나 음식에 양념으로 넣는다.

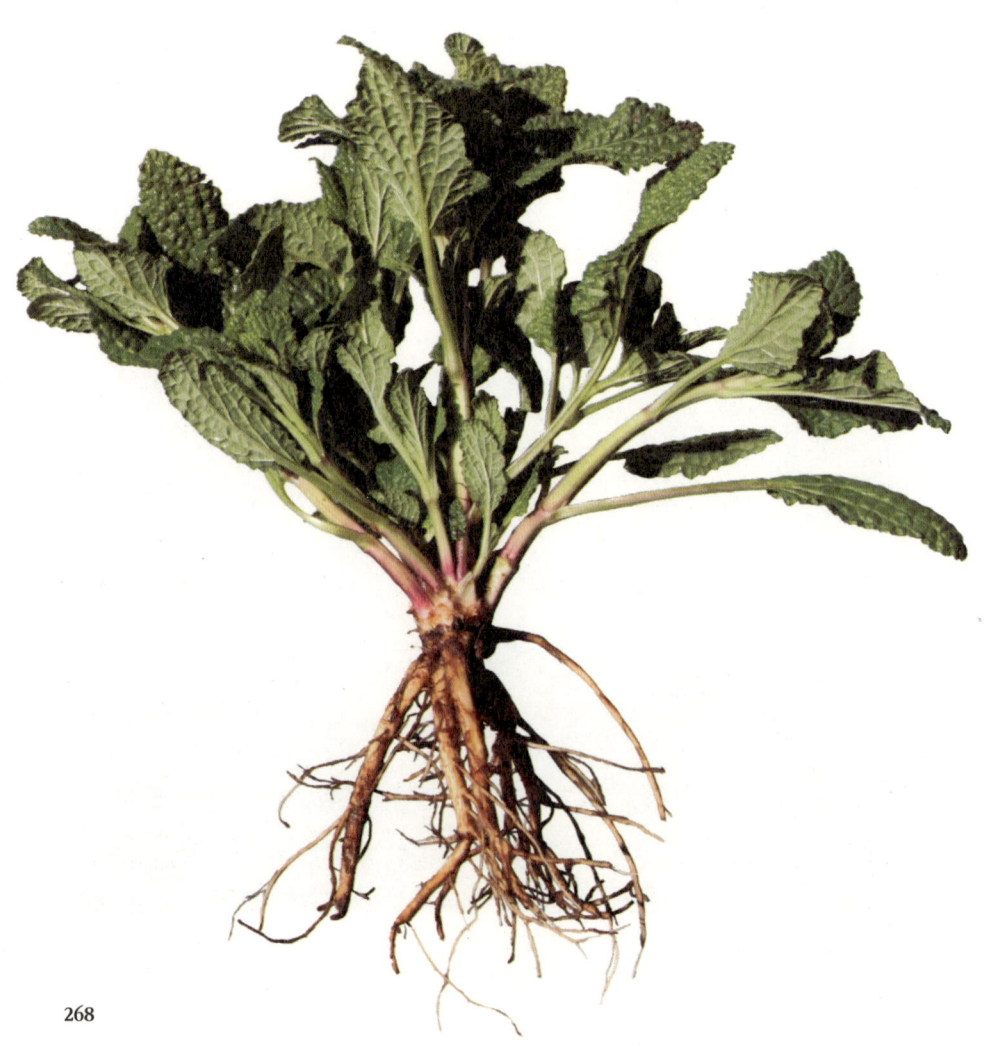

제비초리를 닮은
제비꽃

식물명 제비꽃
약재명 자화지정(紫花地丁)
학 명 *Viola mandshurica.*
제주명 물싸움고장, 숩쿨, 씰꿰풀

  봄이 되어 날이 따스해지면 여기저기 보랏빛 키 작은 꽃들이 눈길을 끈다. 이 풀은 강남 갔던 제비가 돌아오는 시기에 피는 꽃이라 하여 제비꽃이라 하고 봄이 되어 배고픈 오랑캐들이 쳐들어오는 시기에 피는 꽃이라 해서 오랑캐꽃이라 하며 유난히 키가 작다 하여 앉은뱅이꽃이라고도 한다. 제비꽃에는 천연항생제 성분이 있어 우리 민족은 오래전부터 이 풀을 나물로 먹었다. 그래서 외나물이라 하고 아이들이 이 꽃으로 반지를 만들었다 하여 반지꽃이라고도 한다. 이렇게 다양한 이름을 갖고 있는 것은 이 풀이 많은 사람들의 관심과 사랑을 받았고 요긴하게 쓰였기 때문이다.

  제주에서는 제비꽃을 '물싸움고장(말싸움꽃)'이라 한다. 수말들은 집단을 이루면 서열을 정하기 위해 힘겨루기를 하는데 이때 기다란 목을 상대방 말의 목에 감아 힘을 겨룬다. 힘에 밀린 말이 물러서면서 도망가면 말들의 사랑싸움은 끝나고 서열이 정리된다. 제비꽃의 모양은 말의 머리를 닮았다. 아이들은 제비꽃을 따서 상대방 제비꽃의 꽃뿔에 걸어 서로

잡아당기기 놀이를 한다. 꽃줄기에서 꽃이 먼저 떨어진 사람이 지는 놀이이다.

　제비꽃은 변종이 많아 전 세계적으로 800여 종이 넘고 우리나라에서 자라는 제비꽃도 50여 종이 된다. 꽃 모양, 잎 모양, 발견 지역에 따라 우리말 이름을 갖고 있는 제비꽃에는 흰제비꽃, 노랑제비꽃, 단풍제비꽃, 고깔제비꽃, 아욱제비꽃, 알록제비꽃, 남산제비꽃, 태백제비꽃, 창덕제비꽃, 충주제비꽃, 긴꼬리제비꽃 등이 있다.

　제비꽃은 강한 생명력과 엄청난 번식력으로 우리를 놀라게 하며 끊임없이 새로운 품종을 만들어 가면서 감탄케 하는 풀이다. 제비꽃은 한번 자리를 잡으면 그 주변을 온통 장악하여 끊임없이 새로운 개체를 만들어 나가는데 씨앗이 익으면 씨앗 주머니가 폭탄처럼 터지면서 씨앗을 멀리 날려 보낸다. 개미들은 이렇게 날아간 씨앗들을 부지런히 찾아다닌다. 제

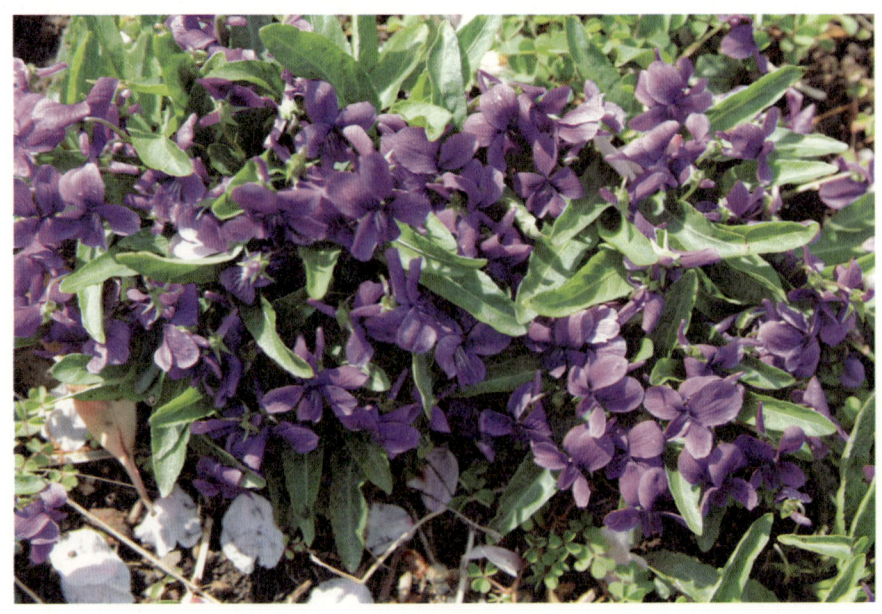

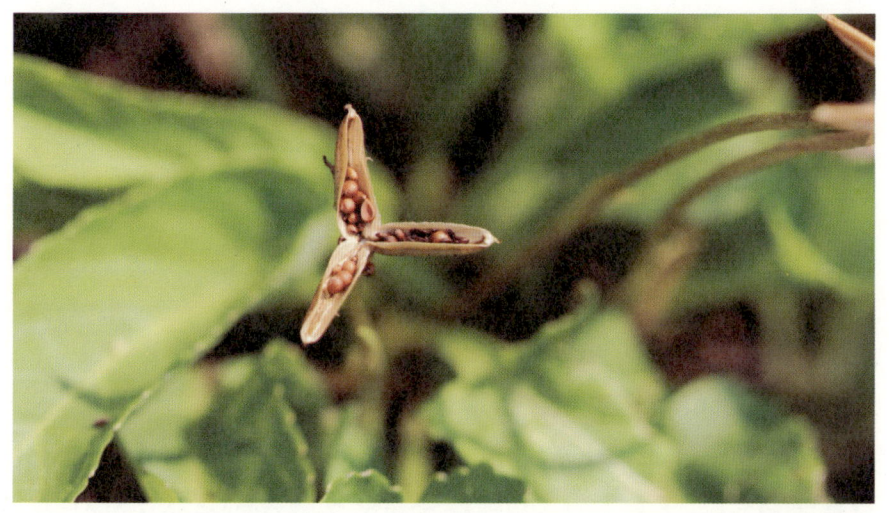

비꽃 씨앗에는 새끼 개미들에게 필요한 영양소인 엘라오솜이 있기 때문이다. 새끼 개미가 영양분을 다 빨아 먹고 나면 씨앗은 다시 개미에 의해 굴 밖으로 옮겨지고 새로운 영역을 확보하게 한다. 이런 제비꽃의 번식 방법을 아는 농부들은 제비꽃이 경작지에 뿌리 내린 것을 보는 순간 절망하고 좌절하며 마음속으로 비명을 지른다.

제비꽃은 강한 천연항생제 성분이 있어 민간에서는 피부병 치료약으로 써왔던 풀이다. 봄에 연한 잎은 나물로 먹고 꽃이 피는 시기에 풀 전체를 약으로 쓴다.

제주도 민간에서는

제비꽃을 피부 질환에 약으로 쓴다. 야외에서 일을 하다 상처가 나면 제비꽃의 잎을 찧어 붙인다. 제비꽃을 찧어 붙이면 피가 멈추고 통증이 가라앉으며 상처가 덧나지 않고 빨리 낫는다. 생손앓이에는 제비꽃의 잎을 뜯어다 소금을 조금 넣고 찧어서 붙여준다. 진물이 흐르는 종기에는 제비꽃의 잎에 소금을 넣고 찧어 붙이거나 제비꽃을 뿌리째 캐서 삶아 그 물로 씻어준다. 피부가 가려운 피부병에는 제비꽃을 뿌리째 캐어 삶아 그 물로 자주 씻어준다. 소변이 잘 나오지 않는 소변불리에는 제비꽃 전체를 찧어서 우려낸 물을 한 숟가락 정도 먹는다. 제비꽃이 시들어 구할 수 없는 시기에 대비해서 제비꽃 잎을 소금에 절여두고 필요할 때 찧거나 삶아서 약으로 쓴다.

전통의학에서는

제비꽃을 자화지정紫花地丁이라 하여 약으로 쓰고 근근채菫菫菜라 하여 나물로 먹는다. 종기나 부스럼에는 제비꽃을 생으로 찧어서 붙이거나 풀 전체를 말려서 삶아 그 물을 마신다. 뱀이나 벌레에 물렸을 때는 생잎을 찧어 붙인다. 변비나 불면증에는 제비꽃 전체를 달여 그 물을 마신다.

음식으로는

제비꽃을 근근채菫菫菜 또는 동북근채東北菫菜라 하여 나물로 먹는다. 어린잎을 데쳐 나물로 먹거나 다른 들나물들과 섞어서 데쳐 나물로 무쳐 먹는다. 제비꽃의 연한 잎을 넣고 된장국을 끓여 먹는다. 잎을 튀겨서 먹기도 한다. 쓴맛이 강한 들나물은 된장이나 고추장으로 양념하면 쓴맛이 약해져서 먹기에 좋다.

제비꽃의 꽃은 샐러드에 섞어 먹는다. 맑은 국에 제비꽃 꽃잎을 띄워 먹는다. 비빔밥 위에 얹어도 보기에 좋다. 꽃으로 화전을 만들어 먹는다. 프라이팬에 키친 타올을 깔고 꽃과 잎을 말려 제비꽃차를 만든다. 제비꽃 잎을 소금에 볶아 제비꽃 소금을 만들어 양치질하면 잇몸 염증을 없

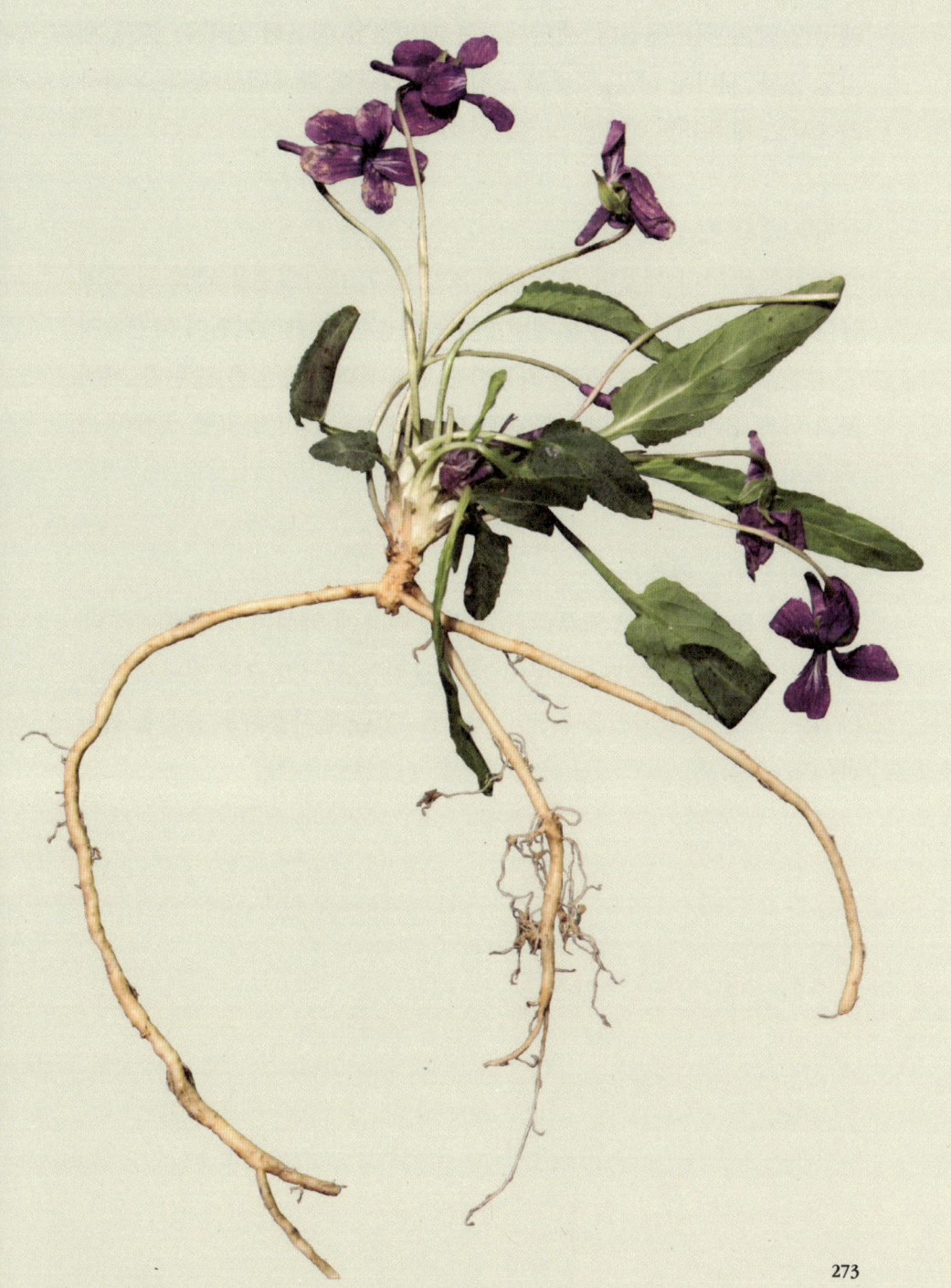

애고 입안이 개운해진다. 서양에서는 제비꽃을 이용한 제비꽃 캔디, 제비꽃 홍차, 제비꽃 샴푸, 제비꽃 크림 등의 상품이 판매되고 있다. 우리나라에서도 제비꽃을 이용한 상품들이 개발 중이다.

제비꽃차 만들기

제비꽃을 따다 깨끗이 씻고 물기를 닦는다. 프라이팬을 약한 불 위에 올려놓고 키친 타올을 깔아 제비꽃을 올려놓는다. 프라이팬이 따끈해지면 불을 끄고 식으면 다시 올려놓기를 반복하면서 꽃잎을 말린다. 제비꽃과 함께 유채꽃이나 민들레꽃 등 다른 꽃들을 섞어 말리면 색깔이 고운 제비꽃차가 된다.

제비꽃 소금 만들기

제비꽃은 꽃이 지고 꼬투리가 생기는 여름에 약성이 더욱 좋아진다. 이 시기에 제비꽃을 캐다 깨끗이 씻고 물기를 제거한 후에 찧어서 소금에 섞어 볶는다. 양치질을 하거나 입안을 헹굴 때 사용하고 음식을 만들 때에도 쓴다.

바닷가의 불로초
번행초

식물명 번행초
약재명 번행(蕃杏)
학 명 *Tetragonia tetragonioides.*
제주명 바당시금치

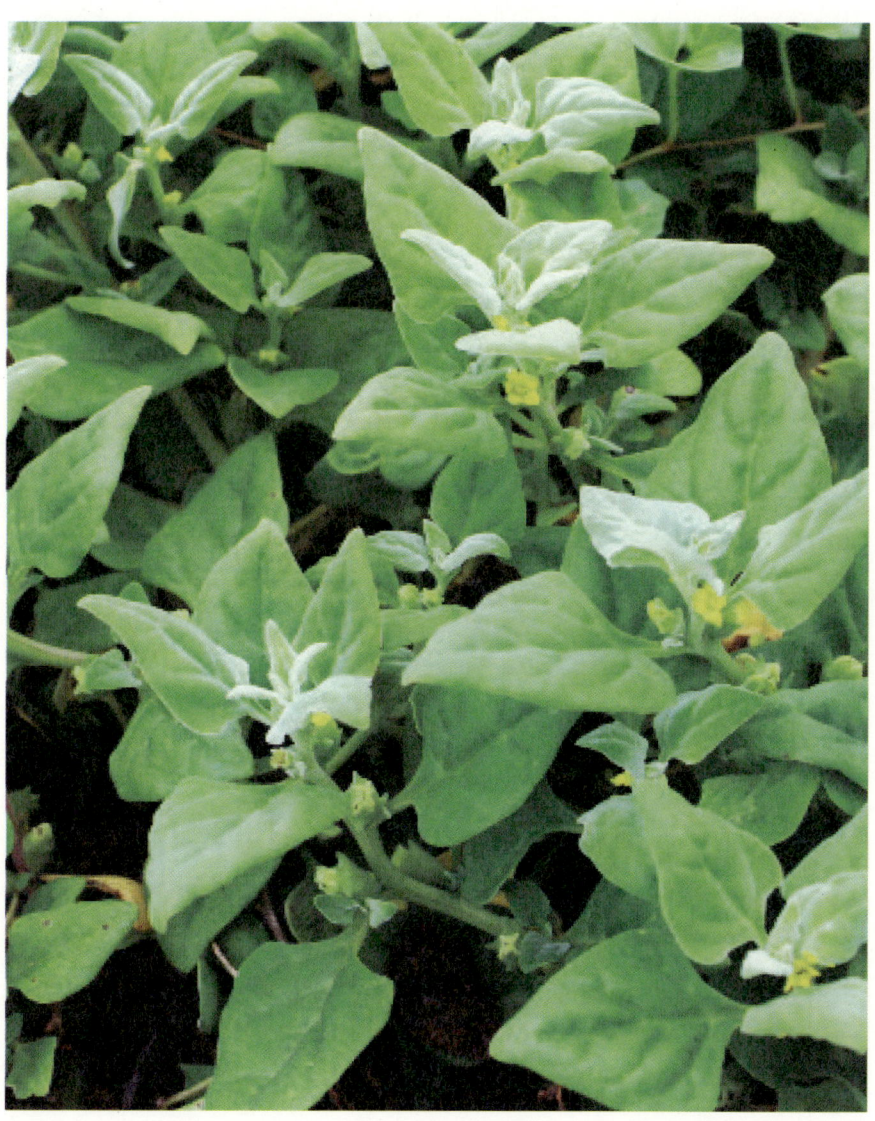

번행초는 제주 바닷가에서 흔하게 볼 수 있는 풀이다. 그러나 이 풀이 좋은 약이라는 것을 아는 사람은 많지 않다. 십여 년 전 우리나라 한의학계의 원로 교수님과 함께 제주 약초 탐사를 하면서 구좌읍의 해안도로를 지나가는데, 해안도로 군데군데 있는 번행초를 본 교수님이 깜짝 놀라시면서 차를 세워달라고 하셨다. 그리고 차에서 내리시더니 맨손으로 부지런히 그 풀을 뜯어 봉투에 담으셨다. 어디에 좋은 풀인지 궁금하여 여쭤보았더니, 먹어두면 몸에 좋은 만병통치약이니 꼭 챙겨먹으라고 알려주셨다. 그 후 많은 사람들에게 알려주고 싶어 방송에서 소개한 적도 있고 필요하다며 부탁하는 사람에게 보내주기도 하였다.

우리나라에서도 따뜻한 남쪽 바닷가에서 자라는 이 식물은 씨앗이 바닷물에 떠다니다 섬에 뿌리를 내린 풀이다. 식물의 잎과 줄기는 다육질이며 모양은 시금치를 닮았다. 바닷물을 먹고 자라기 때문에 씹어보면 짭짤한 맛이 난다. 꽃은 여름부터 가을까지 노란색으로 피고 식물 전체에 가는 털이 있어 다소 거친 느낌이 있다.

연한 순을 삶아서 나물로 먹고 잎과 줄기는 말려서 약으로 쓴다. 관상용으로 심기도 한다. 몸에 좋은 채소로 인정받으면서 요즘은 농가에서 재배하여 판매하고 있다.

제주도 민간에서는

제주에서는 번행초를 바당시금치라고 한다. 이 풀은 위병에 특효약이라고 하는데 약으로 쓰는 경우는 많지 않다. 약보다는 어린순을 데쳐 된장과 참기름으로 양념하여 나물로 먹는다. 번행초는 위를 건강하게 하고 위병을 치료한다. 말려서 차로 달여 마시면 만병통치약이라 할 수 있다. 말린 번행초 한 줌에 물 2ℓ를 넣어 끓여서 차로 마신다. 번행초를 달일

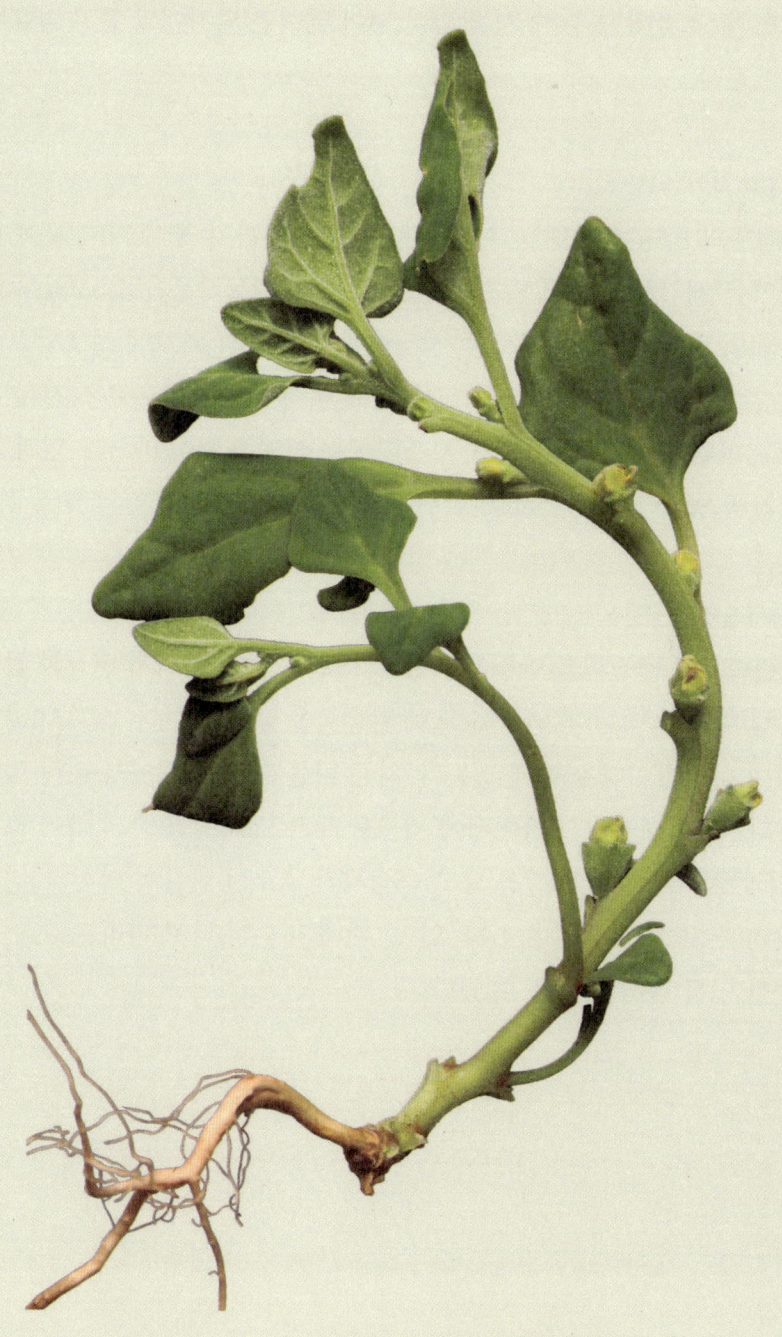

때 감초 두 조각에 대추 세 개를 같이 넣어 달이면 먹기에도 좋고 약효도 더 좋아진다.

전통의학에서는

번행초의 약명은 번행繁杏이다. 4월부터 11월까지 꽃이 피며 꽃이 필 때 줄기를 채취하여 씻어 말려서 약으로 쓴다. 해독작용을 갖고 있어 만성위장병, 위궤양, 위암, 식도암, 심장병과 자궁암의 치료에 보조약으로 쓴다. 말린 전초 10g에 물 700ml를 넣고 달여 아침저녁으로 식전에 복용한다. 피부에 생기는 옴, 종기, 부스럼에는 생잎을 찧어 바른다. 잎과 과일을 같이 넣고 갈아 주스로 마시면 암을 막는다.

음식으로는

어린순으로 겉절이를 만들어 먹는다. 어린순을 푹 삶아서 된장과 참기름을 넣어 무쳐 먹는다. 연한 순으로 된장국을 끓여 먹는다. 데쳐서 양념을 하여 비빔밥이나 쌈밥에 넣는다. 다른 나물과 같이 넣어서 비벼 먹으면 좋다. 잎을 데쳐서 프라이팬에 기름을 두르고 버섯과 함께 볶아 먹는다. 잎과 줄기를 썰어 설탕을 넣고 숙성시켜 효소를 만들어 마신다. 전초를 말려 두고 차로 달여 마신다. 일 년 내내 새순이 나고 자라므로, 언제나 연한 잎을 뜯어다 먹을 수 있다.

망할 놈의 풀

망초

식물명	망초
약재명	망초(亡草), 비봉(飛蓬), 사설초(蛇舌草)
학 명	*Erigeron canadensis* L.
제주명	천상쿨, 천상풀

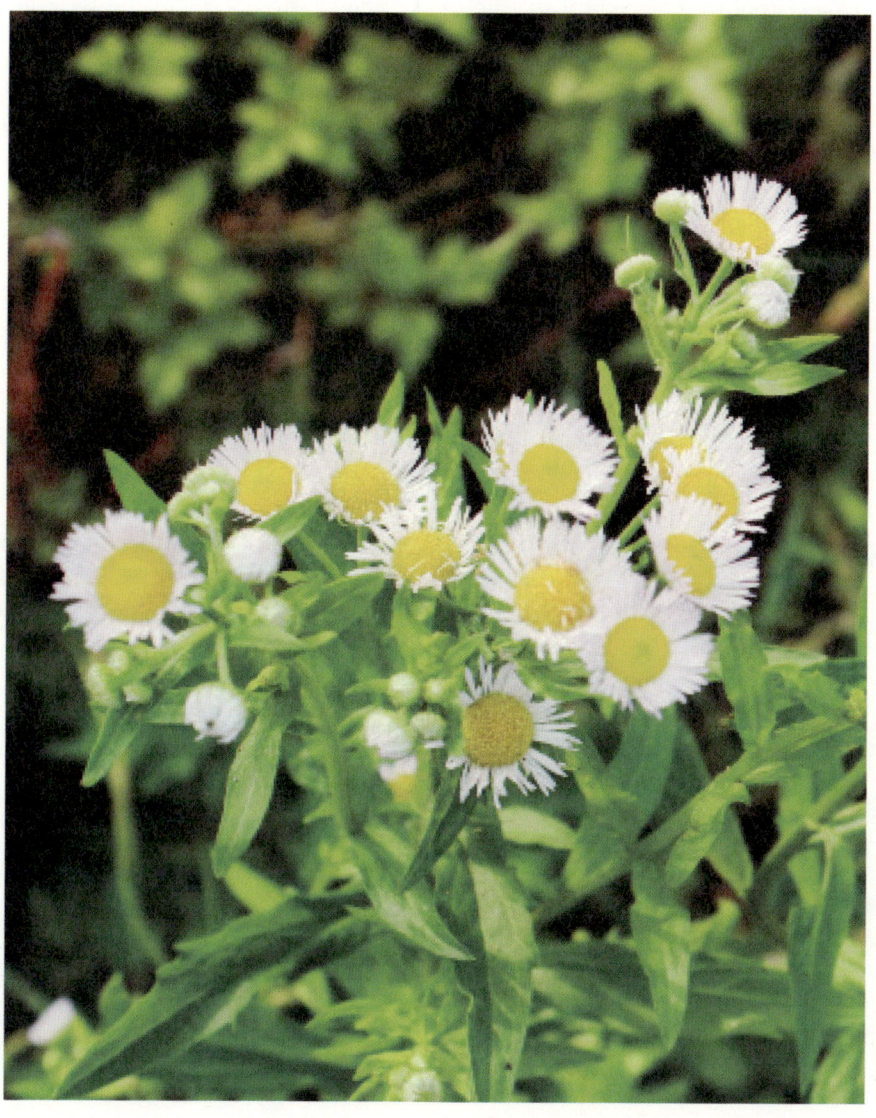

한일합방이 되어 나라가 망하던 1910년쯤, 일본은 우리나라에서 필요한 물자를 운송하려고 철도를 건설하였다. 그때 침목에 붙어 들어와 우리나라의 들과 밭을 온통 뒤덮은 풀이 망초이다.

경작지의 망초는 농부들의 원수였다. 뽑아도 뽑아도 죽지 않는 망초 때문에 농부들은 망초를 보면 망할 놈의 풀이라고 저주하였다. 망초는 무서운 번식력과 강한 생명력을 갖고 있어 한번 뿌리를 내리면 그곳을 완전히 점령해버린다. 줄기가 꺾이면 여러 개의 줄기로 돋아나고 뿌리가 잘리면 남은 뿌리에서 새싹이 돋아나오면서 가지 끝마다 수없이 많은 꽃을 피운다. 꽃은 봄과 여름에 피지만 어떤 개체들은 12월 추위가 매서운 겨울에도 꽃을 피우고 씨앗을 맺기도 한다. 이토록 무서운 생명력 때문에 농부들은 잡초를 뽑을 때 망초는 뿌리 끝까지 완전히 뽑혀야만 안심한다.

망초는 국화과의 두해살이풀이다. 잎은 버들 모양이고 꽃은 흰색으로

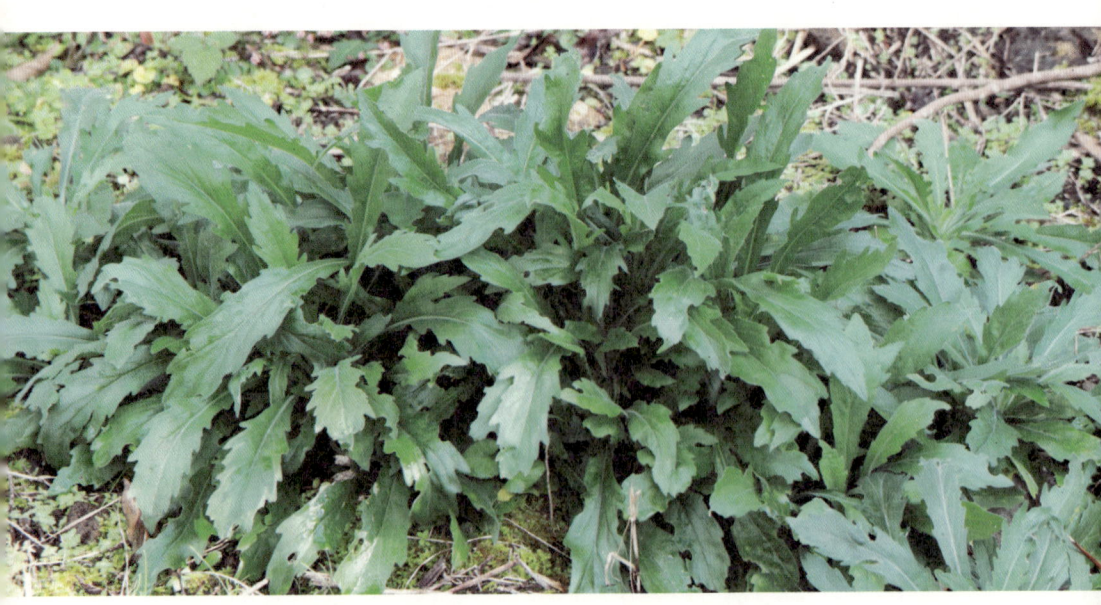

피며 꽃모양이 계란프라이를 닮아 계란꽃이라고도 한다. 높이는 1.5m 이상 크게 자란다. 꽃은 봄에서부터 여름까지 피고 솜털 같은 씨앗이 맺힌다. 민간에서는 상처의 피를 막는 지혈제로 망초 잎을 찧어 붙이고 봄에 연한 잎과 순을 데쳐 나물로 먹는다. 망초와 비슷한 풀로 개망초가 있다. 개망초는 망초에 비해 꽃이 크고 화사하지만 줄기는 가늘고 뿌리도 쉽게 뽑히며 맛과 식감이 망초만 못하여 개망초라 한다. 그러나 식용하거나 약용하는 데는 구분하지 않는다. 약으로 쓰기 위해서는 꽃이 피는 시기에 전체를 채취하여 햇볕에 말린다.

제주도 민간에서는

망초는 키가 높이 자란다 하여 천상쿨(하늘 높이 자라는 풀)이라고 한다. 피부병에는 망초를 생으로 찧어 헝겊에 싸서 그 즙을 발라준다. 야외에서

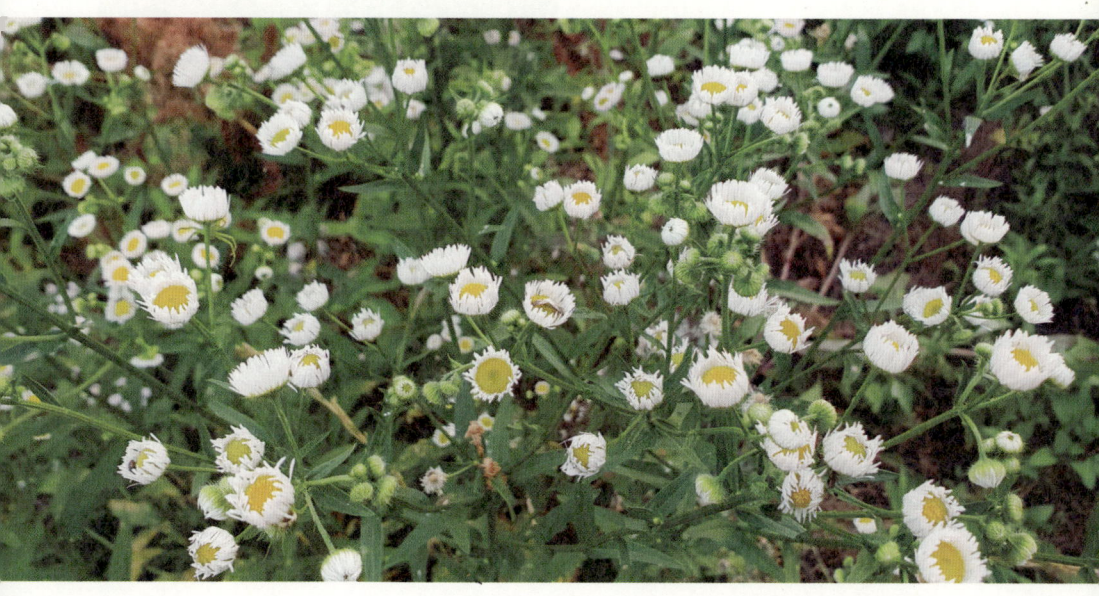

호미나 칼에 베여 피가 나면 망초 잎을 짓찧어 붙인다. 넘어져서 피가 날 때에도 망초 잎을 찧어 붙이면 피가 멈춘다.

전통의학에서는

망초는 성질이 서늘하며 약간 쓰고 독성은 없다. 찬 성질의 약이라 따뜻하게 데워서 마시거나 생강을 넣고 끓여 마신다. 소화를 돕고 열을 내리며 해독하는 작용을 한다. 장염, 위염, 림프절 결핵, 이뇨에 쓴다. 줄기와 잎은 혈당을 낮춰주며 혈전이 생기는 것을 막아주고 혈관을 깨끗하게 한다. 구내

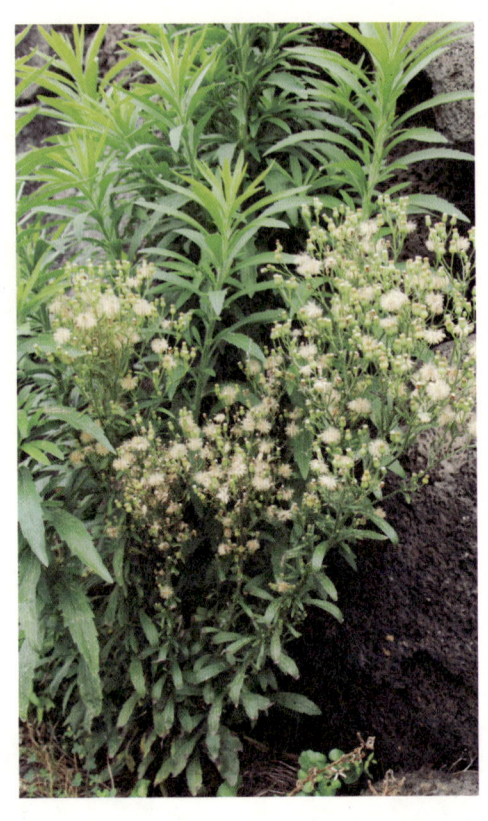

염과 결막염에도 효과가 있다. 학질에 걸린 환자에게 망초 달인 물을 마시게 하면 효과가 있다고 한다. 망초의 줄기를 말려 차로 마시면 심신을 안정시킨다. 약으로 쓰기 위해서는 꽃이 피는 시기에 전초를 캐어 깨끗이 씻어 햇볕에서 말려 달여 마신다.

주의

찬 성질을 갖고 있어 몸이 찬 사람은 많이 먹지 않아야 한다.

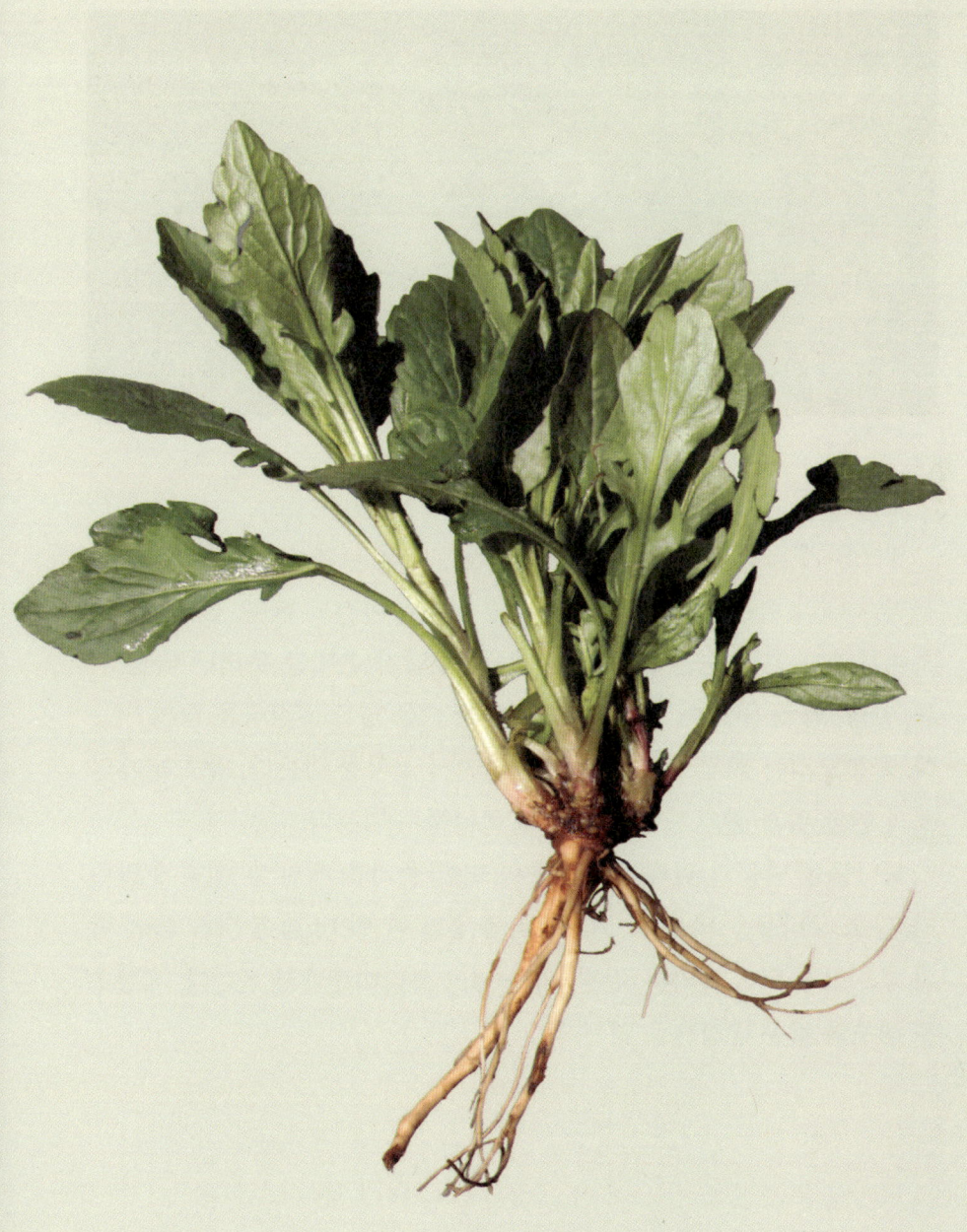

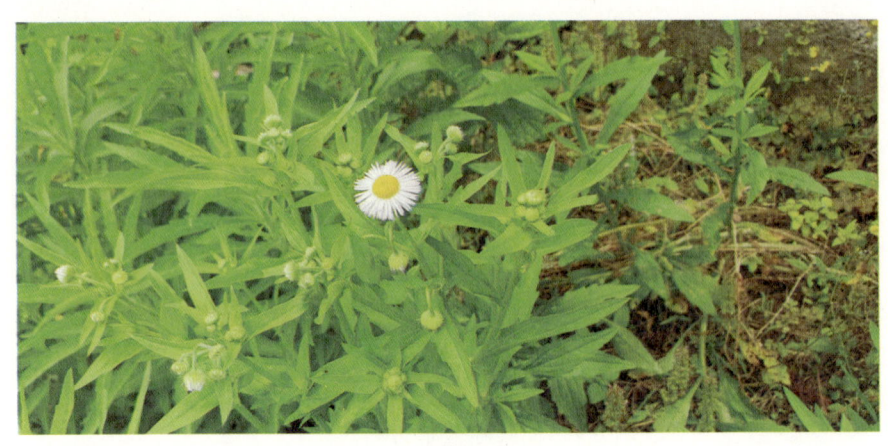

음식으로는

망초의 뿌리에서 올라오는 잎이나 연한 순을 나물로 먹는다. 연한 순은 망초대라 하며 봄에 먹는 대표적인 봄나물이기도 하다. 봄에서부터 초여름까지 연한 순을 뜯어 삶은 후 물에 담가 쓴맛을 우려낸 다음 기름, 간장, 파 등을 넣어 무쳐 먹는다. 연한 순을 넣고 된장국을 끓여 먹는다. 꽃봉오리는 튀김으로 먹고 꽃은 말려서 꽃차를 만든다. 망초와 개망초의 연한 잎과 줄기는 삶아서 말려 묵나물로 먹는다.

묵나물을 만들기 위해서는 망초의 연한 줄기를 데친 후 햇볕에 말린다. 망초 묵나물은 먹을 때마다 냄비에 넣고 한 번 더 삶은 다음 물에 담가 부드럽게 되면 들기름, 간장, 파를 넣고 프라이팬에서 볶는다. 개망초도 망초와 같은 방법으로 먹는다.

참고문헌
도움을 주신 분
찾아보기

참고문헌

〈인터넷 자료〉

국가생물종지식정보시스템: m.nature.go.kr

국립생물자원관: www.nibr.go.kr

나무위키: http://namu.wiki

다음지식백과사전: https://100.daum.net

조선왕조실록: sillok.history.go.kr

한국민족문화대백과: encykorea.ask.ac.kr

한라수목원: www.jeju.go.kr

〈단행본〉

『국규처방전(북한 동의보감)』, 허창걸, 창조문화사, 2003.

『나무 쉽게 찾기』, 윤주복, 진선북스, 2004.

『남국의 향토음식』, 진성기, 제주민속연구소, 1987.

『대한식물도감』, 이창복, 향문사, 1980.

『먹으면 약이 되는 100가지 허브』, 한명주 외, 도서출판 효일, 2004.

『모든 들풀은 꽃을 피운다』, 이남숙, 중앙 M&B, 1998.

『민간의 질병인식과 치료행위에 관한 의료민속학적 연구』, 원보영, 민속원, 2010.

『민간의약』, 국립문화재연구소, 신유문화사, 1997.

『산나물아, 어딨노?』, 편해문, 소나무, 2006.

『산속에서 만나는 몸에 좋은 식물 148』, 솔뫼, 그린홈, 2006.

『산야초 동의보감』, 장준근, 아카데미북, 2001.

『생명의 벗, 약초』, 장영덕 글, 손채수 그림, 목수책방, 2022.

『생약도감』, 육창수, 도서출판 경원, 1997.

『식용·약용 약초』, 임응규 역, 오성출판사, 1990.

『야생초 편지』, 황대권, 도솔, 2002.

『야생화 쉽게 찾기』, 송기엽·윤주엽, 진선출판사, 2006.

『약용동물학』, 오창영 외, 도서출판 의성당, 2002.

『약용식물의 효능과 재배법』(상), 박민희·성환길·장관진, 문예마당, 2004.

『약용식물학』, 채영암 외, 향문사, 2007.

『약이 되는 우리 풀, 꽃, 나무』 1·2, 최진규, 한문화, 2011.

『약초도감』, 솔뫼, 도서출판 넥서스, 2010.

『약초의 성분과 이용』, 과학백과사전출판사, 홍은식 감수, 일월서각, 1999.

『역주 濟州古記文集』, 「제주풍토록」 충암 김정, 제주문화원, 2007.

『역주탐라지』, 이원진 저, 고창석 외 역주, 푸른역사, 2007.

『우리 주변식물 생태도감』, 강병화, 한국학술정보, 2013.

『우리가 알아야 할 우리 꽃 백가지』, 김태정, 현암사, 1995.

『우리꽃 참 좋을씨고』, 한국생태조경연구소, 얼과 알, 2001.

『전통향토음식』, 제주특별자치도, 2012.

『제주 10대 약용작물』, 제주테크노파크 생물다양종연구소, 2011.

『제주도 금기어사전』, 진성기, 제주민속연구소, 2002.

『제주도 민간요법』, 진태준, 의원사, 1997.

『제주도 세시풍속』, 국립문화재연구소, 2001.

『제주도민속』 세시풍속, 진성기, 제주민속연구소, 1969.

『제주도의 민속』 IV(의, 식, 주), 제주도, 1995.

『제주도의 식생활』, 제주도민속자연사박물관, 1995.

『제주도의 특산식물』, 제주특별자치도 환경지원연구원, 디자인 열림, 2010.

『제주도의사회 60년사』, 제주도의사회, 새미출판기획, 2006.

『제주말 큰 사전』, 송상조, 한국문화사, 2007.

『제주의 감귤원에서 볼 수 있는 자생식물』, 제주특별자치도농업기술원, 2011.

『제주의 허파 곶자왈』, 제민일보 곶자왈 특별취재반, 도서출판 아트 21, 2004.

『제주자생 상록수도감』, 송홍선, 풀꽃나무, 2003.

『제주전통음식』, 제주도농촌진흥원, 대영인쇄사, 1993.

『제주지역 유망약용식물』, 제주도 농업기술원, 2003.

『제주통사』, 김봉옥, 세림, 2007.

『조선시대 사람들은 어떻게 살았을까』 1·2, 청년사, 2002.

『조선시대 생활사』 2, 한국고문서학회, 역사비평사, 1988.

『조선왕 독살 사건』, 이덕일, 다산초당, 2009.

『조선왕들의 생로병사기』, 강영민, 이가출판사, 2009.

『조선위생풍습록』, 조선총독부, 민속원, 2013.

『조선의약생활사』, 신동원, 들녘, 2014.

『주머니 속 나물도감』, 이영득, 황소걸음, 2009.

『천 년 전 사람들의 음식으로 노인병 고치기』, 진직 저, 이철완·안상원 편저, 동인, 2003.

『탐라지초본』, 이원조 저, 고창석 역, 제주교육박물관, 2008.

『풀꽃친구야 안녕』, 이영득, 황소걸음, 2004.

『풍속도』, 이기형, 한라일보사, 1990.

『플로리앙 드망즈주교 서한집』 2, 대구가톨릭대학교 영남교회사연구소, 2021.

『한국민간요법 발굴 조사서』(경기도편), 한국한의학연구원, 2015.

『한국식물 이름의 유래』(조선식물향명집 주해서), 조민제 외 5명, 심플라이프, 2021.

『한국의 나무문화』, 송홍선, 문예산책, 1996.

『한국의 민간요법』, 안덕균, 의학과학원 동의원 연구소, 민간요법연구실, 1990.

『한국의 음식문화』, 이효지, 신광출판사, 1998.

『한권으로 읽는 동의보감』, 신동원 외, 들녘, 1999.

『한라산 야생화』, 서재철, 높은오름, 1995.

『한반도 민속식물』 제주도편, 국립수목원, 2007.

『한방약초 민간요법 대백과』, 한국성인병예방연구회, 아이템북스, 2006.

『한약약리학』, 김호철, 집문당, 2003.

『핵심 약용식물』 박종희·성상현, 신일북스, 2007.

『현산어보를 찾아서』 1~5, 이태원, 청어람미디어, 2002.

〈논문편〉

김한주, 「제주도 식물의 지방명과 민간약 이용에 관한 조사연구」, 제주대학교 생물학과 석사논문, 2000.

김한주, 「제주도 약용자원식물에 관한 조사연구」, 제주대학교대학원 생명과학과 박사논문, 2004.

안덕균·이정화, 「포커스그룹 운영을 통한 제주도민간요법 사용 경험연구」, 『탐라문화』 44호.

장윤희, 「조선시대 제주도 진상물에 관한 연구」, 제주대학교대학원 석사논문, 2008.

도움을 주신 분

1) 제주시 지역

고○만(남, 1930년생, 도두동)
김○자(여, 1932년생, 도두동)
김○자(여, 1959년생, 도두동)
강○보(남, 1932년생, 봉개동)
고○원(남, 1939년생, 봉개동)
변○보(남, 1931년생, 봉개동)
안○자(여, 1936년생, 봉개동)
양○해(여, 1927년생, 아라동)
오○성(남, 1944년생, 아라동)
강○용(남, 1940년생, 연동)

2) 제주시 구좌읍

고○녀(여, 1913년생, 김녕리)
고○순(여, 1926년생, 김녕리)
김○열(여, 1920년생, 김녕리)
백○순(여, 1924년생, 김녕리)
고○생(여, 1921년생, 하도리)
고○임(남, 1933년생, 하도리)
김○수(남, 1936년생, 하도리)

3) 제주시 애월읍

고○길(남, 1935년생, 광령2리)
신○화(남, 1937년생, 광령2리)
강○길(남, 1929년생, 봉성리)
홍○남(남, 1937년생, 봉성리)
고○윤(남, 1939년생, 애월리)
신○기(남, 1956년생, 애월리)
양○봉(남, 1932년생, 어음1리)
진○자(여, 1935년생, 용흥리)

4) 제주시 한경면

좌○화(남, 1932년생, 저지리)
고○구(남, 1937년생, 청수리)
임○호(남, 1934년생, 청수리)

5) 제주시 한림읍

오○생(남, 1936년생, 귀덕3리)
이○석(남, 1935년생, 귀덕3리)
강○출(여, 1921년생, 금악리)
안○원(남, 1936년생, 금악리)
이○인(여, 1922년생, 금악리)
김○녀(여, 1924년생, 수원리)

김○순(여, 1924년생, 수원리)
김○현(여, 1919년생, 수원리)
강○창(남, 1940년생, 한림리)
강○수(여, 1922년생, 한수리)

6) 서귀포시 지역

강○균(남, 1943년생, 서귀동)
강○봉(남, 1932년생, 하례동)
강○춘(여, 1926년생, 하례동)

7) 서귀포시 남원읍

고○권(남, 1954년생, 남원리)
현○호(남, 1935년생, 남원리)
김 ○(여, 1926년생, 의귀리)

8) 서귀포시 성산읍

김○자(여, 1940년생, 고성리)
한○익(남, 1936년생, 고성리)
김○이(여, 1936년생, 성산리)
김○진(여, 1925년생, 성산리)
한○복(남, 1951년생, 성산리)
현○상(남, 1932년생, 성산리)

강○순(여, 1928년생, 시흥리)
현○생(남, 1937년생, 시흥리)

9) 서귀포시 안덕면

강○식(남, 1935년생, 대평리)
고○옥(여, 1919년생, 덕수리)
송○수(남, 1942년생, 덕수리)
허○현(남, 1930년생, 덕수리)
문○수(남, 1936년생, 상창리)
송○조(남, 1943년생, 상창리)
오○찬(남, 1931년생, 상창리)

10) 서귀포시 표선면

공○옥(여, 1923년생, 성읍리)
조○출(여, 1936년생, 성읍리)
현○인(남, 1926년생, 성읍리)
홍○택(여, 1928년생, 성읍리)

찾아보기

ㄱ

가는잎할미꽃 102
가래 34, 49, 73, 131, 145, 149, 150, 153,
  158, 167, 173, 178, 202, 231, 243, 256
가마귀웨 205, 206
가슨세 217, 219
각기병 162
간 질환 153
감귤 18
감귤 과수원 16
감귤나무 16
감기 16, 17, 26, 28, 42, 157, 158, 159, 161,
  172, 174, 176, 178, 200, 210, 242, 244
감기 몸살 154
감기 예방 16
감기약 172, 173
강심작용 151
개고치낭 76
개망초 281, 284
개미 270, 271
개복송개 128, 130
개삼동낭 253, 254

개생개 237
개양귀비 235
갯기름나물 198
갯방풍 202, 203, 204
갯취 59, 60, 61, 63
건위 17, 122, 123, 153
겐노소꼬 188, 190
결막염 215, 282
결명 214
결명자 213, 214, 215, 216
결명자차 214, 215, 216
경련 58, 146, 184, 185, 186
계란꽃 281
계장초 258, 259, 261
고냉이웨 205, 206
고냥귀 258, 260
고노할미 258, 260
고려 시대 46, 60, 134, 135
고련근 39
고련목 35, 39
고련실 39
고양이 34, 205

고혈압 27, 34, 77, 97, 100, 109, 114, 118, 122, 191, 200, 201, 210, 225
곤드레나물밥 209
골다공증 116, 153
골절 49, 139, 140
곰보배추 263, 264
곰팡이 108, 109, 191, 254
공출 189
과동청 263, 264, 266
과루 173
과루인 169, 173
과루자 173
과루피 169, 173
관상용 16, 37, 49, 61, 77, 92, 103, 166, 195, 198, 246
관절 통증 104
관절염 43, 58, 93, 95, 104, 107, 122, 131, 139, 153, 154, 172, 182, 183, 184, 200, 202, 203, 212, 238, 240
광난이쿨 101
괭이밥 205, 206, 207
괴싱아 205
구기자 76, 77, 78, 79
구기자나무 76, 77
구기자차 79
구내염 108, 282
구릿대 55, 56, 58

구안와사 26, 93
구토 27, 51, 141
구황식품 113
권백 245, 247
귀신 90, 91, 128, 129, 132, 134, 137, 138, 143, 148, 152, 153, 161, 162, 172
귓구멍 151
귤 15, 17, 18, 159
귤껍질 17, 158
귤나무 14, 15, 16
귤씨 17, 159
근근채 272
근육마비 93
근육통 43
금연 113
기관지염 27, 73
기생충 29, 34, 100
기침 16, 17, 26, 27, 28, 33, 34, 49, 54, 117, 131, 145, 149, 150, 153, 158, 167, 172, 173, 176, 178, 202, 231, 243, 256, 260, 265
까마귀수까락 51, 53
까마중 253, 254, 255, 256, 257
꿩 52, 53, 243
꿩마농 241, 243

ㄴ

나병 146, 251
남극노인성 46, 47
낭아초 106
냉방병 167
냉병 42, 88
냉증 122, 158, 191, 195, 196, 226, 266
노고초 101, 104
노관초 188, 191
노랑하늘타리 171, 172
노파자침선 217, 220
노화예방 178
녹나무 142, 143, 144, 145, 146
녹낭 142, 145
농부 66, 259, 271, 280
눈 77, 83, 84, 97, 114, 213, 214, 216, 225, 243
눈비애기 192, 193, 195

ㄷ

단오 223, 226
단옷날 178, 224, 225
달개비풀 258, 260
달래 241, 242, 243, 244
닭 153, 200, 258
닭의장풀 258, 259, 260, 261, 262
당귀 116, 117, 118, 119, 196
당뇨 114, 123, 153, 154, 163, 173, 255
당뇨병 84, 122, 260, 261
당유자 16, 156, 157, 158, 159, 172, 176
대계 208, 210
대나무 172, 175, 176, 178, 179
대낭 175
대반하 53
댕유지낭 156
데육낭 133
도인 128, 132
독성 20, 21, 22, 39, 46, 49, 50, 52, 54, 58, 67, 68, 78, 92, 93, 95, 103, 109, 115, 178, 191, 221, 226, 229, 230, 231, 237, 239, 247, 250, 251, 254, 257, 282
독약 22
독초 46
돔박낭 147
돔박지름 150
동맥경화 17, 118, 158
동백기름 149, 150, 151
동백꽃 148
동백나무 147, 148, 149, 150, 151
동백충 149, 151
동북근채 272
동상 17, 39
동짓날 163
동회 96, 98

두통 41, 42, 56, 198, 202, 203
드룻마농 241
땀띠 173, 260

ㄹ

류머티즘 49, 93

ㅁ

마늘 67, 162, 223, 242, 243
만성두통 41, 42, 56, 104, 200
만성피부염 114
만형자 40, 42, 44
망개떡 112
망초 279, 280, 281, 282, 284
먹쿠실낭 35
멀구슬나무 35, 36, 37, 38, 39
면역력 73, 78, 198, 266
면형의 집 16, 143
명아주 96, 97, 98, 100
모살방풍 202, 203
목욕 27, 44, 191, 195, 224, 225
몸살감기 16, 243
몽골인 59
무릎 182, 225
무속신화 218
무좀 38, 238, 247, 256, 266
무환자나무 133, 134, 135, 136

물냉이 69, 70, 71, 73
미깡낭 14
민간신앙 129
민들레 120, 121, 122, 123, 124
민들레 뿌리 122
믈모작쿨 182
믈싸움고장 269
믈오좀낭 253, 254
믈쿠실낭 35
뭉쿠실낭 35

ㅂ

바닷가 42, 198, 202, 203, 275, 276
바당방풍 202, 203
바당시금치 275, 276
반하 51, 52, 53, 54
발열작용 92
밤눈 215
방부용 247
방충성분 39
방풍나물 198, 200, 201
배암차즈기 263, 264, 265, 266, 267, 268
배체기 83
백두옹 101, 104
백지 55, 56, 58
뱀 46, 49, 50, 52, 56, 58, 144, 164, 260, 263, 272

버드나무 137, 138, 139, 140, 141
버드낭 137
버짐 93, 108, 141, 146, 220
번루 228, 231
번행초 275, 276, 278
벌레 15, 37, 98, 100, 131, 132, 144, 167, 206, 220, 223, 225, 231, 260, 272
벨랑기낭 111, 113
변비 34, 83, 84, 100, 115, 123, 151, 161, 173, 191, 215, 216, 220, 239, 250, 251, 272
별꽃 228, 229, 230, 231, 232
별꽃소금 232
보선불휘 19, 21
복송개낭 128
복숭아나무 128, 129
복통 34, 104, 108, 166, 225, 257
본병 37
부스럼 84, 272, 278
부처손 245, 246, 247
북사삼 202, 203
불로약 86, 87
불로초 87, 275
불면증 42, 78, 178, 243, 272
불임 116, 118
붉은팥 160, 161, 162, 163
비듬 151

비만 123, 162, 198
비자 30, 34
비자 기름 33, 34
비자 열매 30, 31, 33
비자나무 29, 30, 31
비자낭 29
비자림 31, 33, 50
비ᄌ낭 29
빈방풍 202, 203
빈혈 54, 116, 117, 118, 119
빨간 동백꽃 148

ㅅ

사랑초 206
사마귀 98, 104, 206
사약 20, 21
사포닌 93
산귀래 111, 112, 113, 114
산귤 16, 17
산모 195, 200, 224, 229, 230, 231
산후 196, 255
산후 후유증 200
살균작용 190
살마 51, 52, 53
살충 성분 220
상처 84, 108, 123, 166, 167, 206, 225, 231, 236, 247, 251, 271

새별오름 60, 61
생강나무 150
생리불순 116, 117, 118, 119, 167, 196, 197
생리통 196, 203, 225, 226, 266
생선 중독 17, 260
서복 87
서장초 188, 191
선교사 61, 69, 70
선학초 105, 106, 107, 108
설견초 263, 264, 266
설사 27, 53, 84, 93, 100, 106, 107, 108, 118, 141, 145, 150, 163, 188, 189, 190, 191, 195, 196, 207, 210, 211, 224, 236, 239, 261
설세쿨 188
섬투구꽃 21
세제 134, 135, 136
세한도 67
소 36, 38, 49, 56, 60, 66, 167, 195, 209
소독약 247
소리쟁이 237, 238, 239, 240
소변 83, 100, 141, 163, 256
소변불리 83, 255, 257, 272
소염작용 93
소왕이 208, 209
소웽이 208
소천남성 52

소화 34, 73, 123, 168, 172, 173, 191, 205, 206, 215, 224, 226, 235, 243, 282
소화불량 16, 114, 224
손발 동상 17, 38
솔라마진 257
송등 23, 27
송아지 114, 140, 235
쇠무릎풀 182, 183, 185, 186, 187
수선화 64, 65, 66, 67, 68
수양버들 141
수은 중독 114
숙취 132, 210
순비기 열매 42, 43, 44
순비기나무 40, 41, 42, 43, 44
술독 141, 159, 178
술안지 237
숨복요름 42
숨비기낭 40
숨비소리 40, 41
숨쿨 269
습진 38, 255, 266
승검초 뿌리 119
시력 24, 196, 197, 214, 247
시로미 86, 87, 88
식방풍 198
식용 색소 113
신경쇠약 100, 107

신경통 21, 27, 44, 58, 78, 93, 95, 103, 104,
    122, 153, 154, 158, 182, 183, 184, 200,
    202, 203, 210, 212, 238, 240, 261
신구간 170, 171
신선 87, 106
신장병 107, 216
심혈관 질환 196
십자화과 71, 73
쑥 191, 195, 222, 223, 224, 225, 226
씀부루 120
쓸개 49
쓸궤풀 269

ㅇ

아기 147, 195, 224, 225
아주까리 250, 252
아토피 151, 206, 220, 238, 265, 266
아편 234, 235, 236
악귀 134, 160, 161, 170
악창 108, 141
안과 질환 216
안자리쿨 59, 63
알레르기 98, 100, 123, 132, 141, 149
암고자 86
야뇨 34
야생 복숭아 130, 132
야생강 164

약쑥 225
양귀비 233, 234, 235, 236
양부래 106
양에 164
양제근 237, 238
양초 164, 167
양치질 100, 108, 139, 141, 230, 231, 232,
    239, 272, 274
양하 164, 166, 167, 168
양하봉오리 166
엉겅퀴 208, 209, 210, 212
엉겅퀴엿 210, 211
에밀 타케 16, 61, 70, 71
여름 감기 167
연날리기 176
염생식물 42, 202
염증 84, 100, 114, 139, 140, 153, 182, 184,
    210, 223, 230, 231, 239, 250, 251, 261
영국 107, 148, 189, 234
영주산 87
영주실 87
오랑캐꽃 269
오미자 23, 24, 25, 27, 79, 158
오미즈 23
오장 27, 200, 216
오줌 17, 34, 84, 159, 206, 254, 266
온주밀감 16

옴 38, 93, 108, 141, 146, 206, 220, 238, 247, 251, 278
옻독 141
와살풍 103
왕대 176, 178
왜당귀 117
요통 93, 153, 158
용규 253, 256
용아초 105, 106, 108
우슬 182, 183, 184, 185, 186
우슬엿 183, 186
우울증 107
워터 크레스 69, 73
월경불순 131, 132
위 34, 122, 276
위령선 90, 91, 93
위령선술 93, 95
위리안치 65
위장병 216
유배인 24, 65
유산 118, 196
유선염 67, 122, 166, 173
으아리 90, 91, 92, 93, 95, 104
으아리 뿌리 93
음나무 152, 153, 154
이뇨 34, 104, 122, 261
이질 104, 163, 225, 236, 261

이질풀 188, 189, 190, 191
이형상 25
익모초 192, 193, 195, 196, 197
일본 16, 24, 97, 232, 280
일본고치낭 76, 77
일본인 31, 189
일사병 195
일제강점기 31, 42, 47, 189
임금 15, 20, 21, 25, 97
임신 54, 123, 141, 174, 196, 262, 266
임신부 118, 195, 224
임신중절 84, 174
임신중절약 185
임파선 49
입안 염증 139, 141, 232
잇몸 염증 108, 139, 140, 229, 230, 232, 272

ㅈ

자궁 118, 122, 195, 225, 262
자화지정 269, 272
잡귀 36, 136, 143, 157, 162, 164, 166, 193, 223
장뇌목 142, 146
장수별 45
재낭 96, 95
재래종 귤 16, 157
재래종 귤나무 157

저슬살이 90, 92
저혈압 78, 185, 216
전염병 148, 189
제비꽃 269, 270, 271, 272, 274
제비꽃 소금 272, 274
조상신 129, 142, 143
조선 시대 15, 20, 24, 36, 46, 52, 56, 134, 144, 153
조청 38, 49, 124, 145, 173, 174, 186, 197, 211, 227
종기 49, 50, 53, 67, 68, 84, 114, 121, 123, 140, 145, 162, 163, 166, 167, 206, 210, 219, 220, 231, 239, 243, 247, 251, 255, 260, 266, 271, 272, 278
죽순 175, 176, 178, 179
죽엽 175, 178
중국 24, 25, 47, 87, 91, 106, 107, 112, 130, 134, 148, 189, 195, 198, 234
중금속 225
중풍 42, 50, 93, 97, 100, 178, 202, 203
지혈 107, 191, 195
지혈제 108, 151, 281
지혈효과 225
진드기 249, 250
진상 15, 20, 21, 24, 25, 31, 36, 52, 56, 134, 144, 153
진상품 25, 31

진시황제 86, 87
진통 184
진풀 228, 230
진피 14, 16, 17, 18
질경이 81, 83, 84, 85, 220
질경이풀 81
질염 38, 266
짚신나물 105, 106, 107, 108, 109, 110

ㅊ

차전자 81, 83, 84
차전초 81, 83, 84
참당귀 116
참쑥 223
천궁 56, 117
천남성 45, 46, 47, 49, 50, 52
천도복숭아 129, 130
천상쿨 279, 281
천식 26, 33, 100, 131, 172, 173, 178, 260, 265
천연항생제 266, 269
천화분 169, 173, 174
철남생이 45
청려장 96, 97, 100
청미래덩굴 111, 112, 113, 114, 115
청사두초 45, 46, 49
청피 18

초오 19, 20, 21, 22
초장초 205, 206
추사 65, 66
추사 김정희 64
추사체 67
춘곤증 113, 242
출산 195, 224
충암 김정 25
충위자 192, 196
치질 17, 34, 108, 114, 225, 230, 239, 246, 255, 256, 261
치통 56, 100, 104, 139, 140, 230
칠초죽 232

● ㅋ
커피 대용 110, 123
코피 84, 209
콜레라 189
콜레스테롤 216
쿠마린 198, 202
크레송 69, 70, 71, 73

● ㅌ
타박상 49, 146, 154, 172, 173
탈모 43, 73, 237
탈모증 54
탐라 14, 60

태독 131, 260
토복령 111, 113, 114
통풍 93, 200, 219
투구꽃 21, 22

● ㅍ
파리풀 58, 217, 218, 219, 220, 221
팥 161, 162, 163
팥밥 162
팥죽 163
포공영 120, 121, 122
푼채순이 245, 246
풍증 104, 198, 200
풍토병 189, 218
프랑스 61, 69, 70
피로회복 17, 158
피마자 249, 250, 251, 252
피마자 기름 250, 251
피만지 249
피부 43, 49, 67, 68, 73, 78, 91, 93, 95, 98, 100, 103, 104, 145, 146, 149, 151, 166, 195, 206, 216, 220, 224, 225, 231, 235, 237, 243, 247, 255, 266, 271
피부 질환 196
피부병 43, 63, 92, 93, 104, 109, 140, 157, 206, 218, 219, 220, 221, 235, 237, 238, 246, 247, 255, 256, 271, 272, 281

피오줌 84
픗 160, 161

ㅎ

하귤 18
하늘애기 169
하늘타리 158, 169, 170, 171, 172, 173, 174
하늘타리 전분 174
하르비고장 101, 103
한라돌쩌귀 19, 20, 21, 22
한라산 23, 24, 25, 31, 37, 46, 47, 87, 153
할미꽃 101, 102, 103, 104
항균 물질 223
항균작용 216
항산화작용 73, 200, 223, 265, 266
항암작용 256, 265
항염 73, 107, 139, 140, 184, 223
항염작용 200, 256
해녀 40, 41, 42, 143
해독 73, 112, 114, 122, 166, 232, 237, 282
해독작용 220, 223, 278
해동피 152, 153, 154
해방풍 202, 203
해열 100, 104, 118, 139, 184, 202, 203, 261
해열작용 88, 93
향신료 56

허리 17, 92, 131, 140, 184
허리병 139
현초 188
혈당 78, 256, 282
혈압 78, 109, 122, 216, 256
혈액순환 116, 131, 154, 167, 224, 256
혈전 282
호장 46
화 198
화병 178
화상 141, 237, 251, 260
황감제 15
황달 84, 206, 210
회충 31, 33, 36, 37, 38, 39, 108
흉년 223
흑오미자 23, 24, 25, 26, 27, 28
흑오미자술 26, 28
흰 동백꽃 148

탐라보감 耽羅寶鑑

이야기 속 약재

2025년 9월 1일 초판 1쇄 발행

지은이	좌동열
펴낸이	김영훈
편집장	김지희
디자인	김영훈
표지그림	김보람
편집부	이은아, 부건영
펴낸곳	한그루
출판등록	제651-2008-000003호
주소	제주특별자치도 제주시 복지로1길 21
전화	064-723-7580
전송	064-753-7580
전자우편	onetreebook@daum.net
누리방	onetreebook.com

ISBN 979-11-6867-231-4 (03510)

저작권법에 따라 보호를 받는 저작물입니다.
어떤 형태로든 저자 허락과 출판사 동의 없이 무단 전재와 복제를 금합니다.
잘못된 책은 구입하신 곳에서 교환해 드립니다.

값 25,000원

은사 (I)

예언자인가, 광신자인가, 아니면 이단인가?

CHARISMATIC CHAOS
Copyright © 1992 by John F. MacArthur, Jr.

Requests for information should be addressed to:
Zondervan Publishing House
Academic and Professional Books
Grand Rapids, Michigan 49530
© 1994/Korean by Spring of Life,
Seoul, Korea.

Translated and published by permission
Printed in Korea
Korean Copyright © 2008

은사 (I)

예언자인가, 광신자인가, 아니면 이단인가?

생명의 샘

차례_

은사 (I)

예언자인가, 광신자인가, 아니면 이단인가?

서 문	**6**
제1장 체험이 진리에 대한 타당한 기준이 될 수 있는가?	**23**
제2장 하나님은 지금도 계시하시는가?	**61**
제3장 예언자인가, 광신자인가, 아니면 이단인가?	**93**
제4장 성경을 어떻게 해석할 것인가?	**125**
제5장 하나님은 오늘날에도 기적을 행하시는가?	**161**
제6장 "제3의 물결" 그 배경은 무엇이며, 그 물결은 어디로 흘러가는가?	**197**

은사 (Ⅱ)

사탄의 장난인가, 성령의 역사인가?

제7장 성경의 은사는 어떻게 작용하는가?
제8장 초대교회에서는 어떤 일이 일어났는가?
제9장 하나님께서는 지금도 병을 고치시는가?
제10장 방언의 은사는 오늘날을 위해 있는 것인가?
제11장 진정한 영성(spirituality)이란 무엇인가?
제12장 하나님께서는 건강과 부를 약속하시는가?

결 론

서문

　이 책을 처음 낼 때[1] 나는 이 책을 통해 나타나게 될 다양한 반응에 대해 거의 예상하지 못하고 있었다. 물론 몇 가지 반응에 대해서는 어느 정도 예상도 하고 긴장도 했었다. 사실상 지금까지 내가 이 책에서 다룬 것과 같은 주제에 관한 많은 책들이 나왔었지만, 모두가 어딘지 부족하고 부적합한 것들이었다. 그리고 실제로 어느 누구든 은사주의 운동에 관해 거론하지 않고 자신의 견해를 피력한다는 것은 불가능한 듯싶다.

　수많은 사람들이 내가 은사주의의 문제에 관해 성경적이며 교리적으로 진단하려 했다는 이유로 감사의 편지를 보내왔다. 그들 중에는 셀 수 없을 정도로 많은 목회자들과 기독교 지도자들이 있었다. 그들은 자신들이 취급

---
1) John F. MacArthur, Jr., *The charismatid : A Doctrinal Perspective*(Grand Rapids:Zondervan, 1978).

하기 두려워했던 문제들을 성경적으로 진단한 것에 대해 감사를 표했다. 내가 놀란 것은, 너무나 많은 기독교인들이 은사주의가 성경적 근거가 희박하다는 사실을 알고 있으면서도 그것을 소리 높여 외치기를 주저하고 있다는 점이었다.

이 책이 처음 나오던 해에 나는 새로운 사실을 깨닫게 되었다. 그것은 교회 안에 은사에 관한 엄청난 혼란이 있다는 것이었다. 가장 두려운 요소는 이 문제를 성경적으로 진단하려는 사람들에 대한 반대였다. 은사주의적인 교리, 혹은 실천을 비판하는 것은 일반적으로 일치를 깨거나 불경한 것으로 간주된다. 은사주의 운동의 극단적인 지도자들은 거의 대부분 기독교 텔레비전과 라디오를 통하여 그들이 상상을 통하여 얻은 사상을 유포한다. 그러나 그들의 가르침을 성경을 중심으로 하여 비판적으로 바라보는 사람들에게는 재갈이 물려져 있다.

어떤 방송국의 제작 담당자는 나에게 이런 내용의 편지를 보내왔다. "은사주의 운동과 귀하께서 방송하는 프로그램 중 논란의 여지가 있는 주제에 관한 귀하의 태도를 재고해 주시기 바랍니다. 우리가 그 문제들에 관하여 귀하와 의견을 같이한다 해도, 많은 방송 청취자들은 그렇지 못한 실정입니다. 그들도 그리스도 안에서는 형제, 자매들입니다. 저의 생각에는 그들이 믿는 바를 공격하는 것은 그리스도를 위하여 전혀 도움이 되지 않는다고 생각합니다. 우리는 형제 사이에 평화와 그리스도의 몸의 일체성을 유지하라고 명령받았습니다. 이런 문제들에 관심을 가져 주시면 감사하겠습니다."

이런 종류의 사고방식은 표면적 평화를 위하여 진리를 희생시킨다. 이런 태도가 현대 교회에 만연해 있다. 결국 이런 사고방식은 극단적 은사주의자들에게 광적인 견해를 주장할 수 있는 자유를 주는 것이며, 그것에 반대하는 사람들에게 침묵을 강요하는 것이 된다. 불가불 말하는 사람은 분파주의나 편협한 사람, 혹은 사랑이 없는 사람으로 낙인찍힌다.[2] 그러나 이런 입장의 결과는 일치나 평화가 아니라 혼란과 혼돈이다. 우리는 그 증거를 은사주의 영향력이 살며시 들어와서 이제는 대처할 수도 없게 된 수백 개의 교회와 선교단체, 학교, 그리고 다른 기독교 단체들에서 찾아볼 수 있다. 결국 그들은 비은사주의적 입장을 모두 희생하거나 분열이라는 절망적인 결과를 감수해야만 한다.

은사주의 운동으로 인한 혼란상은 널리 퍼져 있다. 그 원인은, 괴상한 가

---

[2] 극단적 은사주의 운동을 비판하는 사람들이 너무 자주 사랑이 없고, 분파주의적이라고 비난받는 것은 주객이 전도된 것처럼 보인다. 은사주의 지도자 베니 힌(Benny Hynn)의 비난을 들어 보라. "어떤 이들은 내가 가르치는 어떤 교훈 때문에 나를 공격하고 있다. '형제들아, 내가 중요한 것을 말할 수 있게 허용하라. 당신들은 그것을 보았다!…… 당신들은 내가 성경의 한 절을 찾아 왔음을 알고 있다. 나는 그것을 발견할 수 없을 것이다. 내가 찾고자 하는 한 절은 다음과 같다. '당신들이 그들을 미워하며 그들을 죽여라.' 나는 참으로 이와 같은 구절을 발견하기를 원한다!…… 솔직히 당신은 악취가 난다…… 이것이 내가 당신들을 생각하는 방식이다…… 때로로 나는 하나님께서 나에게 성령의 기관총을 주시기를 희망한다. 나는 당신들의 머리통을 날려 버릴 것이다."(Trinith Broadcasting NetWork〈TBN〉를 통해 방송된 "Praseathon"〈1990년 11월 8일〉)

크로취(Paul Crouch)는 훨씬 더하다. 그의 비평가들에 관해 이렇게 말했다. "나는 그들이 정죄되었고 그들의 길은 지옥으로 연결되어 있다고 생각한다. 그들에게는 어떤 대속도 없다…… 지옥으로나 떨어져라! 꺼져 버려라! 그만 살아라!…… 너 서기관과 바리새인들과 이단의 사냥꾼들…… 모든 사람들의 눈에 있는 교리적 실수의 작은 조각들 주위에 모여드는……에게 말하노니 하나님의 일을 방해하지 말라. 하나님의 일을 방해하기를 멈추라. 그렇지 않으면 하나님께서 너희를 쏘아 버리시리라…… 나의 일에 간섭하지 말라. 나는 너희에게 말하기도, 너희 말을 듣기도 싫다. 나는 너희의 추악한 얼굴을 보고 싶지 않다. 예수 이름으로 명하노니 내 앞에서 사라져라."(TBN을 통하여 방송된 "Praise the Lord"〈1991년 4월 2일〉)

베니 힌과 크로취의 욕설은 선한 선남선녀(그들 중 많은 사람들은 은사주의 동료들이다)를 목표로 한 것이었다. 비난의 목표가 되었던 그들은 크로취의 텔레비전망을 통하여 자주 방영되었던 새로운 말씀 신앙 운동의 가르침(은사II. 12장 참고) 중 몇 가지에 관해 성경적 관점에 근거한 의혹을 제기했던 사람들이다. 크로취는 자신의 비판자들의 분석을 "교리적 쓰레기"로 불렀다.

나는 이 두 사람이 사용한 야만스럽고 빈정되는 말투의 은사주의 운동을 어떤 사람도 지적한 것을 한 번도 본 적이 없다. 교리를 성경적으로 살펴보는 것을 사랑이 없는 행동, 혹은 은혜롭지 못한 행동으로 간주하면서, 그와 같은 욕설 가득찬 위협으로 자신을 변호하는 것이 과연 옳은 것인가?

르침을 전하는 목소리들이 정말로 그러한지를 살펴보기 위해 성경을 상고해야 한다고 주장하면서도 기독교인들에게 도전을 주는 사람들의 연약한 목소리를 억압하여 들리지 않게 하기 때문이다(참조. 행 17:11).

성경의 빛을 받아 교리적 차이를 분석하는 것은 친절 그 자체이다. 다른 사람의 견해에 동의하지 않는다고 해서 모두가 분파주의자들은 아니다. 사실 우리는 예수의 이름으로 선포되는 것들을 시험해 보고, 그릇된 가르침과 비성경적 행위를 드러내고 비난해야 할 의무가 있다.

때때로 필요한 경우 사도 바울은 많은 사람들이 읽게 될 그의 서신들에서 이름을 지명하여 책망하기도 했다(빌 4:2-3; 딤전 1:20; 딤후 2:17). 사랑의 사도 요한도 사도의 가르침을 무시한 교회의 지도자 데메드리오를 신랄하게 비판했다(요삼 9:10). 그의 두 번째 서신에서 알 수 있듯이, 요한의 사랑관은 진실과 불가분의 관계로 묶여 있다. 사실상 진실과 괴리된 사랑은 위선적 감상주의밖에 될 수 없다. 이런 감상주의가 오늘날 복음주의 내부에 팽배해 가고 있다.

성경적 도전은 논란의 여지가 있다고 해서 진실을 왜곡하지 않는다. 사랑으로 그 진실을 말할 뿐이다(에 4:15). 나도 이 일에 매진할 것이다. 나에게도 많은 은사주의 친구들이 있다. 그들은 진실로 주님을 사랑한다. 비록 우리가 몇 가지 근본적인 문제에 있어서 의견을 달리 하지만 나는 그들을 귀중한 나의 형제들로 생각한다. 그리고 이들 친구들 중 몇 사람은 은사주의 운동에 관한 나의 비판이 백해무익한 것이라고 믿고 있다. 이 사실 때문에 괴롭다. 하지만 성경은 우리의 모든 가르침을 살펴볼 수 있는 척도이며, 나의 유일한 소망은 현대 교회에 폭풍처럼 몰아닥치는 하나의 운동에 하나님의 말씀이라는 조명을 비춰 주는 것이다.

비록 몇 명의 비평가들이 이 책에서의 나의 비판 중 몇 가지가 조소적이고 희화적이라고 비평하고 있기는 하지만 그것이 전혀 나의 의도가 아니었음을 믿어 주기 바란다. 또한 지금 이 글도 조롱하고자 하는 의도는 전혀 없다. 수많은 은사주의 지도자들은 내가 은사주의의 이상스럽고 괴상한 예만을 골라서 그들의 운동을 오도하고 있다고 생각한다.

예를 들면 최근에 텔레비전에서 한 여인이 바람 빠진 타이어가 어떻게 고쳐졌는지에 관해 이야기하는 것을 들었다. 일전에는 플로리다의 어떤 사람으로부터 편지를 받았다. 그는 한 여인을 통해서 놀라운 증언을 들었다고 한다. 그의 말에 의하면, 그 여인이 그녀의 강아지에게 강아지가 알지 못하는 방언으로 하나님을 찬양하게 교육시켜 왔다는 것이다.

이 두 예가 이상스러운 것은 당연하다. 은사주의를 이와 같은 예로 특징짓는 것은 불공평한 것이다. 나는 은사주의자들의 이야기가 진실이기를 소원한다. 나는 이 두 예가 희귀한 것이기를 원한다. 그러나 그것들은 희귀한 예가 아니다. 그와 같은 예가 희귀하지 않은 이유는, 은사주의자들의 어떤 경험도 성경의 시험을 견딜 수 없는 것이기 때문이다.[3]

나는 과거 10년, 아니 그 이상의 기간 동안 이와 같은 평가를 정당화해 왔다고 생각한다. 상식 밖의 무모한 은사주의의 예들이 점점 더 많아져서 그 운동의 경계선을 통제할 수 없을 지경이 되었다. 있는 것이라고는 급진적인 은사주의 지도자들이 영향력을 더해 가고 그들이 유명해지며 그 확장의 끝이 보이지 않는다는 것이다.

---

3) MacArthur, The Charismatics, 58.

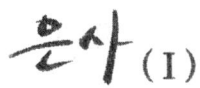

기사: 잰 크로취(Jan Crouch)[4]는 그녀의 남편 폴과 더불어 트리니티 방송국(Trinity Broadcasting Network 〈TBN〉)을 운영하고 있다. 그녀는 생방송 중에 코스타리카의 한 참석자에게 이렇게 말했다. "하나님께서는 12살 된 두 명의 어린 소녀들의 기도를 들으시고 죽은 애완용 닭을 다시 살리셨어요."라고.

기사: 은사주의 기관지인 『카리스마(Charisma)』라는 잡지는 라파 랜치(Rapha Ranch)에 대한 전면 광고와 2페이지의 기사를 썼다. 라파 랜치는 은사주의 치료 센터로서 암 환자들을 성경 테이프로 진료한다. "당신은 죽지 말아야 한다."라는 말은 라파에서 29,95달러에 살 수 있는 비디오 테이프의 제목이다. 다음은 라파 랜치의 테이프 광고 내용 중 일부이다.

치유와 구원, 그리고 죄 사함이 수천 명에 의해 보고된다! 우리의 말씀 치료 테이프 중에서 하나님의 말씀은 크게 읽혀졌고, 그것은 당신의 의식의 귀에 들려지고 당신의 무의식 속으로 뚫고 들어간다. 그래서 수백만의 웅장한 성경 말씀을 딱 한 시간에 들을 수 있다. 그 음악은 신앙적 분위기를 연출하며, 당신은 그 분위기로 인해 하나님께 받아들여질 수 있다. 매일매일 마음이 하나님의 말씀으로 새로워짐으로써 병 고침을 받고 변화된 삶을 살며 구원과 기적을 경험했다는 놀라운 보고들이 우리의 사역지에 도착하고 있다.[5]

기사: 복음주의자 로버트 틸턴(Robert Tilton)은 "기적의 동전"(사실은 쓸모없는 동

---

4) Jan Crouch, "Costa Ricans Say 'Thank You for Sending Christian Television'" "Praise the Lord" newsletters(Sep. 1991) p.4.
5) "Choose Your Weapons, Saints of God" *advertisement* (1990), A1.

전)이라는 것을 수천만 명에게 우송했다. 그 동전은 그의 교훈을 따르고 그에게 줄 수 있는 가장 좋은 선물로 수표를 보내 준다면 "재정적 기적"을 베풀어 주는 것이라고 한다. "오직 당신과 하나님만이 당신의 가장 귀한 선물이 무엇인지 아신다."라는 무시무시한 경고문이 광고지의 밑 부분에 손으로 써서 인쇄되어 있다. 세속적인 신문은 틸턴의 텔레비전 프로그램인 "삶의 성공"(Sucess-N-Life)을 '기독교 텔레비전 중에서 가장 빠른 속도로 성장하고 있는 것' 이라고 지칭했다.[6]

기사: 한번은 나의 절친한 친구가 시카고에서 은사주의 실업가들의 모임에 참석한 이야기를 했다. 그곳에서 카톨릭 사제는 그가 묵주를 돌리며 기도하는 동안 성모 마리아가 그에게 방언의 은사를 주는지를 시험하였다. 그때 그 모임을 주도하던 은사주의 목사가 일어나서 말했다. "이 얼마나 은혜로운 증거입니까? 우리는 하나님을 교리라는 굴레 안에 모셔 두지 않아도 된다는 사실이 기쁘지 않으십니까? 어떤 사람들은 이 형제의 증거를 단지 그들의 교리적 체계에 맞지 않는다는 이유로 소멸시키려 합니다. 그러나 당신이 세례를 받았다는 사실을 알고 계신다면, 당신이 얼마나 성령 충만한가 하는 것은 중요하지 않습니다." 청중들은 열광적으로 환호했다. 어느 누구도 분명히 성경과 배치되는 그 사람의 증거가 거짓인지 아닌지에 관하여 의문을 제기하지 않았다.

이 사건은 교리로 사건을 평가하는 대신 경험으로 교리를 평가하는 은사주의의 특성을 요약하는 것이다. 가장 눈에 띄고 영향력 있는 은사주의자들은 성경의 권위에 대해 입에 발린 말조차 하지 않는다. 성경적 진리에 민감한 은사주의 지도자들은 그들이 속해 있는 것으로 간주되는 은사주의 운동의 잘못된 방법에 대해 각성의 목소리를 최고로 고조시켜야만 한다. 불행하

---

[6] "The Prophet of Proseperith." *Dallas Times Herald*(June 24, 1990), AI.

게도 이런 목소리는 거의 찾아볼 수 없다. 오류를 시정해 왔던 사람들은 실제로 말할 수 없이 가치 있는 일을 해 온 것이다.[7] 그러나 대부분의 은사주의자들은 그들을 비난해 왔다. 결국 마치 그 구절이 모든 교리적 논쟁을 침묵시키는 것인 양 그들은 "나의 기름 부은 자를 만지지 말며 나의 선지자를 상하지 말라"[8]라는 역대상 16:22을 인용하는 사람들 때문에 잠잠해져야 했다. 또한 은사주의 운동 전체는 그 운동 안에 내재해 있는 가장 비성경적이고, 심지어는 반기독교적이기까지 한 영향력을 거부하거나 폭로하는 데 실패해 왔다.

그럼에도 불구하고 대부분의 은사주의자들은 그들의 운동에 관한 비평이 진실로 불공정하며 불경한 것이라고 주장하는 손쉬운 방어만 하고 있다. 또한 은사주의자들은 비난이 무서워 아주 입을 다물고 있다. 교회 의자에 앉아 있는 많은 사람들이 혼란 속에 살아가고 있는 것은 그리 놀랄 만한 일이 아니지 않은가?

비은사주의자들이 은사주의자들의 주장에 의혹을 제기하는 것을 두려워하면 할수록 은사주의의 영향력은 실제적으로 제어할 수 없을 정도로 확장되게 된다. 현대의 통신 매체를 통해, 특히 텔레비전을 통해 은사주의 운동은 지구를 뒤덮고 **빠른 속도로** 퍼져 나가고 있다. 은사주의 운동의 가르침은 미국과 유럽을 넘어 이제는 남아메리카의 최남단과 동양, 아프리카, 인도, 그리고 남태평양과 동유럽, 심지어는 소련에까지 전파되었다. 거의 모든 곳이 예수의 이름을 알게 되었다. 문자 그대로 수백만의 세계인들이 성경이 기

---

[7] 은사II. 결론을 참고하라.
[8] 문맥상 이 구절은 왕들에 대한 물리적 폭력을 금하는 것이다. 이 구절은 결코 설교자와 선생들의 가르침을 조심스럽게 살펴보고 비평하는 것을 금하는 것이 아니다. 이와 같은 말씀 적용은 데살로니가전서 5:21을 보라. "범사에 헤아려 보라".

록될 당시를 빼놓고는 하나님께서 이적과 기사를 전례가 없을 정도로 대규모로 사람들에게 베푸신다고 믿고 있다. 이런 가르침은 기하급수적으로 증가되어, 그것을 일일이 나열하기에도 힘들게 되었고 그것을 검증하는 일도 쉽지 않게 되었다.

예수 그리스도와 성령과의 열정적인 만남은 일반적인 것으로 여겨지고 있다. 하나님께로부터의 개인적 메시지는 거의 일상사가 되었다. 모든 종류의 치유의 은사가 주장된다. 하나님께서 어떻게 그들의 믿음을 보시고 척추 이상자와 다리 이상자를 치유하시며, 암세포를 제거하셨는가에 관한 놀라운 증언들은 더 이상 놀라운 것이 아니다. 대담 프로에 나오는 전능한 기독교인들은 방송하는 동안에 다양한 기적과 치유의 역사가 발생하였음을 증명하는 듯하고 있다. 그들은 관찰자들에게 들어오라고 말하고 치유되었음을 선포한다.

1달러의 지폐가 20달러의 지폐로 둔갑하는 것이라든지, 세탁기와 다른 전기 기계들이 고쳐지는 것과, 빈 연료 탱크가 초자연적으로 가득 차는 것, 그리고 귀신이 자판기에서 쫓겨나는 것과 같은 것들이 있다. 사람들이 성령에 의해 입신한다. 또 어떤 사람들은 천국에 갔다 왔다고 주장한다. 심지어 어떤 사람은 지옥에까지 갔다가 돌아왔다고 주장한다. 놀라운 경험이 오늘날의 질서인 듯 보인다. 심지어 어떤 사람들은 이와 같은 기적이 없는 복음의 유효성을 부정하기까지 한다. 그들은, 만약 그것이 커다란 표적과 기사를 동반하지 않으면 복음의 메시지는 약화되거나 무효화된다고 주장한다. 그들은 어떤 사람들이 믿기 전에 기적과 표적을 볼 필요가 있다고 믿는다.

이런 개념은 완전히 새로운 운동을 배태시킨다. 이름하여 "성령의 제3의 물결(Third Wave of the Holy Ghost)"인데, 이것은 표적과 기적 운동으로

은사 (I)

알려져 있다(6장 참고). 옛날의 은사주의 운동의 주제에 관한 최신의 이런 병종들은 정통적 교단으로부터 많은 복음주의자들과 다른 사람들을 유혹하고 있다. 그들은 이미 오래 전에 오순절파와 또 다른 은사주의의 영향력에 식상한 사람들이었다.

은사주의자나 비은사주의자나 모두 성경의 핵심적 문제들을 분명히 직시할 절대적 필요가 있다.

어떤 사람은 은사주의자가 아닌 사람은 은사주의를 평가할 권리가 없다고 주장한다. 은사주의 침례교 목사 하워드 어윈(Howard Erwin)은 이렇게 쓰고 있다.

은사적인 경험이 없이 성령의 은사주의에 대한 명백하게 하심을 해석하려는 시도는 중생의 역동성과 결별된 "기독교 윤리"를 적용하는 것만큼이나 어리석은 것이다 …… 영적 진리를 이해하기 위해서는 영적 경험이 선행해야 한다. 성령은 자신을 위탁하지 않는 자에게는 영적 비밀을 주지 않는다. 솔직히 말하면 오순절의 경험은 완전히 헌신의 경험이었다.[9]

윌리엄스(J. Rodman Williams)도 동일한 견해를 피력한다.

성령 안에서의 교제의 경험과 그에 따르는 성령의 은사들은 그것들과 관계있는 가르침과 정보, 그리고 교훈과 밀접하게 연관된다. 여기서 근본적인 명제는 이렇게 표현할 수 있을 것이다. "성령의 은사와 성령의 능력받은 자들에 관한 어떤 생명력 있는 정보도 그것에 참여해 본 경험을 전제해서 얻을 수 있다." 만약 그와 같이 동참하지 않았다면

---

9) Howard M. Erwin, *These Are Not Drunken, As Ye Suppose*(Plainfield, N.J.:Logos, 1968), 3-4.

은사들에 관해 무엇을 말하든지 그것은 혼란과 오류만을 낳을 뿐이다.[10]

그러나 경험은 성경적 진리의 시금석이 아니다. 오히려 성경적 진리가 경험의 최종적인 시금석이 되어야 한다. 이 책은 어떤 한 가지 문제에만 국한해서 취급하고 있지 않다. 이 책의 목적은 은사주의자들의 주장들에 대응하는 것이다. 브루너(Frederick Dale Brunner)도 이 점을 명백히 했다. "그 자체를 기독교적이라고 주장하는 어떤 것의 시금석은 그 자체의 의미나 그 자체의 성공 여부, 혹은 그 자체의 권위가 아니다. 비록 그것들이 그 판단을 어느 정도 타당하게 할 수 있다고 해도 이 사실은 변함이 없다. 유일한 시금석은 진실이다."[11]

은사주의 운동을 교리적으로 규정한다는 것은 사실상 불가능하다. 이 책이 나온 후 수년 동안 은사주의 운동은 극적으로 팽창하였다. 결국 그것은 교회 연합이 그토록 이루어 보고자 시도했지만 이루지 못한 일을 이루게 되었다. 즉, 어떤 교리적 이해관계와도 무관한 외적인 단일체를 완성한 것이다. 은사주의 운동은 사실상 그들의 문호를 은사주의적인 경향을 피하고 있는 모든 종파에 개방해 놓았다.

"신오순절 운동"이라고 알려진 은사주의 운동이 1900년에 시작된 오순절 운동의 후예로 등장한다. 1959년까지의 오순절 운동은 하나님의 성회(Assemblies of God), 포스퀘어 복음교회(Foursquare Gospel Churches), 그리고 연합 오순절 교회(United Pentecostal Church)와 같은 종파들을 포함하고 있었다. 그러나 1959년, 오순절 운동은 교단적 구분을 없앴다. 쉐릴

---

10) J. Rodman Williams, *Renewal Theology*(Grand Rapids:Zondervan, 1990), 326.
11) Fredrick Dale Brunner, *A Theology of the Holy Spirit*(Grand Rapids:Eerdmans, 1970), 33.

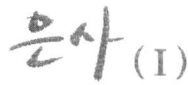

(John Sherill)의 말에 따르면, 그때 이후로 교단의 벽은 허물어졌다고 한다.[12] 은사주의 운동은 성공회, 감리교, 장로교, 침례교, 그리고 루터교까지 퍼져 나갔다. 거기서 그치지 않고 카톨릭과 자유주의 신학자들, 그리고 심지어는 서너 개의 사교 종파까지도 포용했다.

그러므로 은사주의 운동을 그 운동의 구성원인 모든 사람들이 동의할 수 있는 어떤 교리나 가르침으로 규정짓는 것은 물론 전혀 불가능하지는 않겠지만 어려운 일이다. 은사주의 지도자들이 공통적으로 가지고 있는 것은 교리라기보다는 경험이다. 그들은 이 경험을 성령 세례라고 믿는다. 대부분의 은사주의 지도자들은 성령 세례를, 구원 후에 오는 것이며 기독교인들이 구원받은 후에 활력을 제공해 주는 두 번째 복된 경험이라고 정의한다. 그들의 확신에 따르면 성령 세례는 항상 그 증거로 방언이나 혹은 다른 은사를 동반한다. 그와 같은 경험은 자신의 삶에 있어 신적이고 기적적인 힘의 충만함을 받기를 원하는 어떤 기독교인들에게는 필수적인 것으로 간주된다.

당신이 그 어떤 초자연적인 은사에 대한 현상도 경험하지 못한 그리스도인이라면 아마 당신은 소외감을 느끼게 될 것이다. 당신은 하나님이 당신을 이류 기독교인으로 생각하는지 의심도 하게 될 것이다. 분명히 하나님께서 당신을 돌보시는데 어떻게 당신은 특별한 차원의 영적 축복을 받지 못하는가? 왜 당신은 당신이 들을 수 있는 음성으로 말씀하시는 그리스도의 음성을 듣지 못하는가? 왜 그리스도께서는 당신에게 육신적으로 나타나지 않는가? 은사주의 친구들이 정말로 하나님과 더 가까이 동행하며, 성령의 역사를 좀 더 깊이 경험하고, 완전한 찬양을 경험하며, 좀 더 예수를 증거하려는

---

12) 이것에 관해서는 Dennis Bennett, *Nine O'Clock in the Morning*(Plainfield, N.J.:Logos International, 1970)을 참고하라.

강한 동기를 가지고 있고, 우리 주 예수 그리스도에게 좀 더 헌신하고 있는가? 비은사주의자인 우리가 그것들을 평가하는 것이 가능한가?

전혀 은사주의적인 경험을 가지고 있지 못한 기독교인들과 함께 걸어갈 때 나는 가끔 걱정과 실망감, 그리고 심지어는 위기감을 느낀다. 은사주의 운동은 기독교 공동체를 영적인 "유산자"와 "무산자"로 분열시켜 왔던 것처럼 보인다.

비록 내가 내 생애를 성도들의 삶 속에서 날마다 역사하시는 성령의 사역에 중점을 둔 건전한 성경적 교리를 설교하는데 전념했다고 할지라도 내가 고백하지 않을 수 없는 것은, 은사주의자들의 정의에 따른다면 나도 "영적 무산자" 그룹에 속한다는 것이다. 나는 부단히 다음과 같은 것을 자문자답해 왔다. "정말로 이 모든 놀라운 경험을 한 사람들이 존재할 수 있을까? 하나님이 하시는 사역에서 나는 제외된 것이 아닐까? 그리스도와 동행하는 은사주의 형제, 자매들의 삶이 나의 삶보다 더 높은 차원의 것일까?"

내 생각에는 똑같은 걱정이 은사주의자들에게도 나타날 것이다. 단지 좀 더 영적으로 보이는 형제들에게 경시당하지 않기 위해서 은사주의 운동군에 속한 사람들 중 어떤 사람이, 어떤 기적이나 특별한 경험을 과장하거나 극화시키거나 심지어는 복잡화시키려고 하지 않는다고 누가 장담할 수 있겠는가?

나는 사실이 그렇다고 확신한다. 그리고 그런 현상이 기독교 텔레비전 방송에서 매일 나타나고 있다. 즉, 은사주의자들의 주장이 점점 더 열정적이 된다. 가끔 그것이 속임수라고 폭로되기도 한다. 전국적으로 잘 알려진 한 텔레비전 전도자는 그의 귀에 수신기를 숨기고 있다가 발각되었다. 그 수신기를 통하여 그의 부인이 성령에 의해 계시된 것으로 가정되었던 정보들을

은사 (I)

방송하고 있었다. 또 어떤 은사주의 치료자는 건강한 사람을 목발을 짚게 하거나 휠체어를 타게 하고는 청중들 속에 배치시켜 놓고 "거짓 치료"를 받게 하려고 계획했다가 사실이 밝혀져 망신을 당하기도 했다.

외견상 성령 충만을 받은 은사주의 지도자들의 경악할 만한 성적 추문이 과거 10년 동안 유행병처럼 만연했다. 이들은 세계적으로 그리스도의 이름을 욕되게 하였으며, 전 세계 복음 전도자들의 전도를 어렵게 만들었다. 그와 같은 추문은 눈으로 볼 수 있는 표적과 기사를 진정한 영성의 부정할 수 없는 유일의 증명으로 간주하는 은사주의 운동의 유물이다. 일부 은사주의자들은 자신들의 주장을 증명하기 위하여 사기성 농후한, 혹은 정말인 척 위장된 기적에 의존한다. 영성은 하나의 외적 문제로 간주된다. 초자연적 현상을 통해 하나님의 대언자임을 인정받았다고 믿는 사람들에게 있어서 거룩한 속성은 비본질적인 것이다. 이런 태도는 이중성과 사기술, 그리고 허풍과 위선을 배태시킨다.

내가 말하고자 하는 것은 모든 은사주의자들이 타락했다는 것이 아니다. 나의 많은 은사주의 친구들은 참으로 그리스도에게 헌신하며 참으로 선한 본을 보이는 자들이다. 또한 내가 말하고자 하는 것은, 은사주의자들의 근본적인 가르침이 외적 증거를 극단적으로 강조함으로써 잘못된 주장들과 거짓 선지자들, 그리고 또 다른 형태의 영적 협잡이 가능하도록 만든다는 것이다.[13] 그와 같은 것이 흥왕하면 추문이 생길 수밖에 없다. 또한 과거 10년 동안의 은사주의 운동이, 확실히 정상적 규모 이상의 추문들로 특징지어진다.[14]

---

13) John L. Sherrill, *They Speak with Other Tongues*(Old Tappen, N.J.:Spire 1964), 51.
14) 나는 은사주의 운동이 의도적으로, 혹은 알고 있으면서도 이중성이나 위선을 양산한다고 생각하지 않는다. 외적 기준으로 영성을 판단하는 경향이 있는 철학-그것이 근본주의적 율법주의이건, 완고한 바리새주의이건, 무모

나는 우리 주님을 신실하게 사랑하며 그분에게 복종하기를 원하는 많은 은사주의자들로 인해 하나님께 감사한다. 바울의 말처럼 "외모로 하나 참으로 하나 무슨 방도로 하든지 전파되는 것은 그리스도니 이로써 내가 기뻐하고 또 기뻐하리라(빌 1:18)." 나는 매우 많은 은사주의 사역자들로 인해 그리스도가 전파되며 사람들이 그리스도에게 돌아오게 됨을 기뻐한다. 그러나 그것이 은사주의 운동이나 은사주의 지도자들을 조심스럽게 성경으로 시험해 보는 것을 금하는 것이 되어서는 안 된다. 성경은 우리에게 "범사에 헤아려 좋은 것을 취하라(살전 5:21)"고 권하고 있다.

이 책을 일별해 보면 많은 각주들 때문에 다소 학적으로 보일 것이다. 그런 이유로 해서 이 책을 내던지지는 말기 바란다. 곧 이 책이 무미건조하거나 추상적이 아니라는 것을 발견할 수 있을 것이다. 나는 항상 가능하면 그들 자신의 언어로 은사주의자들의 가르침을 제시하는 것과 모든 인용문을 문서화하여 분명히 하는 것이 중요하다고 느꼈다.

거의 대부분의 경우 나는 개인적인 대화나 편지, 그리고 다른 비공식적인 자료들보다는 출판된 저작물들에서 인용하였다. 말씀 신앙 운동을 다루는 12장에서만 교육용 테이프와 텔레비전에서 많이 인용하였다. 그렇게 함으로써 나는 내가 인용한 테이프의 주인공들이 그들의 최상의 것을 인용하지 않았다고 주장할 수 있음을 알았다. 그러나 말씀 신앙 운동을 조사하면서 나는 내가 인용한 것이 확실함을 당신에게 확신시킬 것이다. 그리고 내가 아는 한, 말씀 신앙 운동의 설교자들은 실제적으로 그렇게 가르쳤음을 제시할 것

한 신비주의이건 완고한 수도원주의이건 상관없이-에 있어서는 외견을 유지하는 것이 개방성이나 정직함보다 더 위에 놓이는 경향이 있다. 은사주의 운동에 있어서는 감각적 영적 체험이 조용한 헌신보다 더 가치 있다. 몇몇 사람이 과장하거나 속이려 한다고 해도 이상할 것이 전혀 없지 않은가?

이다.

  하나님께서 이 책을 사용하셔서 은사주의자든 비은사주의자든 상관없이 모든 기독교인들이 성경을 통하여 조심스럽게 모든 것을 조사할 책임이 있음을 기억하게 해 주시기를, 하나님의 말씀을 그들의 경험의 시금석이 되게 하며, 그 반대가 되지 않기를, 그리고 오직 올바른 것만을 굳게 잡게 되기를 기도한다.

제 1 장
체험이 진리에 대한 타당한 기준이 될 수 있는가?

어떤 여인이 흥분하여 내게 이런 편지를 보냈다.

"당신은 현대 교회에서 성령님이 어떤 역사를 하시는가를 설명하기 위해 헬라어 성경이나 희한한 단어들을 들먹이는군요. 전능하신 하나님의 진노를 피하려면 내 충고를 받아들이는 게 좋을 거예요. 당신의 성경과 그밖의 다른 책들을 던져 버리고 연구를 그만하도록 하세요. 그리고 성령을 받고 방언 은사를 받게 해 달라고 기도하세요. 당신이 체험하지도 못한 것을 의심할 권리가 없잖아요."

고린도전서 12-14장에 대한 나의 라디오 강의를 들은 어떤 청취자는 이런 글을 보냈다.

"내가 보기에는 복음의 사역자라고 하면서, 방언이 현대와는 상관없는 것이라고 주장하는 당신과 같은 사람들이 성령을 근심케 하고 또 하나님의 축복을 무시하고 있습니다. 이것은 마치 구원받지 못한 사람이 당신에게 어떻게 천국에 들어갈 것을 확신할 수 있느냐고 말하는 것만큼이나 어리석은 일입니다……. 방언을 체험한 적이 없는 사람이 그것을 체험한 사람에게 방언이 없다고 말할 수는 없는 것입니다."

두 사람 모두 성경보다는 개인적인 체험으로 진리를 판단하려는 경향을 가지고 있다. 은사받은 사람이 스스로 정직하기만 하다면, 성경이 아닌 개인적인 체험만으로도 자기의 신앙의 바탕을 삼을 수 있다는 주장은 절대로 잘못된 것이다. 몇몇 은사주의자들은 성경이 자신들의 삶에 있어서 최고의 권위를 갖는 것임을 인정하면서도 무엇을 믿을 것인가를 결정함에 있어서는 체험을 성경 이상의 것으로 받아들이고 있다. 어떤 사람은 이에 대해 "하나님에 대한 체험이 신앙의 기초가 된다."[1]고 말하고 있다.

그러나 이것은 앞뒤가 뒤바뀐 것이다. 오히려 신앙이 체험의 바탕이 되어야 한다. 진정한 영적 체험은 어떤 신비적인 무아지경에서 생기는 것이 아니라, 성도의 심령이 진리로 말미암아 새롭게 소생케 됨으로써 생기는 것이다.

은사 반대론자들은 종종 감정과 체험을 무시한다는 비난을 받는다. 그러나 분명히 나는 감정과 체험이 올바른 신앙 성장을 위해 필수적인 것임을 믿는다. 나 자신도 삶을 변화시킬 만큼 심오하고 놀라운 체험들을 숱하게 겪어왔다. 진정한 영적 체험을 갖는 순간, 때때로 감정과 느낌, 그리고 감각들이 너무 강력해서 일상적인 것들을 초월하기도 한다. 여기에는 죄에 대한 깊은

---

[1] Gordon L. Anderson, "Pentecostals Believe in More Than Tongues", in Harold B. Smith, ed., *Pentecostals from the Inside Out*(Wheaton, Ill.:Victor, 1990), 55.

회심, 고통을 극복하는 굳은 신뢰, 곤경 중에도 넘쳐흐르는 놀라운 평화, 절망보다 더한 슬픔 중에도 하나님을 믿고 소망함으로써 얻는 무한한 기쁨, 하나님의 영광을 깨닫고 부르는 열렬한 찬양, 또한 열정적인 사명감 등이 포함된다. 영적 체험이란 하나님의 진리의 말씀에 대한 응답으로 얻게 되는 내적 각성으로서, 이것은 성령에 의해 더욱 강력해지고, 성령으로 말미암아 우리 개개인들에게 적용되는 것이다.

은사주의자들의 잘못은 참된 체험을 진리에 대한 응답으로 이해하지 않고 체험을 가르침의 바탕으로 삼는 데 있다. 은사주의적인 체험들은 성경에 계시되어 기록된 하나님의 계획과 역사와는 전혀 거리가 멀거나, 심지어는 정반대되는 경우가 많이 있다. 이런 것들이 신앙의 토대가 된다면 여기에서 야기될 수 있는 거짓된 교훈들을 막을 수 없게 될 것이다.

많은 은사주의에 관한 책들과 TV 프로그램에서 이러한 현상이 나타난다. 그들의 가르침들은 환상, 꿈, 예언, 지혜의 말씀, 하나님으로부터 친히 받는 메시지, 그리고 그 외 개인적인 체험들에 의해 구성된다. 그들은 성경을 인용하기는 하지만, 단지 형식적인 증빙자료로만 사용한다. 또는 어떤 기발한 착상에 맞도록 그 내용을 왜곡하기도 한다. 때로는 성경 구절들을 너무 엉뚱하게 사용하여 원래의 가르침과 정반대의 의미로 가르치기도 한다.

예를 들면 케네스 코퍼랜드(Kenneth copeland)는 자기의 기발한 주석들이 대부분 직접 계시를 통해 받은 것이라고 한다. 그는 마가복음 10장의 부자 청년 이야기를 언급하면서, 하나님은 그의 백성들이 물질적으로 부유하기를 원하신다고 주장한다. 21절에서 예수님의 말씀은 분명하다. "네게 오히려 한 가지 부족한 것이 있으니 가서 네 있는 것을 다 팔아 가난한 자들을 주라 그리하면 하늘에서 보화가 네게 있으리라 그리고 와서 나를 좇으라!"

그러나 코퍼랜드는 하나님께서 그에게 직접 계시했다고 하면서, 이 구절은 실제로 땅에서 얻는 경제적인 이득을 약속하신 것이라고 주장한다. 코퍼랜드는 또 "이것은 그 청년이 받았던 어떤 제안보다도 큰 거래였으나 그는 하나님의 경제 원리를 깨닫지 못하였기 때문에 그것을 외면하고 갔다"고 말한다.[2]

때때로 자기중심적인 예언자들은 순전히 체험, 혹은 기발한 착상에 근거한 새로운 가르침들을 제시한다.

예를 들면 치유 은사자라는 펄시 콜레(percy Collett) 박사는 하늘나라에 관한 일련의 메시지를 광범위하고도 세밀하게 구성하였는데, 이것들은 모두 그의 독특한 체험에서 구성된 것이다. 콜레는 1982년에 하늘로 들림받아 5일 반 동안 거기에 있었다고 주장한다. 그는 거기에서 대저택 건축 공사를 감독하고 있는 예수를 보았으며, 성령님과 얼굴을 맞대고 대화했다고 한다. 콜레 박사의 거짓말 같은 하늘나라 여행기는 다음과 같은 서사시적인 묘사로 시작한다.

기독교에는 '몸 밖'으로 나와 '다른' 차원으로 간 체험을 어렴풋하게나마 경험한 사람들의 이야기가 많이 있다. 그런데 콜레의 경우는 이것들과 전혀 다르다. 그는 바울이 그랬듯이 자신도 분명히 '셋째 하늘'에 올리워졌다고 주장한다. 다른 점이 있다면, 바울은 그가 보고 들은 것을 말할 수 없었지만 2,000년이 지난 후에 비로소 콜레는 그가 보고 들은 것을 말하라는 명령을 받았다는 것이다.[3]

---

2) Kenneth Copeland, *Laws of Prosperity*(Fort Worth:Kenneth Copeland Publications, 1974), 65.
3) Mary Stewart Relfe, "Interview with Dr. Percy Collett", *Relfe's Review*(Report #55, August 1984), 3.

은사 (I)

콜레는 자신이 하늘나라에 머물러 있었다는 것을 묘사한 비디오 테이프들을 제시한다. 그의 설명들은 참으로 희한하다. "하나님께서 땅 위에 창조했던 모든 것이 하늘나라에 있다—말, 고양이, 개 등등. 다만 동물들은 완전한 상태로 존재한다. 예를 들면 개는 짖지 않는다…… 잔치 집에 가서 원하는 대로 실컷 먹을 수 있다. 그러나 소화 기관은 필요 없다."[4]

콜레는 동정의 구역에 대해 설명한다. "여기는 낙태아들이나 박약아들의 영혼이 가는 곳인데, 이 어린 영혼들은 하나님의 보좌 앞에 나아가기 전까지 이곳에서 훈련받는다."[5]

또한 그는 기록의 방도 보았다고 한다. "이것은 거대한 공간으로 성도들의 '무익한' 말들이 얼마간 보관되었다가, 성도들이 그 말들의 전말을 설명하고 이에 대해 심판을 받고 난 후에 비로소 망각의 바다에 버려지게 된다."[6]

그 밖에도 콜레는 천사들이 우리의 옷을 꿰매고 있다는 의복의 방, 공사 중인 대저택들, "성령" 엘리베이터 등, 놀라운 광경들을 요사한다.[7]

여기에 그는 또 한 가지 섬뜩한 이야기를 덧붙인다. "땅으로 돌아오는 길에 나는 두 소녀를 보았다. 한 아이는 거무스레하고 다른 아이는 붉은 머리였다. 우리는 그들이 무슨 일을 겪었는지 물었다. 그들은 캘리포니아의 한 고속도로상에서 교통사고로 죽었다고 설명했다. 그들의 육체는 장례식장에 있었다. 그들은 어머니가 자기들 때문에 슬피 울고 있으니 나더러 그녀를 위로해 달라고 말했다."[8]

---

4) Ibid., 1-8.
5) Ibid., 5.
6) Ibid.
7) Ibid., 5-6.
8) Ibid., 7.

콜레 박사는 자신에게 그 이야기를 입증할 만한 결정적인 증거가 있다고 주장한다.

"1년쯤 후에 나는 그 어머니가 살고 있는 지역에 가서 이 사실을 간증했다. 그러자 어떤 여인이 회중 속에서 뛰쳐나오더니, 그 모습들은 자기 딸들의 생김새와 똑같다고 소리쳤다. 나는 그녀에게 당신 딸들은 좋은 곳에 있으니 절대로 슬퍼하지 말라고 했고, 그녀 역시 다시는 울지 않겠노라고 했다."[9]

알라바마의 몽고메리에서 펄시 콜레 박사는 하늘에 대한 강의를 마치고 청중들에게 질문이 있으면 하라고 했다. 그런데 거기서 나온 첫 번째 질문은 도대체 나로서는 생각지도 못했던 것이었다.

"나는 카우보이입니다. 하늘나라에도 로데오 경기가 있나요?"

그러나 콜레 박사는 주저하지 않고 대답했다.

"하늘나라에는 멋진 말들이 있어요. 이것들은 모두 하나님을 찬양하고 있습니다. 하늘나라에는 어리석은 일이 없어요. 나는 로데오 경기가 어리석다고 말하려는 것이 아니라, 다만 하늘나라에는 우스꽝스러운 게임이 없다는 것입니다."[10]

은사주의로는 이와 같은 이야기들의 잘잘못을 따지거나 중지시킬 수 없다. 왜냐하면 은사주의에서는 체험 자체가 타당한 기준이기 때문이다. 성경에 비추어 그러한 체험들의 타당성을 검토하는 대신에 은사주의자들은 성경을 그 체험에 맞게 해석하려고 하고, 이것이 여의치 않을 때에는 아예 성경을 무시해 버리기도 한다. 대개 은사주의자들은 성경을 단지 책꽂이 위의

---

9) Ibid.
10) Ibid.

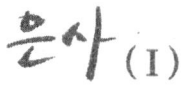

장식품으로 영원히 묵혀 있게 하고, 하나님께서 그들과 그들의 지도자들에게 신선한 계시를 보여 주고 있다는 것을 믿도록 가르치고 있다.[11]

모든 것들은 성령 세례에서 비롯된다.

은사주의자들이 체험을 시금석으로 삼는 한 가지 이유는, 그들이 구원 이후의 체험으로 성령 세례를 지나치게 강조하는 데 있다(은사(Ⅱ). 8장 참조). 은사주의자들은 일반적으로 누구든지 일단 성도가 되면 성령 세례를 간절히 사모해야 한다고 믿는다. 이 세례를 받은 사람은 방언을 말하고, 희열을 느끼며, 환상을 보고, 또 다양한 감정적인 폭발을 일으키는 등 여러 가지 현상을 체험하게 된다. 이 세례와 또 이 현상들을 체험하지 못한 사람은 성령 충만한 사람이라고 할 수 없다고 한다. 즉, 그러한 사람들은 여전히 미성숙한 자요, 세속적이며, 불순종하는 자요, 불완전한 성도일 뿐이라는 것이다. 이러한 가르침들로 말미암아, 기독교는 필수적으로 놀라운 체험을 계속 가져야 되는 것으로 잘못 믿는 사람들이 생겨나게 되었다. 그래서 누가 더 강하게, 그리고 눈에 띄게 체험을 하였는가 하고 열띤 경쟁을 벌인다. 그리고 가장 놀랄 만한 체험을 간증하는 사람이 역시 영적으로 가장 존경을 받는다. 믿을 수 없는 놀라운 일들이 계속 발표되고 있지만 거기에 이의를 제기하는 사람은 아무도 없다.

1977년에 출판된 어떤 은사주의 신문의 광고를 예로 들어 보자.

---

[11] 몇몇 은사주의 지도자들은 이 문제에 대해 수긍하고 있다. 은사주의적 말씀 신앙 설교의 주창자인 케네스 하긴은 다음과 같이 기록하고 있다. "한때는 매우 건전했던 한 목사가 '나는 더 이상 성경이 필요치 않다. 나는 그 이상이다'라고 말했다." 그리고 그는 성경을 마루에 던져 버렸다. '내게는 성령이 있다. 나는 선지자이다. 하나님은 내게 직접 교훈하신다.' The Gift of Prophecy(Tulsa:Kenneth Hagin Ministries, 1969), 24.

우리 주님의 실물 사진이 있다. 그렇다. 나는 내가 찍은 그 사진이 우리 주님의 실제 모습임을 믿는다. 어느 여름 날 새벽 3시 30분에 나는 "가서 일출을 찍으라."는 감동적인 큰 음성을 듣고 깨어났다. 나는 강변에 카메라를 설치하고 해뜨기를 기다렸다. 새벽 미명에 나는 하나님의 임재하심을 강하게 느꼈고 깊은 평안을 맛보았다. 손을 들어 축복하고 있는 사람과 같은 형체가 수면 위의 다른 그림자들과 뚜렷이 대비되어 완벽하게 사진에 찍혔다. 나는 하나님께서 그의 형상을 다른 사람들에게 보여 주라고 그것을 찍게 하셨음을 믿는다.

여기에는 "더들리 다니엘슨, 사진작가"라는 사인이 있었다. 더들리는 9달러 95센트를 선불로 지급하면, 8×10 사이즈의 (더 큰 사진도 가능함) 컬러 사진을 구입할 수 있다는 말과 함께 그의 주소를 적어 놓았다. 그는 그 사진을 구입한 사람은 누구나 복을 받게 될 것이라고 했다. 더들리는 "본래 하나님을 본 사람이 없으되(요 1:18)"라는 성경 말씀을 전혀 개의치 않는 것 같다. 또한 그는 "하나님은 영이시니(요 4:24)"라는 말씀이나, "나를 보고 살 자가 없음이라(출 33:20)"는 말씀들은 전혀 문제시하지 않고 있다. 그는 성경 말씀보다 "감동적인 음성"과 평안감, 그리고 하나님의 임재에 대한 느낌을 더 가치 있는 것으로 여겼다. 그는 자신이 하나님의 사진을 소유하고 있다고 믿고 있으며, 또 누군가 9달러 95센트를 지급하기만 하면 기꺼이 그것을 나누어 주겠다고 한다.

최고의 여행

펄시 콜레 말고도, 자신이 하늘나라를 보았으며 그것을 세상에 알려 주기

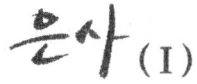(1)

위해 이 땅에 돌아왔다고 하는 은사주의자들이 더러 있다.

1976년 여름에 마빈 포드(Marvin Ford)는 "700클럽"(미국에서 방영되는 종교적인 TV 프로그램-역자 주)에서 자신이 죽었다가 하늘나라에 가서 다시 살아나게 된 체험을 이야기했다. 포드는 하늘로 올라갔던 날 매고 있던 넥타이에 하늘나라의 향기가 배어 있기에 그것을 항상 간직하고 있으며, 그 때 그 체험을 되새기고 싶을 때마다 그 넥타이의 냄새를 맡는다고 했다.

신세대 젊은 은사주의자 로버츠 리아던(Roberts Liardon)도 결코 빼놓을 수 없다. 그는 여덟살 때 하늘나라에 갔었는데 예수가 친히 자기 여행을 안내하셨던 것 같다고 말했다. 그는 다음과 같이 회상하고 있다.

많은 사람들이 예수님이 어떻게 생겼더냐고 묻는다. 예수님은 키가 180~183센티미터 정도이고, 머리카락은 연한 갈색이었다. 머리카락의 길이는 너무 길지도, 짧지도 않았다. 예수님은 완벽한 사람이었다. 예수님이야말로 우리가 상상할 수 있는 가장 완벽한 사람일 것이다. 그분의 시선이나 말씀하시는 모든 것이 그야말로 완벽했다. 이것이 그분에 대해 내가 기억할 수 있는 전부이다.

우리는 함께 걸었다. 내 이야기의 핵심은 바로 여기서부터이다. 나는 하나님의 보좌가 있는 방에서 약 450~550미터 정도 떨어진 곳에 있는 3층 집들을 보았다. 그 집들은 상당히 길고 넓었다……. 우리는 첫 번째 집으로 들어갔다. 예수께서 문을 닫으셨다. 그때 나는 그 내부를 둘러보고 놀라지 않을 수 없었다.

그 건물의 한쪽에는 팔과 손가락들, 그리고 몸통이 있었다. 다리는 벽에 걸려 있었는데, 그 광경은 섬뜩하지 않고 오히려 자연스럽게 보였다. 그 건물의 다른 쪽에는 선반이 있었는데, 그 위에는 초록색, 갈색, 파란색 등 갖가지 색의 안구들이 빽빽이 들어 있는 작은 봉지가 가득 놓여 있었다.

땅에 있는 사람들에게 필요한 신체의 각 부분들이 바로 이 건물 안에 있었다. 그러나 사람들은 이러한 축복들이 성자나 죄인을 막론하고 모든 사람들을 위해 하늘나라에 예비되어 있다는 것을 깨닫지 못했다.

예수께서 내게 말씀하셨다. "이것은 사람들이 구하지 않아서 남아 있는 축복들이란다. 이 방은 날마다 비워져야지 가득 차 있어서는 안 된단다. 너는 믿음으로 여기 들어와서 너 자신은 물론, 훗날에 네가 만나게 될 모든 사람들에게 필요한 것들을 가져가도록 해라"[12]

리어던은 그 외에도 자신이 천국에서 목격했다는 신기한 광경들을 많이 설명하였다. 생명강을 보았고, 큰 광장에는 히브리서 12:1의 "구름같이 허다한 증인들"이 모여 있으며, 또 약 상자가 있는데 거기에는 "평화", "성령 충만"이라고 적혀 있는 약병들이 들어 있었다고 한다.[13]

리어던은 또 생명강에서 일어났던 특별한 사건을 이렇게 말했다.

예수와 나는 생명강가에 도착했다. 거기에는 무릎까지 찰 정도의 수정 같은 맑은 물이 흐르고 있었다. 우리는 신을 벗고 들어갔다. 거기서 예수께서 나에게 처음으로 행하신 일은 그 누구도 상상할 수 없을 것이다. 예수께서 나를 물속에 빠뜨리셨던 것이다. 나도 벌떡 일어나서 예수님을 물속에 빠뜨렸고, 우리는 서로 물장난을 했다. 서로 빠뜨리다가, 웃다가……

이제 내가 천국에 다시 가게 되면, 나는 거기에 역사적인 기념비를 하나 세울 것이다.

---

12) Robers Liardon, *I Saw Heaven*, (Tulsa:Harrison House, 1983), 6, 19(emphasis in original).
13) 마지막 항목에 대해 리어던은 이렇게 썼다. "이 세상에서는 약물을 과다 복용하면 목숨을 잃는다. 그러나 성령은 그렇지 않다. 성령은 오직 우리를 변화시킨다." 그는 또 이렇게 덧붙인다. "예수께서는 그 병을 보고 있는 나를 보시더니 웃으셨다. 그의 웃음은 세상에서 가장 쾌활한 것이었다. 그는 뒤로 기대며 소리내어 웃으셨다. 그는 자지러질듯 크게 웃으셨다. 그가 그렇게 건강한 것은 이처럼 힘 있게 웃으시기 때문이었다. 그렇다. 주님에게는 기쁨이 힘이 된다."(Ibid., 20)

은사 (I)

"여기에서 예수는 나의 구세주일 뿐만 아니라 바로 나의 친구가 되셨다"라고 쓰여 있는 기념비를 말이다. 그렇다. 그는 나의 친구가 되었다. 이제 우리는 함께 걷고 함께 이야기한다. 내가 우스운 농담거리를 듣고 예수께 달려가서 그것을 이야기해 주면, 그분은 웃으실 것이다. 또 그분께 재미있는 이야기가 있다면 역시 내게 이야기해 주실 것이다.[14]

리어던은 자기가 하늘나라에 있을 때 예수께서 친히 자신에게 기름을 부어 사역자로 삼으셨다고 한다. "우리는 얼마 동안 묵묵히 걸었다. 예수께서 나를 돌아보시더니 한 손으로 내 양 손을 잡으시고, 다른 한 손은 내 머리 위에 얹으시고 이렇게 말씀하셨다. "로버츠, 나는 너에게 큰일을 맡기려고 한다. 너는 아무도 가지 않은 길을 가게 될 것이고 아무도 말하지 않은 것을 설교하게 될 것이다. 가라! 가라! 그 누구도 간 적이 없는 길을 가서, 내가 행한 것처럼 행하라."[15]

리어던은 1973년에 천국에 갔다 왔고, 그 후 8년 동안 아무에게도 그 일을 말하지 않았다고 한다. 그 뒤로도 그는 두 번 예수를 만났는데, 두 번째 만남은 너무도 성스러운 것이어서 함부로 말할 수 없다고 하며, 단지 세속적인 세 번째 만남에 대해서만 말하고 있다.

열한 살 때 나는 예수를 세 번째 만났다. 그때 '레이븐과 샐리'라는 TV 프로그램을 보고 있었는데 예수께서 문을 열고 우리 집에 들어오셨다. 그가 내 곁에 앉으시자 잠시 세상의 모든 것이 정지된 듯했다. 전화 소리도, TV 소리도 들리지 않았다. 나는 오직 예

---

14) Ibid., 16-17.
15) Ibid., 22.

수의 소리만 듣고 그의 영광만을 볼 수 있었다.

그가 나를 바라보면서 말씀하셨다. "로버츠, 나는 네가 나의 위대한 군사들이 어떤 삶을 살았는가에 대해 연구하기를 바란다. 왜 그들이 성공했고 왜 실패했는가에 대해 마치 네 손바닥을 뒤집어 보듯이 속속들이 알아보아라. 그러면 너는 그 방면에서 특출한 인물이 될 것이다."

그리고 그분은 일어나서 문 밖으로 나가셨다. 그러자 TV가 다시 켜지고, 나는 다시 "레이븐과 샐리"를 보기 시작했다."[16]

리어던은 이제 성인이 되어 순회 설교를 다닐 정도로 성공적인 은사주의자가 되었다. 카리스마(Charisma)라는 잡지에는 매달 그의 집회를 알리는 대형 광고가 실린다. 그러나 리어던의 천국 이야기는 어이가 없을 정도로 기상천외하기 짝이 없다. 예수와 얼굴을 맞대고 이야기한 사람이 곧바로 "레이븐과 샐리"를 볼 수 있었다는 것은 도무지 믿을 수가 없는 것이다.

기독교인이라면 대부분 리어던의 이야기가 아주 불경스럽고 터무니없는 망상이라는 것을 인정할 것이다. 그러나 은사주의자들은 그런 이야기들을 결코 무시하지 않는다. 도리어 회중들은 그런 이야기를 듣고 자신도 이와 유사한 체험을 하게 되기를 갈망한다. 특별한 체험을 원하는 사람들은 천국 여행을 "최상의 체험"으로 여기기 때문에 많은 사람들이 천국 여행에 대해 간증한다.[17]

1977년 4월 11일, 로스앤젤레스의 한 방송국에서는 천국에 갔다 왔다는

---

16) Ibid., 26.
17) 이 점에 있어서는 알콜 중독자이자 마약 중독자인 에이라인 바클리에가 타의 추종을 불허한다. 그녀는 지옥에 갔다 왔다고 한다. 그리고 "하나님께서 그녀를 과거로 데리고 가 그녀의 과거를 보여 주었다고 한다" 그녀는 그 이야기를 실은 무료 소책자를 선전하고 다닌다. "나는 지옥에 갔었다. 거기에는 사후 세계가 있다"(광고문안), Charisma (November 1990), 145.

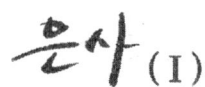

리처드 에비(Richard Eby) 박사와의 인터뷰가 방영되었다.

에비 박사의 말에 따르면, 그가 발코니에서 떨어져 머리를 다쳐 혼수상태에 빠졌을 때 "낙원"을 경험했다고 한다. 그는 항상 시력이 약했었는데, 거기에서는 안경도 필요 없었고, 오히려 수백 마일 떨어진 곳도 환하게 볼 수 있었다고 한다. 그의 육체는 반투명 상태가 되었고, 자신이 원하는 곳이라면 어디든지 갈 수 있을 정도로 놀랍게 변화되었다고 한다.

에비 박사는 꽃들이 피어 있는 것을 보았다. 그런데 그 꽃을 꺾어 보니 줄기에 물이 없었다. "예수께서 친히 생수가 되시므로" 물이 필요 없었다는 것이다.

천국에는 희생 제사의 향으로 가득 차 있었다고 한다. 에비 박사의 말에 의하면 사람의 뇌에는 열두 개의 뇌신경이 있는데, 이것은 이스라엘 열두 지파를 상징한다고 한다. 더 나아가 하나님의 뇌신경 가운데서는 후각 신경이 가장 발달되었다고 한다. 따라서 제사를 드리는 목적은 곧 천국에 좋은 향기를 보내어 하나님의 중추신경을 만족하게 해 드린다는 것이다.

에비 박사가 이런 이야기들을 계속할 때 그 대담 프로그램의 진행자는 "놀랍군요! 대단합니다! 그것 참 심오하군요!"를 연발했다.

심오하다니 도대체 뭐가 심오하다는 것인가? 에비 박사, 또는 그 누구이든지간에 천국에서 투명한 몸이 되어 자기 마음대로 공중을 날아다닌다는 것이 도대체 성경 어디에 근거한 말인가? 부활하신 예수의 몸도 그렇지 않았다. 사실 성경대로 말하자면 신자들의 육체는 천국에 없다. 그들의 육체는 예수께서 재림하실 때에야 비로소 부활하게 되는 것이다.[18]

희생 제사의 향에 대해서도 에비 박사는 성경적인 제사 제도를 전혀 이해

---

18) 요한복음 5:28-29과 데살로니가전서 4:16-17을 참조하라.

하지 못하고 있다. 희생 제사의 주요소는 살이 타는 냄새가 아니라 그 짐승의 죽음 자체에 있다(히 9:22).

이스라엘의 열두 지파를 상징한다는 열두 가닥의 뇌신경에 대해서도 마찬가지이다. 그것은 마치 "당신에게는 눈이 두 개가 있는데 그것은 요한계시록 11장의 두 증인을 상징합니다"라고 말하는 것과 같은 어처구니없는 주장이다. 또 내가 열두 뇌신경에 대해 의사에게 물어보았더니 사실은 열두 쌍의 신경, 즉 스물 네 가닥의 뇌신경이 있다고 한다. 그렇다면 "이것은 요한계시록 4장의 이십사 장로를 상징한다"라고 설명하는 것이 차라리 더 맞는 말이 될 것이다.

하나님의 말씀을 이렇게 함부로 조작하다니 정말 모든 기독교인들이 탄식해야 할 일이다. 그렇다고 그가 방송 도중에 성경적인 내용이 아니라고 지적을 받았는가? 아니다. 도리어 그의 이야기가 "심오하다"고 했다. 여기서 심오하다는 것은 실질적으로 보다 깊이 있는 진리라는 의미인데, 그렇다면 도대체 무엇보다 더 깊이가 있다는 말인가? 성경보다 더 깊이가 있다는 말인가? 결코 그럴 수 없다. 에비 박사는 하나의 체험을 했을 뿐이다. 그런데 은사주의자들에게는 체험 자체가 진리의 정당한 기준이기 때문에 어느 누구도 그의 이야기에 의문을 제기하지 않는다. 적어도 수천의 가정이 에비 박사 개인의 이 같은 상상을 마치 "하나님께서 오늘날 행하시는 놀라운 기적들"의 전형인 것처럼 받아들이고 있다.

기독교에 대한 두 가지 접근 방법

그랜티드(Granted), 펄시 콜레(Percy Collett), 더들리 다니엘슨(Dudley

Danielson), 마빈 포드(Marvin Ford), 로버츠 리어던(Roberts Liardon), 앨린 박슬레이(Aline Baxley), 그리고 리처드 에비(Richard Eby) 등의 이야기는 모두 지나칠 정도로 특별한 경우이기는 하지만, 이 같은 경우들이 그들에게만 국한된 것은 아니다. 그들의 이야기는 단지 은사주의자들에게서 빈번하게 들을 수 있는 간증의 일부일 뿐이다. 이 같은 체험들이 신문이나 기독교 방송, 그리고 TV에서 잇달아 발표되고 있기 때문에 이러한 양상이 더욱더 해괴하게 번져 나가고 있다. 오늘날 기독교는 하나님의 말씀을 적절히 해석하고 이에 응답하기보다는 환상적이고 두서없는 체험들을 추구하고 있다. 성경은 이 같은 체험들에 일치하도록 짜맞추어지거나 아니면 아예 무시당하고 있다. 그 결과로 유사 기독교 신비주의(Pseudo-Christan Mysticism)가 나타났다.

신비주의란 객관적이고 신빙성 있는 사실과는 동떨어진 영적 실재를 인식하려는 신앙 체계를 말한다. 그것은 느낌이나 직관 또는 다른 내적인 감각들을 통해 진리를 추구한다. 그래서 신비주의자들은 객관적인 자료들은 항상 무시해 버리고 도리어 내적인 요소에 그 권위를 부여한다. 일시적인 느낌이 객관적인 사실보다 더욱 의미를 갖게 되었다. 직관이 이성을 억누르고, 내적인 지각이 외적인 실재를 능가한다. 신비주의는 앞으로 언급하게 될 현대 실존주의, 인본주의, 심지어는 많은 이교도 특히 힌두교, 그리고 이것과 밀접한 뉴에이지 철학의 핵심 요소로 자리 잡고 있는 것이다.

은사주의자들의 체험도 역시 이와 마찬가지로 비이성적인 신비주의와 깊은 관련이 있다. 이러한 신비주의적 경향 때문에 성경의 권위는 땅에 떨어지고 새로운 기준, 즉 개인적인 체험이 그 자리를 대신하게 되었다. 의심할 것도 없이 은사주의자들은 성경을 정확히 이해하는 것보다 개인적인 체험을 더 중요한 것으로 가르친다. 내가 처음에 언급했던 그 여인이 편지를 통해 "성경과 그 밖의 다른 책들을 버리고 연구를 멈추세요"라고 충고한 것도 바로 이러한 맥락에서 비롯된 것이다. 그녀에게는 개인적으로 받은 계시나 느낌들이 성령의 영감에 의해 기록된 하나님의 진리의 말씀보다 더 중요했던 것이다.

성경의 진리를 다루는 방법에는 두 가지가 있다. 하나는 역사적, 객관적 방법으로서 하나님께서 인간에게 어떻게 행하셨는가에 대한 성경의 기록을 강조한다. 그러나 다른 하나는 개인적, 주관적 방법으로서 인간이 하나님을 어떻게 체험했는가를 강조한다. 그렇다면 과연 어떤 것을 기준으로 신학을 정립해야 하는가? 성경으로 돌아가야 하겠는가, 아니면 수많은 사람들의 체험에 귀를 기울여야 하겠는가? 만약 사람들의 체험을 기준으로 신학을 정립하려 한다면 개인마다 제각기 다른 관점이 나타나는 혼란이 빚어지게 될 것이다. 오늘날 은사주의 운동의 결과로 말미암아 이와 같은 현상이 실제로 나타나고 있다.

객관적, 역사적 신학이 개혁 신학이요, 역사적인 복음주의이며 또한 정통주의이다. 우리는 오로지 성경에서 모든 것을 시작한다. 우리의 생각이나 사상 혹은 체험들이 타당한 것인가 그렇지 않은 것인가를 분별하는 것은 오직 성경에 비추어 볼 때 바로 알 수 있는 것이다.

이와 반대로 로마 카톨릭은 주관적인 방법론을 선호한다. 직관이나 체험, 신비주의가 항상 카톨릭 신학을 주도한다.[19] 주관적인 관점은 자유주의와 신정통주의의 핵심이기도 하다(이에 대해서는 3장의 논평을 참조하라). 이

---

19) 로마 카톨릭 신학과 은사주의 사상의 관련성에 대해서는 다음을 참조하라.
Gordon H. Clark, *I Corinthians:A Contemporary Commentary*(Philadelphia:Presbyterian and Reformed, 1975), 223-227.

런 체계에서는 직관과 느낌이 진리를 결정하는 기준이 된다. 누가 무슨 체험을 했는가 하는 것이 곧 진리인 것이다.

오순절파(Pentecostalism)도 주관적인 관점을 강조한다. 은사주의 역사가에 따르면, 찰스 폭스 파햄(Charles Fox Parham)이 캔사스의 토페카에 있는 작은 성경 대학에서 이 운동을 주도했다고 한다. 파햄은 '성화 운동(Holiness Movement)'의 요원이었다. 이 운동의 목표는 이 세상에서 전혀 죄가 없이 완전한 영적 상태에 이르는 것이다. 성도들은 "제2의 축복", 즉 구원받은 후에 극적인 변화를 체험함으로써 이에 도달하게 된다고 한다. 파햄은 신유 은사를 열렬하게 신봉하는 사람이었다. 그러다 어떤 체험을 통해 고질적인 심장병이 치유된 후로 그는 그동안 사용해 왔던 약들을 모두 버리고, 보험조차 해약한 채로 모든 의료 행위를 거부해 버렸다.[20]

파햄은 1900년에 벧엘대학을 설립했는데, 그 학교는 1년 만에 폐교되고 말았다. 그러나 1901년 1월 1일, 20세기 기독교에 획기적인 사건이 그 벧엘에서 일어났다.

벧엘대학의 성경 연구는 독특하게도 '연쇄적인 관주'를 연구하는 것으로, 그 당시에는 이 방법이 한창 유행이었다. 이것은 중요한 주제들을 연구하기 위해 그 주제에 관련된 문장들을 추적하는, 다시 말해서 성구 사전을 이용해 핵심 단어들을 추적함으로써 주제들을 연구하는 방법을 말한다.[21]

이 방법은 각 성경을 총체적으로 연구하지 않기 때문에 각 구절들의 문맥 자체를 전혀 고려하지 않는다. 전체 문맥은 무시한 채로 성경 구절들을 배열시켜 놓고, 그 차례를 조사하는 것만으로 전체 교리를 연구하는 것이다. 따

---

20) Vinson Synan, "The Touch Felt Around the World" Charisma(Janury 1991), 80.
21) Ibid., 81-82.

라서 건전한 해석학이나 신중한 주석이란 기대할 수도 없다. 그럼에도 불구하고 파햄은 "개학하면서부터 학생들은 성화 운동의 핵심 교리들을 공부하기 시작했다"라고 했다.[22]

은사 운동 역사가인 빈슨 시난(Vinson Synan)은 다음과 같이 말한다.

몇 년 동안 파햄은 성령 세례에 대한 여러 견해들에 특별한 관심을 가지고 있었다. 1890년대 까지만 해도 성화 운동파 사람들은 성령 세례 받은 사람과 거룩하게 된 체험을 겪은 사람을 동일한 것으로 생각했다. 성령의 불이 우리의 원죄를 깨끗하게 하고 또 다른 사람들 앞에서 담대히 증거 하게 하며 적극적인 삶을 살게 한다. 그러나 존 웨슬리(John Wesley)가 처음으로 제2의 은총을 강조하기 시작하면서부터는 누구나 그런 은총을 받는다고 여기지 않게 되었다.

파햄은 학생들에게 이 문제점을 제시하고서, 성화 운동파는 성령 받은 증거에 대해 다르게 가르친다고 설명했다. 그는 이런 예를 들었다. "성령 받는 증거 중 은사들이나 증거들, 즉 외치거나 뛰는 것을 수반한다." 또한 파햄은 수년 동안 방언 은사, 특별히 일반적인 언어 학습을 통하지 않고도 선교사들이 외국어를 말할 수 있게 되는 그런 방언 은사에 대해 큰 관심을 가졌다.[23]

이 문제에 대한 파햄의 관심은 그의 수업 진행 방식에도 반영되었다. 그는 이 문제를 해결하기 위해 학생들로 하여금 거기에 관련된 용어 색인 작업을 하게 했다.

---

22) Ibid., 82.
23) Ibid.

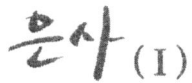

1900년 12월말, 파햄은 학생들에게 특이한 과제를 요구했다. 그는 캔사스시티의 한 교회에서 주말 내내 설교하도록 되어 있었다. 그래서 그는 학생들에게 이런 지시를 내렸다.

"은사들은 성령 안에 있습니다. 은혜나 그 밖의 은사들은 반드시 성령 세례에 의해서만 나타나는 것입니다. 자, 이제 당신들은 내가 없는 동안 성령 세례의 증거를 반박할 수 있는, 그래서 이 이론을 의심할 수 있을 만한 그 어떤 증거라도 있는지 찾아보기 바랍니다."

파햄이 12월 30일 다시 돌아왔을 때, 그는 만장일치로 이 문제가 결론 내려진 것을 알게 되었다. 학생들의 보고는 이러했다.

"성령이 강림하셨을 때 여러 가지 일들이 있었지만, 각 사건들마다 공통적으로 확실한 것은 그들이 방언으로 말했다는 사실입니다." 이 결론에 의거하여 성령 강림의 역사를 재현하기 위하여 학교 전체가 방언받기를 구하였다.[24]

그러므로 현대인들 가운데 성령 세례의 증거로서 방언을 구하고 또 이를 받았다고 주장하는 최초의 사람은 파햄의 학생들이었던 것이다. 1901년 신년 첫날에 학생들은 성령 세례를 구하기로 작정하였다. 새로운 세기가 시작되는 이날, 아침 일찍부터 토페카의 소그룹 학생들이 기도 모임을 시작했다. 오랫동안 아무 일도 없었다. 그런데 그날 저녁 무렵 30살 정도 된 아그네스 오즈만(Agness Ozman)이라는 학생이 파햄을 찾아와서 안수받기를 청하면서 성령받고 사도들의 이적과 같이 방언의 은사를 받게 해 달라고 했다. 그는 이렇게 간증했다. "그가 기도하고 내 머리에 손을 얹자, 하나님께 영광을 돌리면서 방언이 터지기 시작했다. 방언으로 말할 때 여러 나라 말들이 터져 나왔다. 하나님께 영광을!"[25]

그 후에 다른 사람들도 그 성령 세례를 받았다고 한다. 모두들 영어로 이야기하려고 해도 다른 말들이 터져 나올 정도로 방언이 걷잡을 수가 없었다

---

24) Ibid., 83.
25) Ibid.

고 간증한다. 거기 있었던 사람들은 모두 그들이 세상에서 통용되는 방언들을 했었다고 믿고 있다. 실제로 아그네스 오즈만(Agness Ozman)은 그녀가 자신의 체험을 종이에 기록하려고 했더니, 그녀가 전에 중국어를 배운 적이 없는데도 불구하고 중국말로 기록되더라고 주장했다.[26]

이런 체험들이 과연 성경의 전체 문맥에 근거한 것인가? 그 학생들의 체험 중 그 어느 것이라도, 그것을 설명하기 위해서 방언에 대해 언급하고 있는 성경 구절들을 치밀하게 연구해 보았는가? 이것들이 사탄적인 현상들이었다는 것을 조금이라도 의심해 보지는 않았던가? 시난(Synan)은 오히려 이렇게 기록했다. "이 체험은 파햄의 증언, 곧 방언이 성령 세례받은 것을 증명하는 최초의 증거라는 그의 가르침을 입증해 주었다."[27] 이에 대한 성경적인 연구는 더 이상 거론조차 되지 않았다. 이렇게 해서 오순절파가 탄생된 것이다.

60년 후, 은사주의 운동은 캘리포니아 밴 누이에 있는 성 마가 감독 교회(St. Mark's Episcopal Church)의 감독인 데니스 베넷(Dennis Bennett)의 체험으로부터 시작하였다.[28] 프레드릭 브루너(Frederick Dale Bruner)가 기록한 바와 같이, 오늘날 오순절파나 은사주의 운동은 체험, 감정, 현상,

---

26) Ibid.
27) Ibid. 선교적 적용에 대해서 시난은 이렇게 덧붙인다. "파햄에게 일어난 이 사건의 가장 큰 의의는, 그가 방언이 "제노글로소랄리아", 즉 낯선 이국 땅에서 복음을 증거하는 데 사용하라고 선교사가 될 사람들에게 주신 통용어라는 사실을 믿게 되었다는 것이다. 언어학자들, 외국인들, 그리고 행정통역관들이 그 학교에 와서, 적어도 20가지의 외국어와 방언을 완벽하게 말할 수 있고, 또 이해할 수 있다고 주장하자 그의 믿음은 더욱 확고해졌다(Ibid.).
그러나 내가 알기로는 그 어떤 것도 확실하게 입증되지 않았다. 만약 사실이라면, 그 학교가 그 해 문을 닫게 된 이유를 어떻게 설명할지 난감할 것이다. 만약 그 믿음대로 되었다면, 벧엘 신학교는 교회사에 있어서 가장 위대한 선교사 훈련원이 되었을 것이다. 그러나 나는 벧엘 출신이든 그 밖에 다른 은사주의 단체 출신이든간에, 그 어떤 선교사도 파햄이 제시한 그런 식으로 방언을 사용한다는 말을 들어보지 못했다.
28) Dennis Bennett, *Nine O'Clock in the Morning*(Plainfield, N.J.:Logos, 1970).

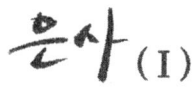

그리고 느낌에 의존하고 있다.

간단히 말해서, 오순절파는 성령 세례의 체험을 최고로 여기는 체험의 기독교로 이해되어지기를 희망한다.

중요한 것은, 오순절파 사람들이 강조하는 바는 교리가 아니라 바로 성령 세례의 체험이라는 것이다.[29]

베드로는 은사주의자였는가?

만약 베드로가 이 시대에 살고 있다면, 그가 과연 은사주의자일까 아닐까를 생각해 보는 것은 흥미 있는 일일 것이다. 그는 방언을 말했고, 병자들을 고쳤으며, 예언도 했다. 그는 또한 환상도 체험했다. 예를 들면, 그가 스스로 베드로후서 1:16-18에서 회상하였듯이 그는 변화된 그리스도를 목격한 사람이 아닌가?

그 체험 당시 그는 거기에 있는 것이 좋으니, 거기에다 예수와 모세, 그리고 엘리야를 위하여 초막 셋을 짓겠다고 했다(마 17:1-4). 그는 그 체험으로 말미암아 어리둥절하여, 항상 그랬듯이 또 실언을 하고 만 것이다.

물론 그것은 놀라운 체험이다. 예수께서 그 육체의 베일을 벗으시고 그의 영광, 장차 재림 때에 나타날 그의 영광을 드러내 보이셨다. 베드로와 야고보, 그리고 요한은 재림의 영광을 어렴풋이나마 실제로 본 것이다. 그것은 베드로가 베드로후서 1:19-21에서 말한 "트신 위엄"이다.

그러나 베드로가 자신의 체험에 근거해서 신학을 말하고 있는가? 베드로

---

29) Frederick Dale Bruner, *A Theology of the Holy Spirit*(Grand Rapids:Eerdmans, 1970), 21(emphasis in original).

후서 1:19-21을 읽어보자.

"또 우리에게 더 확실한 예언이 있어 어두운 데 비추는 등불과 같으니 날이 새어 샛별이 너희 마음에 떠오르기까지 너희가 이것을 주의하는 것이 가하니라 먼저 알 것은 경의 모든 예언은 사사로이 풀 것이 아니니 예언은 언제든지 사람의 뜻으로 낸 것이 아니요 오직 성령의 감동하심을 입은 사람들이 하나님께 받아 말한 것임이니라."

19절에 대한 헬라어 원문을 보면, "우리는 보다 확실한 예언적인 말씀을 가지고 있다"라고 되어 있고, 흠정역(KJV)은 아주 명쾌하다. "우리는 또한 더욱 확실한 예언의 말씀을 가지고 있다(We have also a more sure word of prophecy)."

그렇다면 과연 무엇보다 확실하다는 것인가? 그것은 바로 경험보다 확실하다는 말이다. 사실상 베드로는 아무리 변화산에서의 체험이 놀랍다 하더라도, 성경이 더욱 확실한 신앙의 근거임을 말하고 있다. 비록 그가 영광 중에 계신 주님을 보았다 하더라도, 그는 성령의 감동하심을 입은 사람들이 기록한 하나님의 말씀이 그가 믿는 신앙의 기초로서 더욱 확실하다는 것을 굳게 믿고 있는 것이다.

많은 은사주의자들이 이러한 베드로의 취지를 이해하지 못하고 있다. 즉 모든 체험은, 그보다 더 확실한 성경 말씀에 비추어 보아야 한다는 것이다. 인간의 체험에 의존하여 기독교인의 삶과 교리에 대한 진리를 추구할 수는 없다. 우리의 가르침은 절대적으로 하나님의 계시된 말씀에만 근거해야 한다. 은사주의 운동의 가장 큰 문제점은 진리를 말할 때 하나님의 말씀보다 체험을 앞세우는 데 있다.

은사주의자들은 대부분 무언가 특별하고 대단한, 충격적인 체험을 통해 기독교인의 삶이 개선된다고 믿고 있다. 우리 교회에 은사주의에서 탈퇴한 사람이 있는데, 그 사람이 내게 왜 은사주의 운동에 회의를 느꼈는지를 말해 주었다. "모두들 다른 사람의 체험을 찾느라고 인생을 낭비하고 있어요." 기독교인의 삶이 체험에서 체험으로 떠도는 순례자로 전락하였다. 만약 어떤 체험이 이전 것보다 더욱 진기한 것이 아니면, 모두들 뭔가 잘못되지 않았나 궁금해 한다.

TV에서 어떤 사람이 말하기를, 어느 날 차를 운전하고 가는데 갑자기 예수가 자기 옆에 실제로 앉아 있는 것을 보았다고 했다. 그는 또, "놀라운 일이었다. 나는 차를 몰면서 예수와 이야기했다. 그는 바로 내 곁에 앉아 계셨다"라고 했다. 그리고 그는 "만약 여러분이 충분한 믿음만 있으면 예수와 이야기할 수 있을 것이다. 그가 당신에게 친히 나타나실 것이다"라고 덧붙였다.

성경은 그리스도에 대해서 이렇게 말한다. "예수를 너희가 보지 못하였으나 사랑하는도다 이제도 보지 못하나 믿고 말할 수 없는 영광스러운 즐거움으로 기뻐하니(베드로전서 1:8)."

분명히 베드로는 1세기의 독자들에게 그들이 예수를 볼 수 있다고 하지 않았으며, 또 그러한 환상이 믿음, 소망, 사랑, 그리고 기쁨에 필요한 것으로 생각하지도 않았다. 그런데도 은사주의자들은 믿음만 있으면 예수가 실지로 임재한 것을 체험할 수 있다고 결론을 내리는 것이다.

이러한 체험들을 상상하는 사람들은 은사주의자들 가운데 비단 못 배우고 미성숙한 사람들만은 아니다. 몇 년 전에 유명하고 영향력 있는 은사주의 목사와 점심을 같이 한 적이 있었다. 그는 아주 잘 알려진 작가로서 방송에도 자주 출연하는 인물이었다. 그는 내게 "아침에 면도를 하는데, 예수께서 욕실에 오시더니 나를 껴안으셨지요. 그리고 우리는 이야기를 나누었어요"

라고 말했다. 그리고는 잠깐 내 반응을 살피더니, "존, 당신은 이것을 믿습니까?"라고 물었다.

"아니요, 나는 믿지 않습니다. 내가 가장 염려하는 것은 당신 같은 사람도 그것을 믿는다는 것입니다"라고 대답했다.

"왜요? 도대체 당신은 예수께서 매일 아침마다 친히 나를 찾아오신다는 것을 믿기 어렵다는 것입니까?"

나는 실로 어이가 없었다. '면도를 하다니? 거룩하고 영광스러운 주님 앞에 두려움과 떨림으로 엎드려야 하지 않는가?' 이사야는 보좌에 계신 하나님을 보고 "화로다 나여 망하게 되었도다(사 6:5)"라고 했다. 베드로는 예수님을 보고 엎드려 말하기를 "주여 나를 떠나소서 나는 죄인이로소이다"라고 고백했다. 누가 부활하신 예수 앞에서 감히 면도를 할 수 있다는 말인가?

은사주의자들이 그렇게도 많이 예수의 환상과 천국 여행에 관심을 갖는 이유는 그들 역시 헨리 프로스트(Henry Frost)가 그의 책 『기적적인 체험 (*Miraculous Healing*)』에서 제시했던 바로 그 실수를 되풀이하고 있기 때문이다.

현재 배교자들이 늘어나는 만큼, 그리스도가 시유 등을 비롯한 특별한 이적을 통해 그의 신성과 주권을 드러내리라는 것을 충분히 예측할 수 있다. 따라서 우리는 말씀이 충분하다고 말할 수 없다.[30]

---

30) Henry Frost, *Miraculous Healing*(New York:Revell, 1939), 109-110.

은사 (Ⅰ)

성경이 충분하다고 말할 수 없다?

하나님께서 직접 그의 말씀이 충분하다고 했는데(시 19:7-14; 딤후 3:15-17) 그렇지 않다고 주장하는 헨리 프로스트는 도대체 누구란 말인가?

비록 은사주의자들이 대부분 프로스트와 같이 분명하게 자신들의 입장을 드러내지는 않지만, 사실 그들의 신앙 체계의 핵심에는 성경의 충족성에 대한 부정이 자리 잡고 있다. 그들은 요한복음 14:6-9의 빌립의 죄와 같은 종류의 죄를 짓고 있다. 예수님은 제자들과 함께 최후의 만찬을 들면서 "내가 곧 길이요 진리요 생명이니 나로 말미암지 않고는 아버지께로 올 자가 없느니라 너희가 나를 알았더면 내 아버지도 알았으리로다 이제부터는 너희가 그를 알았고 또 보았느니라"라고 선언했다.

예수님의 이 말씀은 참으로 놀라운 것이다. 예수님은 제자들을 떠나게 되리라고 말씀하셨는데, 이제는 그들에게 근심하지 말라고 위로하신다. 그들은 예수 안에서 아버지를 보았고, 예수를 통해 하나님을 알았다. 모든 것이 순조롭게 될 것이다.

그러나 빌립은 예수님의 말씀을 듣는 것만으로 만족하지 않았다. "주여 아버지를 우리에게 보여 주옵소서 그리하면 족하겠나이다(요 14:8)"라고 말한 것으로 보아 빌립은 어떤 신비한 것-환상, 기적, 표적, 또는 특별한 어떤 것-을 요구하였던 것이 분명하다. 즉, 이런 것이었다.

"당신이 지금까지 행하신 것과 말씀하신 것만으로는 불충분합니다. 당신의 약속만으로는 충분하지 않으니 뭔가 증거를 보여 주소서. 우리에게 하나님을 보여 주소서. 우리는 체험을 해야 합니다."

빌립이 이렇게 요구하자 예수님은 슬퍼하시고, 분명히 이렇게 말씀하셨다.

"빌립아 내가 이렇게 오래 너희와 함께 있으되 네가 나를 알지 못하느냐 나를 본 자는 아버지를 보았거늘 어찌하여 아버지를 보이라 하느냐(14:9)."

그 말씀은 이런 뜻이다.

"빌립아, 나만으로 충분하지 않으냐? 너는 지금까지 나를 보았고, 내가 하는 일들을 보았고, 또 나의 말을 들었다. 그런데도 무엇이 더 있어야 하겠느냐?"

빌립의 말은 하나님의 아들을 모독하는 말이다. 슬프게도 오늘날 많은 사람들이 무엇인가 특별한 것을 구함으로써 하나님을 끊임없이 모독하고 있다. 하나님은 성경을 통해 자신을 충분히 계시하지 않으셨던가?

하나님의 말씀보다 체험을 더 요구해서는 안 된다. 모든 체험은 반드시 성경에 근거한 것이어야지, 그렇지 않으면 그 어떤 것도 허위에 불과할 뿐이다.

상심하여 엠마오로 가던 두 제자를 생각해 보라. 그들은 예수님과 동행하고 있었다(눅 24:13-35). 그들이 길을 갈 때에 예수님은 그들에게 성경을 펼쳐 보이셨다. 그리고 모세와 선지자들의 글로 시작해서 자신에 관한 것을 자세히 설명하셨다. 나중에서야 그들은 서로 말하기를 "길에서 우리에게 말씀하시고 우리에게 성경을 풀어 주실 때에 우리 속에서 마음이 뜨겁지 아니하더냐(24:32)"라고 했다.

그 제자들은 마음이 뜨거워지는 일종의 체험을 했다. 그러나 예수께서 먼저 성경을 그들에게 보이셨던 것을 기억해야 한다. 사실 성경은 즐거움에 대해, 축복과 체험에 대해 수차례 말씀하고 있다(시 34:8; 말 3:10). 그러나 모든 체험은 절대적으로 건전한 것으로서, 성경에 계시된 하나님의 뜻에 일치해야 한다. 아울러 이것은 하나님의 말씀을 연구하고 순종하는 데서 얻어지는 것이어야지, 하나님께서 우리에게 계시한 것 이상의 어떤 것을 구함으로

은사 (1)

써 얻어지는 것이 아니다.

바울은 체험에 의존하였는가?

바울은 어떤가? 그도 역시 베드로와 마찬가지로 특별한 은사를 받은 사람이다. 다메섹 도상에서의 갑작스런 회개와 같은 놀라운 체험을 가진 사람인 것이다. 그는 너무도 밝은 빛을 보고서 눈을 뜰 수 없었다. 그는 땅에 엎드려서 어떤 음성을 들었고, 여기에서 기독교의 박해자인 그가 돌연 예수 그리스도의 종으로 변화되었다(행 9장).

그러나 바울이 하나님의 말씀을 전파하고 가르칠 때에 자기의 체험을 중점적으로 가르쳤는가? 사도행전 17:2-3에 의하면 바울은 분명히 성경을 중심으로 하고 있음을 알 수 있다.

"바울이 자기의 규례대로 저희에게로 들어가서 세 안식일에 성경을 가지고 강론하며 뜻을 풀어 그리스도가 해를 받고 죽은 자 가운데서 다시 살아야 할 것을 증명하고 이르되 너희에게 전하는 이 예수가 곧 그리스도라 하니"

심지어 하나님께서 바울을 셋째 하늘에 오게 한 후에도(고후 12:1-4) 하나님은 바울이 자기가 본 것을 말하도록 허락하지 않으셨다. 하나님은 그런 체험이 복음의 진리를 단순히 선포하는 것보다 더 좋은 효과를 가져오거나 또는 복음의 신뢰도를 높이는 것으로 여기지 않으셨던 것이 분명하다. 이것은 오늘날 기적이나 이적을 추구하는 사람들의 방식과는 분명히 다른 것이다(6장 참조).

생애 말년에 로마의 감옥에 갇혀 있을 때에도 바울은 하나님의 말씀을 가르치는 것을 그치지 않았다.

"저희가 일자를 정하고 그의 우거하는 집에 많이 오니 바울이 아침부터 저녁까지 강론하여 하나님 나라를 증거하고 모세의 율법과 선지자의 말을 가지고 예수의 일로 권하더라(행 28:23)."

그러나 아쉽게도 많은 은사주의자들은 바울의 모범을 따르지 않는다. 오히려 그들은 자유주의자들, 신정통주의 신학자들, 실존주의자들, 인본주의자들, 그리고 이교도들이 가던 길로 가고 있다. 그러나 나는 그들이 대부분 부지중에 이런 과오를 범했으리라 확신한다. 그들은 흔히 말하기를 "우리는 성경을 믿는다. 우리는 성경을 거스르지 않고 하나님의 말씀대로 따르기를 원한다"라고 한다. 그러나 은사주의자들은 심각한 갈등 속에 있다. 왜냐하면 그들은 한편으로는 성경을 붙들고 있지만, 동시에 체험을 자신들의 실제적인 권위로 삼기 때문이다. 은사주의 지도자들과 신학자들은 자신들이 이러한 갈등 속에 있음을 스스로 잘 드러내고 있다.

예를 들어, 찰스 파라(Charles Farah)는 하나님의 말씀과 체험 사이의 긴장 관계를 어떻게든 조화시켜 보려고 했다. 그는 '말씀'으로 번역되는 두 헬라어 단어에 관심을 기울였다. 그리하여 "로고스(logos)"는 객관적이고 역사적인 말씀을 가리키고, "레마(rhemah)"는 인격적이고 주관적인 말씀을 가리킨다고 구분했다. 그러나 문제는 헬라어 의미상으로나 신약 성경의 용례상으로는 그런 구분이 있을 수 없다는 데 있다. 파라의 설명에 의하면, "로고스"가 사람에게 말씀하실 때 "레마"가 된다고 한다. 로고스가 법정적이라면 레마는 경험적이라는 것이다. 파라는 또 "로고스가 항상 레마, 즉 사람에게 임한 하나님의 말씀인 것은 아니다"[31]라고 한다. 다시 말해서 로고스가 사람에게 임할 때 레마가 된다는 것이다. 파라의 이론대로라면 역사적 ·

---

31) Charles Farah, "Toward a Theology of Healing", Christian Life 38(September 1976), 78.

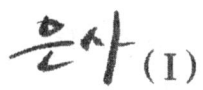

객관적 로고스가 레마가 될 때, 즉 하나님의 말씀이 개인에게 인격적으로 임할 때 비로소 역사하는 힘을 갖게 된다.

위험스럽게도 이 이론은 신정통주의 신학자들이 수년간 주장했던 것과 매우 비슷하다. 그들 역시 성경은 오직 개인에게 임할 때만 비로소 하나님의 말씀이 된다고 했던 것이다. 그러나 개개인이 그 능력을 체험하든 그렇지 않든 하나님의 말씀은 그 자체가 하나님의 말씀일 뿐이다. 독자들이 직접 체험을 할 때에야 비로소 성경이 영감된 하나님의 말씀이 되는 것은 아닌 것이다. 바울은 디모데에게 성경은 "구원에 이르는 지혜가 있게 하는 것(딤후 3:15)"이라고 했다. 이것을 디모데가 체험해야 효과가 있는 것은 아니다.

바울은 계속해서 "모든 성경은 하나님의 감동으로 된 것으로 교훈과 책망과 바르게 함과 의로 교육하기에 유익하니(딤후 3:16)"라고 말한다. 바울은 모든 성경이 이미 감동으로 된 것으로 유익하다고 가르쳤지, 독자가 그것을 체험해야 비로소 감동될 것이고 유익하게 되리라고 하지 않았다. 분명히 모든 하나님의 말씀은 미래가 아니라 지금 그 자체로 충분하다.

근거 없는 열심

은사주의자들은 대부분 신실한 것처럼 보인다. 그러나 그들은 대부분 바울이 말한 유대인과 비슷하다. "내가 증거 하노니 저희가 하나님께 열심은 있으나 지식을 좇는 것이 아니라(롬 10:2)." 은사주의자들은 지식이 없는 열심을, 깨달음이 없는 열정을 갖고 있다. 그래서 존 스타트(John Stott)는 말하기를 "이 사람들은 열심이 있기는 하지만 근거가 없다"[32]라고 했다. 은사주의자들이 체험을 진리의 기준으로 삼는다면, 스타트가 지적한 바와 같이 그들 스스로 "반지성주의자"[33]임을 드러낸 것이다. 그들은 기독교인의 삶을 추구하면서도, 그것에 대해서 이성적으로 생각하거나 이해하기를 거부한다.

은사주의자들은, 실제로 하나님께서 사람들에게 반지성적인 방언을 주신 것은 교만한 인간의 지성을 무시함으로써 그들로 하여금 겸손해지도록 하기 위한 것이라고 주장한다. 그러나 하나님께서 우리의 이성적인 사고를 제거하거나 억제하려 하신다는 것은 완전히 비성경적인 생각이다. 하나님께서는 "오라, 우리가 서로 변론하자(사 1:18)"라고 하셨다. 또 "마음을 새롭게 함으로 변화를 받으라(롬 12:2)"고 하셨다. 하나님은 우리의 마음이 새롭게 되기를 원하시지, 그것을 버리기를 원하시는 것이 아니다. 하나님은 이성적인 계시로 자신을 계시하셨고, 또 우리가 이성으로 역사적이고 객관적인 진리를 이해하기를 요구하신다(엡 3:18; 4:23; 빌 4:8; 골 3:10). 하나님의 모든 계시는 우리의 인식과 사고, 지성으로 이해할 수 있게 되어 있다.

이것이 고린도전서 14장에 나타난 바울의 중심 사상이다. 이것은 은사에 관한 문제를 해결하는 데 있어서 핵심적인 열쇠가 된다. "그러나 교회에서 네가 남을 가르치기 위하여 깨달은 마음으로 다섯 마디 말을 하는 것이 일만 마디 방언으로 말하는 것보다 나으니라(14:19)." 바로 이것이 바울의 결론인 것이다.

그리스도를 아는 사람은 마음으로 하나님의 진리를 이해할 수 있다. 그러므로 감정에 의존하거나 체험만으로 진리를 왜곡해서는 안 된다. 제임스 오어(James Orr)는 이렇게 말한다. "기독교 역사 초기부터 진지하고 고상한

---

32) John R. W. Stott, *Your Mind Matters*(Downers Grove, Ill. Y InterVarsity, 1972), 7.
33) Ibid., 10.

사상과 결별한 종교는, 언제나 미약하고 쓸모없으며 부패하기 마련이다."[34]

물론 우리는 진리에 대해 감정으로 응답해야 한다. 그러나 우리의 지성으로 먼저 그것을 이해하고, 나아가서 우리의 의지로 그 앞에 순복할 수 있어야 한다.

체험 신학의 기원

신학이란 인격적인 체험에서 비롯된 것이라고 믿는 신비주의(mysticism) 사상은, 오직 은사주의자들에게서만 비롯된 것은 아니다. 실존주의와 인본주의, 그리고 이교 신앙 등 많은 반기독교적 요소들이 체험 신학을 형성하는 데 한몫을 담당하고 있는 것이다.

실존주의(Existentialism) 철학은, 삶이란 무의미하고 어리석은 것이라고 말한다.[35] 또한 사람이 자신의 선택에 대해 기꺼이 책임지기 위해서는, 자신들이 모든 것에 대해 자유롭게 행동할 수 있어야 한다고 가르친다. 실존주의자들의 주요 관심사는 "어떻게 느끼는가"에 있다. 그들은 어떤 권위도 인정하지 않고 스스로가 바로 권위라고 한다. 실존주의자들은 느끼고 생각하는 모든 것이 진리라고 믿는다.

은사주의 운동에서 살펴본 것과 같이 체험 신학은 기독교 역사의 유산이 아니라 실존주의의 산물이다. 클라크 피녹(Clark Pinnock)은 다음과 같이 기록했다.

---
34) James Orr, *The Christian View of God and the World*(New York:Scribner's, n.d.) 21.
35) 실존주의의 평가에 대해서는 다음을 참조하라. C.Stephen Evans, *Existentialism*(Grand Rapids:Zhndervan, 1984).

체험만으로는 너무도 빈약해서 기독교의 모든 체계를 그 위에 수립할 수가 없다. 단지 한 사람의 생각 속에 일어난 심리적인 사건만을 가지고 복음의 진리를 형성할 수는 없는 것이다. 종교적인 흥분 자체만으로는 아무것도 입증할 수 없다. 아무리 독특한 체험이라 하더라도 거기에는 수많은 해석이 가능하다. 그것은 단지 개인의 잠재의식에서 일어난 일에 불과하다. 주관적인 기준을 강조하는 사람들은 당연히 계시의 내용을 축소하거나, 혹은 자기들 구미에 맞게 계시를 왜곡시킨다. 하나님께서 어떻게 행하셨고 무엇을 말씀하셨는가에 치중하기보다는, 그것이 나에게 어떻게 나타났는가에 관심을 기울인다. 어떤 학자들이 종교적인 감수성을 더욱 높이기 위해 마약을 선호하는 이유는 분명하다. 그들은 역사보다 실존주의를 앞세우기 때문이다. 그러나 결국 그렇게 되면 신학은 한낱 미신들의 혼합물로 전락하고 말 것이며, 또한 성찬의 포도주에 환각제를 넣는 것까지도 당연한 것으로 여겨지게 될 것이다.[36]

성찬의 포도주에 환각제를 넣는다? 안 될 것도 없지 않은가? 만약 우리가 추구하는 것이 체험이라면, 체험을 위해서 무엇인들 못하겠는가?

인본주의(Humanism)는 인간이 무한한 잠재력을 가지고 있다고 한다.[37] 만약 사람에게 충분한 시간과 가르침만 있다면 어떤 문제도 거뜬히 해결할 수 있다는 것이다. 인본주의는 실존주의의 이복자매나 다름없다. 이것도 역시 개개인이 스스로의 기준에 따라 판단할 것을 촉구한다. 요즘같이 사람들이 너무 많아서 실제 이름보다는 하나의 번호로 취급되는 컴퓨터 시대에, 인

---

36) Clak H.Pinnock, *Set Forth Your Case*(Chicago:Moody, 1967), 69-70. 피녹은 이 견해를 더 이상 고수하지 않는다. 그는 그 자신의 체험 때문에 성경의 절대 무오성을 포기하고 은사주의 운동으로 돌아섬으로써 이 주장을 포기했다.
37) 인본주의의 평가에 대해서는 다음을 참조하라. Norman L. Geisler, *Is Man the Measure?*(Grand Rapids:Baker, 1983).

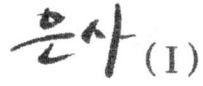

본주의는 매우 호소력 있는 것처럼 보인다. 이것은 마치 생방송 토론 프로그램이나 이야기 쇼에 연결된 전화와 같다. 말하고 싶은 사람은 모두 다 그런 기회를 갖게 되기 때문이다.

실존주의와 마찬가지로 인본주의자는 어떤 최종적인 권위도 인정하지 않는다. 모든 진리는 상대적이다. "무엇이 진리인가?"라는 문제는 중요치 않다. 정작 중요한 것은 "무엇을 생각하느냐?"이다. 그들에게는 절대적인 권위도 없다. 따라서 각각 그 소견에 옳은 대로 행한다(삿 21:25).[38]

이방 종교(Paganism) 역시 체험 신학의 일부이다. 이방 종교의 신앙이나 의식들은 대부분 신비 종교에 뿌리를 두고 있다. 그리스도시대에 헬라와 로마 세계에는 신비 종교가 팽배해 있었다. 이것들은 다신교로서 섹스, 우상 숭배는 물론 사람의 사지를 절단하거나 심지어 사람을 제물로 바치기까지 했다. 역사가들이 지적한 바에 따르면, 이런 이방 종교에 참여한 사람들은 평화의 즐거움, 행복, 그리고 종교적인 황홀경(Ecstasy)을 경험했다고 한다.

역사가 앵거스(S. Angus)는 이렇게 기록하였다. "그 신도들은 황홀경(Ecstasy) 상태에서 일상의 제약에서 벗어나 몸이 떠오르는 것을 느꼈고, 황홀한 환상 '신'을 볼 수 있었다. 또는 열광적인 상태에서 스스로 영감을 받았고, 신의 기운이 가득 찼다고 믿었다. 이런 현상들은 어떤 면에서 초기 기독교인들에게 성령이 임하였을 때 그들이 체험했던 것과 유사하다."[39]

피터슨(Eugene H. Peterson)은 체험 신학이 가나안 이방 종교인 바알 숭

---

38) 진리의 절대성에 대한 논의로는 다음을 참조하라. William Barret, *Irrational Man*(Garden City, N.Y.:Doubleday, 1962), and Francis A.Schaeffer, *How Should We Then Live?*(Old Tappan,N.J.:Revell, 1976).

39) S. Angus, *The Mystery-Religious and Christianity*(New York Y Daver, 1975H, 66-67.

배의 핵심이라고 말한다.

바알 종교(Baalism)는 정신적인 교류와 주관적인 체험을 강조한다 …… 신자는 황홀경(Ecstasy) 중에 초월적인 신과 교류한다. 숭배자들의 영적인 수준이 어느 정도까지 이르렀는가 하는 것이 바알 숭배의 관건이다. 또한 예배가 흥미롭고, 열광적이어야 한다는 것이 바알 종교의 정설이다.

야훼이즘(Yahwism, 구약, 유대교)에서는 하나님의 계약의 말씀을 선포하는 것이 그 예배의 핵심이다. 즉, 예배자들의 의지에 호소하는 것이다. 사람들이 이성적인 자각을 일깨워 그들로 하여금 하나님의 섭리에 응답하게 한다. 야훼이즘에서는 사람들로 하여금 섬기고, 사랑하며, 순종하고, 책임 있게 행동하며, 결정할 것을 요구하는 말씀이 선포된다. …… 바알 숭배와 야훼 예배의 차이는, 야훼 예배가 하나님 계약의 뜻을 깨닫고 이해하며 순종할 것을 목적으로 하는 반면, 바알 숭배는 단지 느끼고 몰입할 수 있는, 그리고 의지적 결단과는 무관하게 단지 흉내 낼 수 있는 맹목적인 힘을 추구한다는 데 있다.[40]

오늘날 체험을 지나치게 강조하는 은사주의 운동들은 대부분 위험스러울 정도로 새로운 바알 숭배의 형태를 띠고 있다. 체험이란 사탄의 손에서 위험한 도구가 될 수도 있다. 사탄은 기독교인들이 하나님의 말씀을 무시하고 체험을 추구하도록 유혹하기를 좋아한다.

현대 기독교는 위기에 처해 있다. 우리는 이 시대의 체험주의 사상에 희생 당하고 있다. 만일 우리가 각성하지 않는다면 신비주의의 유산들, 곧 실존주의와 인본주의, 그리고 이방 종교가 교회를 장악하게 될 것이다.

---

40) Eugene H. Peterson, "Baalism and Yahwima Updated", *Theology for Today*(July 1972), 139-141.

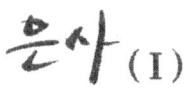
은사 (I)

피녹(Pinnock)은 바로 이런 문제에 대해 날카롭게 지적하고 있다. "그 새로운 신학은 기독교 메시지의 이성적이고 역사적인 내용들을 삭제해 버리고, 복통과도 구별되지 않는 인간 내면의 주관적인 체험을 신뢰한다."[41]

체험은 자칫하면 심리학적인, 혹은 생리학적인, 심지어 사탄적인 현상에 의해 일어날 수도 있다. 따라서 모든 체험에 대해 우리는 그것이 하나님의 말씀과 일치하는가를 검토해야만 한다.

성경을 위한 투쟁

해럴드 린셀(Harold Lindsell)의 획기적인 저서인 『성경을 위한 투쟁(The Battle for the Bible)』[42]은 참으로 적절한 제목이라 할 수 있다. 수세기 동안 성경을 위한 투쟁이 계속되었다. 특히 지난 100년 동안 그 열기는 더욱 뜨거웠다. 금세기 말엽, 1920년대에 접어들면서 자유주의자들과 신정통주의 신학자들이 최초로 성경의 권위에 도전하여 공공연히 성경에 오류가 있다고 주장하였다. 이제 교묘한 두 번째 공략이 뒷문에서 시작되었다. 체험적인 기독교를 신봉하는 자들이 이 부대를 이끌고 성경의 충족성을 무너뜨리려 하고 있다. 자유주의자들이 수십 년간 그랬던 것과 똑같이 체험주의자들도 하나님의 계시의 권위를 손상시키고 있는 것이다.

로버트 존슨(Robert K. Johnson)은 『현대 기독교(Christianity Today)』라는 잡지에서 복음주의 신학의 최근 동향을 이렇게 묘사하였다.

---
41) Pinnock, Case, 73.
42) Harold Lindsell, *The Battle for the Bible*(Grand Rapids:Zondervan, 1976).

복음주의자들은 지금 체험에 근거한 신학의 가능성을 모색하려 하고 있다. 은사주의적인 신앙(예를 들면 Michael Harper, Robert Mumford, Dennis Bennett, David Wilkerson, Larry Christenson)이나 영적 교통(Bruce Larson, Keith Miller, Charlie Shedd, Wes Seeliger, Ralph Osborne)을 강조하는 사람들의 영향으로, 복음주의자들은 하나님 말씀의 객관적인 진리보다는 소위 사람이 하나님의 임재하심 가운데 있다는 점을 중심으로 신학을 구축하려 한다.

기독교인의 삶에 대한 개혁자들의 접근 방식을 배제하려는 추세가 점점 늘어나고 있다. 신학이 말씀에서 출발하여 마음으로 가야 한다는 개혁자들의 유산과는 달리, 복음주의자들은 마음에서 말씀으로 가야 한다고 제안한다.

광범위한 기독교 세계의 영향으로 영적 교통(성화, incarnational)이나 은사(신오순절파, neo-pentecostal)를 추구하는 신학을 받아들인 복음주의자들은 다른 신자들로 하여금 자신들이 체험한 바에 따라서 복음을 다시 생각하도록 부추기고 있다. 그들은 전통적인 복음주의 신학이 매우 부적절하며 불충분하다고 주장한다.

복음주의 안에서 다음과 같은 처방을 주장하는 소리가 점점 늘고 있다. 즉, 교회가 계속해서 적절하고 충분한 신학을 수립하기 위해서는 그리스도의 인격을 연구하는 데서 출발하지 않고, 성령 안에서 어떻게 그를 체험하였는가를 연구하는 데서 출발해야 한다는 것이다.[43]

다시 말해서 어떤 복음주의자들은 객관적인 계시가 아닌 주관적인 체험에서 출발하는 신학이 올바른 신학이라고 주장한다. 이러한 관점에서 보면 신학은 단지 체험을 설명하는 것에 불과하고, 객관적인 진리라는 것도 우리

---

43) Robert K. Johnson, "of Tidy Doctrine and Truncated Experience", *Christianity Today*(February 18, 1977), 11.

가 그것을 직접 체험하기 전까지는 아무런 의미가 없는 것이 된다.

이런 사상은 잘 알려진 루터파 은사주의자 래리 크리스탠슨(Larry Christenson)의 글에 잘 나타나 있다. "성령 세례에 관한 정통적인 성경 신학이 있다. 그러나 성령 세례는 토론하거나 분석해야 할 신학의 문제가 아니고 체험해야 할 문제이다."[44)]

확실히 이런 접근 방식이 어느 정도 호소력은 있다. 무미건조한 정통주의는 분명히 객관적인 진리를 생생한 체험으로부터 완전히 분리시킨 데서 생긴 것이다. 그렇다고 해서 죽은 정통주의를 대신해 체험주의 신학을 세울 수는 없다. 진실한 체험은 건전한 교리에서 나온 것이어야 한다. 우리의 믿음의 근거를 경험에 의존해서는 안 된다. 오히려 그 반대여야 한다. 즉, 우리의 체험은 우리의 믿음에서 시작되어야 하는 것이다. 그러므로 우리는 계속해서 하나님의 귀한 말씀의 객관적인 진리에 비추어 우리의 체험을 검토하고 평가해야 한다. 그렇지 않으면 틀림없이 오류에 빠지게 된다. 체험에 근거한 신학은 모래 위에 집을 짓는 것과 같다. 그러나 하나님의 영감된 계시의 말씀에 근거한 신학은 반석 위에 세운 집과 같다(마 7:24-27). 이것은 결국 권위의 문제이다. 무엇이 당신의 삶의 권위인가? 체험인가, 아니면 하나님의 말씀인가? 예수께서 말씀하시기를 "저희를 진리로 거룩하게 하옵소서 아버지의 말씀은 진리니이다(요 17:17)"라고 하셨다. 성숙, 성화, 그 밖의 모든 진정한 체험은 성경의 진리에 의존하고 있다. 은혜 안에서의 진실한 성장이란 결코 하나의 체험으로 얻어지는 것이 아니다.

그러나 아직도 체험주의가 쇄도하고, 교리나 신학은 문전 밖으로 밀려나고 있다. 이런 경향은 다음 세대에 대한 심각한 위협이 아닐 수 없다. 그들은

---

44) Larry Christenson, *Speaking in Tongues*(Minneapolis:Dimension Books, 1968), 40.

진리를 찾아도 거기에 역사적인 근거가 전혀 없다는 것을 깨닫게 될 것이다.

은사주의자들은 여기에 동의하지 않으려 한다. 그들은 신학과 성경 정통주의가 오히려 복음 증거의 장애물이라고 생각한다. 마이클 하퍼(Michael Harper)는 이렇게 말했다. "세계는 그리스도가 그의 몸된 교회에 새롭게 나타나시기를 기대하고 있다. 세계는 신학자들의 냉랭한 교리에 싫증이 났다."[45]

로드만 윌리엄스(J. Rodman Williams)는 신학이 체험을 평가하기보다는 신학이 체험에 맞도록 수정되어야 한다고 주장한다. "내가 강조하고자 하는 바는 현재의 강력한 성령 운동과는 전혀 무관하다는 것이다. 비판적인 시각으로는 과거에 일어났던 일밖에 깨닫지 못한다."[46] 열쇠가 되는 핵심은 이것이다. 과거에 일어났던 일, 설령 그것이 냉랭한 교리나 신학이라고 해도 개의치 말라. 어떤 사건이 과거에 일어났든지 그것은 성령께서 하신 일이다. 윌리엄스도 인정하는 것처럼 그것을 기독교의 다양한 교리에 연결시킬 수 있는 적절한 신학 용어나 방법을 찾기는 어렵다.[47]

나는 현대 교회가 성경을 지키는 투쟁에서 지게 되지나 않을까 염려스럽다. 베뢰아 사람들처럼 "간절한 마음으로 말씀을 받고 이것이 그러한가 하여 날마다 성경을 상고(행 17:11)"하는 기독교인들이 많지 않다. 우리는 어떤 느낌이나 초자연적인 현상, 또는 그 밖의 어떤 잠재적인 사기술이나 신빙성 없는 증거들에 의존하면 안 된다. 열심히 성경을 연구함으로써 살아 있는 말씀을 체험해야 한다. 그렇게 될 때 우리의 체험은 더할 수 없이 크고 순수한 기쁨이자 상상할 수 없는 축복이 될 것이다. 왜냐하면 그것은 하나님의 진리에 뿌리박고 있는 것이기 때문이다.

---

45) Michael Harper, *A New Way of Living*(Plainfield, N.J.Y Logos, 1973H), 12.
46) J. Rodman Williams, *The Era of the Spirit*(Plainfield, N.J.:Logos, 1974), 55.
47) Ibid.

은사 (I)

제 2 장
하나님은 지금도 계시하시는가?

CHARISMATIC CHAOS CHARISMATIC CHAOS CHARISMATIC CHAOS CHARISMATIC CHAOS

"**하**나님께서 내게 말씀하시기를…"
이 말이 은사주의자들에게는 하나의 찬송처럼 되어버렸다. 하나님께서 자기에게 말씀하셨다고 철석같이 믿는 별별 사람들이 저마다 신기한 예언을 한다. 가장 악명 높았던 것은 오랄 로버츠(Oral Roberts)의 터무니없는 죽음의 협박 예언이다. 1987년 그는 전국 각지에서 온 청중들에게 말하기를, 만약 그가 지불 기한까지 8백만 달러를 모으지 못하면 하나님께서 자기를 불러가겠다고 협박하셨다고 했다. 만약 돈을 모으지 못했다면 과연 그 협박대로 하나님께서 그를 죽이셨을까? 죽인다면 과연 어떻게 죽이셨을까? 그러나 아무도 이것을 알 수 없게 되었다. 왜냐하면 그는 마감 시한 몇 분 전에 플로리다의 한 부호에게서 받은 거액의 수표로 위기를 모면했기 때문이다.

그것은 그렇다 치고, 2년 후 로버츠는 수백만 달러를 투자했던 툴사(Tulsa-Based City)의 믿음의료센터(Faith medical Center)의 문을 닫아야 할 지경에 이르렀다. 그때 그는 하나님께 그 이유를 물었는데 하나님께서 그에게 다음과 같이 대답하셨다고 한다.

하나님께서 내 영혼에게 말씀하셨다. "나는 기도와 의술이 융합된 나의 치료의 물결을 온 세상에 알리고자 너로 하여금 그 의료센터를 크게 짓게 하였다. 그러나 나는 이 계시가 툴사에서 그치기를 원하지 않는다. 이제 나의 치료의 물결을 세상 모든 사람들에게, 모든 후세에게 알릴 때가 되었다." 내 영혼으로 항상 그 분의 음성을 분명하게 들었던 것처럼, 이번에도 주님은 내게 이런 감동을 주셨다. "너와 네 동료들은 온 세상과 모든 교회와 모든 세대를 위하여 기도와 의술을 융합하였다. 이제 이 일은 다 이루었다"고 말씀하셨다.

그래서 나는 물었다. "8년 만에 그 병원을 닫게 하시고 11년 만에 의과학교를 닫게 하신 것도 그 이유입니까?"

하나님께서 대답하셨다. "그렇다. 내 아들이 삼년 만에 공생애를 마치고 십자가에서 '아버지여, 다 이루었나이다'라고 말한 것과 마찬가지로 그 일이 다 이루어졌다."[1]

우리는 여기에서 오랄 로버츠의 지나친 오만을 볼 수 있다. 그러나 하나님으로부터 개인적인 계시를 받는다고 생각하는 사람은 단지 로버츠 한 사람 뿐만이 아니다. 은사주의자들은 대부분 하나님께서 자신들에게 특별한 방법으로 말씀하신다고 믿고 있다. 즉, 들을 수 있는 음성, 내적 감동, 환상 등을 통하여 말씀하시거나, 또는 단지 그들을 전달 매체로 삼아 노래나 시를

---

1) "Oral Roberts:Victory Out of Defeat", *Charisma*(December 1989), 88.

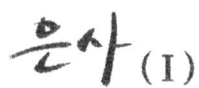

짓게 하거나 예언하게 한다고 한다.

라파 랜치(Rapha Ranch)의 창설자인 린다 펠(Linda Fehl)은 "성령"이라는 제목의 노래가 들어 있는 테이프를 판매하고 있는데, 그녀가 암 치료를 받을 때 성령께서 이 노래를 주셨다고 한다.[2]

언젠가 기독교 출판사의 어떤 편집장이 내게 말하기를, 은사주의자들이 매주 하나님의 영감을 받아 쓴 것이라고 주장하는 책이나 기사, 또는 노래나 시를 그에게 가져온다고 했다.[3] 내가 잘 아는 편집장도 역시 문법도 맞지 않고 사실성이나 논리성이 전혀 결여된 형편없는 원고나 또는 말도 안 되는 것들, 또 어설프게 운율을 맞춘 시집 따위를 받게 된다고 말했다.

국제적으로 잘 알려진 저자이자 방송 설교가요, 캘리포니아에 있는 한 교회의 목사인 잭 헤이포드(Jack Hayford)의 말을 들어보면, 이런 주장을 하는 사람들이 단지 괴상하고 천박한 은사주의 신도들만은 아니라는 것을 알 수 있다. 헤이포드는 북아메리카의 오순절 협회에서 말하기를, 하나님께서

---

2) "The Tapes That Are Healing the Nations" (advertisement), *Charisma*(October 1988), 69.
3) 이따금 "영감"되었다는 책들 중에 어떤 것들이 출판되기도 한다. 데이빗 윌커슨의 환상(*The Vision*, Old Tappan, N.J.:Spire, 1974)이 그 한 예이다. 이 책에는 "다가올 아마겟돈에 대한 경이로운 예언"이라는 부제가 붙어 있다. 윌커슨은 "내 마음 속 깊은 곳에서부터 이 환상이 하나님께로부터 온 진리이며 꼭 성취될 것이라는 확신이 든다"고 썼지만, 사실은 성취되지 않았다. 윌커슨은 "자연이 분노할 것이며 십 년 이상 동안 그 강도는 점점 더해질 것이다"라고 예언했다. "잠시 동안 진정되는 기미가 보이겠으나 매일 지구 곳곳에서 자연의 분노함을 보게 될 것이다"라고 했다. 윌커슨은 미국 어디에선가 엄청난 지진이-역사상 가장 심한 재앙이- 있게 된다고 했다. 그는 경제 공황을 비롯하여 많은 재앙이 있을 것이라고 예언했다. 그중에서도 가장 아이러니한 것은 "긍정적 사고방식" 이론이 뜸해질 것이라는 예언이다.
최근에 나는 영감되었다고 하는 책을 우편으로 받아 보았다. 책 표지에는 워싱턴 하나님의 내셔널 교회 담임 Dr. T. L. 로우리라고 쓰여 있었다. 또한 "다른 책들과는 달리 나는 성령께서 이 책을 기록되게 하셨고 영원토록 존재하게 하셨다는 사실을 믿는다. 나는 하나님께서 이 책 위에 기름을 부으셨고, 따라서 이 책이 모든 사람들에게 유익할 것을 믿는다"라고 적혀 있었다. 로우리 목사는 그 책이 성경과 동등하다고 믿고 있음에 틀림이 없다. 나는 171쪽에 달하는 이 책을 훑어보았는데, 거기에는 상상, 기괴한 환상, 그리고 성경과 맞지 않는 가르침들로 가득 차 있었다. (Mary Kathryn Baxyter, *A Divine Revelation of Hell*(Washington:National Church of God, n.d.).)

그에게 새로운 시대가 오고 있다고 말씀하셨다고 했다.

헤이포드는 예수께서 아버지의 우편에 있는 그의 보좌에 앉아 계신 환상을 보았다고 했다. 헤이포드의 환상에 의하면, 예수께서 그의 보좌에서 막 일어나시려 하던 참이었다. 성결한 기름이 그의 옷자락에 흐르면서 교회위에 뿌려지기 시작했다. 예수께서 말씀하셨다. "이제 나의 재림을 준비하려고 일어섰다. 나와 함께 설 자들이 이 기름을 갑절로 받게 될 것이다."[4]

그리고 유명한 은사주의 작가이자 목사인 래리 리(Lerry Lea)는 이렇게 쓰고 있다.

최근에 시카고에서 설교 준비를 하고 있을 때 주의 영이 내게 임하셨다. 그는 내 마음에 이렇게 말씀하셨다. "이 나라를 다스리는 용사의 이름을 이제 너에게 말해 주겠다." 그래서 나는 주의 깊게 그 말을 들었다. "너희가 대면하고 있는 영적 용사, 너희 나라를 지배하고 있는 악마 같은 용사는 탐욕의 용사이다." 이 하나님의 말씀을 입증할 증거를 찾으려고 오래 기다리지 않아도 된다.[5]

케네스 하긴(Kenneth Hagin)의 이야기는 정말 이상하기 짝이 없다. 그는 젊은 시절 미혼이었을 때 하나님께서 어떤 여자와 헤어지게 하도록 그 여자가 도덕적으로 순결하지 못하다는 것을 보여 주셨다고 한다. 그런 일이 어떻게 있었는가? 그의 설명은 정말 희한하다. 하긴은 어느 주일날 교회에서 설교를 하고 있는데 하나님께서 자기를 들어 옮기시는 기적을 행하셨다고 한다. 어처구니없게도 하긴은 설교자였다.

---

4) "Pentecostals Set Priorities", *Charisma*(January 1991), 44.
5) "Pentecostals Set Priorities", *Charisma*(March 1991), 40(italics in origianl).

나는 설교하는 도중에 갑자기 옮겨졌다. 15마일쯤 떨어진 작은 시가지의 한 길거리에 서 있는 것이 아닌가? 알고 보니 그때가 토요일 저녁이었다. 나는 어떤 빌딩에 기대어 서 있었는데 젊은 여자가 길을 걷고 있었다. 그녀가 내가 서 있는 곳으로 다가올 즈음에 어떤 차가 따라왔다. 그 차의 운전사가 커브를 돌면서 경적을 울리자 그녀가 그 차에 탔다. 그는 차를 돌려서 곧장 시가지를 빠져나갔다. 그런데 갑자기 내가 그 차 뒷좌석에 앉아 있지 않겠는가!

그들은 으슥한 곳으로 가더니 간음을 하였다. 나는 똑똑히 그들을 보았다. 나는 구름 속에 있었다. 갑자기 내 목소리가 들리더니 구름이 사라졌다. 나는 설교단에 서 있었다. 무슨 말을 해야 할지 몰랐다. 왜냐하면 그동안 내가 무슨 말을 하고 있었는지 몰랐기 때문이다. 그래서 그저 "모두 머리를 숙입시다"라고 말하고 기도했다. 시계를 보았다. 나는 15분 동안 구름 속에 있었던 것이다.

예배를 마치고 돌아가는 사람들과 인사를 나누고 있을 때 바로 그 여자가 다가왔다. 내가 "어제 저녁에는 안 나오셨더군요"라고 했더니, 그녀가 대답하기를 "예, 어제 ○○에 있었어요."(그녀는 그 작은 도시를 들먹였다)라고 했다. 그래서 나도 "예, 저도 알아요."하고 대답했다.[6]

하긴은 이 미심쩍은 체험을 근거로 그녀를 문란한 여자로 단정했고 그날 그녀가 간음죄를 지었다고 확신했다. 그는 또 계속해서 비슷한 사례를 들고 있다. 그는 갑자기 다른 젊은 여자 차에 옮겨졌는데, 그 여자가 도덕적으로 불미스러운 일에 몰두하고 있었다고 한다.[7]

어처구니없게도 이 두 이야기를 소개한 뒤 그는 이렇게 기록했다. "여러

---

6) Kenneth E. Hagin, *The Glory of God*(Tulsa:Faith Library, 1987), 14-15(emphasis added).
7) Ibid., 15-16.

분은 광신과 실제 사이에는 뚜렷한 구분이 있다는 것을 알아야 합니다. 많은 사람들이 체험을 구하는 실수를 범하고 있습니다."[8]

하나님께서 정말로 하간을 기적같이 차에 옮기셔서 그가 간음의 현장을 목격할 수 있게 하셨을까? 하나님이 오랄 로버츠에게 말씀하셨을까? 하나님이 린다 펠을 위하여 노래를 지으셨을까? 잭 헤이포드가 하나님의 우편 보좌에서 일어나시는 그리스도를 실제로 보았을까? 래리 리의 예언이 정말 "주의 말씀"일까? 기독교인들이 지금도 성령의 감동으로 하나님의 직접 계시를 받고 있다는 말인가? 사람들이 오늘날 노래를 짓거나 책을 쓸 때나 설교하거나 가르칠 때에, 혹은 어떤 결정을 내릴 때 그들이 영감으로 할 수 있다고 주장할 수 있는가? 대부분의 은사주의자들이 큰소리로 "그렇다"고 대답한다. 예를 들어 J. 로드먼 윌리엄스(J. Rodman Williams)는 이렇게 썼다.

성경은 정말로 현재 하나님의 역사를 잘 증거하고 있다. 만약 오늘 누군가가 하나님과 그리스도의 환상을 보았다는 것은, 이런 일이 전에도 있었다는 것을 인정해 준다. 누군가가 지금 하나님의 계시를 받았다는 것은 초대교회 교인들에게도 계시가 있었다는 것을 확증한다. 만약 누군가가 "여호와께서 가라사대"라는 말로, 그것도 성경말씀 이상의 것을 동료들에게 주저하지 않고 선포한다면 이것 또한 오래 전에도 그런 역사가 이루어졌었다는 것을 충분히 증거한다. 얼마나 신기하고 놀라운 일인가? 누구든지 성령의 교통하심으로 진리의 말씀을 선포한다면 그것은 결코 그 자신의 생각이나 사상일 수 없고(예를 들면 그날의 어떤 주제들에 관한 것) 또 단순히 성경을 해석하는 정도의 것도 아니다. 왜냐하면 성령은 인간의 관찰이 아무리 흥미롭고 심오하다 하더라도 그것들을

---

8) Ibid., 16

은사 (I)

초월하시기 때문이다. 과거에 대한 증거 기록이 아무리 오늘 현재에 일어난 것에 대한 모델로서 가치 있는 것이라 하더라도, 살아계신 하나님의 영은 그 기록 이상으로 역사하신다.[9]

윌리엄스가 말하려는 바가 무엇인가? 그는 성경이 하나님의 계시의 최고 원천이 아니라 오늘날 주어지고 있는 후속적인 계시에 대한 "증거 자료"에 불과하다고 주장한다. 윌리엄스는 기독교인들이 성경에 무엇이든 첨가할 수 있고, 또 다른 사람들이 성경에 첨가한 것을 정상적이고 정통적인 것으로 받아들일 수 있다고 한다. 그는 성경은 오늘날 성령이 신자들을 감동하시는 성령의 역사에 대한 "표본"이라고 믿고 있다.

이것은 극단적인 상대주의(relativism) 견해로서 은사주의 운동이 한창 전개되면서 우세해졌다. 에드워드 N. 그로스(Edward N. Gross)가 현대 교회의 이와 같은 치명적인 경향을 잘 말했다.

모델 시대가 도래했다. 모델이 법을 대신한다. 모델이란 사람이 진리를 인식한 결과이다. 이것들은 임시적인 것으로서 새로운 자료들이 나타나면 변화할 수밖에 없다. 이 모델들은 항상 노출되어 있고, 또 끊임없이 시험 대상이 된다. 어떤 연구가도 하나의 모델을 모든 현상에 대한 유일한 해석으로 단정 지을 수 없다. 왜냐하면 결국 새롭게 발견된 자료에 의해 그 연구가도 구세대의 경솔한 바보로 판명되고 말 것이기 때문이다. 학문의 세계는 옛날의 연구(닫힌 체계)에서 새로운 연구(열린 체계)로 발전되었다······.

만약 성경이 영감받은 선지자들이나 사도들에게 주어지는 새로운 계시가 없는 닫힌 진리 체계라고 한다면 그 "모델 연구"는 해석학적으로 오류 투성이인 위험한 도구가 되

---

9) J. Rodman Williams, *The Era of the Spirit*(Plainfield, N.J.:Logos, 1971), 16.

고 말 것이다.

이 분야에 있어서 어떤 혼동도 있어서는 안 된다. 기독교의 정통적인 가르침은 항상 하나님의 특별 구원 계시가 성경의 가르침 안에 제한되어 있다고 주장한다…… 문제는 여기에 있다. 만약 성경이 완전하다면 그것은 닫힌 진리 체계일 것이다. 만약 성경이 고정적이고 절대적인 진리의 표준을 담고 있다면 성경의 가르침들이 교리적으로 확증될 수도 있을 것이다. 만약 하나님께서 여전히 새로운 계시를 부어 주신다면 하나님의 진리는 지금도 점진적으로 드러나고 있을 것이다. 이것이 사실이라면 현대의 선지자들이 성경에서 발견한 것 이상으로 새롭고 분명한 진술로 하나님의 진리를 해명할 때 그 말씀을 경청하는 것이 우리의 의무일 것이다. 그러나 사실 대부분의 기독교인들은 현대 선지자들의 난해한 이야기들을 말씀 가운데 주어진 신성한 진리가 발전된 형태라고 생각하지 않는다. 나도 그렇지 않다는 것을 확신한다.[10]

나 역시 이 말에 동감한다. 성경은 닫힌 진리의 체계이다. 즉, 완성된, 충분한, 그래서 어떤 것도 더할 필요가 없는 완전한 진리 체계이다(유 3; 계 22:18-19). 성경은 하나님께서 계시하시고자 하는 모든 영적인 진리를 다 담고 있다.

영감의 의미는 무엇인가?

"영감"이라는 단어는 "숨을 불어넣다"라는 뜻의 라틴어에서 유래되었다. 그러나 불행하게도 이것은 성경에 사용된 헬라어 원어의 의미를 충분히 전달하지 못한다. 실제로 숨을 불어 "넣다"라는 개념을 디모데후서 3:16에서

---

10) Edward N. Gross, *Miracles, Demons, & Spiritual Warfare*(Grand Rapids:Baker, 1990), 150-52.

는 발견할 수 없다.

"모든 성경은 하나님의 감동으로 된 것으로"

이 구절을 그런 식으로 읽는 사람들은 "영감"의 진정한 의미를 오해할 수밖에 없다. 그들은 하나님께서 신적인 기운을 성경을 기록한 자들의 말에 불어넣으셨다고 한다.

영감에 해당하는 헬라어 theopheustos는 "하나님께서 내쉬다"이다. 그래서 이 구절의 문자적인 의미는 "모든 성경은 하나님께서 숨을 쉬신 것"이다. 즉, 성경은 하나님께서 신적인 기운을 불어넣은 인간의 말이 아니라 하나님의 숨 자체인 것이다. 성경은 하나님 자신의 말씀이다.

이것은 사람들이 자칫 오해하기 쉬운 진리이다. 영감은 성경이 하나님의 계시를 포함한다는 의미가 아니다. 이것은 계시된 진리의 말씀의 일부가 성경에 감추어져 있다는 의미가 아니다. 이것은 사람들이 진리의 말씀을 자신들의 말로 기록했다는 의미가 아니다. 이것은 하나님께서 단지 그 저자들을 도와주었다는 의미가 아니다. 이것은 성경 말씀이 하나님 자신의 말씀이라는 의미이다. 성경의 모든 말씀은 하나님께서 "불어 내쉰" 것이다.

불타는 덤불에서 하나님께서는 모세에게 이렇게 말씀하셨다.

"이제 가라 내가 네 입과 함께 있어서 할 말을 가르치리라(출 4:12)."

눈물의 선지자 예레미야는 하나님께로부터 이런 사명을 받았다.

"내가 네게 무엇을 명하든지 너는 말할지니라… 내가 내 말을 네 입에 두었노라(렘 1:79)."

또 하나님은 에스겔에게 이렇게 말씀하셨다.

"인자야 이스라엘 족속에게 가서 내 말로 그들에게 고하라… 내가 네게 이를 말을 너는 마음으로 받으며 귀로 듣고 … 그들에게 고하여 이르라(겔

3:4, 10-11)."

베드로후서 1:21은 하나님께서 성경을 통해 어떻게 말씀하시는가를 잘 설명해 주는 핵심 구절이다. 문자적으로 직역하면 다음과 같다.

"어떤 예언도 인간의 의지에 의한 행동으로 된 것이 아니다. 오직 성령의 감동받은 사람이 하나님으로부터 받아 말한 것이다."

여기에서 가장 중요한 단어는 "감동받은"이다. 이것은 성령에 의해, 성령을 따라 움직이는 것을 의미한다.

신학자인 토마스 A. 토마스(Thomas A. Thomas)는 어린 시절 집 근처의 계곡을 따라 흐르는 작은 시냇물에서 놀던 때를 회상함으로써 이에 대한 적절한 설명을 하고 있다.

사내아이들은 소위 "배"를 가지고 놀기를 좋아한다. 아이들에게는 물에 뜰 만한 나무 막대기는 모두 다 배가 된다. 아이들은 그것을 물에 띄워 놓고 그것이 물줄기를 따라 내려가면 그것을 따라 같이 뛰어간다. 물살이 빠르게 바위 위를 지나가면 그 나무 조각도 빨리 움직인다 …… 다시 말해서 어린아이들에게 "배"와 같은 그 나무 조각은 전적으로 물 위에 실려서 물이 흐르는 방향대로 움직인다. 물이 그 조각을 움직여야 그것이 움직인다. 성경의 기자들도 이것과 마찬가지다. 그들은 오직 하나님의 성령에 실려서 성령이 흐르는 대로 성령을 따라 움직인다. 그들은 성령이 지시하는 대로 기록했다. 그들이 기록한 것이 정확히 성령께서 기록되기를 원하시는 바에 일치하도록 하나님께서 그들을 움직이셨다. 그들이 기록한 것은 진정한 의미에서 그들의 말이 아니라 바로 하나님의 말씀이었다.[11]

---

11) Thomas A. Thomas, *The Doctrine of the Word of God*(Philadelphia:Presbyterian and Reformed, 1972), 8-9.

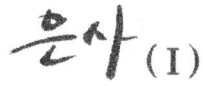(I)

영감에 대한 현대의 견해

오늘날 성경 연구는 어떤 것인가? 몇몇 현대 신학자들은 영감이 계속되고 있으며 계시가 발전된다고 생각한다. 듀이 비글(Dewey Beegle)은 오래 된 찬송 중에서 어떤 것은 성경과 마찬가지로 영감받은 것이라고 믿고 있다. 그는 이렇게 썼다.

"어떤 위대한 찬송들은 실제로 시편과 맞먹는다. 만약 아이작 왓츠, 찰스 웨슬리, 아우구스투스 탑레니 그리고 레이놀드 헤버가 다윗과 솔로몬 시대에 살았더라면, 그리고 이들 시대에 이들이 받았던 것만큼 만이라도 영감을 받았다면, 하나님을 찬양하는 그들의 찬송은 아마도 히브리 정경에 기록되었을 것이다."[12]

비글은 특별히 조지 매디슨(George Matheson)의 체험을 언급하였다. 이 사람은 스코틀랜드의 맹인 목사로서, 19세기에 사역하였으며 극심한 절망 중에 있는 사람이 부르는 찬송 "O Love That Wilt Not Let Me Go"를 지었다. 매디슨은 그의 누이가 결혼하던 날 저녁, 20년 전 자기가 실명하게 될 것을 알게 된 약혼녀가 자기를 버리고 떠났을 때의 괴로운 심정을 회상하였다. 매디슨은 천부적인 리듬감이 있었던 것도 아니었는데 그 찬송을 짧은 시간 안에 지었다. 매디슨의 말에 의하면, "O Love That Wilt Not Let Me Go"는 절대 바꾸거나 수정하지 않고 마치 "높은 곳에서 비치는 여명"과 같았다고 한다.

비글은 조지 매디슨의 그 체험이 바로 시편을 기록하게 한 그 영감과 같은 것이라고 믿고 있다.

---

12) Dewey Beegle, *The Inspiration of Scripture*(Philadelphia:Westminster, 1963) 140(emphasis in original).

…… 이것은 시편의 영감과 같은 종류이다. 아무런 차이도 없다. 만약 차이가 있다면 정도의 문제일 뿐이다. 성경의 기자들이 하나님의 계시를 전달하는 통로로서 하나님의 도움을 더욱 절실히 필요로 한 것은 사실이다. 그러나 그들에게 영감된 것은 특별한 것이 아니고 하나님께서 오랜 역사 동안 그의 모든 사역자들에게 주신 것과 같은 종류의 영감이다. 성경은 특별 계시를 기록한 것이라는 점에서 특별한 것이지 결코 영감이 유별난 것이 아니다.[13]

비글은 정경이 마무리되지 않았다고 믿는다.[14] 그래서 그는 "계시와 성령의 영감은 계속되고 있다…… 성경의 기자들과 편집자들이 정경 이후의 해석자들과 질적으로 다르다고 말할 수는 없다"[15]라고 한다. 그는 또 계속하여 이렇게 말한다.

교회가 20세기에 끼친 하나님의 영감을 더욱 역동적으로 감지한다면 교회의 전도와 파급 효과는 더욱 크게 될 것이다. 성경의 독특성을 인정한다는 것은 잘한 일이다. 그러나 그 영감이 절대적으로 우리 시대의 영감과 다르다고 생각하는 것은 오산이다. 하나님께서 성경 기자들과 해석자들을 세우시고 보내셨던 것처럼 오늘의 기독교인들도 하나님께로부터 세우심과 보내심을 받았다는 확신을 가질 필요가 있다. 정말 하나님의 기록된 계시를 이렇게 복잡한 세대에게 설명하기는 어렵기 때문에, 성경 시대에 계시를 설명하기 위해 영감이 필요했던 것처럼 오늘날에도 하나님의 영감과 특별한 지혜가 더욱 절실히 요구된다.[16]

---

13) Ibid.
14) Dewey Beegle, *Scripture, Tradition, and Infallibility* (Grand Rapids:Eerdmans, 1973), 308.
15) Ibid.
16) Ibid., 309.

사실 이것이 바로 은사주의자들이 믿는 바이다. 만약 하나님께서 지금도 영감으로 새로운 계시를 주신다면 "성경의 독특성을 인정할 수 없다"는 것이 사실일 수 있다. 정경이 아직 계속되고 있다면, 또 하나님께서 지금도 새로운 예언이나 신령한 노래, 또는 지혜의 말씀들을 주시고 있다면, 우리는 이 새로운 계시들을 열심히 수집하여 성경에 첨가하고 또 이것들은 진지하게 연구해야 할 것이다. 오히려 새로운 계시들이 우리 시대, 우리 문화와 더 깊은 관련이 있으므로 여기에 더 큰 비중을 두어야 할지도 모른다.

실제로 어떤 은사주의자들은 그렇게 주장하고 있다.[17] 그렇지만 그것은 정말 터무니없는 착각이다. 정경이 지금도 계속되고 있는 것은 아니다. 신구약으로 된 하나님의 말씀은 유일무이한 기적이다. 1500여 년 동안 선지자들과 사도들과 같은 하나님의 사람들이 오류 없이, 서로 모순됨이 전혀 없이 하나님의 말씀을 일점일획까지도 모두 기록했다. 어떤 새로운 찬송도 성경에 버금갈 수는 없다. 어떤 새로운 예언이나 지혜의 말씀도 하나님의 영원하신 말씀과 동등한 자리에 있을 수는 없다. 천지는 없어져도 하나님의 말씀은 영원할 것이다(마 5:18).

점진적인 계시인가?

은사주의자들은 방언과 예언 그리고 환상 따위를 통해 받은 그 가상적인 계시들이 어떻게 성경과 일치하는가를 설명하기 위해 고심하고 있다. 앞에

---

17) 최근에 나온 카리스마 잡지는 이렇게 권하고 있다. "개인적인 예언들을 묵상하기 위해서는 가능하면 그것들을 기록해야 한다. 만약 누군가 하나님께로부터 말씀을 받았다고 하면, 그 사람을 잠깐 기다리게 하고 녹음기를 가져오든지 아니면 그 사람더러 직접 쓰라고 해야 한다. 만약 광장에서 말씀을 받았다면 가능한 한 요점만이라도 기록해야 한다." (Bill Hamon, "How to Receive a Personal Prophecy", *Charisma*(April 1991), 66.)

서도 언급했다시피, J. 로드만 윌리엄스는 이 은사주의적인 현상들은 단지 성경 시대에 일어났던 사건들에 대한 새로운 증거에 불과하다고 한다. 즉, "만약 누군가가 '여호와께서 가라사대'라는 말로, 그것도 성경 말씀 이상의 것을 동료들에게 주저하지 않고 선포한다면 오래 전에도 그런 역사가 있었다는 말이 된다."[18]

성령 은사에 대한 그의 설명은 연속적인 계시에 대한 논쟁과도 관련 있다. 즉, 그는 "성령 안에서 우리는 성경에 묘사된 그 어떤 경우나 다름없이 생생한 하나님의 임재의 현장에 있는 것이다. 우리가 과거의 증거들로부터 배우고 마음에 새겼던 것들에 비추어, 새로운 일들은 우리 시대에, 또 미래에 계속 일어날 것이라고 추측할 수 있다"[19]라고 했다. 계속해서 윌리엄스는 어떻게 새로운 계시가 일어났는지 다음과 같이 설명하고 있는데, 그는 "예언 은사"를 특히 강조하고 있다.

하나님은 예언을 통해 말씀하신다. 이것은 단순하면서도 심오하고 놀라운 일이다. 집회에 참석한 누군가가 "하나님께서 가라사대"라는 말로 하나님의 말씀을 갑자기 선포한다(항상 그런 것은 아니지만). 이것은 보통 1인칭으로, 또 "나, 너"식의 표현으로 선포된다. 즉, "내가 너와 함께 있어 너를 축복하고……이다." 이 예언은 "천국의 언어"로 된 것이 아니라 그 사람이 평소 사용하던 언어로, 심지어는 그 억양이나 발음 습관대로 선포된다. 어떤 때는 그 예언이 조잡하고 문법에 맞지 않을 수도 있다. 또는 성경의 어투가 뒤섞이기도 한다. 때로는 더듬거리기도 하고 때로는 유창하게 할 수도 있다. 그러나 이런 것들은 전혀 문제가 되지 않는다. 왜냐하면 하나님은 그가 찾으신 사람들을 사용하

---

18) Williams, Era, 16(emphasis added).
19) Ibid (emphasis in original).

은사 (I)

셔서 예언하게 하시고, 또 성령은 연약한 인간을 도구로 사용하셔서서 하나님의 말씀을 선포하시기 때문이다…….

반복하거니와 이 모든 것들은 정말로 놀라운 일이다. 물론 우리는 대부분 성경에 기록된 예언의 말씀들에 익숙해 있고 또 기꺼이 그것들을 하나님의 말씀으로 인정한다. 우리는 이사야나 예레미야가 "하나님께서 가라사대"라고 말하는 것에 익숙해져 있다. 그런데 20세기인 오늘날에는 왜 어떤 사람들도 그런 식으로 예언하지 않는가…… 갑자기 극적으로 개입하셔서 예언 활동이 다시 활발해지기 전까지 우리는 대부분 예언이 신약 시대에 끝이 났다고 믿었었다(신약성경의 증거는 이것과 다름에도 불구하고 말이다). 우리는 너무도 오랫동안 신약성경을 잘못 읽지 않았는가![20]

이것은 지금 은사주의자들의 예언이 성경의 신적인 계시와 동등하다고 말하는 것이나 다름없다. 이것은 터무니없는 주장이다. 왜냐하면 현대의 "예언자"라고 하는 자들에게는 사기성이나 실수의 가능성이 농후하기 때문이다. 윌리엄스는 이런 위험을 감지하고 이렇게 썼다.

예언이란 아무렇게나 되는 것이 아니다. 그것은 하나님께서 그의 백성에게 주시는 메시지이기 때문에 아주 진지하게 생각해서 한마디 한마디를 선포해야만 한다. 또한 이것은 반드시 교회 생활에 적용되어야 한다. 아울러, 어떤 것은 하나님의 말씀인 것처럼 가장하기는 했지만 거짓된 예언일 수 있으므로 반드시 영적인 분별력을 가지고 있어야 한다.[21]

---

20) Ibid., 27-28.
21) Ibid., 29.

비록 윌리엄스가 이런 위험들을 인정하기는 했지만, 그는 거짓과 진실을 구별하기 위해 어떻게 "진지하게 생각하고", "영적으로 분별해야 하는지"에 대해서는 한마디도 언급하지 않았다.

아마도 윌리엄스는 나중에서야 자신이 제기했던 문제들을 깨달았던 것 같다. 그래서 그는 『로고스 저널(Logos Journal)』에서 이렇게 말했다.

나는 결코 지금의 체험들을 성경의 권위와 같은 수준에 두려고 한 것은 아니다. 오히려 성경의 결정적인 권위를 강하게 선포하려고 했다. 하나님은 성경 기자들에게 말씀하셨던 것과 똑같은 권위로 오늘날에도 말씀하시지는 않지만 그래도 여전히 말씀하신다 (신약 정경이 마감되었다고 해서 그가 말씀하시지 않는 것은 아니다). 하나님의 역사는 "과거 기록을 초월한다." 왜냐하면 지금도 하나님은 자신의 백성들에게 말씀하시고 행동하시기 때문이다.[22]

그러나 이 설명만으로 이 문제를 해결하기에는 미흡하다. 성경의 권위와 계시의 계속성을 구분하는 것은 억지다. 하나님의 말씀이 어떤 것은 권위가 없고 어떤 것은 권위가 더 있다는 말인가?

사실 윌리엄스의 이러한 견해는 신정통주의자인 듀이 비글의 입장과 일치한다. 만약 복음주의가 이런 견해를 받아들인다면, 성경의 유일성은 사라져 버리고 또 우리 신앙의 근거는 크게 손상되고 말 것이다. 이것이 오늘날 우리의 현실이다. 은사주의가 팽배하면서 많은 교회들이 그 주춧돌이나 다름없는 "sola Scriptura(오직 성경으로)" 즉, 오직 하나님의 말씀을 신적 권위로 삼는 이 원리를 포기하고 있다.

---

22) J. Rodman Williams, "Opinion", *Logos Journal*(May-June, 1977), 35.

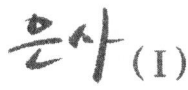

교회가 성경을 신앙과 삶의 무오한 최종의 권위로 받아들이지 않으면 신학적인 혼돈을 초래하게 된다. 너도 나도 하나님의 계시를 선포한다고 주장하고, 또 어떤 것이라도 신적인 계시에 의한 진리로 여겨지게 될 것이다. 저명한 은사주의 지도자들은 거짓과 허구를 조장하면서도 그들이 하나님의 새로운 계시를 받았다고 주장함으로써 사람들의 신앙을 기만하고 있는 것이 분명하다.

아마도 가장 뻔뻔스럽고 널리 알려진 사례로는 케네스 코퍼랜드(Kenneth Copeland)의 예언일 것이다. 그는 텍사스의 달라스에서 있었던 "3일간의 빅토리 캠페인 기간" 동안 예수께서 어떤 메시지를 주셨다고 했다.[23] 다음 글이 과연 성경 속의 그리스도에게서 온 메시지인지 스스로 판단해 보라.

이 일들이 이루어질 때가 되었다고 주께서 말씀하셨다. 영적인 활동이 활발해질 때이다. 오! 마귀들의 역사도 이와 동시에 더욱 거세어질 것이다. 그러나 동요하지 말라.

사람들이 너희를 고소하기를 너희가 스스로 하나님이라 한다 하여도 동요하지 말라. 너희를 광신자라 해도 동요하지 말라. 사람들이 너희를 욕하고 괴롭혀도 동요하지 말라. 그들이 나를 그렇게 비방했으니 너희도 그렇게 비방하지 않겠느냐?

너희가 나를 본받으면 본받을수록 그들은 더욱더 너희를 멸시할 것이다. 그들은 내가 하나님이라 했다고 하면서 나를 십자가에 못 박았다. 그러나 나는 결코 내가 하나님이라고 하지 않았다. 단지 나는 하나님과 함께 하고, 또 그가 내 안에 계시다고 했을 뿐이다. 할렐루야! 이것이 곧 너희의 삶이다.[24]

---

23) Kenneth Copeland, "Take Time to Pray", *Voice of Victory*(February 1987), 9.
24) Ibid.

코퍼랜드의 "예언"은 완전히 엉터리이다. 실제로 예수님은 -신약의 예수는- 자신이 하나님이라고 주장했다. 즉, 예수님은 유대인 지도자들에게 "진실로 진실로 너희에게 이르노니 아브라함이 나기 전부터 내가 있느니라(요 8:58)"로 말씀하셨다.

예수님의 이런 주장들은 복음서에서 여러 번 찾아볼 수 있다(막 14:61-64; 요 5:16-18; 10:30-33). 사도 요한은 바로 이와 같은 예수님의 주장을 조명하기 위해 이 복음서를 기록했던 것이다(요 1:1, 14).

코퍼랜드는 참 선지자인가, 아니면 베드로가 경고했던 거짓 선지자인가? "민간에 거짓 선지자들이 일어났었나니 이와 같이 너희 중에도 거짓 선생들이 있으리라 저희는 멸망케 할 이단을 가만히 끌어들여 자기들을 사신 주를 부인하고 … (벧후 2:1)" 현대의 "예언자"들이 하나님의 말씀을 능가할 수 있는지 없는지에 대해서 분명한 판단력이 없는 사람들에게는 이것은 명쾌하게 답하기 어려운 질문이다.

은사주의자들의 예언과 환상이 항상 성경과 분명하게 모순되는 것만은 아니다. 어떤 것들은 아주 우스꽝스러운 것도 있다. 래리 리는 다음과 같이 썼다.

몇 해 전에 나와 친한 어떤 목사가 내게 이런 말을 했다. "래리, 언젠가 내가 당신을 위해서 기도하다 환상을 보았어요. 그런데 당신의 귀가 꼭 미키 마우스 귀처럼 아주 컸어요. 다른 것들은 다 정상인데 귀만 꼭 코끼리처럼 크더군요. 그래서 주님께 이 환상이 무슨 의미인지 물었더니, 성령께서 내게 응답하시기를 '래리 리의 귀가 좋아지고 있다. 그의 영의 귀가 더욱 좋아지고 있다'고 대답하셨어요."[25]

---

25) Larry Lea, "Are You a Mousekateer?" (sic). *Charisma* (August 1988), 9.

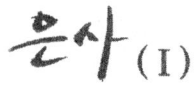

은사주의자들은 하나님의 말씀으로서 성경이 갖는 유일성을 포기하였다. 그 결과 영적 방임주의에 이르게 되었다. 뭔가 신기하고 새로운 것을 추구하다 보니 하나님의 말씀에 근거한 역사적인 기독교의 신앙은 아예 제쳐 두고 오히려 사탄을 모방하는 꼴이 되고 말았다. 그 결과 혼란과 실수, 심지어는 사탄적인 속임수가 불가피하게 되었다.

멜빈 핫지(Melvin Hodges)는 은사주의 목사로서 "새로운" 계시에 대해 다음과 같이 단서를 덧붙였다.

오늘날 몇몇 사람들이 예언의 은사와 계시를 과대평가하고 있다. 영감의 은사에 치중하는 교회일수록 이런 경향이 짙다. 예언에 따라서 집사들이 임명되고, 또 목사들의 해임이나 위임도 예언에 의해 결정된다. 교회는 혼란스러워진다. 그 원인은 분명하다. 예언은 결코 다스리는 사역이나 지혜와 말씀의 은사를 침해하기 위한 것이 아니다. 바울은, 몸은 하나로 된 것이 아니라 여러 지체로 이루어져 있으므로 만약 예언이 지혜의 말씀과 지식의 말씀의 역할을 침해하면 온 몸이 한 직분, 곧 예언의 지배를 받게 된다고 가르쳤다. 다시 말해서, 예언하는 사람들이 온 몸을 다스리게 된다는 것이다….

예언이 절대 무오하다는 사상이 여러 사람을 혼란에 빠뜨렸다. 어떤 사람들은 무엇이 성령의 음성인가를 묻는 것조차도 죄가 되는 것으로 여긴다. 그러나 모든 은사에는 하나님과 인간의 협력이 있기 마련이다.[26]

핫지가 "예언과 계시의 은사"에 대해 말하고 있다는 것을 눈여겨 보라. 그도 역시 하나님께서 지금도 새로운 계시를 주신다는 것을 믿고 있는 것이 분명하다. 또한 그는 소위 예언 선포가 교회 안에서 얼마나 많은 문제를 일으

---

26) Melvin L. Hodges, *Spiritual Gifts* (Springfield, Mo.:Gospel Publishing House, 1964), 19-20.

키고 있는가도 잘 알고 있다. 그런데도 그는 교묘하게 은사주의자들이 말하는 "예언 은사"가 성경의 권위에 미치지 못한다고 결론을 맺지 않는다.

하지만 그는 여전히 은사주의자들이 현대의 예언자들을 너무 진지하게 받아들이거나 또는 그들에게 치중하지 않도록 경고한다. 그는 어떻게든 이 혼란스러운 문제를 해결하려고 하지만 길이 없다. "예언 선포"가 어떤 경우에라도 "신적인 계시"와 동등하게 여겨진다면 결국에는 절망의 늪에 빠지게 될 뿐이다. 성경이 그 유일성을 상실하게 되면 핫지가 말한 그 피해들을 결코 피할 수 없게 될 것이다.

은사주의자들이 모두 예언을 남용하는 것 하나만을 문제시하는 것은 아니다. 어떤 사람들은 그 은사를 잘못 사용하는 것을 문제시 한다. 그래서 그들은 훈련이 필요하다고 한다. 어떤 사람들은 아예 "선지 학교"를 세워놓고 학생들에게 다음과 같이 말했다.

여러분은 아마도 하나님의 계시를 받기 위해 부름을 받은 적이 있을 것이다. 그러나 여러분은 그 체험을 설명하기가 어려웠을 것이고, 또 이 문제에 대해 가르침을 받고 교제를 나눌 사람을 찾기가 쉽지 않았을 것이다. 선지 학교는 선지자들과 선견자들의 증표인 무수한 꿈과 환상에 대해 그 근거와 명확성을 제공하기 위해, 또 그리스도의 몸된 교회 안에서 예언 사역을 회복하도록 돕기 위해 세워졌다. 은사를 남용하고, 또 잘못 사용하는 경우가 있기 때문에 사람들이 예언 사역을 혐오하게 되는 경우가 많다. 그러나 아이 목욕통의 물을 버리면서 아이도 함께 버릴 수야 없지 않은가. 만약 여러분이 그것을 고작 모방하는 정도였다면 진짜가 있다는 것을 알아야 한다…… 단지 무식의 소치로 그 것을 남용하고 또 잘못 해석하는 경우가 있다. 여러분이 선지 학교에 와서 훈련을 받게 된다면, 하나님께서 여러분을 택하시고 맡기신 그 사명을 성취하도록 잘 준비할 수 있을

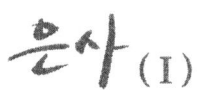

것이다.[27]

거짓 예언을 취급하는 그 특별한 방법이 참으로 놀랍다. 선지 학교가 신입 예언자들에게 그들의 "은사"를 어떻게 사용할지를 가르쳐 줄 수 있을까? 사람들이 자기들의 꿈과 환상들의 "근거와 명확성"을 제공할 수 있는 방법을 배울 수 있을까? 참 예언과 거짓 예언이 단지 교육에 의해 구분될 수 있을까?

나는 그렇게 생각하지 않는다. 거짓 예언은 결코 가벼운 죄가 아니다. 하나님은 이스라엘에게 이렇게 말씀하셨다. "그 선지자들이 허탄한 묵시를 보며 거짓 것을 점쳤으니 내 손이 그들을 쳐서 내 백성의 공회에 들어오지 못하게 하며 이스라엘 족속의 호적에도 기록되지 못하게 하며 이스라엘 땅에도 들어가지 못하게 하리니 너희가 나를 여호와인줄 아리라(겔 139)."

율법은 거짓 선지자들을 엄격하게 다루도록 이렇게 말하고 있다.

내가 고하라고 명하지 아니한 말을 어떤 선지자가 만일 방자히 내 이름으로 고하든지 다른 신들의 이름으로 말하면 그 선지자는 죽임을 당하리라 하셨느니라 네가 혹시 심중에 이르기를 그 말이 여호와의 이르신 말씀인지 우리가 어떻게 알리요 하리라 만일 선지자가 있어서 여호와의 이름으로 말한 일에 증험도 없고 성취함도 없으면 이는 여호와의 말씀하신 것이 아니요 그 선지자가 방자히 한 말이니 너는 그를 두려워 말지니라(신 18:20-22).

예외는 없었다. 거짓 선지자 즉, 성취되지 않을 예언을 한 자는 누구든지 죽어야 했다. 하나님을 대변하여 선포한다는 것은 심각히 생각할 문제이다.

---

27) "버나드 조단의 선지학교가 매달 열리다"(광고)

그럼에도 불구하고 어떤 은사주의자들은 원하는 사람은 누구라도 하나님께로부터 계시를 받을 수 있다고 믿는다. 위의 선지 학교 광고를 실은 『카리스마(Charisma)』라는 잡지에는 또한 "어떻게 하나님의 음성을 들을 수 있는가?"를 가르쳐 주는 카세트 테이프 광고가 나와 있었다. 그 광고는 "신자라면 누구든지 하나님의 음성을 언제 어디서나 들을 수 있다"고 했다. 그 테이프의 언사인 제리 헤스터(Jerry Hester)는 "하루 24시간 동안 하나님과 친밀하게 대화할 수 있도록 가르쳐 주겠다"고 주장한다.[28]

하나님으로부터 받은 개인적인 계시를 선포하려면 그 선지 학교에 가고, 또 하나님으로부터 개인적인 계시를 받으려면 그 강연을 청취하기만 하면 된다고 한다.

이것들은 모두 신실한 기독교인들로 하여금 성경에서 떠나게 하고 또 주관적인 방법을 즉, 하나님과 개인적인 대화를 갖거나 혹은 예언, 꿈, 그리고 환상 따위를 통해서 진리를 찾도록 유도한다. 이것은 하나님의 영감으로 된 영원한 말씀을 무시하는 처사이며, 사람들로 하여금 성경보다 새롭고 좀 더 친밀한 형태의 하나님의 계시를 추구하게 한다. 이것은 르테 파쉐(Rene Pache)가 지적한 바와 같이 은사주의자들의 경향 중 가장 유해한, 그리고 가장 치명적인 경향일 것이다.

그들은 성령의 특별한 은사에 지나치게 집착하고, 은사나 황홀경(Ecstasy), 그리고 "예언"에 너무 치중한 나머지 성경을 도외시하는 경향이 있다. 살아 계신 하나님과 매일 교제를 나눌 수 있다면 왜 꼭 과거의 성경에 연연해 하는가? 이것은 정말 위험한 생각이다. 기록된 계시에 의해 끊임없이 조정받지 않으면 우리는 곧 주관주의의 함정에 빠지

---

28) "오직 선자자들만이 하나님의 음성을 듣는가? 그렇지 않다!"(광고)

고 만다. 아무리 좋은 목적을 가지고 출발했다 하더라도 금방 정도를 이탈하게 되고 신비주의나 광신주의로 전락하고 만다. 성경에 어떤 것이라도 더하거나 감하는 것은 절대 금지되어 있다는 것을 명심해야 한다(신 4:2; 계 22:18-19). 이단 종파들은 대부분 성경에서 벗어난 창시자의 가상적인 계시나 새로운 체험에 근거하고 있다.[29]

정경은 마감되었다

사실 성경보다 새롭거나 친밀한 계시는 없다. 하나님은 우리가 하나님과 동행하도록 따로 개인적인 계시를 주실 필요가 없다. "모든 성경은 하나님의 감동으로 된 것으로 교훈과 책망과 바르게 함과 의로 교육하기에 유익하니 이는 사람으로 온전케 하며 모든 선한 일을 행하기에 온전케 하려 함이니라(딤후 3:16-17)." 성경은 완전하다. 성경은 우리가 선한 일을 하기에 필요한 모든 것을 제공한다.

은사주의 편에 선 기독교인들이 절대적으로 깨달아야 할 진리가 있다. 바로 하나님의 계시는 지금 현재를 위해 완전하다는 것이다. 성경의 정경 작업은 마감되었다. 요한은 신약 마지막 책의 마지막 말씀을 기록하면서 이렇게 경고했다. "내가 이 책의 예언의 말씀을 듣는 각인에게 증거하노니 만일 누구든지 이것들 외에 더하면 하나님이 이 책에 기록된 재앙들을 그에게 더하실 터이요 만일 누구든지 이 책의 예언의 말씀에서 제하여 버리면 하나님이 이 책에 기록된 생명나무와 및 거룩한 성에 참예함을 제하여 버리시리라(계 22:18-19)." 그 다음에 성령께서 영광의 찬송을 더하셨고, 이로써 정경은 마감되었다.

---

29) Rene Pache, *The Inspiration and Authority of Scripture*(Chicago:Moody, 1969), 319.

에스라와 느헤미야 시대 이후 구약 정경이 마감되고 나서 400여 년 동안 하나님께서 어떤 선지자도 어떤 형태로든 하나님의 계시를 선포하지 않았던 "침묵의 시기"가 있었다.

이 침묵은 신약 시대 이전에 세례 요한을 통해서 하나님께서 말씀하심으로써 깨어졌다. 그리고 하나님은 많은 사람을 감동시키셔서 신약성경을 기록하게 하셨고 이것은 또한 계시록에서 끝이 났다. AD2세기에 이르러 오늘날 우리가 가지고 있는 바와 같이 완전한 정경이 널리 인정되었다. 4세기에 교회 공의회는 교회가 무엇을 보편적으로 인정했는가를 검토하고, 공식적으로 오직 성경 66권만을 하나님의 영감으로 된 참 성경으로 받아들였다. 정경은 완성되었다.

마치 구약 정경이 마감되고 침묵이 있었던 것처럼, 신약 정경이 마감되고 어떤 형태로든 새로운 계시는 전혀 존재하지 않았다. 계시록이 완성되었기 때문에 기독교인들은 어떤 새로운 기록이나 구전적인 예언도 하나님께로부터 온 신적인 진리라고 받아들이지 않았다.

어떻게 정경이 선택되고 마감되었는가?

유다서 3절은 성경의 완전성에 대한 핵심 구절이다. 이것은 유다가 신약이 완성되기 전에 쓴 것임에도 불구하고 그는 전체 정경의 완성을 예견하고 있었다. "사랑하는 자들아 내가 우리의 일반으로 얻은 구원을 들어 너희에게 편지하려는 뜻이 간절하던 차에 성도에게 단번에 주신 믿음의 도를 위하여 힘써 싸우라는 편지로 너희를 권하여야 할 필요를 느꼈노니(유 3절)."

은사(I)

헬라어 본문을 보면 "믿음" 앞에 정관사가 붙었는데, 이는 "믿음"이 오직 하나인 것을 의미한다. 즉, "그 믿음(the faith)"인 것이다. 다른 것은 없다. 갈라디아서 1:23("다만 우리를 핍박하던 자가 전에 잔해하던 그 믿음을 지금 전한다 함을 듣고")과 디모데전서 4:1("후일에 어떤 사람들이 믿음에서 떠나")에서 보는 바와 같이 "그 믿음(the faith)"이라는 객관적인 표현은 사도 시대에 이미 보편적인 것이었다. 헬라어 학자 헨리 알포드(Henly Alford)는 그 믿음은 "여기에서 객관적인 것 즉, 기독교인들이 믿는 바의 요지"를 가리킨다고 했다.[30]

유다서 3절의 "단번에"라는 표현 역시 주목할 만하다. 여기에 해당하는 헬라어는 "하박스(hapax)"인데, 이것은 다시 반복될 필요 없이 영원한 성과를 이룬 것을 의미한다. "단번에" 주신 그 믿음에 어떤 것도 더할 필요가 없는 것이다.

조지 라울러(George Lawlor)는 유다서에 대한 훌륭한 저작을 남겼는데, 그는 다음과 같이 주석했다.

기독교 신앙이 결코 변함이 없다는 말은 어느 시대에 어떤 사람이라도 그것을 연구하거나, 체험하거나, 혹은 실현할 필요가 없다고 말하는 것은 아니다. 다만 새로 생긴 교리들이 비록 그 정당성이 그럴 듯하게 받아들여진다고 해도 그것은 거짓 교리에 불과하다는 의미이다. 그러므로 하나님께서 진리의 체계로 주신 것 이외에 어떤 다른 계시를 덧붙인다면, 그것은 거짓 계시이므로 우리는 그것을 배척해야만 한다.[31]

---

30) Henry Alford, *Alford's Greek Testament*, vol. IV (Grand Rapids:Baker, 1980), 530.
31) George L. Lawlor, *Translation and Exposition of the Epistle of Jude*(Philadelphia:Presbyterian and Reformd, 1972), 45.

유다서 3절의 "주신"이라는 단어도 매우 중요하다. 헬라어로는 이것이 부정 과거 수동태 분사인데, 이 문맥에서 이것은 과거의 일회적인 행동을 가리킨다. 여기에서 수동태가 의미하는 바는 인간에 의해 그 믿음이 발견되었다는 것이 아니라, 바로 하나님에 의해서 인간에게 주어졌다는 것이다. 어떤 방법으로 그렇게 하셨는가? 그의 말씀, 곧 성경을 통해서 믿음을 주셨다.

또한 하나님은 성경을 통해서 최종적인 가르침을 우리에게 주셨다. 우리 기독교의 신앙은 역사적이고 객관적인 계시에 근거하고 있다. 그리스도께서 재림하셔서 다시 말씀하실 때까지는, 어떤 영감으로 된 예언이나 환상, 그리고 그 밖의 어떤 형태의 새로운 계시도 모두 성경의 권위 아래 놓여 있는 것이다(행 2:16-21; 계 11:1-13).

동시에 성경은 거짓 선지자들을 잘 분별하라고 경고하고 있다. 예수께서는 우리 시대에 "거짓 그리스도들과 거짓 선지자들이 일어나 큰 표적과 기사를 보이어 할 수만 있으면 택하신 자들도 미혹하게 하리라(마 24:24)"고 말씀하셨다. 표적과 기사만으로는 그 사람이 하나님의 대언자라는 증거가 될 수 없다. 그래서 요한은 이렇게 기록했다. "사랑하는 자들아 영을 다 믿지 말고 오직 영들이 하나님께 속하였나 시험하라 많은 거짓 선지자가 세상에 나왔음이니라(요일 4:1)."

궁극적으로 성경은 모든 것의 시금석이다. 성경이 기독교인의 기준이다. 실제로 "정경(Canon)"이라는 단어는 "규칙, 기준, 혹은 측정하는 막대"를 의미한다. 성경의 정경은 기독교 신앙을 측정하는 막대로서, 이것은 완전하다.

물론 역사적으로 외경들이 진짜 성경으로 제시된 적도 있었다. 예를 들면 로마 카톨릭 교회는 외경(Apocrypha)들을 정경에 포함시켰다. 이것들은 구약과 신약 시대에 기록된 것이기는 하지만 정경은 아니었다. 로마 카톨릭

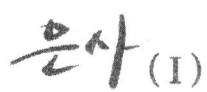

교회는 이것들을 성경으로 받아들이지만, 이것들은 분명히 성경이 아니다.[32] 외경에는 역사적, 지형적, 신학적인 오류가 많이 있다.

제롬(Jerome, 345-419)이 분명하게 외경을 정경에서 제외시켰음에도 불구하고, 몇몇 초대 교부들은 외경을 비록 구약성경과 동등하게 취급하지는 않았겠지만 정경으로 받아들였다(어거스틴이 가장 주목할 만하다). 결국 16세기에 이르러 개혁자들은 오직 성경으로(Sola Scriptura) 즉, 오직 성경만이 권위 있는 계시이므로 외경은 영감으로 된 저작과 함께할 수 없다는 입장을 천명했다. 로마 교회는 개혁자들의 트렌트 공의회(Council of Trent, 1545-63)에 반발하고 모든 외경도 정경이라고 공표했다. 개신교와 카톨릭 교회는 이 문제에 있어서 지금까지도 입장을 달리하고 있다.

구약 정경은 구약의 마지막 성경이 기록된 때부터 하나님의 백성들에 의해 널리 인정되었다. 유대인들은 어떤 성경들이 영감으로 기록되었다는 것을 알았는가? 그들은 하나님의 대언자들로 알려진 사람들이 기록한 책들을 선택했다. 그들은 이 책들을 주의 깊게 연구하여 역사적으로, 지형학적으로 그리고 신학적으로 전혀 오류가 없다는 것을 알아냈다.

초대교회의 기독교인들도 어떤 신약성경이 진짜이고 어떤 것이 가짜인가를 판별하기 위해 이와 유사한 방법을 적용했다.

핵심적인 기준은 사도적 권위였다. 모든 신약성경은 사도들이나 혹은 사도들과 밀접한 동료들에 의해 기록된 것이어야 했다. 예를 들면 마가는 사도는 아니지만 베드로의 동료였고, 누가 역시 사도가 아니지만 사도 바울과 함

---

[32] 외경에 관한 논의로는 다음을 참조하라. Norman L. Geisleroand William E. Nix, *A General Introduction to the Bible*(Chicago:Moody, 1986), chaps. 15, 17.

께 사역했다.

초대교회가 사용한 두 번째 기준은 그 내용이었다. 사도행전 2:42에 따르면, 교회가 처음 모였을 때 그들은 기도하고 교제하며 떡을 떼고 사도들의 가르침을 받았다. 나중에 그들은 어떤 기록이 성경으로 인정될 수 있는가를 결정할 때 "이것이 사도들의 가르침과 일치하는가?"를 물었다. 이 기준은 매우 중요했다. 왜냐하면 모든 이단들이 교묘하게 자기들의 가르침을 교회에 빌붙게 하려 했기 때문이다. 그러나 그들의 교리적인 오류는 사도들의 가르침과 모순되기 때문에 쉽게 표시가 났다.

세 번째 기준은 교회의 반응이었다. 하나님의 백성들이 그것을 인정하고 예배시 이것을 사용하고 삶에 적용했을 때, 그리고 기독교인들이 이 책을 널리 배우고 또 이 책으로 인해 축복받을 때 이것은 또 다른 중요한 인정의 단서가 되었던 것이다.

AD 404년경에 라틴어 번역본(불가타역, Latin Vulgate Version)이 완성되었다. 이것은 성경 66권의 번역서로는 가장 오래된 것으로 알려져 있다. 이것은 오늘 우리가 가지고 있는 현대 성경과 일치한다. 하나님은 단번에 말씀하셨다. 그리고 그 말씀은 오랜 시대에 걸쳐 보존되었다.[33]

사도 시대로부터 지금까지 참 교회는 항상 성경이 완전하다고 믿었다. 하나님께서는 그의 계시를 주셨고 이제 성경은 완성되었다. 하나님께서는 말

---

33) 정경에 관한 자세한 논의로는 다음을 참조하라. Geisler and Nix; and F.F. Bruce, *The Canon of Scripture*(Downers Grove, I 11.:Inter Varsity, 1988).

씀하셨다. 하나님께서 주신 것은 완전하고, 효과적이며, 충분하고, 실수나 오류가 없으며 권위가 있다. 성경에 어떤 것을 더하려는 시도나 또 다른 하나님의 계시를 추구하는 것은 항상 이단들의 특징이지 하나님의 참 백성들의 특징은 아니다.

비록 은사주의자들은 자신들이 성경에 무엇을 더하려고 한 것은 아니라고 하지만, 예언 선포, 예언 은사, 그리고 계시에 대한 그들의 견해는 실제로 그렇게 하고 있다. 그들은 하나님의 최종적인 계시에 무엇인가를 덧붙이고 있기 때문에-비록 무의식중에라도-그들은 성경의 유일성을 손상시키고 있는 것이다. 그들은 신자들로 하여금 새로운 계시와 꿈, 환상들을 로마서나 요한복음과 다름없이 받아들이게 하고 있다.

어떤 은사주의자들은 사람들이 예언 선포나 새로운 계시에 대한 자기들의 의도를 오해하고 있다고 말한다. 그들은 성경을 왜곡하거나 예언이나 새로운 계시를 성경과 동등하게 여기려고 하지 않았다고 한다. 그들은 다만 사도행전 11:28에 있는 아가보의 예언과 같이 예언이 현재 상황에 직접적으로 적용될 때 성경이 분명하게 드러난다고 한다.[34]

성경에 무엇을 첨가함으로써 성경을 분명하게 한다는 것은 근거 없는 말이다. 성경은 결코 예언 은사를 받았다고 생각하는 사람의 말을 경청한다고 해서 분명히 드러나는 것이 아니다. 성경은 진지하고 주의 깊게 연구될 때 그 자체로서 분명히 드러나는 것이다(사도행전 8:28-35의 빌립과 에디오피아 내시의 경우를 참조하라). 하나님의 말씀을 정확히 해석하는 데는 지름길이 없다(행 17:11; 딤후 2:15).

---

[34] 아가보의 경우를 들어 계시가 계속된다는 이론을 지지하는 것은 불합리하다. 아가보의 예언이 기록된 것은 정경이 마감되지 않았던 시기의 일이다.

기독교인들은 영감과 계시의 문제를 다룸에 있어서 절대 조급해하거나 느슨해져서는 안된다. 하나님의 음성과 인간의 음성을 구분하기 위해서는 이 교리에 대해 정확히 이해하고 있어야 한다. 이상에서 우리가 보았듯이, 하나님을 대언한다고 하면서 자기 말을 하는 사람들은 구약의 법에 따르면 사형에 처해야 했다(신 13:1-5). 신약의 신자들 역시 영을 시험하고 모든 가상적인 예언들을 분변하고, 거짓 예언자들과 이단을 피해야만 했다(요일 4:1; 고전 14:29).

하나님의 말씀을 거짓 예언과 구분할 수 있어야 한다는 것은 항상 중요했다. 하나님께서는 역사적인 과정을 통해 정경의 무오성을 수립하셨고, 이로써 모든 교회가 분명한 기준을 갖도록 하셨다. 만약 지금 우리가 이 역사적인 기준을 포기하고 영감과 계시를 다시 정의한다면 우리는 하나님의 진리를 받아들이는 능력을 상실하고 말 것이다. 만약 우리가 성경의 유일성을 해친다면 우리는 결코 하나님의 음성과 사람의 음성을 구분할 수 없게 된다. 따라서 누구든지 자기 말을 하나님의 말씀이라고 주장해도 아무도 그것을 부인할 권리가 없게 될 것이다. 우리는 지금 이런 위험한 지경에 이르렀다.

오늘날 성령은 강하게 교회 안에서 역사하신다. 그러나 대부분의 은사주의자들이 생각하는 것과 같은 그런 식은 결코 아니다. 우리가 선포하고, 가르치고, 쓰고, 말하고, 증거하고, 생각하고, 봉사하고, 생활할 때에 우리에게 힘을 주시는 것이 성령의 역할이다. 성령은 우리를 하나님의 진리로 인도하시고 우리로 하여금 우리의 삶에 대한 하나님의 의지에 복종하게 하신다. 그러나 반드시 하나님의 말씀을 통해서 이 일을 하시지, 성경을 떠나서 하시는 것은 아니다. 성령의 인도하시고 힘주시는 역사를 영감이나 계시에 적용하는 것은 잘못이다. "하나님께서 내게 말씀하셨다", "이것은 내 생각이 아니고 하나님께서 주신 생각이다", 또는 "이것은 내 말이 아니고 하나님께로부터 받은 메시지이다"라고 말하는 것은 오늘날 신자들의 삶 속에서 역사하시는 성령의 사역을 혼란케 한다.

    이러한 혼란을 초래하는 것은 곧 성경의 유일성과 절대적인 권위를 부인하는 오류를 낳게 한다. 에베소서 5:18-19 말씀과 베드로후서 1:21 말씀을 혼동하면 안 된다. 성령의 충만을 받고 시와 찬미와 신령한 노래들로 서로 화답하는 것은 결코 성령의 감동으로 성경을 기록한 것과 같지 않다.

제 3 장
예언자인가, 광신자인가, 아니면 이단인가?

은사주의자들이 새로운 계시를 애타게 구함으로써 야기되는 가장 곤혹스러운 문제는, 아마도 의심스러운 많은 예언들을 무분별하게 하나님의 진리로 받아들이는 데 있을 것이다.

캔사스 시의 예언자들

소위 캔사스 시의 예언자들로 불리는 어떤 집단은 은사주의자들이 얼마나 예언을 남용하고 있는가를 여실히 드러내고 있다. 그 집단이 최근에 팔고 있는 책 하나가 일약 전 세계적인 베스트셀러가 되었다.[1] 세계 각지의 수백 수천의 교회가 지금 "캔사스 시의 예언자들"을 모방하고 있다.

---

1) David Pytches, *Some Said It Thundered*(Nashville:Oliver Nelson, 1991).

이들은 다 개교회에 소속되어 있었고, 전에는 캔사스 시 협회라고 불렀다. 그러나 지금은 메트로 포도원 교회(Metro vineyard Fellowship)로 명칭을 바꾸었다. 이들은 "예언자"로 불리기보다는 "예언 은사 받은 자"로 불리기를 원한다. 다시 말해서 이들은 스스로를 구약의 예언자들이 갖는 권위를 가진 직분자들로 여기지 않는다. 따라서 캔사스 시의 예언자들은 그들의 예언이 무오하다고 주장하지 않고, 오히려 그들의 예언이 잘못될 수도 있다는 것을 인정했다.[2]

그럼에도 불구하고 수많은 사람들이 이 사람들의 예언을 하나님께서 계시하신 진리로 받아들이고 있다. 메트로 포도원 교회 목사인 마이크 비클(Mike Bickle)은 하나님께서 예언을 통해 교회에 새로운 진리를 계시하신다고 하여 그의 성도들로 하여금 새로운 예언을 수용하도록 적극적으로 권하고 있다. 그 교회의 여러 예언자들 중 하나인 밥 존스(Bob Jones)는 하나님께서 해마다 유태인의 속죄일이 되면 자기에게 말씀하신다고 한다. 존스의 말을 빌리자면, 하나님께서 그를 "목자의 막대기 아래" 두시고는 새해에 교회에 관계된 메시지를 주신다고 한다.[3] 최근에 비클과 존스는 목자의 막대기 예언들을 회중들에게 설명하고, 사람들로 하여금 마치 그 예언이 하나님의 말씀인 것처럼 그 예언대로 따르도록 했다.

1989년 존스의 목자의 막대기 예언은 소설 같은 얘기를 담고 있는데, 이것은 왜 현대의 예언들이 그렇게도 많이 성취되지 않고 있는가를 설명하고 있다고 한다. 존스의 설명은 이렇다.

---

2) Ibid., 109.
3) Bob Jones, "The Shepherd's Lord" cassette tape(Kansas City, Mo.:Kansas City Fellowship, October 1989).

'하나님께서' 말씀하셨다. "내가 만약 지금 백퍼센트 확실한 사실을 공개한다면 너희의 책임이 놀랄 만큼 막중해질 것이다. 결국 너희 중에 아나니아와 삽비라 같은 사람들이 많이 생겨서 사람들은 더 이상 아무것도 못하고 공포에 떨게 될 것이다. 만약 그것이 목적이라면, 사람들은 두려워하여 회개하기보다는 모두 죽을 수밖에 없게 된다." 이것이 하나님께서 내게 하신 말씀이다. 그래서 나는 내가 만약 3분의 2만 맞는 예언을 해도 잘 하는 것이라고 생각한다.[4]

이에 대해 비클은 덧붙였다. "지금 3분의 2라고 했나요?(밥이 그것을 처음 말하였을 때 나는 '3분의 2까지'라고 반문했다.) 그러자 그는 '그래요, 이것은 지금까지 이 나라에서 있었던 그 어느 것보다도 좋은 기록이죠. 지금까지는 이것이 최고 수준일 것입니다.'라고 대답했다."[5]

소위 예언자라는 사람들이 하나님의 말씀을 받았다고 하지만 그중 3분의 1은 엉터리라는 것이다. 따라서 그들의 예언들 때문에 많은 기독교인들이 절망과 혼란 속에서 헤매는 것은 결코 이상한 일이 아니다.

그들의 형편없는 기록에도 불구하고 캔사스 시의 예언자들은 세계적으로 추앙받고 있다. 그들은 이따금 존 윔버(John Wimber)의 국제 협의회에서 연사로 나서기도 한다(참조 6장).[6]

존 화이트(John White) 박사는 『Some Said It Thundered』라는 책의 서문에서 이렇게 말했다.

---

4) Ibid.
5) Ibid. 비클은 더 이상 옛날처럼 존스를 철저히 따르지 않는다. 1991년 11월, 존 윔버는 각 포도원 교회에 편지를 보내 존스가 성적으로 부도덕하며 예언 은사를 남용하여 "회복"의 진행을 방해한다고 경고했다.
6) 윔버는 캔사스 시의 예언자들을 포도원 교회에 받아들여 그들의 무절제함을 조절하고 훈련하여, 그들로 하여금 책임 있는 예언을 하게 하자고 제안했다. 그러나 얼마 지나지 않아서 곧 그들을 가르치는 사역에 투입했다.

예언에 대한 분쟁이 항상 교회에 재난을 일으켜 왔다. 금세기 초 런던에서 있었던 어빙파 교회의 분쟁이 바로 그런 예이다. 그 교회에서 지도적인 역할을 했던 예언자가 몇 년 후에 자신이 그동안 현혹되었었다고 고백했다. 우리들 대부분은 하나님으로부터 직접 듣는다는 것이 결코 쉽지 않다는 것을 알고 있다. 사실 교회에 잘못된 예언자들이 많이 있었기 때문에 우리는 성급하게 반응하고 그들을 꺼린다. 하마터면 우리는 더러운 목욕물이 무서워서 살아 있는 아기까지 버릴 뻔했다.[7]

그러나 과연 현대의 계시나 예언이라는 구정물 속에 정말 살아 있는 아기가 있는가? 이것은 많은 은사주의자들이 생각하기를 꺼려하는 질문이다.

예를 들면 화이트는 단호하게 캔사스 시의 예언자들을 변호한다. 비록 그 역시 그들이 "많은 실수"[8]를 범하였다는 것을 인정하기는 하지만, 그는 그것을 비판하는 것이 사탄적인 것으로, 죄라고 믿고 있는 것 같다. "사탄은 하나님의 입술로부터 새로운 말씀들이 나오는 것을 두려워한다…… 사탄은 그 새로운 말씀을 너무 무서워하기 때문에, 참 선지자의 입술을 통해서 혹은 성령의 불이 붙는 전도자의 입술을 통해서 그 말씀이 기적적으로 선포되기만 하면 항상 어디서든지 분쟁을 일으킨다."[9]

이상하게도 화이트는 캔사스 시의 예언자들에 대한 비판이 곧 그들이 참 예언자인 것을 강력히 입증한다고 믿고 있다. "거짓 예언자들을 삼가라"고 엉뚱하게 제목을 붙인 부분에서 그는 마태복음 7:15, 24:11과 마가복음 13:22의 거짓 선지자에 대한 예수님의 경고를 인용하여 다음과 같이 말했다.

---

[7] John White, *Foreword to David Pytches, Some Said It thundered*, ix-x.
[8] Ibid., xix
[9] Ibid., xi-xii.

"우리는 이 일이 지금도 일어나고 있음을 자각해야 한다. 대부분의 학자들은 예수님의 말씀을 특별히 말세에만 결부시키려 한다. 그것들은 지금 우리에게도 해당되는 일이다. 어떻게 우리가 참 선지자와 거짓 선지자를 구분할 것인가? 한 예를 들자면 참 선지자는 결코 대중적인 호응을 얻지 못한다는 것이다."[10]

솔직히 말해서 이것은 '어떻게 거짓 선지자를 구분할 것인가'에 대한 논의의 시발점으로서는 도저히 맞지 않는 말이다. 진리를 말하는 사람들이 종종 대중의 호응을 얻지 못하는 것은 사실이다. 그렇다고 해서 악명이 높다는 것이 참되고 신실하다는 증거가 될 수는 없다. 예수님과 세례 요한은 사역을 하면서도 널리 대중의 호응을 받지 않았는가?

참 선지자의 기준은 오직 그 예언이 진실한가 그렇지 않은가에 달려 있다. "여호와의 이르신 말씀인지 우리가 어떻게 알리요 만일 선지자가 있어서 여호와의 이름으로 말한 일에 증험도 없고 성취함도 없으면 이는 여호와의 말씀하신 것이 아니요 그 선지자가 방자히 한 말이니(신 18:21-22)." 이러한 선지자에게 율법은 무슨 벌을 내렸는가? "내가 고하라고 명하지 아니한 말을 어떤 선지자가 만일 방자히 내 이름으로 고하든지…… 그 선지자는 죽임을 당하리라(신 18:20)."

존 화이트는 어떻게 거짓 선지자를 구분할 것인가에 대해 무려 다섯 페이지에 걸쳐 논하고 있다. 그러나 놀랍게도 정확성이나 진실성을 그 기준으로 제시한 적은 단 한 번도 없다. 실제로 그는 이런 것들이 참 선지자를 판가름하는 기준이 될 수 없다고 믿고 있다. 그는 어떤 사람이 거짓 예언을 했다고 해서 그 사람이 하나님의 말씀을 대언하는 사람이 아니라고 판단해서는 안

---

10) Ibid., xiii(emphasis in original).

된다고 한다. 그는 거짓 선지자의 구분에 관한 이 논의를 다음과 같은 말로 결론 맺었다. "물론 예언자도 사람이기 때문에 실수를 할 수도 있고 거짓말도 할 수 있다. 그러나 그 실수나 거짓말 때문에 예언자의 직분을 포기할 필요는 없다."[11]

이런 주장은 성경이 영감된 예언에 대해서 어떻게 말하고 있는가를 너무도 모르고 하는 말이다. 신약의 예언 은사는 (롬 12:6; 고전 12:10) 주로 선포였지 계시는 아니었다. 신약에서 예언하는 자는 "사람에게 말하여 덕을 세우며 권면하며 안위하는 것(고전 14:3)"을 주로 하는 설교가였지 계속되는 계시를 말하는 사람이 아니었던 것이다. 즉, 그의 임무는 어떤 일을 "미리 말하는 것"이 아니라, 앞으로 "해야 할 일을 말하는 것"이었다. 다시 말해서, 신약의 예언자는 이미 계시된 진리를 선언하는 자일 뿐 결코 새로운 계시의 통로는 아닌 것이다.

신약이 완성되기 전에 초대교회에는 간혹 하나님께서 구약의 예언자들과 같이 영감된 계시로 교회를 권면하기 위해서 특별히 사용하신 선지자들이 있었다. 그러나 이것은 성경이 아직 완성되지 않았기 때문에, 그 성경만으로 해결될 수 없는 문제들에 대하여 교회를 가르치기 위해 필요한 것이었다. 이와 같은 예언의 계시적인 측면은 오직 사도 시대에만 해당하는 것이다.

오늘날 은사주의자들이 모든 예언을 신적인 계시의 수단으로 보는 것은

---

11) Ibid., x vi. 화이트는 열왕기상 13:7-32을 모호하게 해석하여 자기 주장의 근거로 삼았다. 이 구절은 이따금 거짓 예언을 하는 참 예언자에 대한 기사로 생각되었다. 그러나 이 기사에서 거짓 예언자는 결코 "하나님의 사람"으로 인정되지 않았다. 열왕기하 23:17은 그 거짓 선지자를 "사마리아에서 온 선지자"와 동일시하고 있다. 그가 미신적인 요구를 한 것으로 보아(왕상 13:31) 아마도 그는 사탄의 힘을 빌린 불신 선견자였던 것 같다. 그는 "하나님의 사람"을 속였다. 하나님의 사람은 불순종 때문에 즉시 징계를 받아 죽기는 했지만 적어도 그는 거짓말은 하지 않았다. 때때로 불의한 자들이 정확히 예언한 사례들이 간혹 성경에 있기는 하지만, 하나님을 대언한다고 하면서 거짓 예언을 말하는 하나님의 의로운 선지자는 없다.

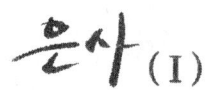

성경과 예언을 모두 평가절하 하는 것이나 다름없다. 은사주의자들은 소위 "하나님의 입술로부터 새로 받은 메시지"에 오류가 있을 수 있다고 인정함으로써 거짓 가르침, 무질서, 오류, 광신 등 갖가지 혼란이 교회에 범람하게 만들었다.

정말 하나님의 영감으로 받은 메시지라면 어떻게 오류와 거짓으로 오염될 수 있겠는가? 영감된 예언이라면 성경과 같은 수준이어야만 한다. 왜냐하면 그것이 곧 하나님의 말씀이기 때문이다. 예언적인 계시는 모두 겉으로 든지 혹은 속으로든지 "하나님이 가라사대"라는 말을 담고 있다. 계시된 예언은 결코 그 선자자의 견해나 사색이 아니다. 또는 단지 그 마음 속에서 생긴 특별한 감동이나 추측, 혹은 예상도 아니다. 더군다나 이것은 점치는 것과는 전혀 무관하다. 이것은 오직 하나님의 말씀이다(삼상 3:1, 렘 37:17). 선지자는 곧 하나님을 대언하는 자이기 때문에 그 책임 또한 막중하다. 따라서 만약 그가 거짓으로 예언했을 경우에는 엄중한 벌을 받아야만 했던 것이다(신 3:1-5, 18:20-22).[12]

계시를 선포하는 예언자는 곧 하나님 자신의 말씀을 대언하는 자이므로, 참 선지자의 계시라면 모두 진실하고 믿을 만해야 하며 성경과 마찬가지로 절대 무오해야 한다. 그렇지 않으면 우리가 하나님을 거짓말쟁이로 만드는 것이 되며, 또 한번 계시의 의의를 무시하고 영감에 대해 다른 기준을 정해야만 할 것이다. 또한 우리는 하나님께서 어떻게 지금의 예언자들을 세워서, 성경과 같이 권위 있는 것은 아니지만 하나님의 진실한 메시지를 전달하게 하셨는가에 대해 새로운 이론을 고안해 내지 않으면 안 될 것이다. 바로 이것이 오늘날 은사주의 예언을 변호하는 자들이 주장하는 논리이다.

예를 들면 "예언 사역자(prophetid ministries)"라는 조직의 수장격인 빌

헤이먼(Bill Hamon)은 다음과 같이 말했다.

물론 하나님께서 교회에 예언의 직분을 주신 것은 성경을 폐지하기 위해서는 아니다. 성경에 새로 덧붙여진 계시가 예언적인 메시지로서 영감에 의해 오류가 없이 주어진 것이라 하더라도 그것은 모방에 불과하다. 하지만 예언자들은 이미 기록된 내용을 성도들에게 개별적으로 적용시킴으로써 이 기록을 더욱 명확하게, 또 구체적으로 드러나게 한다.[13]

빌 헤이먼과 그 밖의 다른 은사주의자들이 말하는 예언이란 하나님께 받은 새로운 계시를 의미한다. 헤이먼은 "개별적인 예언들은 모두 조건적인데, 그 조건들은 때로는 분명하기도 하고 그렇지 않을 때도 있다"고 믿는다. 즉, 예언이란 취소되거나 수정될 수도 있고 역전되거나 사라질 수도 있다는 것이다.[14] 또 이러한 예언이 제대로 전달되려면 그 예언의 말씀을 받는 예언

---

12) 어떤 사람들은 신약과 구약의 예언을 구분함으로써 신명기 3:1-5, 18:20-22의 원리를 부정하려고 한다. 이 사람들은 교회 시대의 예언을 그 예언의 진정성에 따라 판단해서는 안 된다고 한다. 왜냐하면 신약의 예언은 구약의 예언과 다르기 때문이라는 것이다. 예를 들어 웨인 그루뎀(The Gift of Prophecy in the New Testament and Today, Wheaton; Crossway, 1988)은 신약의 예언이 두 단계로 나뉜다고 한다. 하나는 사도적인 예언으로, 이것은 무오하며 구약의 예언과 동등하며 오류 없이 기록된 하나님의 말씀이며, 다른 하나는 예언의 은사로서, 이것은 교훈과 격려 그리고 위로를 위한 것이라고 한다. 나 역시 이에 동의한다. 그러나 그루뎀과는 달리, 나는 이 두 번째 예언이 계시적인 것이라고는 믿지 않는다.

그루뎀은 오늘날 예언자들이 하나님으로부터 초자연적으로 계시된 메시지를 선포한다고 믿는다. 그런데 그는 이 메시지들이 100% 정확하다고는 믿지 않는다. 불행하게도 그루뎀은 자신의 주장이 딜레마에 빠져 있는데도 아무런 해명을 하지 못한다. 어떻게 하나님께서 계시한 메시지에 실수가 있을 수 있다는 말인가? 거짓 예언자는 분명히 하나님으로부터 온 것이 아니다.

신약의 영감된 예언이 항상 무오했는가에 대한 논의로는 다음을 참조하라. "Is the New Testament Gift of Prophecy was always infallible?" in Norman Geisler, *Signs and Wonder*(Wheaton, Ill.:Tyndale, 1988), 157-162.

13) Bill Hamon, "How to Receive a Prosnal Prophecy", *Charisma*(April 1991), 63.
14) Ibid., 65.

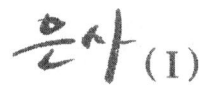

자가 적절히 협조해야만 한다고 한다.[15] 따라서 헤이먼의 입장에서 본다면 예언이 성취되지 않았다고 해서 그것을 거짓 예언이라고 판단할 수는 없을 것이다. 만약 상황이 바뀌거나 그 예언자의 믿음이 부족하면 하나님은 그 예언을 바꾸시거나 취소하실 것이기 때문이다.[16]

헤이먼은 의심할 바 없이 그가 현대의 예언과 계시를 성경과 동등한 위치에 놓았다는 사실을 부인한다. 그러나 실제로 그에게서 이러한 구분을 찾는 다는 것은 불가능하다. 같은 글에서 헤이먼은 이렇게 썼다.

개인적으로 받은 예언들을 기록하고 읽고 또 묵상해 보라. 사도 바울은 디모데에게 "네 속에 있는 은사 곧 장로의회에서 안수 받을 때에 예언으로 말미암아 받는 것을 조심 없이 말며 이 모든 일에 전심전력하여 너의 진보를 모든 사람에게 나타나게 하라"(딤전 4:14-15)고 했다.[17]

헤이먼은 문맥과는 무관하게 이 구절을 도용하여 사람들로 하여금 마치 성경을 연구하듯이 개인적인 예언들을 경건하게 연구하고 묵상하라고 부추기고 있다(수 1:8; 시 1:2). 이것은 성경을 최고의 권위로 인정하면서도 개인적인 계시를 수요하려는 사람들에게 공통적인 문제점이다. 내가 개인적으로 받은 예언들을 기록하고 묵상해야만 한다는 말인가? 만약 그 일을 소홀히 하면 이것도 죄가 될까? 이 일은 그 계시를 정경으로 만드는 작업인가,

---

15) Ibid. (emphasis in original).
16) 헤이먼의 견해는, 하나님께서 우발적으로 자비를 베푸시는 분으로 여겨지게 한다. 즉, 하나님께서 미래를 알지 못하거나 혹은 조절할 능력이 없거나 한 것처럼, 우발적인 사건들에다 말씀을 끼워 맞추는 변덕스러운 하나님이 되게 하는 것이다. 이 견해는 분명히 하나님의 절대 주권에 대한 성경의 가르침을 부인하는 것이다.
17) Ibid., 66.(italics in original). See also footnote 17, page 54.

아니면 쓸데없는 수고인가? 헤이먼은 이것을 계시의 작업으로 생각한다.

그는 사람들에게 예언의 말씀을 영적으로나 그 내용으로나 정확히 증거 하려면 이성이나 논리 그리고 감각 따위를 무시하라고 충고하고 있는데 이것은 분명히 잘못된 것이다.[18] 그는 다음과 같이 썼다.

사람들이 종종 "나는 예언을 증거 하지 않았어요"라고 말하는 것을 듣는다. 그들에게 몇 가지를 물어보았는데, 알고 보니 사실은 그 예언이 자기 신학과 개인적인 욕구나 목적과 맞지 않으며 어떤 때는 자기감정이 그것을 거부한다는 것이었다. 그들은 우리가 혼 즉, 정신이나 감정 혹은 의지로는 증거 할 수 없다는 것을 깨닫지 못했다.

우리의 이성은 정신에 있지 영에 있는 것이 아니다. 따라서 우리의 전통과 신념, 그리고 완고한 생각들로는 진리의 예언을 온전히 증거 하지 못한다. 영적인 응답은 우리 자신의 내면 깊숙한 곳에서 우러나오는 것이다. 많은 기독교인들이 이런 느낌이 복부 윗부분에서 일어난다고 한다.

잘못된 예언은 "아니다", "조심하라", 혹은 "뭔가 잘못됐다"는 메시지와 함께 우리 속에 긴장, 신경질, 혹은 불편한 감정이 나타난다. "뭔가 잘못됐다"는 느낌이 계속 들게 마련이다. 우리의 생각보다는 우리의 영에 더욱 조화를 맞출 때 이 느낌은 신뢰할 만하다. 만약 우리 생각이 이 느낌을 주도한다면 이것은 단지 정신적인 반응에 불과할 뿐이다.

반대로, 하나님의 영이 우리의 영에게 증거하셔서 그 예언의 말씀이 올바르고, 하나님에게서 나온 것이고, 또 하나님의 의지와 목적에 합당하면 우리의 영을 성령의 열매로 화답하게 된다. 우리에게는 형용할 수 없는 평화와 기쁨, 온유와 사랑의 감정이 샘솟게 된다. 때로는 그것이 영적인 반응임에도 불구하고 흥에 겨운 나머지 벌떡벌떡 뛰었다 앉았다 한다. 이러한 느낌으로 우리는 성령이 질서 있게 우리 영에게 증거 하신다는 것을

---

18) Ibid.

알 수 있게 된다. 비록 우리가 듣는 모든 것을 이해할 수 없거나 혹은 모든 것들이 당장에는 우리 생각과 같지 않더라도 말이다.[19]

즉, 생각을 떨쳐버리고 신념은 잊어버리고, 신학이나 일반 상식은 팽개치라는 말이다. (가슴이 뜨거워지는 것과 같은) 복부 위에서 일어난 느낌으로 한 "예언"이 어느 정도 가치 있는가를 알 수 있다고 한다.

이것은 전혀 터무니없는 말이다. 성경 어느 곳에서도 이런 말은 찾을 수 없다. 예언이 진실한가 그렇지 않은가에 대한 것은 복부 윗부분이 어떻게 느끼는가와 전혀 상관이 없다. 만약 상관이 있다면 아마 소화 불량에 걸릴 것이다. 얼마나 많은 사람들이 이런 충고를 따라 인간의 예언에 귀 기울여 교적을 옮기고 혹은 평생에 모은 재산을 예언자들에게 헌납하였는가?

이런 사상이 은사주의 운동에 팽배해 있다. 결국 예언이 고작 직감에 의해 결정되고 있다. 그렇기 때문에 자칭 예언자라는 사람들이 주도하는 교회에는 실수와 혼란이 판을 치는 것이다.

예언 목사 중 한 사람으로서 콜로라도 중부에 있는 볼더 밸리 포도원(Boulder Valley Vineyard) 교회 목사인 제임스 라일(James Ryle)의 테이프를 들어 보았다. 라일은 그의 꿈들을 상세히 묘사하면서 이것들이 하나님께 받은 계시 예언이라고 했다. 라일의 꿈에 의하면 하나님께서는 비틀즈(Beatles)에게 주셨던 것과 같이 기독교 음악가들에게 기름을 부어주시려고 준비하고 계셨다고 했다. 그는 하나님의 말씀이라고 하면서 다음과 같이 말했다. "나는 리버풀 출신의 네 명의 젊은이를 불렀다. 내 손으로 그들에게 재능을 주었고 바로 내가 그들에게 기름을 부었다. 왜냐하면 나에게는 세상

---

19) Ibid., 68.

에 음악을 일으켜서 은사주의 운동을 새롭게 하려는 목적이 있었기 때문이다."

또 무슨 일이 있었는가? 라일은 하나님께서 또 이렇게 말씀하셨다고 한다.

"리버풀의 네 젊은이가 나의 군대에서 탈영했다. 그들은 자기 욕심을 채우려고 했다. 그리고 그들의 재능을 엉뚱하게 사용했다."[20]

라일은 하나님께서 1970년부터 기름 부은 것을 거두셨다고 자신에게 말씀하셨다고 한다. 그러나 이제 다시 하나님은 교회에 그것을 베푸시려고 한다. 라일은 젊고 교육도 많이 받았고, 총명한 사람이며, 수많은 교회에서 자신의 예언에 대해 설교를 했고, 그의 테이프는 전세계에 보급되었다. 따라서 수많은 사람들이 라일의 예언을 하나님께서 주신 엄숙한 진리로 받아들였다.

정경이 완성된 이후로 어떤 방법으로든지 하나님께서 개인적으로 주신 계시에 그 권위를 의존하고 있는 사람들이 정통 교회를 주도한 적은 없다. 많은 사람들이 새로운 계시를 받았다고 했지만 그들은 모두 광신자나 이단, 사이비 종파, 또는 협잡꾼들이었다. 은사주의자나 비은사주의자를 막론하고, 우리는 모두 이런 집단들과 현대 은사주의 운동 간에 어떤 관련이 있는지 생각해 볼 필요가 있다.

몬타누스주의

몬타누스(Montanus)는 2세기 무렵 비르기아(Phrygia) 출신의 이단으로,

---

20) James Ryle, "Sons of Thunder", (Longmont, Colo.:Boulder Valley Wineyard), preached 1 July 1990.

은사 (I)

고행과 방언, 예언 계시를 통하여 기독교를 개혁하기 위해 하나님께서 자기를 선지자로 보냈으며 자기의 가르침은 모두 성령으로 영감된 것이라고 믿는 사람이었다. 소위 두 여선지자로 불리는 브리스길라(Priscilla)와 맥시밀라(Maximilla)로 인해 몬타누스주의는 널리 확산되었다. 교부 유세비우스(Eusethius)는 이렇게 말했다.

"몬타누스가 두 여인을 자극하여 악령이 들게 했다. 그러자 그들은 정신이 이상하게 되어 이상야릇한 말을 하였다."[21]

어떤 역사가들은 이것은 이 두 여인이 방언한 것을 의미한다고 생각한다. 히폴리투스(Hippolytus)는 몬타누스자들에 대해 이렇게 기록했다.

이 사람들은 브리스길라와 맥시밀라라고 이름 불리는 두 여자에게 현혹당했다. 이 사람들은 그들 두 여자에게 보혜사 성령이 임하였다고 주장하면서 그들을 여선지자로 떠받들고 있었다…… 이 사람들은 이 두 여인을 사도와 그 밖의 어떤 은사를 받은 사람보다 더 존경했다. 심지어 어떤 사람은 이 두 사람에게는 그리스도 이상의 어떤 것이 있다고 말할 정도였다…… 이들은 이 두 여인을 자신들의 권위로 삼고 금식과 축연, 금욕, 그리고 래디쉬를 규정식으로 먹는 것 등 이상한 규정들을 도입했다.[22]

몬타누스주의는 초대교회에 급속히 번져 나가 2세기말에는 로마에까지 이르렀다. 유세비우스는 이 운동의 기원과 초창기 역사에 대해 이렇게 묘사하였다.

---

21) Cited in Henry Bettonson, ed., *Documents of the Christian Church*(London:Oxford, 1963), 77.
22) Ibid.

몬타누스는 처음에 그의 반대자들로부터 그가 지도자가 되려는 데 지나치게 집착한다고 비난받았었다. 그런데 그가 회심하고 어떤 영을 받게 되자 일종의 황홀경에 빠져서 갑자기 소리를 지르고 이상한 말을 중얼거리면서 오래 전부터 전통적으로 내려오던 교회의 양식과는 전혀 다른 방식으로 예언하기 시작했다.

어떤 사람들은 그가 이상야릇한 말을 되뇌는 것을 듣고는 예수께서 거짓 선지자가 나타날 것을 주의하라고 경고하셨던 것을 기억하면서 그에게 악령이 들었다고 그를 비난했다. 그러나 다른 사람들은 여기에 도취되어 의기양양하게 자신들이 성령받고 예언의 은사를 받았다고 생각하였다.[23]

초대교회의 교부 중 한 사람이었던 터툴리안(Tertullian)은 생애 말년에 몬타누스주의로 전향하였다. 그리고 그는 몬타누스 교회의 어떤 예배에 대해 다음과 같이 묘사했다.

우리 중에 한 자매가 계시의 은사를 받았다. 그녀는 교회에서 주일 예배를 드리다 성령 안에서 황홀한 환상 가운데 이것을 체험했다…… 예배가 끝나고 나자 그녀는 자기가 본 것을 우리에게 알려 주었다…… 그녀가 말하기를 "특히 내가 본 것은 몸 같은 형체를 하고 있는 어떤 혼이었어요. 그것은 마치 영같이 보이기는 했지만 공허한 것은 아니고 금방이라고 붙잡을 수 있는 그런 것이었죠. 부드러운 반투명체였는데, 영롱한 색깔을 하고 있었고 꼭 사람 형체였어요."[24]

어디서 많이 들었던 소리가 아닌가? 터툴리안의 묘사는 꼭 20세기 은사주의 교회를 말하고 있는 것 같다.

---

23) Ibid.
24) Ibid., 78.

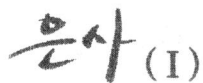

몬타누스와 그의 추종자들은 그들이 하나님께로부터 계시를 받았고 이것은 그리스도와 사도들이 주신 그 말씀을 보완하는 것이라고 주장했다. 그들은 성령께서 몬타누스와 그 두 여선지자들의 입술을 통해 말씀하신다고 믿었다. 몬타누스는 자기가 그리스도의 재림 직전에 살고 있다고 믿었다. 그는 자기가 살아 있는 동안 하나님의 나라가 페푸자(Pepuza)에 있는 그의 마을에 세워지고 자기는 거기에서 중요한 역할을 맡게 될 것이라고 가르쳤다. 이외에도 많은 거짓 예언들을 했기 때문에 다른 교회가 그의 운동을 이단으로 간주했다.

몬타누스는 교회의 형식주의를 배척한다고 하면서, 자기를 따르는 사람이 성경의 "죽은 글자"만 가지고 있는 사람보다 더 신령하다고 기독교인들을 협박하였다.

대체적으로 몬타누스주의자들은 정통이었다. 그러나 그들은 자기들만이 참 교회라고 믿었기 때문에 그 운동은 교회의 분열을 조장했다. 다른 교회들은 몬타누스주의를 심각한 이단으로 낙인찍고 그들을 배척했다. 어거스틴은 이 운동에 반대하는 글을 썼고, 콘스탄티노플 공의회는 몬타누스주의를 아예 이교도로 정죄하였다.[25]

오늘날 은사주의 운동은 여러 면에서 몬타누스주의의 영적 후계자이다. 사실 현대의 은사주의 운동을 신(新) 몬타누스주의라고 부르는 것이 전혀 부당하지는 않을 것이다. 은사주의 운동을 주도하는 한 작가인 래리 크리스텐슨(Larry Christenson)은 몬타누스 운동을 은사주의 전통의 일부분으로 기술하고 있다.[26]

---

25) Earle E. Cairns, *Christianity Through the Centuries*(Grand Rapids:Zondervan, 1954), 110–11.
26) Larry Christenson, "Pentecostalism's Forgotten Forerunner." in Vinson Synan, ed. *Aspects of Pentecostal-Charismatic Ofigins*(Plainfield, N.J.:Logos, 1975), 32–34.

로마 카톨릭

은사주의자들의 계시관과 로마 카톨릭교회의 전통적인 가르침이 매우 유사하다는 것은 설득력 있는 말이다. 먼저 전통에 대한 로마 카톨릭의 관점에 대해 알아보는 것이 좋을 것 같다. 로마 카톨릭 신학자인 가브리엘 모란(Gabriel Moran)은 전통을 다음과 같이 분류했다.

교리적 전통-일반적으로 "2차 계시"로 불리는 교리적 전통은 마지막 사도가 죽기 전까지 하나님께서 성경을 통해 알게 하신 진리의 계시를 가르킨다.

교훈적 전통-일반적으로 "2차 계시"로 불리는 교훈적 전통은 성경 계시의 일부는 아니지만 사도 시대나 사도 후 시대를 막론하고 교회에 있었던 예배 의식과 생활에 대한 전통을 포함한다.[27]

그래서 프랑스의 로마 카톨릭 학자인 조지 타바드(George Tavard)는 이렇게 말한다.

"전통은 신성한 성경 이면에 흐르는 말씀이다. 전통은 성경과 분리될 수도 없지만 동일시될 수도 없다. 전통은 또 하나의 성경으로서 말씀은 전통을 통해 하나님을 알려지게 하였다."[28]

오늘날 은사주의자들의 주장과 매우 유사한 견해를 가지고 있는 로마 카톨릭 학자로 캐스퍼 샤츠게이어(Kasper Schatzgeyer, 1463-1527)가 있다. 그는 날마다 성령으로부터 개인적인 계시를 받을 수 있다고 가르쳤다.

---

27) Gabriel Moran, *Scripture and Tradition*(New York:Herder and Herder, 1963), 20.
28) George Tavard, *Holy Write or Holy church*(New York:Harper, 1959), 8.

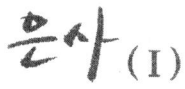

의심할 여지없이 이것은 그리스도 자신의 입술에서 나온 가르침만큼 구속력이 있는 것이라고 한다.[29]

이 모든 것들은 한 가지 문제를 야기시킨다. 즉, "성경이 어디서 마쳐지는가?"이다. 로마 카톨릭 학자들의 전통에 대한 해석 때문에 로마 카톨릭의 교리적인 가르침은 아직 마감되지 않고 열려 있다. 그러므로 권위에 있어서 성경과 동등한 그 어떤 것이라도 성경에 덧붙여질 가능성이 있다. 프로테스탄트 개혁에 대한 카톨릭의 반대 입장을 분명하게 하기 위해 소집된 트렌트 공의회는 성경과 전통을 동일시한다는 입장을 선언했다.

거룩한 보편 교회의 트렌트 공의회는 교회 안에서 항상 오류를 없이 하고 복음의 순수성을 지키는 것을 목적으로 하노니, 이 복음은 전에 성령 안에서 선지자들을 통하여 약속하신 것이요, 모든 피조물들에게 구원의 진리와 행위의 지침으로 선포하라고 그의 사도들에게 명령하신 것이다. 이 진리와 지침은 기록된 책과 기록되지 않은 전통에 포함되어 있음을 알지니, 이것은 사도들이 그리스도 바로 그 분의 입으로부터 받은 말씀이거나 혹은 속사도들이 성령으로 받아 적은 것으로 우리에게 전해 내려온 것이다. 교부들의 본을 받아 이 총회는 신약과 구약의 모든 책들과 전통을 다 함께 그리스도의 입에서 나온 것이거나 성령으로 받아 적는 것으로서 우리에게 주어졌고, 단절됨이 없이 보편 교회에 보존되어진 것으로 받아들이고 또 경건한 마음과 공경함으로 이를 인정하노라.[30]

이 선언에 따르면 하나님은 신약 시대 이후에 로마 카톨릭 교회를 통하여 계속 계시를 주시는 셈이 된다. "우리에게 전해 내려온 기록되지 않는 전통"

---

[29] Ibid., 164.
[30] Bettenson, ed., *Documents*, 261(enphasis added).

이라는 관점에서 그들은 로마 카톨릭 교리상 사도 바울의 후계자인 교황 무오설을 가정하게 되었다. 로마 카톨릭 신학은 교황이 '엑스 카데드라(ex cathedra)' 즉, 모든 기독교인의 목사와 교사로서 말할 때에 그는 최고의 사도적인 권위를 가지고 말하는 것이요, 아울러 그는 무오하다. 최근에 오류가 없다고 성경과 전통에 덧붙인 두 가지 실례는 다음과 같다.

1854년 12월 8일 "형용할 수 없는 하나님(Ineffabilis Deus)"이라고 이름 붙인 교황의 교서에서 파이우스 9세(Pius IX)는 다음과 같이 엄숙하게 선언했다. "지복을 입은 동정녀 마리아는 전능하신 하나님의 특별한 은총과 도우심으로, 그리고 인류의 구세주 그리스도 예수의 공로로, 수태한 그 순간부터 모든 원죄의 오염으로부터 구제되었나니, 이것은 하나님께서 계시하신 것이므로 신자들이 영원토록 확실히 믿어야 할 것이다."[31]

가장 최근에 추가된 로마 카톨릭 신조는 1950년 11월 1일 교황 파이우스 12세(Pius XII)가 성 베드로의 권좌에서 선언한 엑스 카데드라(ex cathedra)이다. 즉, 마리아의 육신은 그녀가 죽자마자 무덤에서 부활하여 몸과 육신이 다시 결합하였다. 그리고 그녀는 하늘에 올리워 천국 여황의 보좌에 앉혀졌다는 것이다. 그리고 항상 그랬듯이 이 선언에 "누구든지 이 교리를 의심하거나 부인하는 자는 하나님과 교회의 신앙에서 완전히 타락한 자이다"라는 경고가 덧붙여졌다.[32]

이 선언들에는 두 가지 공통점이 있다. 첫째, 이것들은 모두 "전통"의 일부로서 성경 밖에서 계시된 것이다. 둘째, 로마 카톨릭 신자들은 출교의 협

---

31) Richard P. McBrien, *Catholicism*(Oak Grove, Minn:Winston, 1981). 880.
32) Loraine Boettner, *Roman Catholicism*(Philadelphea:Presbyterian & Reformed, 1962), 162.

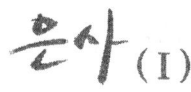
(I)

박 때문에 의심 없이 이것들을 믿어야 한다.

로마 카톨릭 교리는 성경과 동등한 권위를 가진 계시가 추가되는 것을 인정하기 때문에 그 교리는 하나님의 말씀에도 없는 것을 가르침으로써 오류를 연발할 수 있다. 어느 집단이든 성경을 초월하여 그 밖의 다른 어떤 권위 있는 진리의 근거를 인정한다면 그 문이 넓게 열려서 잡다한 것이 다 쏟아져 들어오게 될 것이다.

로마 카톨릭 교회는 성경에 고해성사, 연옥설, 교황무오설, 죽은 자를 위한 기도, 그리고 갖가지 성례전 등과 같은 전통을 덧붙였다. 이것들은 전혀 성경적인 근거가 없고, 다만 하나님께서 교회를 통해 계시하셨다고 하는 로마 카톨릭 신앙에 의해 확정되었을 뿐이다.

은사주의자들도 이미 자기들 나름대로 이와 유사한 전통을 만들지는 않았을까? 예를 들면 "입신(slain in the spirit)"은 은사주의 자들에게 귀에 익은 말이다. "입신했다"는 것은 신적인 능력을 발산한다는 사람이 만지기만 하면 그대로 쓰러져서 황홀경에 빠지는 그런 상태를 의미한다. 이런 의식은 성경 어디에도 없고 단지 신비주의 종교에서나 주로 볼 수 있는 것이다(은사(Ⅱ). 7장을 참조할 것).

언젠가 어떤 은사주의자와 대화를 나누었다. 그는 "아, 입신하는 것은 정말 필요합니다. 입신하지 않고 2-3주를 보내서는 안 됩니다"라고 했다. 한때 은사주의자였던 어떤 사람이 내게 이르기를 거기에는 어떤 제한도 없다고 했다. 그것은 마치 누가 가장 여러 번 입신하는가 시합하는 대회 같았다고 했다.

어떤 은사주의자에게 "왜 당신들은 이렇게 합니까?"라고 물었더니 그의 대답은, "왜냐하면 이것이 하나님의 권능의 성령이 임하는 방법이기 때문입니다"라는 것이었다. "어떤 성경에 근거한 것이지요?" 하고 다시 물었더니 그는, "글쎄, 어느 성경에도 없어요"라고 대답했다.

어느 성경에도 없다니? 그러면 그런 의식의 근거는 도대체 무엇인가? 오순절 전통인가? 은사주의자들의 방법론과 로마 카톨릭의 방법론은 이 점에서 서로 일치하고 있다.

신정통주의

신정통주의(Neoorthodoxy) 신학은, 성경이 객관적인 하나님의 말씀이 아니고, 하나님께서는 사람들이 마음을 여는 그 의미 있는 순간에 사람들에게 말씀하실 수 있다고 주장한다. 신정통주의에 의하면 하나님은 결코 성경 안에서 단정적으로 말씀하시지 않고 친히 만나셔서 개인적인 계시 가운데 인격적으로 말씀하신다고 한다.

신정통주의는 성경은 하나의 좋은 표본이요, 강력한 증거일 뿐 본질적으로 객관적인 하나님의 말씀은 아니라고 믿는다. 하나님의 말씀은 반드시 적용되어져야만 한다는 것이다. 다시 말해서 성경이 단지 선반 위에 놓여 있을 때에는 하나님의 말씀이 아니고, 오직 인간의 마음속에 말씀하실 때만이 비로소 하나님의 말씀이 된다고 한다.

얼핏 듣기에 이것은 좋은 말 같지만 여기에는 치명적인 문제가 있다. 이 가르침은 하나님의 계시를 완전히 주관주의의 투기장으로 몰아붙이고 있다. 이것은 각 개인들로 하여금 각자의 방법대로 진리를 규정하게 하고 개인적인 느낌을 최고의 규범으로 삼게 한다. 결국 이것도 성경 이상의 계시를 추구하는 또 다른 시도에 불과하다. 은사주의 운동과 마찬가지로 진리를 찾기 위해 인간의 체험에 의존한다.

노만 가이슬러(Norman Geisler)와 윌리엄 닉스(William Nix)는 『성경개요(A General Introduction)』에서 신정통주의의 견해를 다음과 같이 분명하게 정의하고 있다.

신정통주의는 성경을 오류가 있는 인간의 책으로 본다. 그럼에도 불구하고, 성경은 하나님께서 우리에게 계시하시는 도구이다. 왜냐하면 성경은 하나님께서 그리스도 안에서 인격적으로 계시하신 것을 기록한 것이기 때문이다. 그러나 계시는 인격적이다. 즉, 성경은 하나님께서 축자적으로 영감하신 계시가 아닌가. 성경은 단지 오류가 있는 인간적인 수단으로서, 이 성경을 통해 그리스도이신 인격적인 계시를 만날 수 있다. 성경은 그 자체로는 하나님의 말씀이 아니고, 사람이 성경을 통해서 그리스도를 만날 때 비로소 그 성경은 그 사람에게 하나님의 말씀이 되는 것이다.[33]

신정통주의의 이면에는 성경이 사람에게 어떤 체험을 갖게 할 때 영감된다는 사상이 깔려 있다. 레이드(J. K. S. Reid)는 이렇게 주장한다.

"하나님은 성경을 통해 권위 있게 진군하시면서 어디에서든지 그의 말씀을 역사하게 하신다. 이런 점에서 성경은 하나님의 말씀이 될 수 있다 …… 성경은 확실하고 지속적인 약속에 의해 하나님의 말씀이 된다."[34]

에밀 브루너(Emill Brunner)는 하나님의 영이 "기록된 말씀의 표지 안에 갇혀 있다"[35]고 했다. 성경은 인간의 체험을 통해 풀린다고 한다.

---

33) Norman L. Geisler and William E. Nix, *A General Introduction to the Bible*(Chicago:Moody, 1986), 175.
34) J.K.S. Reid, *The Inspiration of Scripture*(London:Methuen, 1957), 278-79(emphasis in original).
35) Cited in R.A.Finlayson, "Contemporary Ideas of Revelation", in Carl F.H.Henry, ed. *Revelation and the Bible*(Grand Rapids:Baker, 1974), 225.

신정통주의는 성경이 전부가 아니라고 한다. 하나님은 지금도 계시하시고, 성경의 기자들을 감동시키셨던 것과 마찬가지로 지금도 사람들을 감동시키신다고 한다. "만약 성경이 정말 '하나님의 말씀'이라면, 그것은 최후의 말씀은 아니다"라고 신정통주의의 입장을 지지하고 있는 저명한 신학자 다드(C. H. Dodd)는 말했다.[36]

성경의 영감이 주관적인 체험에 의존하고 성경 자체가 최종적인 말씀이 아니라고 한다면 어떤 일이 일어날까? 성경의 권위는 완전히 없어지게 될 것이다. 그 밖의 다른 기록이나 말들이 모두 성경과 마찬가지로 사람들을 "감동"시키는 잠재력을 갖게 될 것이다. 따라서 무엇이든지 잠재적인 "계시"의 근거가 될 것이다.

신비주의자들이 신정통주의자들과 비슷한 주장을 하고 있는가?

나는 그들 대부분이 그렇다고 믿고 있다. 찰스 파라(Charles Farah)가 몇 년 전에 『기독교인의 삶(Christian Life)』이라는 잡지에 기고한 글은 그 좋은 실례이다. 파라는 "기독교인들이 신약 세계에 깊숙이 들어가면 갈수록 그들은 기본적인 지식의 길인 이성과 경험에 덜 의존하고, 영적인 지식에 더 의존하게 될 것이다."라고 했다.[37]

파라는 "영적인 지식"을 어떻게 정의하고 있는가? "어떤 지식보다 우월한 지식이요, 어떤 인식보다 우월한 인식이고, 어떤 확신보다 우월한 확신이며, 어떤 지혜보다 우월한 지혜"라고 한다.[38]

파라의 말은 순전히 신비주의적이다. 그는 20세기판 영지주의를 옹호하

---

36) C. H. Dodd, "The Bible as 'the word of God'", in Millard J.Erickson, ed. *The Living God Readings in Christian Theology*(Grand Rapids:Bacer, 1973), 273.
37) Charles Farah, "Toward a Theology of Healing", *Christian Life 38*(September 1976), 81.
38) Ibid.

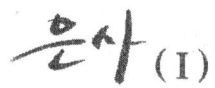

고 있는가? 영지주의는 2세기에 출현했던 이단이다. 이들 또한 "영적인 지식"을 말하였는데, 이것은 오직 특별한 사람들만 가질 수 있는 비밀스러운 영적 지식을 의미한다.

보름스 협약(the Diet of Worms)에 대한 마틴 루터(Martin Luther)의 응답은 유명하다.

이제 분명하고 솔직하게 말한다. 만약 내가 성경의 증거에 의해 혹은 내가 호소하였던 성경에 기초해서 분명하게 추론한 바에 의해 잘못이 드러나지 않았다면, 그리고 내 양심이 하나님의 말씀에 붙들리지 않았더라면 나는 아무것도 바꿀 수 없었을 것이고 바꾸려 하지도 않았을 것이다. 나는 이 입장에 분명히 서 있다. 결코 흔들릴 수 없다. 하나님께서 나를 도우시기를, 아멘.[39]

루터는 하나님의 말씀에 호소하고 이성에 호소하였다. 진리를 찾기 위해 그 이상의 것을 추구할 필요가 있는가? 과연 신비적인 "지식 위의 지식"을 체험할 수 있을까? 그런 방법으로 진리를 찾으려고 하는 것은 하나님의 말씀보다 더 우월한 진리를 찾는 것이나 다름없다. 성경은 확실하다. 하나님의 말씀은 깨닫게 한다(시 119:130). 어디서 그 이상의 것을 알 수 있다는 말인가? 기록된 하나님의 말씀은 우리의 모든 영적인 필요를 채우기에 충분하다(시 19:7-14). 성경 이외의 계시는 항상 오류에 빠지게 할 뿐이다.

---

39) Bettenson, ed., Documents, 201.

사이비 종교

몰몬경은 이렇게 말한다.

"이것뿐만이 아니니라. 너희는 바로 내가 스스로 이러한 일을 안다고 생각하지 않느냐? 보라 내가 말한 이 모든 것들이 사실임을 아노라. 내가 어떻게 이러한 것을 확실히 알게 되었는지 너희가 알겠느냐? 보라 내가 너희에게 이르노니, 하나님의 성령으로 그것들이 내게 알려졌느니라. 보라 여러 날을 금식하고 기도하며 이러한 것을 스스로 알려 하였으매 이제 그것들이 참됨을 스스로 아노니, 주 하나님께서 성령으로 내게 알게 하셨음이라. 이는 바로 내게 임한 계시의 영이었느니라."[40]

몰몬교도들은 그들의 두 책 「언약교리(*Doctrine and Covenants*)」와 「값비싼 진주(*The Pearl of Great Price*)」를 성경과 동등하게 보고 있다. 이 추가된 "계시"에는 하나님과 인간의 본성, 그리고 그리스도의 인성과 사역에 대하여 잘못 기록된 부분이 너무 많아서 신학적인 혼란을 일으킨다.

"크리스천 사이언스(Christian Science)" 역시 성경 외에 하나님께로부터 받았다고 하는 진리에 의존하고 있다. 크리스천 사이언스 저널은 이렇게 말한다. "이것은 인간의 철학이 아니고 신적인 계시이다. 크리스천 사이언스는 하나님께서 주신 이론과 논리에 근거하고 있으므로, 다른 어떤 체계와도 구분된다."[41] 크리스천 사이언스는 또 메리 베이커 에디(Mary Baker Eddy)

---

40) Book of Mormon, Alma 5:45-46. Cf. the mormons' seventh article of faith:"We believe in the gift of tongues, prophecy, revelation, visions, healing, interpretation of tongues, etc." James E. Talmage, *The Articles of Faith*(Salt Lake City:The Church of Jesus Christ of Latter Day Saints, 1972), 2.
41) *The Christian Science Journal*(July 1975), 362.

를 "이 시대의 진리 계시자"로 부른다.[42] 에디 부인은 이렇게 기록했다. "만약 내가 쓴 『사이언스와 건강에 대한 성경적 열쇠』가 인간적인 기원을 가진 것이라면, 하나님과 상관없이 나 스스로 그것을 기록했다면 나는 부끄러움을 면치 못했을 것이다. 그러나 나는 단지 하나님이 주신 비유에 따라 천국의 아름다운 조화를 여기에 반영했을 뿐이므로, 크리스천 사이언스의 교재로 평가함에 있어서 주저할 수 없다."[43]

크리스천 사이언스는 하나님과 그리스도 그리고 성경에 대해 여러 책에서 잘못 소개하고 있음에도 불구하고 에디 부인은 하나님께서 자신을 사용하시어 그녀가 사는 시대를 위해 하나님의 진리를 계시하도록 했다고 믿고 있다.

아마도 미국 내에서 가장 두드러진 사이비 종교는 "여호와의 증인(the Jehovah's Witness)"들일 것이다. 그들은 쉴 새 없이 집집마다 방문하여 자기들의 구원 교리를 전파한다. 이들은 그리스도를 통한 하나님의 은혜를 무시한다. 그들은 예수가 단지 하나의 피조물일 뿐 성자 하나님은 아니라고 한다.

여호와의 증인들은 자기들에게 새로운 계시가 있다고 믿고 있는가? 당연히 그렇다. 이것은 그들의 잡지 『파수대』에 분명하게 나와 있다. "파수대는 세상에 둘도 없는 잡지다. 이것은 잡지 출판사가 만든 것이라기보다는 진리와 예언을 성경에 기록한 위대한 저자의 작품으로, 이제 그가 이것을 통해 그 예언들을 해석하고 있다."[44]

---

42) Ibid., 361.
43) Mary Baker Eddy, *The First Church of Christ, Scientist, and Miscellany*(Boston:The First Church of Christ, Scientist, 1941), 115.
44) *Watchtower*(April 15, 1943), 127.

"하나님의 만국교회(The Worldwide Church of God)"도 성경을 능가하는 새로운 계시와 행위 구원을 가르치는 집단이다. 허버트 W. 암스트롱(Herbert W. Armstrong)이 이 종파를 창설했는데, 그는 또한 앰버서더 대학을 세우고 『명백한 진리(The Plain Truth)』라는 잡지를 펴냈으며, "내일의 세계(The World Tomorrow)"라는 라디오와 텔레비전 방송을 시작한 사람이다.

암스트롱은 어떻게 시작했는가? 그의 아내 암스트롱 부인이 받은 새로운 계시가 그 동기였다. 천사가 환상 중에 그녀에게 나타나 모든 조직과 체계를 가르쳐 주었고, 그녀는 이것을 남편에게 말해서 새로운 종파가 탄생했던 것이다.

자칭 메시아인 한국의 문선명은 스스로 하나님의 사자라고 주장한다. 문선명은 자기에게 성경이나 그 어떤 책, 그리고 그 누구의 머리에서도 나올 수 없는 최고의 진리가 있다고 말한다. 문선명에 의하면 만약 그의 "진리"가 성경과 모순된다면(사실 그렇다), 성경이 잘못된 것이라고 한다.

"오직 성경으로"에서 "어떤 특별한 것"으로의 전환

지금까지 계속 언급한 모든 사이비 종파와 거짓 가르침들은 그 교주나 지도자들이 새로운 계시를 받았다는 전제에서 출발했다. 신령주의자인 에드가 케이스(Edgar Cayce)로부터 사이언톨로지(Scientology, 1950년대에 미국을 중심으로 일어난 것으로 심리학과 종교가 포함되어 있다 – 역자주)의 창시자인 L. 론 후버드(L. Ron Hubbard)에 이르기까지 거짓 교사들은 모두 하나님께로부터 일종의 계시를 받았다고 주장한다. 이들은 모두 "오직 성경으로"라는 가치를 버리고 위험스럽게도 다른 어떤 것을 추구하고 있다.

은사주의자들도 현대의 "새로운 예언"을 받아들임으로써 위험한 길로 접어들고 있다. 그 길에는 "다른 어떤 것"을 얻을 수 있다고 표시되어 있지만, 사실 새로운 계시의 길은 오히려 있는 것마저도 빼앗기는 길이다. 그 길로 가면 반드시 이탈하거나 막다른 길에 다다른다. 더욱이 거기에는 함정도 많다.

몇몇 은사주의자들이 바로 이런 문제에 빠져 있다. 스테판 스트랭(Stephen Strang)은 잡지 『카리스마(Charisma)』에 이렇게 썼다.

개인적인 예언을 다룸에 있어서 극단주의에 빠지는 것은 치명적인 결과를 가져온다. 그렇기 때문에 누군가 회중 앞에서 하나님을 대언할 때 이것을 조절할 사람이 필요한 것이다. 언제 하나님을 대언하고 언제 자기 욕심대로 말하는지 혹시나 사탄을 대언하는 것은 아닌지를 구별하는 것은 정말 어렵다.

예언을 한다고 하는데, 성령에 의해서가 아니라 점치는 귀신에 의해서 미래를 아는 능력을 갖게 된 사람들이 있다. 어떤 은사주의자들은 하나님의 뜻을 알려고, 하나님의 말씀을 받으려고, 또는 이 특별한 은사를 드러내어 인정받으려고 애쓰다가 오히려 하나님께서 주신 영이 아닌 나쁜 영을 받게 되는 경우도 있다.[45]

스트랭은 핵심 문제는 잘 지적하고 있으나 해결책을 제공하지는 못했다. 누가 진짜 예언을 하는지 안하는지, 그 메시지가 점치는 악령에게서 온 것이거나 누군가의 상상에서 나온 것은 아닌지 어떻게 알 수 있는가? 기껏해야 뱃속에서 무엇인가를 느끼는 것과 같은 주관적인 방법으로 진리를 식별할

---

45) Stephen Strang, "A Caution on Personal Prophecy", *Charisma*(september 1989), 9.

수 있는가? 성경을 제쳐두고 무슨 근거로 이것들을 구분하겠는가?

조셉 딜로우(Joseph Dillaw)는 어떤 은사주의자로 인해 여기에 대해 비판적인 시각을 갖게 되었다고 설명하고 있다.

내가 막 기독교인이 되었을 때 어떤 남자를 알게 되었다. 이 사람을 빌이라 부르겠다. 빌은 환상을 보는 은사를 받았다고 했다. 그는 항상 하나님으로부터 직접 계시를 받는다고 했다. 그는 일상 생활 속에서 일하시는 주님을 보았으며, 그의 마음속에 일어나는 모든 감동은 주님의 인도하심을 받은 것이라고 했다. 그런데 어느 날 한밤중에 내게 전화를 해서는 하나님께로부터 메시지를 받았는데 내게 그것을 알려 줘야 한다는 것이었다. 당시 빌은 40대였고, 우리 집에서 차로 한 시간쯤 운전하고 가야 할 만큼 멀리 떨어진 곳에 혼자 살고 있었는데 내게 와서 직접 그 메시지를 전달하려고 했다. 나는 그의 관심이 고맙기는 했지만 내일 만나는 것이 좋겠다고 말했다. 하지만 어찌나 고집을 피우던지 결국 오라고 했다. 그가 도착했을 때 그가 떨고 있는 것이 역력히 보였다. 그때 나는 신학교에 들어갈 결심을 하고 있었는데, 그는 이것을 매우 못마땅하게 생각하고 있었다. (그는 "문자(기록된 성경을 지칭함-역자 주)는 죽이는 것이고 성령만이 생명을 준다"고 말했다) 그래서 그는 나더러 이 길을 가지 말라고 경고했다. 그는 이사야서를 읽고 있었는데 하나님께서 특별한 계시를 주시면서 "네가 만약 신학교에 들어가면, 너의 아내는 사자에게 잡아먹히고 너는 영원한 구원을 잃게 될 것이다"라고 말씀하셨다고 했다. 나는 다소 놀라기는 했지만 개의치 않았다. 그는 그의 방언 신학이 만든 미신의 세계에 살고 있었던 것이다. 그는 결코 말씀 중심으로 살지 않았었다. 빌에 대한 마지막 소식은 그가 감옥에 있다는 것이었다. 왜냐하면 하나님께서 그에게 세상 법이 세운 권세자에게 순종하지 말고 세상규칙을 따르지 말라고 명령하셨기 때문이라는 것이었다.[46]

---

46) Joseph Dillow, *Speaking in Tongues*(Grand Rapids:Zondervan, 1975), 190.

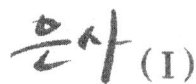

빌은 계시를 엉뚱하게 적용한 극단적인 실례이다. 몰몬교나 여호와의 증인, 그리고 그 밖의 모든 것들이 다 극단적인 경우들이다. 나는 그리스도와 성경을 사랑하는 은사주의 기독교인들을 이런 이단들과 동일시하려는 것은 아니다. 그러나 계시에 관한 한 은사주의자들의 주장은 분명히 이런 극단적인 이단들의 사상과 유사한 데가 있다. 내 생각은 아무리 고약한 인간이라도 항상 처음에는 약간 변질한 데서 시작되는 것이다.

은사주의적 신비주의나 주관주의 때문에 치러야 할 대가는 막대하다. 사람들은 저마다 개인적인 예언이 계시하는 대로 제멋대로 행동하고, 말하며, 가르친다. 하나님으로부터 개인적으로 메시지를 받는 것을 좋아하기 때문에 학문이나 진지한 연구는 아예 제쳐두고 있다. 케네스 하긴(Kenneth Hagin)은 이렇게 기록했다. "대체로 신학자들은 누가 히브리서를 기록했는지 분명치 않다고 한다. 내가 보기에는 바울이 쓴 것 같다. 언젠가 예수께서 환상 중에 내게 나타나셨기에 내가 물어보았더니 그분은 바울이 이것을 썼다고 하셨다. 그래서 나는 바울이 썼다고 믿는다."[47] 그리고 이 문제에 대해 하긴은 더 이상 논증하지 않고 곧바로 "지금 바울은 히브리 기독교인들에게 편지하고 있다"라고 말한다.[48]

물론 성경은 히브리서 기자가 누구인지 분명하게 밝히지 않았다. 히브리서의 기자에 대해 그 내적인 증거를 연구해 온 사람들은 일반적으로 이 문제가 성경적인 근거로 확정지을 수 없다는 데 동의한다. 그러나 이것은 케네스 하긴에게는 전혀 문제되지 않는다. 그는 이 문제에 대해 그 나름대로의 계시를 받고 있기 때문이라는 것이다.

---

47) Kenneth E. Hagin, "The Gifts and Calling of God"(Tulsa:Faith Library, 1986), 12.
48) Ibid., 13.

말씀의 권위는 땅에 떨어졌다. 은사주의자들은 성경적인 내용이나 요지와는 상관없는 신비주의 기독교를 발전시키고 있다.

　복음주의 교회는 최근에 급성장했다. 그러나 우리 교회의 많은 사람들이 도움과 성장을 위해서 성경을 찾으려 하지 않는다. 일반 기독교 서점에 가보라. 그러면 대다수의 책들이 성경과 교리, 혹은 신학연구에 치중하기보다는 느낌이나 체험에 초점을 맞추고 있다는 것을 알게 될 것이다. 많은 사람들이 성경이 말씀하시는 것에 대해서는 별로 개의치 않는다. 그들은 성경이 너무 단순하고 시시하다고 믿는다. 이 사람들은 자기들의 모든 문제를 일시에 해결할 수 있는 뭔가 "특별한 다른 것"을 찾느라고 정신이 없다.

　다음의 편지는 나와 친한 사람이 어떤 은사주의 젊은이에게서 받은 것인데 이것은 그들이 얼마나 성경에 대해 냉담한가를 잘 드러내 주고 있다.

　내가 지금까지 체험한 사랑 중에서 가장 위대한 것은 바로 예수 그리스도의 피가 내게 쏟아지던 십자가 밑에서 받은 사랑이었습니다. 그는 나를 성령 충만하게 하셨습니다. 그는 예루살렘 지성소의 장막 안으로 나를 데리고 가셨습니다. 거기에서 나는 내가 그분 안에 있고 그분이 내 안에 계신 것을 보았습니다. 나는 불로 세례를 받았고, 이때부터 그의 사랑이 내 안에 거하였습니다. 그 후로부터 나는 매일 주님과 동행합니다.

　나는 성경을 공부해야 할 필요를 느끼지 않습니다. 왜냐하면 예수께서 내 안에서 친히 그 자신을 계시하시기 때문입니다. 예수께서 내 안에 계시므로 그 말씀도 내 안에 있습니다.

　성경은 꼭 필요한 책입니다. 그러나 이것이 핵심은 아닙니다. 왜냐하면 내가 그분을 가졌고 그분이 나를 가지셨기 때문입니다. 성경은 부차적인 자료일 뿐입니다.

　성령으로 세례를 받고 나서는 내 안에 계신 말씀이(예수 그리스도의 신령한 몸이) 우

은사 (I)

선입니다. 그가 내게 말하라고 주신 말씀을 직접 체험하였기 때문에 이 말을 하는 것입니다.

개혁자들은 오직 성경으로라는 원리로 이런 오류들과 싸웠다. 은사주의자들은 이 결정적인 사상을 버렸다. 이제 20세기의 참교회는 하나님 말씀의 절대적인 주권과 완전성을 위해 싸워야 한다. 우리는 결코 전통이나 체험을 성경과 동등하게 보는 신학에 항복해서는 안 된다. 성경에 나타난 하나님의 계시는 유일무이한 것이다. 성경 자체의 주장이 지금 도전받고 있다. 하나님의 말씀을 사랑하는 사람들이라면 도저히 이것을 묵인할 수 없다.

성경을 대체할 수 있는 것은 아무것도 없다. 성경 외에는 다른 "특별한 어떤 것"도 없다. 누군가가 상상으로 지어낸 공허한 예언을 좇아 신령해지려고 애쓰지 말라. 불확실한 느낌이나 지관의 도움을 구하지 말라. 스스로 미혹된 예언자들의 권고를 좇아 잘못된 길로 가지 말라. 하나님은 우리에게 "교훈과 책망과 바르게 함과 의로 교육하기에 유익하며 하나님의 사람으로 온전케 하며 모든 선한 일을 행하기에 온전케 하는(딤후 3:16-17)" 하나님의 말씀을 주셨다. 이것은 우리에게 필요한 진리의 전부이며, 우리의 삶에 있어야 할 모든 영적인 필요에도 충분한 것이다.

제4장
성경을 어떻게 해석할 것인가?

해석학(Hermeneutics)이란 신학자들이 성경을 해석하는 학문을 지칭할 때 사용하는 말이다. 그것은 모든 신학에 있어 아주 중요하다. 사실상, 기독교임을 말하는 모든 신학의 주요 흐름들(복음주의, 자유주의, 신정통주의)은 대단히 상이하다. 그와 같은 상이함은 그들이 성경이 말하는 바를 이해하기 위하여 사용하는 독특한 해석학적 방법들에서 비롯된다.

오순절파와 은사주의자들의 가르침의 대부분은 매우 빈약한 해석학적인 원리들에 근거하고 있다. 고든 피(Gordon D. Fee)의 주장에 따르면, 그들의 과잉 반응에도 불구하고 오순절파는 종종 즐거운 광휘와 선교적 열정, 그리고 성령 안에서의 삶을 교회 안에 가능하게 했다는 점에서 칭송받는다. 그러나 오순절파는 잘못된 해석학에 그 근거를 두고 있다.

첫째, 성경에 대한 오순절파의 태도는 성경을 과학적으로, 그리고 정교하게 해석하는 것에 대해 일상적으로 혐오감을 나타낸다는 것이다. 사실상, 해석학은 오순절파에 속한 것이 아니다. 성경은 하나님의 말씀이며 순종의 대상이다. 과학적 해석 대신 일종의 실용적 해석학이 발전해 왔다. 그것은 성경에서 문자적으로 받아들여야 할 것만 복종하고, 그 나머지는 영적으로 해석하거나 풍유적으로 해석하거나 광적으로 해석한다.

둘째, 일반적 의미에서 오순절파는 경험을 그들의 해석학의 우선 순위에 둔다. 이렇게 보는 것이 이성적이며, 또한 중요하다. 어떤 의미에서 오순절파는 (성경이 아닌) 그들의 경험을 해석하려는 경향을 가지고 있다.[1]

이것은 오순절파와 은사주의 운동에 반대하는 어떤 한 사람의 평가가 아니다. 고든 피 자신도 오순절파의 한 구성원이다. 그의 접근 방식은 극히 정당한 것이다. 그는 오순절파의 내부에 있으면서도 그 오순절 운동의 비구성원인 우리들 대부분이 주목하고 있는 것과 동일한 문제를 발견하고 있다.

전형적인 은사주의 텔레비전 프로그램을 주목해 보라. 그러면, 당신은 고든 피가 말하는 것이 무엇인지를 쉽사리 알게 될 것이다. 2년 전 나는 은사주의적 텔레비전 방송의 방청객으로 앉아서 고든 피가 "가능적 사고"라는 그의 사역에 대한 "성경적 근거"를 설명하는 것을 경악스럽게 바라보고 있었다. "저의 사역은 전적으로 마태복음 19:26 '하나님으로서는 다 할 수 있느니라' 라는 말씀을 지표로 삼고 있습니다. 하나님께서는 제가 1926년에 출생했기 때문에 이 구절을 저에게 주셨습니다."

삶의 지표가 되는 성구를 이와 같은 방식으로 얻는 것에 명백하게 자극받

---

1) Gordon D. Fee "Hermeneutics and Historical precedent-a Major Problem in Pentecostal hermeneutics." in Pussell P.Spittler, ed,, *Perspectives on the New pentecostalism*(Grand Rapids:Baker, 1976), 119-122.

은사 (I)

은 이야기 쇼의 한 손님은 성경을 더듬거리며 찾아서는 흥분된 모습으로 책장을 빨리 넘겼다. 그는 말했다. "저는 1943년 태어났으니까 제 삶의 지표가 되는 성구는 마태복음 19:43이겠군요. 무어라 쓰여 있는지 봅시다."

그러나 그는 곧 마태복음 19장이 단지 30절까지 밖에 없음을 알게 되었다. 못말리는 그 사회자는 누가복음 19장을 찾아서 "주께서 쓰시겠다"라고 쓰여진 43절을 읽었다.

흥분해서 그는 외쳤다. "오 주님께서 나를 필요로 하시다니! 주님이 나를 필요로 하시다니! 이 얼마나 놀라운 삶의 지표가 되는 말씀입니까! 나는 전에 삶의 지표가 되는 성구를 갖고 있지 않았습니다. 그러나 하나님께서는 이제 나에게 한 성구를 주셨습니다. 예수님, 감사합니다! 할렐루야!" 스튜디오 안의 청중들은 환호하기 시작했다.

그러나 그 순간, 누가복음 19장을 펼쳐 보았던 쇼의 손님들 중 한 부인이 이렇게 말했다. "잠깐만 기다리세요. 당신은 이 구절을 사용할 수 없어요. 이 구절은 나귀에 관해 말씀하고 있어요!"

이 사건은, 몇몇 은사주의 지도자들이 성경을 바라보며 행하고 있는 자의적인 해석 방법에 관한 많은 것을 시사해 준다. 하나님의 말씀을 찾기 위해 어떤 사람들은 "성경 룰렛" 게임을 하기도 한다. 성경 룰렛 게임이란, 성경을 아무렇게나 뒤적이면서 그들이 직면하고 있는 도전과 필요에 적용할 수 있을 것 같은 어떤 구절을 찾아내는 것이다. 그들이 한 구절을 찾아내면 이렇게 말한다. "하나님께서 내게 성경 말씀 한 구절을 주셨어!"

이것은 성경을 연구하는 방법이 아니다. 당신은 이와 유사한 어떤 사람의 이야기를 들은 적이 있을 것이다. 한 사람이 중요한 결정을 할 때면 도움을 얻기 위해서 그의 눈을 감은 채 성경을 펼쳐 놓고 손가락을 아무곳이나 가리킨 다음 손가락이 가리키는 성구에서 도움을 구하려고 하였다. 그가 첫 번째 시도에서 얻은 성경 구절은 "(유다가) 물러가서 스스로 목을 매어 죽은지라"라는 마태복음 27:5이었다. 이 구절이 별로 도움이 되지 못한다고 생각한 그는 다시 한번 더 시도했다. 이번에 그의 손가락은 "가서 너도 이와 같이 하라"라는 누가복음 10:37의 말씀을 가리켰다. 그래도 포기하지 않고 그는 다시 한번 더 시도했다. 이번에 그의 손가락이 가리킨 곳은 "네 하는 일을 속히 하라"라는 요한복음 13:27에 나오는 예수님의 말씀의 자투리 부분이었다.

이 이야기는 내가 생각하기에는 만들어 낸 이야기 같다. 하지만 이 이야기는 중요한 점을 지적해 준다. 즉, 역사적, 문법적, 논리적인 문맥을 무시한 채 성경을 이해하려 하는 것은 현명하지 못할 뿐 아니라 상당히 위험스럽기까지 한 것이라는 점을 지적해 주는 것이다.

물론 어떤 사상이나 가르침의 거의 모두를 성경으로 적용시킬 수 있다. 이때의 전제 조건은 어떤 의도성 깊은 의미를 배제한 채 증명할 수 있는 성구를 택해야 한다는 것이다. 그러나 대부분의 종파들이 이와 같은 전제 조건을 무시한 채 이 방법을 채택하여 성경을 자신의 그릇된 교리를 옹호하기 위해 잘못 사용하고 있다.

해석학의 과제는 본문의 의미를 그 본래의 문맥 속에서 찾는 것이다. 그것은 개인의 선입견을 성경 속으로 집어넣어 읽기보다는 성경 속에서 의미를 찾는 것이다.

조심스러운 성경 해석의 중요성은 아무리 강조해도 지나치지 않다. 성경을 잘못 해석하는 것은 궁극적으로 성경 말씀을 믿지 않는 것과 같다. 아무리 성경이 하나님의 완전하고 완벽한 계시임을 인정한다 해도 성경을 잘못 해석한다면 무슨 유익이 있겠는가? 그 결과는 여전히 동일한 것이다. 즉, 하

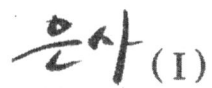

나님의 진리를 놓친 것이다. 성경이 전혀 의도하고 있지 않은 것을 성경이 의도하고 있는 양 해석하는 것은 분열과 오류, 이단과 배교에 이르는 확실한 길이다.

그러나 일상적으로 현대의 복음주의는 어떻게 성경을 이해하고 있는가? 복음주의적 "성경공부 집단들" 중 하나에 속해 본 경험이 있는가? 그곳에서는 모든 사람이 둘러앉아서 의문점이 있는 구절에 관해 이야기를 나눈다.

"내가 보기에 이 구절은 이런 의미 같아요."

결국 당신이 최종적으로 갖게 되는 의견은 모든 사람의 무지한 소견의 집합체이다. 그것들 모두는 그릇된 이해일 수 있다.

사실상 성경 구절이 당신과 나에게, 그리고 어떤 다른 사람에게 무엇을 말하는가 하는 것이 중요한 것이 아니다. 중요한 것은 그 구절이 의미하는 것이 무엇인가하는 점이다. 당신은 모든 성경 구절들이 우리들과 완전히 격리된 고유한 내적 의미를 가지고 있음을 알아야 한다. 성경 공부의 목적은 이런 성경의 진면목을 식별하는 것이다. 즉, 하나님께서 성경에서 무엇을 말씀하고 계시는가 하는 것이다. 때때로 의미는 아주 분명하다. 그러나 어떤 때는 문맥을 주의 깊게 살펴보아야 한다. 나는 내가 완전하게 이해할 수 없는 몇몇 성경 구절을 만날 때가 있음을 인정한다. 그러나 진실은 변함이 없다. 성경의 일점 일획이 모두 저자의 의도를 반영하는 것이며, 해석자의 임무는 그것이 무엇인지를 식별하는 것이다.

피해야 할 세 가지 오류

디모데후서 2:15은 성경 공부에 관해 말하고 있다. 그곳에는 "네가 진리의 말씀을 옳게 분별하며 부끄러울 것이 없는 일꾼으로 인정된 자로 자신을 하나님 앞에 드리기를 힘쓰라"라고 기록되어 있다. 확실히 성경 공부는 부지런히 그리고 조심스럽게 해야 한다. 그것은 반드시 정확히 행해져야 한다. 그렇게 하지 못하는 사람은 부끄러움을 당할 것이다.

그러면 피해야 할 세 가지 오류가 무엇인지 보도록 하자.

1. 적절한 해석을 희생하면서 어떤 의미를 만들려고 하지 말라.

목회자와 선생님들이 이국적인 의미를 문장 본문 속에 삽입시킴으로써 자신이 원하는 반응을 얻어내려 하기 쉽고, 또한 그런 경향이 다분히 존재한다. 이런 오류의 대표적인 예를 탈무드(유대인의 성경 주해서)에서 찾을 수 있다.

한 랍비가 사람들에게 인생의 제일 목적이 인간에 대한 관심임을 확신시키려고 한다. 그는 창세기 11장에 나오는 바벨탑의 돌들을 이용하여 그의 주장을 확증시키려 한다. 그의 주장에 따르면 바벨탑의 건축자들이 분열된 것은 그들이 물질적인 것에 우선순위를 두고 사람을 차선에 두었기 때문이었다. 바벨탑이 점점 높이 올라감에 따라 벽돌 나르는 사람이 벽돌을 지고 꼭대기의 벽돌 쌓는 사람에게 올라가는 데 많은 시간이 허비되었다. 어떤 사람이 바벨탑에서 내려가는 중에 떨어져도 아무도 관심을 갖지 않았다. 그저 그때마다 한 사람의 일꾼이 희생되는 것, 그것으로 그만이었다. 그러나 올라가던 사람이 떨어지면 사람들은 애통해 했다. 그 이유는 많은 벽돌이 유실되었기 때문이었다. 그들은 인간을 우위에 두지 않았다. 이런 이유로 하나님께서는 그들의 언어를 혼란시키셨다고 그 랍비는 가르친다.

이런 가르침은 성경에서 찾아볼 수 없다. 사실상 이런 가르침은 창세기 11

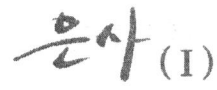

장의 바벨탑이 주는 교훈을 왜곡시키는 것이다. 창세기 11장에서 말하는 것은 결코 벽돌에 대한 사람의 존엄성을 강조하는 것이 아니다. 강조점은, 하나님이 우상보다 더 소중한 분이며 그분께서 우상들을 심판하신다는 것이다. 바벨탑 사건은 하나님을 거절하는 교만한 사람들에 대한 심판이다. 성경 구절의 진정한 교훈을 외면한 채 선한 교훈을 전달하는 것은 결코 올바른 일이 아니다.

2. 심도 있는 연구를 하라.

정확한 성경 공부는 어려운 작업이다. 우리가 살펴본 것처럼 하나님께서 말씀을 통해 우리에게 말씀하시고자 하는 바가 무엇인지를 분별하는 일은 단숨에 책장을 넘기거나 언뜻 우리 눈에 보이게 되는 성구를 찾아보는 것을 통해 이루어지는 것이 아니다. 또한 성경을 해석하는 것은 개인적 의견 차원의 문제도 아니다.

하나님의 말씀을 조심스럽고 정확하게 다루려면 부지런함이 요구된다. 우리가 부지런하다면, 성경의 주요 진리들과 세세한 구절들의 일반적 개요를 정확히 이해할 수 있을 것이다. 하나님은 우리에게 진리를 숨기지 않으셨다. 그러나 그 의미가 항상 즉각적으로 분명해지는 것은 아니다. 때때로 성경 구절의 진정한 의미는 그것이 선포되었을 당시의 문화를 이해해야만 확연해진다. 때때로 그것은 원어의 미묘한 어감을 분석해야만 분명해진다.

이런 이유로 우리는 성경이 말하는 바를; 오늘날 어떤 교회들에게 유행하고 있는 것과 같이 즉흥적으로 성경을 넘기다가 발견할 수 있는 것이 아니다. 성경을 조심스럽고 열심히 공부해야 할 우리의 책임을 부인해서는 안 된다.

디모데전서 5:17을 보라 "배의 존경"이 교회에서 "말씀과 가르침으로 수고하는 자"들에 돌려지고 있지 않은가! 하나님께서 교회에 선생 된 자를 주신 이유는, 그의 말씀을 해석하고 그것을 정확하게 하나님의 백성에게 가르치고 하나님의 부르심에 응답하여 자발적으로 계속해서 헌신하는 사람을 필요로 하기 때문이다.

다음은 버나드 램(Bernard Ramm)의 주장이다.

가끔 경건한 사람들은 어떤 도움 없이도 성경을 완전히 알 수 있다고 주장한다. 그들은 자신들이 이해한 바를 이렇게 표현한다. "친애하는 친구들이여, 나는 어떤 사람의 책도 읽지 않았습니다. 나는 사람이 만든 어떤 주도 읽지 않았습니다. 단지 나는 성경이 스스로 말했던 것이 무엇인지를 살펴보기 위해 곧장 성경으로 갔을 뿐입니다." 이것은 매우 경건하게 들리며, 항상 청중에게서 아멘 소리를 유도해 내게 된다.

그러나 이런 방법이 진정한 앎에 이르는 길일까? 그 어느 누가 교회의 모든 신령한 가르침을 무시할 만한 학식이나 권리를 가지고 있단 말인가?

누구도 그런 권리나 학식을 가지고 있지 않다.

먼저, 설령 인간의 서적을 무시하고 성경 그 자체로 곧장 들어가야 한다고 주장하는 것이 신령하고 경건한 것처럼 들린다 해도 이런 주장은 일종의 숨겨진 이기주의일 뿐이다. 어떤 개인이 끝없이 정진했던 신령하고 경건한 칼빈이나 벵겔, 알포드, 랑게, 엘리코트와 같은 사람들의 가르침을 떠나서 사역을 적절하게 이해할 수 있다고 생각하는 것은 근거가 희박한 교활한 확신이다.

둘째로, 그와 같은 주장은 예부터 있었던 것으로 성령의 영감과 성경의 조명을 혼동한 것이다. 성령의 사역은 새로운 진리를 전달하거나 알려지지 않은 사건을 통해서 교훈을 주는 것이 아니라 성경에서 계시된 것을 조명해 주는 것이다. 이사야서에서 일련의 단어들, 예컨대 모압, 마헬살랄하스바스, 시돈, 미그론, 믹마스, 게바, 아나돗, 놉, 라이사, 갈로, 갈그마스, 하맛, 아르밧, 다시스 같은 단어들을 골라 가지고, 기독교 학자들의 경건한 학문적 도움을 무시해도 된다고 주장하는 사람들에게 그들이 그들의 영혼과 기도를 통해 이 단어들의 의미와 뜻을 알아낼 수 있는지 물어 보라. 어떤 일이 일어나겠는가? 그들은 이런 단어들의 의미를 성경 사전이나 주석서에서 찾을 수밖에 없음을 알게 될 것이다.[2]

램이 말한, 성경을 연구하고 해석하는 데 수많은 세월을 보낸 재능 있는 신학자들과 주석가들의 저작에 대한 존경심의 부족은 은사주의 지도자들의 특성이다. 왜 그런가? 회중들이 성령께서 자신들에게 성경 구절에 관하여 가르쳐 주셨다고 생각하는 것을 자유롭게 말하도록 허용하는 데 은사주의 지도자들이 중점을 두고 있기 때문인가? 즉흥적인 이해는 하나님의 말씀이 무엇을 의미하는지를 설명하는 기술과 도구를 가진 학자들의 가르침과는 매우 상이하다. 불행하게도, 은사주의 지도자들은 아주 종종 전자의 영역에 속한다.

나는 한 은사주의 여목사가 라디오 인터뷰에서 설교 준비를 어떻게 하는지에 관해 질문 받는 것을 들었다. "나는 설교 준비를 하지 않아요. 하나님께서 말씀해 주시거든요"라고 그녀는 대답했다. 그녀의 대답은 모든 은사주의 지도자들을 대변하는 것이었다.

사실 많은 사람들은 연구하는 것을 세속적이라고 믿는다. 어떤 사람은(문맥에서 한 구절만 떼어내서) "무엇보다도, 예수께서 '마땅히 할 말을 성령이 곧 그때에 너희에게 가르치시리라(눅 12:12)'고 말씀하지 않았는가?"라고

---

[2] Bernard Ramm, *Protestant Biblical Interpretation*(Grand Rapids:Baker, 1970), 17-18.

말한다.

우리는 성령에 대한 이런 자의적 해석 방법을 철저히 경계해야만 한다. 너무나 많은 사람들이 아무런 준비도 하지 않은 채 강단에 서서 다른 사람에게 하나님의 말씀을 전한다. 그리고 항상 그것은 하나님께서 말씀하시는 바가 아니다. 그들 중에 많은 사람들은 그들이 말하는 것과 같은 신학을 창조한다.

3. 본문 그 자체가 그것을 요구하지 않으면 영적으로 해석하거나 풍유적으로 해석하지 말라.

어떤 사람들은 성경을 자신들이 전달하기 원하는 요점은 무엇이나 다 가르쳐 주는 하나의 우화로 생각한다. 성경 본문의 의미를 찾는 대신 그들은 그것을 풍유적으로 해석해서는 그것이 가르치고자 하는 것을 증빙하는 증거 자료가 되게 한다.

풍유적 해석의 위험성의 극단적인 예를 한 젊은 부부에게서 찾아볼 수 있다. 그 부부는 우리 교회 부목사 중 한 분에게 찾아가서 자신들의 결혼 문제를 상담했다. 부목사는 그들과 이야기를 시작했고, 30분 후에 그들에게 이렇게 질문했다. "당신들은 왜 결혼했지요? 당신들은 서로가 너무나 다르군요."

그러자 그 남편이 "목사님이 우리 교회에서 한 설교 때문입니다"라고 대답했다.

"그 내용은 무엇이었습니까?"

"예, 여리고에 관한 설교였습니다."

"여리고라고요? 그것이 결혼과 무슨 상관이 있습니까?"

은사 (I)

"목사님은 이스라엘 백성이 여리고 성을 일곱 번 돈 후에 그 성을 향해 소리를 질렀고 성이 무너졌다고 말했습니다. 그 말씀을 하시면서 목사님은 만약 젊은 사람이 하나님께서 그에게 어떤 젊은 여성을 주셨다고 믿는다면 그녀를 일곱 번 돌고 그녀를 향해 소리지르라고 했습니다. 그러면 그녀의 마음의 벽이 무너진다는 것이었습니다. 그래서 저는 그렇게 했고 우리는 결혼했습니다."

"사실이 아니지요?" 부목사는 말했다. "농담하시는 것이지요?"

"아닙니다. 사실입니다."라고 남편은 대답했다. "그 설교 때문에 결혼한 쌍들이 많이 있습니다."

어떤 사람들은 자신들의 결혼이 하늘에서 이루어졌다고 믿는다. 여기서 결혼은 풍유가 되는 것이다. 이 얼마나 어리석은 짓인가! 이런 종류의 이해는 초대교회 시대로부터 시작해서 오늘날까지 계속되고 있다. 특히 오늘날 은사주의 운동에서 심하게 나타난다.

내가 가끔 이야기를 나누는 한 유명한 은사주의 지도자는 느헤미야서에 관한 일련의 책을 저술했다. 그의 가르침에 따르면, 느헤미야서 거의 전부가 다른 어떤 것을 대변하거나 상징적인 어떤 것을 의미한다는 것이었다. 그의 요지는 이렇다.

"예루살렘 성벽은 파괴되었다. 이것은 인격의 파괴상을 의미하는 것이다. 느헤미야는 인격의 벽을 다시 건축하기 위해 오신 성령을 상징한다. 느헤미야는 왕의 못에 도착하는데 이것이 성령 세례를 의미한다". 그러면서 여기서부터 그는 방언을 말하는 것의 중요성을 가르치기 시작한다.

느헤미야서는 인격의 벽, 성령 세례, 혹은 방언을 말함과는 아무런 상관이 없다. 그러나 설교자가 느헤미야서에 이와 같은 적용을 할 때 어떤 사람들은 그것이 성경의 가르침이라고 생각한다. 나는 이것에 동의하지 않는다. 내 생각에 이것은 얄팍한 상술(hucksterism)이다. 이런 이해로 인하여 성경은 하나님께서 우리에게 말씀하시는 것(고후 2:17) 대신에 우리가 원하는 것을 말하는 것이 된다.

성경을 이해하는 올바른 방법을 정립하기 위하여 우리는 부활하신 후 엠마오로 가는 도상에서 예수님께서 친히 보여 주신 모범을 따라야 한다. 예수께서는 두 제자들과 함께 길을 가실 때에 그들에게 이렇게 가르치셨다.

"이에 모세와 및 모든 선지자의 글로 시작하여 모든 성경에 쓴 바 자기에 관한 것을 자세히 설명하시니라(눅 24:27)."

여기서 사용된 "설명하시니라"에 해당하는 헬라어는 헤르메뉴오(hermeneuo)인데, 이 단어에서 영어의 해석학이라는 단어가 유래되었다. 그는 헤르메뉴오-해석-하신 것이다. 예수님은 건전한 해석 방법을 사용하신 선생의 완전한 모범이시다. 다른 어떤 방법으로 성경을 해석하는 것은 하나님의 말씀을 모독하는 것이다.

건전한 성경 해석을 위한 다섯 가지 원칙들

위에서 말한 세 가지 주의 사항들은 일반적으로 좋은 것이다. 그러나 그것들은 특정 성경 구절을 적절하게 해석하고자 할 때에는 별로 도움이 되지 못한다. 이런 이유로 성경 해석학에 잘 훈련된 학습법은 다음과 같은 다섯 가지 원칙에서 이해하게 된다.

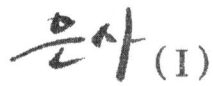(I)

1. 문자적 원칙

성경을 문자적으로 해석한다고 할 때 그것은 노예와 같은 편협된 문자주의가 아니다. 문자적 해석이란 우리가 성경을 비유법과 과장법, 직유법과 은유법, 그리고 상징주의까지를 포함하는 일상적인 의미에서 이해한다는 것이다.

성경은 자연스럽게 읽어야만 한다. 과거 수십 년 동안 신학자들은 일상 생활어의 사용을 주장해 왔다. 즉, 성경의 단어들은 일상 생할에서 사용되는 의미와 같이 이해되어야 한다는 것이다.

하나님께서는 인간의 언어를 통해 우리에게 말씀을 전달하셨다. 그것도 가능한 한 가장 분명하고 간편한 방법으로 우리에게 전달하셨다. 성경의 단어들은 우리가 일상 대화에서 그것들을 이해하듯 이해해야만 한다. 비록 성경에 종종 상징어와 비유어가 등장하기는 하지만 그것들이 사용된 곳을 금방 알 수 있다. 조심성 있는 해석자가 찾아보아야 할 첫 번째 것은 문자적 의미이다. 그의 우선적인 관심사는 어떤 신비주의적이거나 좀 더 깊고 내밀한 그래서 비밀스러운 의미나 영적인 의미를 찾아내는 것이 아니다.

몇 가지 묵시적인 구절들-예컨대 스가랴서, 다니엘서, 이사야서, 혹은 요한계시록에 나오는 몇 구절들-에는 분명한 수사법과 상징들이 보인다. 이런 것들의 전정한 문자적 의미를 알기 위해서는 조심스러운 연구가 필요하다. 그러나 그와 같은 종류의 상징어들은 성경에서 일상적으로 발견할 수 있는 것들이 아니다. 그것들이 채택될 때는 명백히 그것을 알 수 있다. 때때로 상징어는 해석이 난해하다. 그러나 역사적인 배경을 연구해 보면 그 진정한 의미를 알 수 있다. 심지어 비유어들이 명백한 문자적 진리를 전달하기도 한다. 성경은 퍼즐 게임이 아니다.

비유는 성경에서 때때로 사용되는 상징어의 또 다른 형태이다. 비유는 영적 진리를 전달하는 이야기들이다. 그러나 그 내용은 역사적인 사실이 아닐 수 없다. 그 제목들은 사람들, 사건들, 시간들, 장소들–가상적일 수도, 은유적일 수도, 단순히 그 출처를 알 수 없는 것일 수도 있다. 그러나 비유에 의해서 전달되는 영적인 진리들은 언제나 문자적이고 사실적이다.

신비주의적이거나 풍유적 해석을 좋아해서 문자적 해석을 경시해왔던 사람들은 정확성과 일치성을 이룰 수 있는 모든 희망을 잃어버린 사람들이다. 그 대신 그들은 모든 것에 자유를 가지고 있다. 상상력이 모든 것을 지배하기 때문이다. 그들이 문자적 의미를 거절한 채 성경을 해석하려고 시도함으로써 얻게 되는 것은 성경에 대한 존경이 아니라 성경을 노예화하는 것이다. 즉, 성경이 자신들이 말하고자 하는 것을 말하게 하는 도구가 되게 하는 것이다.

신약과 구약의 중간 시대에 몇 명의 랍비들은 성경을 수비학(numerology)적으로 해석했다. 즉, 그들은 히브리 알파벳 각 글자에 숫자를 부여해 주고 그것을 통해 어떤 단어에서 신비적인 의미를 찾아내려 하였다. 이런 해석학 집단은 몇몇 구절을 아주 이상하게 해석하도록 만들었다. 예를 들면, 히브리 알파벳에서 아브라함의 이름이 가지고 있는 문자들의 숫자적 가치는 총 318이다. 이것은 아브라함이 318명의 노예들을 가지고 있었다는 것을 의미한다고 추정했다. 우리가 언어의 단순한 목적을 파괴해 버리면 어떤 해석도 가능해진다.

2. 역사적 원칙

앞에서 본 것처럼 본문이 의미하는 바가 무엇인지 이해함에 있어서 결정적인 역할을 하는 한 가지는 문화적, 지역적, 정치적 배경에 관한 이해이다. 그런 배경 하에 그 본문이 쓰여졌기 때문이다. 만약 어떤 사람이 역사적 상황을 이해하고 있기만 하다면 그 본문 자체로 그 의미를 밝혀 보여 주는 경우도 있다.

성경의 어떤 부분에 접근하려 할 때에는 먼저 그것이 쓰여진 역사적 배경을 알아야만 한다. 만약 그것이 교회들 중 하나에 보내는 편지라면, 그 교회의 신자들이 살고 있던 도시의 몇 가지 특성과 그 시대의 정치, 문화적 상황, 그 도시의 지배자가 누구인지와 또 어떤 정치적 압력이 있었는지, 그리고 그 강도는 어떠했는지, 교회 공동체 내에는 어떤 갈등과 문제, 그리고 위기가 있었는지, 그 당시 문화는 무엇과 같았는지, 사람들의 풍속은 어떠했는지 알아야 하지 않겠는가?

예를 들면, 오늘날 독자들에게 있어서 베드로후서 1:13에 나오는 베드로의 다음과 같은 권고는 이해하기가 쉽지 않다. "마음의 허리를 동이라" 그러나 신약 시대에는 병사들이 흘러내리는 긴 옷을 입었고 그들이 전쟁에 나아갈 때에는 그것을 짧게 하기 위하여 허리를 동였다는 사실을 알게 되면 베드로의 권고의 의미는 즉시 명확해진다. 베드로는 "전쟁에 대비하여 네 마음을 준비하라 너를 뒤돌아서게 하고 낙망하게 하는 모든 것을 잘라내어 버리라"고 말하는 것이다.

문화적이고 역사적인 질문들에 대답하기 위하여 우리는 성경 사전과 성경 주석들, 역사 서적들, 그리고 성경 말씀이 쓰여진 시대를 재구성할 수 있고, 그 역사적 맥락을 통해 성경 말씀의 분명한 의미를 깨달을 수 있을 것이다.

3. 문법적 원칙

가끔 성경 구절의 문장 구조가 그 의미를 해석하는 열쇠가 된다. 예를 들면 때때로 한 문장의 의미는 하나의 명제와 같이 단순한 것이다. 확실히 "…… 때문에", "비록…… 임에도 불구하고", "……으로", "……안에서", "……에 의해서", "……과 함께"를 말하는 성경 구절인지 아닌지가 매우 중요시된다. 어떤 경우에는 사용된 원어가 두 가지, 혹은 그 이상의 다른 우리말로 번역될 수 있다. 우리 말 성경에 나오는 단어가 다른 단어로도 번역이 가능한지 여부를 판별하는 것은 중요하다. 또한 한 문장이 "이것" 혹은 "그것"을 가리키는 경우에는 그 대명사가 의미하는 것이 무엇인지 아는 것도 중요하다.

문법은 당신이 좋아하는 과목이 아닐 수도 있다(내 경우에는 즐거운 과목이다). 그러나 성경의 언어를 이해하려면 기초적인 것은 알고 있어야 할 필요가 있다. 하나님께서 말씀하시고자 하는 바가 무엇인지 분명히 깨닫기 위해서는 단어와 구절들의 문맥을 따라갈 필요가 있다. 구절의 정확한 이해는 이것에서 좌우되기 때문이다.

때때로 사람들은 나에게 "당신이 메시지를 준비할 때 가장 먼저 하는 것이 무엇이냐"고 묻는다. 나는 그들에게 성경 본문의 원어–히브리어 혹은 헬라어–를 연구하는 것이라고 말한다. 나는 단어들과 문장의 적당한 배열에 주목한다. 나는 문장 구조와 문법을 파악한다. 나는 그것들이 정확하게 무엇을 말하는지 알기를 원한다.

이것은 약간의 시간과 노력만 투자한다면 누구에게나 가능한 것이다. 비록 그 사람이 히브리어나 헬라어를 모른다고 해도 히브리어나 헬라어에 상응하는 우리글의 단어가 병기되어 있는 대역본을 사용할 수 있다. 그것도 용

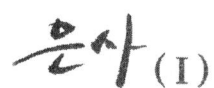

이하지 않으면 최소한 잘된 성경 주석을 찾아볼 수 있을 것이다. 문법에 주의를 집중하고 있는 듯한 저술가들의 저작들을 주목해 보라. 동시에 그렇게 하지 않는 저술가의 저작들을 주의하라. 우리글을 마디마디 끊어 읽으면서 귀납적으로 성경을 연구하는 방법을 배우라. 성경의 의미를 보다 분명히 알기 위해서는 명사와 동사, 그리고 수식어들과 그 외의 다른 언어 요소들을 알아야 한다.[3]

4. 종합의 원칙

종교개혁자들은 성경을 통한 성경 이해(scriptura scripturam interpretatur)라는 표현을 사용했다. 이 표현을 통해 그들은, 성경의 애매한 구절은 반드시 보다 분명한 성경 구절을 통하여 해석되어야 한다고 말하고 있다. 성경이 분명한 하나님의 말씀이라면 그것은 반드시 논리상 상호 모순이 없어야 한다. 성경의 어떤 부분도 상호 모순되지 않는다. 한 신적 저자—성령—가 성경 전체를 영감하셨기 때문에 그것은 놀랄 만한 하나의 초자연적 일체성을 이룬다.

종합의 원칙은 성경과 성경을 결합시켜서 좀더 분명하고 일관성 있게 의미를 표출해 낸다. 만약 우리가 해석한 어떤 성경 구절이 다른 성경 구절과 모순되게 해석되었다면 두 구절 중 하나는 틀린 해석이다. 아니 두 해석 모두 틀렸을 가능성도 있다. 성령은 자가당착에 빠지지 않으신다. 분명한 의미를 가진 구절들은 좀 더 불분명한 구절들을 해석하는 데 사용되어야 한다.

---

[3] 귀납적 성경 연구에 관한 훌륭한 참고 서적으로는 Richard Mayhue, *How To Interpret, the Bible for Yourself*(Chicago:Moody, 1986)과 Irving L.Jensen, Independent Bible Study(Chicago:Moody, 1963)이 있다. 참고하라.

결코 하나의 불분명한, 혹은 불투명한 구절에 기초하여 교리 체계를 세우지 말아야 한다.[4]

내가 회중들에게 성경 공부를 시킬 때에는 가끔 회중들이 성경의 다른 부분을 찾아보도록 권한다. 그 목적은 연구 중인 본문이 어떻게 성경의 전체적인 문맥과 조화를 이루는가를 보여 주기 위해서이다. 『하나님께서 말씀하셨다(God Has Spoken)』라는 유명한 책에서 패커(J. I. Paker)는 이렇게 말했다.

성경은 마치 심포니 오케스트라와 같다. 성령께서는 마치 토스카니니(Toscanini) 같다. 각 악기의 주자들은 자발적으로, 창조적으로, 그리고 기꺼이 위대한 지휘자가 원하는 것과 똑같은 음을 내려고 노력해 왔다. 그들 중 아무도 지금까지 음악 전체를 들어보지는 못했을 수도 있다…… 그러나 각 부분의 핵심은 다른 모든 부분들과의 관계 속에서 바라볼 때만 완전히 분명해진다.[5]

베드로가 "이 구원에 대하여는 너희에게 임할 은혜를 예언하던 선지자들이 연구하고 부지런히 살펴서 자기 속에 계신 그리스도의 영이 그 받으실 고난과 후에 얻을 영광을 미리 증거하여 어느 시 어떠한 때를 지시하는지 상고하니라(벧전 1:10-11)"라고 기록한 것이 바로 이와 동일한 것을 의미하는 것이다. 심지어 성경 기자들도 그들이 기록하는 바의 완전한 의미를 항상 알고 있었던 것은 아니다. 오늘날 신약이 완성되었기 때문에 우리는 어떻게 성경

---

4) 몇몇 종파에서는 이와 같은 일을 고린도전서 15:29에 적용하고 있다.
   그것은 죽은 자를 위한 세례를 말하는 것이다. 물론 이 구절이 이해하기 힘든 구절이고, 그것이 말하는 것을 설명하는 데는 최소한 30가지나 되는 해석이 가능하다. 따라서, 이 구절은 새로운 교리의 출발점으로 사용될 수 없다. 그 대신 우리는 좀 더 분명한 성경을 통해 그것을 해석해야만 한다.
5) J. I. Packer, God Has Spoken(London:Hodder and Stoughton, 1965), 74.

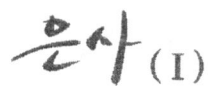

이 영광스러운 하나의 이해할 만한 전체가 되는지를 알게 되었다.

5. 실제적 원리

우리가 항상 물어보아야 할 마지막 질문은 "그래서 어떻다는 것이냐? 그 모든 것이 나와 어떤 관계에 있다는 말인가?" 하는 것이다. 디모데서 3:16에는 "모든 성경은 하나님의 감동으로 된 것으로…… 유익하니"라고 기록되어 있다. 이 진리는 우리의 삶의 방식이 어떠하든지 그대로 적용되는 것이다. 모든 성경은 "교훈과 책망과 바르게 함과 의로 교육하기에" 유익하다.

교훈이란 기본적인 하나님의 진리로서 모든 성경 구절이 지적하는 원칙이다. 그것은 우리의 삶의 지표를 포함한다. 예를 들면, 성경은 결혼과 가족에 관한 어떤 원칙을 포함하고 있다. 우리는 그 가르침을 삶에 적용시켜야 한다.

책망이란 성경이 우리 죄, 심지어는 숨겨진 죄까지도 드러나게 하며, 우리를 밀실로부터 광명한 빛으로 끌어내는 방법이다. 우리가 성경을 적용하려 할 때 그 첫 단계는 종종 성경이 우리를 책망케 하는 것이다.

책망은 바르게 하는 결과를 낳는다. 바르게 함이란 우리가 책망을 받은 죄에서 완전히 돌아서는 행위이다.

그 후에야 의로 교육받게 된다. 즉, 진실한 교리에 합당한 새롭고 의로운 길 위에 서게 되는 것이다. 이것이 하나님의 말씀의 실제적 사역이다.

성령의 조명

해석의 다섯 가지 원리들은 성령의 조명이 없으면 무용지물이다. 고린도전서 2장에서 바울은 이렇게 썼다.

우리가 세상의 영을 받지 아니하고 오직 하나님께로 온 영을 받았으니 이는 우리로 하여금 하나님께서 우리에게 은혜로 주신 것임을 알게 하려 함이라…… 육에 속한 사람은 하나님의 성령의 일을 받지 아니하나니 저희에게는 미련하게 보임이요 또 깨닫지도 못하나니 이런 일은 영적으로라야 분변함이니라(고전 2:12, 14).

바울은 성령의 조명하심을 묘사하고 있다. 오직 성령만이 우리에게 영적 진리를 가르치실 수 있다. 물론 사람들은 성경 말씀을 듣고 또 성경 말씀에 대한 다른 사람의 가르침을 공부하면 성경의 의미에 관해 몇 가지는 이해할 수도 있다. 그러나 성령이 없다면 성경은 인간의 마음에 꿰뚫고 들어가 그들의 마음을 변화시킬 도리가 전혀 없다. 성경의 이해, 성경이 말하는 바에 대한 진정한 이해는 오직 성령을 통해서만 가능한 것이다. 모든 신자들은 성령을 모시고 있어야 한다. 그분은 성경의 저자들을 영감하셨다. 만약 우리에게 조명해 주시는 성령의 사역이 없었다면 성경적 진리가 우리의 가슴과 마음을 꿰뚫지 못했을 것이다.

가끔 나는 어떤 책을 읽을 때 이해할 수 없는 부분에 봉착한다. 그리고 그럴 때면 나는 내 옆에 저자가 있어서 그가 말하는 바가 무엇인지 물어볼 수 있었으면 하고 바라게 된다. 그러나 기독교인들은 항상 성경의 저자와 접할 수 있다. 성령께서 우리 안에 계셔서 우리가 하나님의 말씀을 이해할 수 있도록 도우시고 있는 것이다.

그러나 성령께서 조명하신다고 해서 주의 깊은 연구를 소홀히 해서는 안 된다. 성령의 사역과 주의 깊은 연구는 함께 일한다. 우리는 하나님께서 우

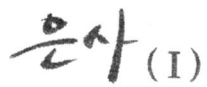

리가 부지런히 일할 것을 요구하신다는 사실을(딤후 3:16) 간과하지 말아야 한다. 우리가 성경을 조심스럽게, 그리고 완전하게 연구하려 할 때, 성령께서는 우리가 가진 도구가 어떠한 것이든지 그리고 우리가 얻은 신령한 지혜가 어떤 것이든지 그것을 이용하여 우리의 마음에 조명하여 주신다.

피녹크(Clark Pinnock)가 이 점을 잘 설명하고 있다. 그의 주장에 따르면, 성령에 의존하지 않고 성경에만 호소한다는 것은 있을 수 없는 일이며, 성경을 떠나서 성령께서 우리를 가르치실 것이라는 주장은 "일종의 기독교적 광란"일 뿐이라고 하였다.[6]

모든 기독교인들은 요한일서 2:27의 말씀을 곡해하지 않아야 한다. 요한일서 2:27은 이렇게 기록하고 있다. "너희는 주께 받은 바 기름부음이 너희 안에 거하나니 아무도 너희를 가르칠 필요가 없고 오직 그의 기름부음이 모든 것을 너희에게 가르칠 필요가 없고 오직 그의 기름부음이 모든 것을 너희에게 가르치며 또 참되고 거짓이 없으니 너희를 가르치신 대로 주 안에 거하라."

이 구절은 무엇을 말하는 것인가? 우리가 하나님을 아는 지혜를 갖는 데에 어떤 선생이나 지도자도 필요치 않음을 말하는 것인가? 이런 생각은 에베소서 4:11-12 말씀과 배치된다. 에베소서 4:11-12은 이렇게 기록하고 있다. 하나님께서 "목사와 교사로 주셨으니 이는 성도를 온전케 하며 봉사의 일을 하게 하며 그리스도의 몸을 세우려 하심이라."

성령께서는 많은 사람에게 가르치는 은사를 주셨다(롬 12:6-7). 또한 성령께서는 모든 믿는 자들로 하여금 서로 가르칠 것을 분부하고 있다(딤후 2:2). 요한의 말은 이런 성령의 가르치는 은사와 모순되는 것이 아니다. 여

---

6) Clak H. Pinnock, *Biblical Revelation*(Chicago:Moody, 1971), 216.

기서 요한이 말하는 것은 이단에 관한 것이다. 즉, 사람들을 미혹하는 거짓 그리스도들에 관해 말하고 있는 것이다. 요한의 이 말은 모든 사람이 그 자신의 생각으로 성경을 해석하도록 허용하는 것이 아니다. 오히려 이 말씀은 우리가 그리스도의 복음에 관한 진실과 거짓을 분변하여 알 수 있음을 확신시키는 것이다(요일 2:22). 그 이유는 우리가 성령을 모시고 있기 때문이다. 우리는 이런 요한의 말을 우리 스스로가 모든 성경 구절들을 정확히 이해할 수 있음을 나타내는 절대적 보증으로 곡해해서는 안 된다.

많은 신실한 사람들의 대부분이 요한일서 2:27을 그들의 연구와 배움의 부족을 정당화시키기 위해 잘못 사용하고 있다. 그래서 그들은 성경을 펼치고는 "성령께서 그들에게 성경이 말씀하시는 바가 무엇인지를 말하게 함으로써" 그것을 잘못 해석한다. 이런 태도는 많은 사람들을 오류에 이르게 한다. 이는 분명히 은사주의 운동이라는 토양이 발생시킨 그런 종류의 오류이다.

은사주의 지도자들에 의해 잘못 이해되는 네 가지 성구들

은사주의 신학과 그것을 옹호하는 그릇된 성경 이해, 이 두가지 중에서 무엇이 먼저 있었는지 알기란 어렵다. 여기서 우리의 목적은 은사주의 지도자들이 성경을 해석함에 있어 자의적으로 해석하고 있는 중요한 네 가지 예를 살펴보는 것이다.

1. 마태복음 12:22-31

성령을 훼방하는 죄란 무엇인가? 찰스 헌터(Charles Hunter)와 프란시스 헌터(Francis Hunter)는 유명한 은사주의 부부 사역자들인데 은사주의적 경험을 증거 하기 위하여 서너 권의 책을 저술했으며, 계속해서 연설을 다니고 있다.

헌터 부부는 학자도 아니고 신학자도 아니지만 평범한 사람들과 쉽게 이야기한다. 그들의 영향력은 그들이 성경을 해석하는 곳이면 어디에서도 광범위하게 느낄 수 있다. 「나는 왜 방언을 말하는가(Why should 'I' Speak in Tongues?)」라는 책의 서문에서 그들은 방언과 은사주의 운동의 다른 측면들에 의혹을 표시하는 사람을, 예수를 비판하며 그의 사역을 사탄에 힘입은 것으로 비난하였던 바리새인들에 비견한다.[7] 또한 헌터 부부는 은사주의 운동의 비판자들이 용서받을 수 없는 죄인 성령을 훼방하는 불경의 죄를 범할 수 있는 위험한 위치에 있다고 말한다.[8]

헌터 부부의 견해가 올바른 것일까? 은사주의적인 교리에 도전하는 것이 성령을 훼방하는 불경의 죄와 동일한 것인가? 어떤 사람이 오늘날의 방언을 부정하거나 성령 세례가 중생 후에 온다는 사실을 거부할 때 용서받을 수 없는 죄를 범하는 것인가?

헌터 부부가 그 근거로 제시하는 것이 마태복음 12:22-31이다. 귀신 들려 눈과 귀가 먼 사람이 예수께 와서 고침을 받았다. 24절은 이렇게 부연 설명한다. "바리새인들은 듣고 가로되 이가 귀신의 왕 바알세불을 힘입지 않고는 귀신을 쫓아내지 못하느니라 하거늘……." 파리 대왕인 바알세불은 팔레스틴의 귀신이다. 그는 악령의 왕으로 믿어졌고, 그의 이름은 사탄의 다른 이름이 되었다. 그래서 바리새인들이 예수가 사탄의 권세를 힘입어 귀신들

---
7) Charles and Francis Hunter, *Why Should 'I' Speak in Tongues?*(Houston:Hunter Ministries, 1976)
8) Ibid., 7-8.

을 쫓아냈다고 말하고 있는 것이다.

이미 언급한 성경 해석의 다섯 가지 원칙에 따르면 첫 번째로 우리가 해야 할 일은 이 구절이 가르치는 문자적 의미를 살펴보는 것이다. 바리새인들은 문자 그대로 예수께서 사탄의 권세를 힘입어 귀신들을 쫓아냈다고 말하고 있는 것이다.

이미 언급한 성경 해석의 다섯 가지 원칙에 따르면 첫 번째로 우리가 해야 할 일은 이 구절이 가르치는 문자적 의미를 살펴보는 것이다. 바리새인들은 문자 그대로 예수께서 사탄의 권력을 받았다고 말하는 것이다.

그러면 역사적인 원칙으로 나아가 보자.

예수님의 공생애는 2년 조금 넘게 계속되었다. 그동안 예수께서는 바리새인들과 모든 이스라엘 족속들에게 그가 하나님이심을 보여 주기 위하여 수많은 기적들을 행하셨다. 그러나 바리새인들은 그리스도께서 행하신 기적은 사탄을 힘입어 행하는 것이라고 주장하였다.

종합의 원칙을 사용하여 우리는 성경의 다른 부분들을 살펴보아야 한다. 그러면 우리는 요한에 의해 세례받으실 때(마 3장) 예수께서 성령의 권세를 힘입으셨음을 알 수 있게 된다. "예수께서 세례를 받으시고 곧 물에서 올라오실 새 하늘이 열리고 하나님의 성령이 비둘기같이 내려 자기 위에 임하심을 보시더니(마 3:15)"

예수께서는 세례받으시기 이전에 어떤 기적도 행하지 않으셨다. 그는 아버지께서 그에게 권위를 주시고 성령이 세례 중에 강림하시기 전까지는 그가 참으로 어떤 분이신지를 증명하는 그의 사역을 시작하지 않으셨다. 항상 예수님은 그의 권위를 성령에 의탁했다. 이사야가 예언한 것처럼 성령께서는 그에게 임하셨고, 그는 말씀을 전하셨으며 기적을 행하셨다(사 61:1-2).

은사 (I)

그러나 바리새인들은 그와 정반대로 결론을 내렸다. 즉, 예수의 권위가 사탄에게서 온 것이라는 것이다.

예수께서는 본질적인 면을 들어서 그들의 주장에 대응하셨다. "사탄이 만일 사탄을 쫓아내면 스스로 분쟁하는 것이니 그리하고야 저희 나라가 어떻게 서겠느냐(마 12:26)." 확실히 사탄이 그의 나라를 파괴한다는 것은 어불성설이다. 왜곡된 것이다. 논리적이라기보다는 조속적이다.

이제 마태복음 12:31-32을 살펴보자. 예수께서는 이렇게 말씀하신다.

그러므로 내가 너희에게 이르노니 사람의 모든 죄와 훼방은 사하심을 얻되 성령을 훼방하는 것은 사하심을 얻지 못하겠고 또 누구든지 말로 인자를 거역하면 사하심을 얻되 누구든지 말로 성령을 거역하면 이 세상과 오는 세상에도 사하심을 얻지 못하리라.

어떤 사람도 그리스도의 인성-보고 말하고 행동하는 것-을 훼방할 수는 있다. 그러나 만약 그리스도의 신성을 증거 하기 위하여 성령께서 행하시던 그의 기적들이 사탄에 의해 행하여진다고 주장한다면 그 사람은 하나님의 나라에 들어감을 거절당하는 쓴 잔을 마시게 될 것이다. 어떤 남녀도 구원에 이를 수 없다. 이것이 예수께서 말씀하신 것이다. 만약 바리새인들이 예수께서 말씀하시고 행하신 모든 일을 목도하였으면서도 여전히 그것이 사탄을 인함이라고 확신한다면 그들에게는 희망이 없는 것이다. 그들은 분명히 진실과 완전한 계시에 대해 정반대되는 결론을 내렸다.

이것은 우리에게 무엇을 말하는가? 오늘날 적용시킬 수 있는 것은 무엇인가? 먼저, 이것은 예수께서 육신 중에 거하실 때 일어난 독특한 역사적 사건이다. 이것은 오늘날 그대로 적용되는 것이 아니다. 따라서 일차적인 의미에서 오늘날 적용될 것은 아무것도 없다. 아마 그리스도께서 또 다시 세상에 오실 "다가올 시대(천년왕국)"에나 적용될 수 있을 것이다.

그러면 2차적으로 적용될 수 있는 것은 무엇일까? 예수께서는 만약 우리가 오늘날 은사주의 운동에서 말하는 방언과 다른 관습들에 관해 의혹을 제기한다면 성령을 훼방하는 죄를 범하는 것이라고 말씀하실까? 본문의 문맥이나 역사적 상황, 글 어느 것도 이런 견해를 지지하지 않는다. 예수께서는 "모든 죄와 훼방은 사하심을 얻는다"고 말씀하셨다. 모든 시대에 적용될 수 있는 일반적인 가르침은, 중생하지 않은 사람이 회개하고 그리스도께로 돌아오기만 하면 어떤 죄도 사함을 얻는다는 것이다. 그러나 계속적으로 회개하지 않고 성령을 훼방하며, 예수에 관해 알면서도 여전히 그의 사역을 마귀의 탓으로 규정하는 사람들은 용서함을 얻을 수 없다.

요한복음 16:7-11에 의하면 성령께서는 예수 그리스도를 가르치시면서 죄와 의와 심판에 대하여 세상을 책망하실 것이다. 요한복음의 앞부분에서 요한은 모든 사람들이 성령으로 "중생"할 필요가 있다고 기록했다(3:1-8). 삼위일체 하나님 중에 중생의 사역을 담당하시는 분은 성령이다. 구원을 위해 예수를 받아들이기 위해서는 누구든지 반드시 성령의 부르심에 응답해야 한다. 만약 누구든지 성령의 부르심에 응답하는 대신 성령의 확신케 하심을 거부하거나 비난하면 그는 기도교인이 될 수 없다.

먼저 성령을 훼방하는 죄는 하나의 역사적인 사건이었다. 다음으로, 그것은 그리스도의 신성을 증명하는 성령의 사역을 거부하는 사람들에게 적용될 수 있다. 그것은 결코 은사주의자들의 가르침에 도전하는 것이 아니다.

은사 (I)

2. 히브리서 13:8

많은 은사주의 지도자들이 히브리서 13:8을 그들의 가르침을 옹호하는 것으로 해석한다. 이 구절은 많은 기독교인들이 암송하며 잘 알고 있는 구절이다. "예수 그리스도는 어제나 오늘이나 영원토록 동일하시니라." 찰스 헌터와 프란시스 헌터 부부는 "만약 예수께서 어제 방언이라는 증거로 세례를 받으셨다면, 그분은 오늘도 확실히 동일한 일을 하시며, 또한 내일도 계속해서 그와 같은 일을 하실 것이다"[9]라고 기록하고 있다.

헌터 부부는 "어제 일어난 일 즉, 예수 그리스도의 지상 사역 기간과 사도 시대에 일어난 일이 오늘도 일어나고 있다. 오늘도 계시하고 있고, 방언도 계속되며, 치유의 은사도 계속되고, 기적도 여전히 일어난다."라고 말하고 있다. 히브리서 13:8에 관한 은사주의자들의 이해는 사실상 그들 저작의 표준이다. 많은 오순절 교회들은 그들의 교회당 앞에 큰 글자로 인쇄된 성구를 붙여 두고 있다.

문제는 이것이다. 과연 히브리서 13:8에 대한 오순절 교회와 은사주의 지도자들의 해석이 건전한 해석학적 원칙들을 적용시켜 볼 때 정당한 것으로 판별될 수 있는가? 이 구절의 문자적 의미는 분명하다. 예수 그리스도는-어제와 오늘, 그리고 영원토록-변함이 없다는 것이다. 만약 은사주의 지도자들이 그리스도의 본질에 관해 이야기하고 있다면 그들의 견해는 올바르다. 그러나 역사적 증거 하에 그들의 입장은 다시 점검될 필요가 있다.

왜 "어제"가 단지 예수 그리스도의 지상 사역 당시까지만 적용되는가?

구약 시대는 어떤가? 구약 시대에 예수께서는 인간의 육신 중에 계시지 않았다. 그 당시에 예수께서는 하나님의 천사(the Angel of the Lord)로서

---

[9] Ibid., 13.

존재하셨다(창 16:1-13; 출 3:1-2; 삿 13:21-22; 슥 1:12-13; 3:1-2). 또한 구약 이전 시대는 어떤가? 예수께서는 삼위일체의 이격으로 하늘에 계셨다(시 2:7; 히 10:5). 그리스도께서는 모든 시대를 통해 형상이 "동일"한 것이 아니었다. 또한 똑같은 일이 발생하지도 않았다. 예수의 지상 사역과 구약시대에는 방언을 암시하는 것이 없었다. 확실히 방언은 사도행전 2장 이전에 있는 "어제"의 예수님의 사역에 속한 것은 아니었다.

"영원히"에 관해서 말한다면, 어떤 은사도 영원히 지속되지 않는다. 고린도전서 13:8-10에 따르면 분명히 예언과 방언, 그리고 지식의 은사는 영원히 지속되지 않을 것이다. 건전한 해석학적 원리에 적용시켜 본다면 히브리서 13:8에 관한 은사주의자들의 이해는 정당한 것이 아니다. 은사주의 지도자들은 이 성구가 원래 가지고 있지 않는 의미를 강제적으로 이 성구에 집어넣은 것이다. 물론 그 목적은 방언과 이적, 그리고 치유의 은사가 1세기경에 나타난 것처럼 오늘날도 일어난다는 그들의 주장을 정당화하기 위한 것이다.

3. 마가복음 16:17-18

오순절 운동과 은사주의 운동의 정당성을 증명하는 중요한 성구로 지적되는 또 다른 것은 마가복음 16:17-18이다. "믿는 자들에게는 이런 표적이 따르리니 곧 저희가 내 이름으로 귀신을 쫓아내며 새 방언을 말하며 뱀을 집으며 무슨 독을 마실지라도 해를 받지 아니하며 병든 사람에게 손을 얹은즉 나으리라."

『복음의 메시지(Our Gospel Message)』라는 소책자에서 오순절 운동의 지도자인 보가(Oscar Vouga)는 마가복음 16:17-18을 인용하면서 이렇게

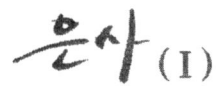

설명하고 있다. "예수 그리스도의 이름을 믿음으로 오늘날도 귀신을 쫓아내고 있으며, 많은 사람들을 어둠의 권세 잡은 자들에게서 해방시켜서 하늘나라에 이르게 하고 있다. 표적들은 믿음과 성령의 기름 부음, 그리고 성령의 권위를 가지고 전해지는 복음 선포에 동반하고 있다."[10]

보가의 견해가 가진 명백한 문제점은 그가 마가복음16:17-18에서 말하고 있는 전부를 다루고 있지 않다는 것이다. 특히 그는 뱀을 집는 것과 독을 마시는 것에 관해서는 침묵하고 있다.

『내가 왜 방언을 하는가?(Why Shoud I Speak In Tongues?)』라는 책에서 헌터 부부는 너무도 간단하게 그리고 부당한 방법으로 뱀과 독을 누락시키고 있다. 그들은 독자들에게 그들이 뱀을 만지는 것에는 흥미가 없다는 것을 확인시켰다. 또한 그들은 뱀이 물지 않을지 확인하기 위하여 뱀이 든 바구니에 손을 집어넣어 흔드는 것을 하나님께서 원치 않는다고 주장한다. 그들은 바울의 예를 들고 있다(행 28:3-5). 바울은 우연히 뱀을 들어 올렸었다. 바울은 안전하게 뱀을 다룰 수 있음을 자랑하지 않았다고 헌터 부부는 말한다. 헌터 부부의 주장에 따르면 바울은 단지 뱀을 불 속으로 던졌으며 그를 지켜 주신 하나님을 찬양했다. 헌터 부부가 말하고자 하는 것은 사람이 "우연히" 독뱀에게 물렸을 때 독뱀으로부터의 보호이다.

헌터 부부는 독을 마시는 것에 관해서도 이와 같은 "우연히"의 개념을 도입한다. 사람들은 그들이 면역되었음을 나타내기 위하여 독을 마셔서는 안된다. 그러나 그들은 하나님께서 믿는 자들이 필요로 한다면 그들 모두에게 효과를 미칠 수 있는 보호책을 가지고 계신다고 믿는다. 그들은 이렇게 기록하고 있다. "만약 우리가 '우연히' 독성이 있는 것을 먹는다면 그것이 우

---

10) Oscar Vouga, "Our Gospel Message"(Hazelwood, Mo.:Pentecostal Publishing House, n.d), 20.

리를 해하지 못할 것이라고 성경이 기록하고 있음을 주목해 보라. 할렐루야! 우리는 가장 안전한 보험에 들어 있지 않은가?"[11]

헌터 부부의 해석이 가진 난점은 마가복음 16:17-18에 "우연히"라는 말이 없다는 것이다. 이 구절에 나타나는 다른 표적들은 우연과는 전혀 관계가 없는 것이다. 아마 헌터 부부는 뱀에 우연히 물리거나 독을 우연히 마셨다는 사상이 본문을 좀 더 분명하게 하는 것으로 느꼈을 것이다. 또한 독자들이 그들의 영성을 시험해 보기 위해 실제적으로 뱀을 만지는 어떤 의식적인 극단적 은사주의 집단에 빠지는 것을 경계했을 것이다.

그러나, "우연히"라는 말을 마가복음 16:17-18에 삽입시키는 것은, 비록 그렇게 할 수 있다 할지라도 하지 말았어야 할 일이다. 젊은 시절 나는 약간의 독을 마신 적이 있었다. 나는 위장을 세척해 내야 했다. 기독교인들도 우연히 독을 먹고 죽어갔다. 또한 진정한 신자도 우연히 잘못된 약 처방(이것은 독을 마시는 것과 같다)을 통해 죽어갔다. 그리고 때때로 기독교인들도 뱀에 물려 죽는다. 실상은 뱀을 다루는 은사주의 집단의 일원조차도 때때로 뱀에 물려 죽는다. 우리는 일 년에 최소한 한두 건의 이와 같은 일들을 신문지상을 통해 접한다.[12]

헌터 부부의 "우연히"라는 단어의 삽입은 마가복음 16:17-18의 이해에 전혀 도움이 되지 않는다. 아마 그들도 이 점을 깨닫고 있는 것 같다. 왜냐하면 그들은 계속해서 가장 큰 뱀-사탄-에 관하여 이야기하고 있기 때문이다. 그들은 독자들에게 성령 세례가 그들에게 사탄을 다룰 수 있는 힘을 줄 것이라고 확신시킨다.[13] 성경 본문 이해의 일관성을 위하여 헌터 부부는 풍유를

---

11) Hunter and Hunter, *Why Should "I"?*, 9-10.
12) 각주 17을 보라.

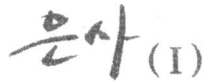

사용하여 사탄과 이 구절에 나오는 뱀을 동일시하고 있다. 이는 성경의 문자적이고 놀라운 의미를 왜곡시키기 위하여 자유주의 신학자들이 사용하는 해석 방법과 동일한 종류의 것이다. 물론 나는 헌터 부부가 그와 같은 것을 의도한 것이 아니라는 것을 알고 있다!(그러나 결과는 그렇게 되었다)

여기서 풍유적 해석 방법을 채택할 수 없는 중요한 한 가지 이유는 그것이 일관성 있게 본문 전체에 적용될 수 없다는 것이다. 마가복음 16:17-18에 따르면, 그리스도를 믿는 사람들은 다섯 가지 일을 할 수 있다. 즉, 귀신을 쫓아내고, 새로운 방언을 말하며, 뱀을 다루고, 아무런 해도 없이 치명적인 독을 마실 수 있으며, 병자를 치료하는 일이다. 만약 뱀이 사탄을 의미한다면, 다른 네 가지는 무엇을 의미하는가? 우리가 그것을 풍유적으로 해석할 수 있을까? 어떤 방식으로 해석할 것인가? 우리가 이미 보았듯이 풍유화하는 것은 성경을 해석함에 있어 오류에 빠지게 되는 가장 손쉬운 길이다.

그러면 마가복음 16:17-18에 관하여 확실히 말할 수 있는 것은 무엇인가? 무엇보다도 먼저, 우리는 9-20이 마가복음의 원본에 있었는지 없었는지에 관한 광범위한 논의가 있었음을 기억해야 한다.[14] 그러나 그 구절들이 원본의 충실한 반영이며, 영감된 사본이라고 간주하고 논의를 진행하자. 해석의 역사적인 원칙을 적용시킬 때 최초의 의문은 이렇다. "모든 시대의 모든 기독교인들, 특히 현재의 모든 기독교인들이 다섯 가지 표적들을 행할 수 있는가?" 은사주의자와 비은사주의자를 막론하고 수많은 신자들이 병든다. 또한 병든 신자들 중 많은 사람들이 암과 신장 장애, 심장병, 그리고 다른 질병

---

13) Hunter and Hunter, *Why Should I*?, 10.
14) 이 문제에 관한 논의가 William Hendriksen, *The Gospel of Mark*(Grand Rapids:Baker, 1979), 682-687에 있다. 참고하라.

들로 죽어간다. 많은 기독교인들이 뱀에 물리거나 독으로 죽어갔다.

이런 문제에 관한 대부분의 은사주의자들의 변명은, 기독교인들은 그리스도의 주권에 헌신해야 하며 이런 경이로운 은사들을 간구, 심지어 애원해야 한다는 것이다. 문법적인 원칙을 적용할 때 우리는 이렇게 질문해야 한다. "본문의 어디에서 그것을 말하는가?" 본문이 말하는 유일한 조건은 "믿는다"라는 말이다. 그것은 "믿음+노력"을 말하지 않는다. 더 나아가, 본문에서 말하는 "믿는 자들(16:17)"은 모든 기독교인들을 의미하는 것이 아니다. 16절은 이렇게 말하고 있다. "믿고 세례를 받는 사람은 구원을 얻으리라." 따라서 17절의 "믿는 자들"이 어떤 특정한 사람을 의미하는 것이라고 결론지을 근거를 문맥에서 찾을 수 없다.

확실히 이와 같은 약속은 모든 시대의 모든 기독교인들의 삶에서 실현되지 않았던 것처럼 보인다. 그러면 이 약속이 의미하는 바는 무엇인가? 역사적인 원칙과 종합의 원칙을 적용시켜 볼 때 우리는 이런 이적들이 어떤 한 집단-사도들의 공동체-에만 적용되는 것임을 알 수 있다. 참으로 사도들은 이와 같은 일들을 했다. 사도행전의 많은 부분이 이를 보여 주고 있지 않은가! 이런 모든 이적들(독을 마시는 것은 제외한)이 사도 시대에 발생하였다는 것을 성경적으로 증명할 수 있다. 따라서 이런 표적들이 오늘날 모든 신자들의 규범이 되어야 한다는 주장은 잘못된 것이다(고후 12:12; 히 2:2-4).

더 나아가, 건강하지 못한 신자들은 신앙이 돈독하지 못하며 마가복음 16장에 나오는 표적들을 구할 수 있는 충분한 영력을 가지지 못했다고 모든 기독교인들이 믿도록 하는 것은 불합리한 일이다. 이 모든 일은 경악할 만한 죄책감에 이르게 한다. 이는 잘못된 성경 이해에 근거한 것이다. 이 다섯 가지 표적들은 오늘날 모든 사람에게 유효할 수도, 유효하지 않을 수도 있다.

은사 (I)

그것들은 한 묶음으로 사도들에게 주어졌고, 그 목적은 복음의 메시지와 그것을 전하는 사람들을 인증하기 위한 것이었다.

4. 베드로전서 2:24

은사주의 지도자들은 종종 베드로전서 2:24을 치유의 은사를 강조하는 그들의 주장을 옹호하기 위해 사용한다. 베드로전서 2:24은 이렇게 기록하고 있다. "친히 나무에 달려 그 몸으로 우리 죄를 담당하셨으니 이는 우리로 죄에 대하여 죽고 의에 대하여 살게 하심이라 저가 채찍에 맞음으로 너희는 나음을 얻었나니……."

이 구절에는 해석상의 문법적인 원칙이 직접적으로 적용된다. 베드로전서 2:24에서 말하는 "나음을 얻었다"라는 표현은 무엇을 의미하는가? 본문과 본문의 앞뒤를 볼 때 그것은 육신적 나음을 의미하는 것이 아니다. 본문은 그리스도께서 십자가상에서 죽으셨을 때 자신이 몸소 우리의 죄를 담당하셨다는 것을 말하는 것이지 우리의 질병을 말하는 것이 아니다. 베드로전서 2:24에 따르면, 우리는 의에 대하여 살게 되었지 건강에 대해 산 것이 아니다. 이는 중요한 차이이다.

또 다른 문법적 시금석은, 이 구절이 "저가 채찍에 맞음으로 우리가 나음을 입었다"라고 말하고 있다는 점이다. 과거시제는 십자가 당시로 상황을 되돌리고 있다. 십자가를 통해 인류의 상한 영혼들은 고침을 받는다. 본문은 "그의 상처를 통하여 우리가 계속적으로 육체적 질병을 치료받게 될 것"이라고 말하지 않는다.

또한 종합의 원칙을 통해 베드로전서 2:24에 관한 은사주의적인 이해가 잘못된 이유를 알 수 있다. 성경의 다른 부분을 찾아보면, 우리의 영혼이 구속된 것이지 우리의 육체가 완전한 영광에 이른 것이 아님을 깨닫게 된다. 로마서 8:23은 이렇게 말한다. "이뿐 아니라 또한 우리 곧 신령의 처음 익은 열매를 받은 우리까지도 속으로 탄식하여 양자 될 것 곧 우리 몸의 구속을 기다리느니라."

이는 우리가 아직도 타락의 영향을 받는 육체 중에 거함을 보여 준다. 우리는 여전히 병과 다른 약함에 종속되어 있다. 성령께서는 우리를 도와주셔서 우리의 약함을 극복하게 하신다. 예를 들면, 성령은 우리가 기도해야 할 바를 알지 못할 때 우리를 위해 기도하신다(롬 8:26). 그러나 이생에서 사는 동안에 질병으로부터의 해방을 보증하시지는 않는다.

또한 이사야 53:3의 "그가 채찍에 맞음으로 우리가 나음을 입었도다"라는 구절에서 베드로전서 2:24의 말씀이 인용되었음을 주목해야 한다. 이사야 선지자가 육체적인 치료를 말했을까? 이사야서를 연구해 보면 이사야 선지자가 말하는 것은 이스라엘에 절실히 필요한 영적인 치유인 것을 알 수 있다. 이사야 1:4-6은 결국 이스라엘에게 말하는 것이다. 그 내용은 이렇다. "슬프다 범죄한 나라요 허물진 백성이요 행악의 종자요 행위가 부패한 자식이로다."

이사야 53장에서 고난당하는 종이 채찍을 맞음으로 이스라엘이 치유될 것임을 말할 때, 그것은 영적인 치유를 말하는 것이지 육체적인 치유를 말하는 것이 아니다. 성경이 "그가 우리의 질고를 지고"라고 말할 때 그것은 우리 영혼의 질고를 가리키는 것이라고 인식해도 문자적인 원칙에 전혀 위배됨이 없다.

마태복음 8:17은 어떤 의미에서 그리스도가 그의 열정적인 동정심 때문에 우리의 병을 옮겨 놓으셨다고 해석할 수 있음을 암시하는 반면, 히브리서

4:15은 그리스도께서 우리를 진실로 동정하신 이유가 친히 유혹을 받으셨기 때문이라고 말하고 있다. 그는 우리의 질병을 담당하신 것이 아니라, 우리가 질병으로 고통당하는 것을 동정하신 것이다.[15] 종국적으로 구속이 우리 몸을 마지막으로 영화롭게 할 때 우리의 모든 질고는 치료될 것이다. 따라서 구속에는 치유함이 있다. 그러나 그것은 하늘나라에서의 영원한 영광이라는 궁극적인 측면에서 그렇다는 것이다(계 21:4).

올바르게 분변하라

디모데후서 2:15에서 바울은 디모데에게 진리의 말씀을 올바르게 분변(分辨)할 것을 권했다. 헬라어 원문을 문자 그대로 번역하면 "정확하게 재단할

---

15) 이런 이해는 마태복음 8:17의 일차적인 해석과 결코 모순되지 않는다.
이 점은 헨드릭슨(William Hendriksen)이 잘 지적하고 있다.
그러나, 다음과 같은 의문이 생길 수 있다. "어떤 의미에서 예수께서는 악함과 질고를 그의 어깨에 지시고 그의 친구들이 어깨에서 그것들을 내려놓게 하셨을까?" 확실히 예수께서는 병자를 고치실 때 글 스스로 그 아픔으로 인하여 고통당하셨다는 의미에서 악함과 질고를 지셨다는 것은 아니다. 이에 대한 확실한 해답은 성경이 그것에 관해 어떻게 말하는가를 검토해 보아야만 가능하다. 우리는 두 가지 결론을 이끌어낼 수 있다. (1) 예수께서는 그의 깊은 동정심 혹은 애정에 근거하여 그렇게 하셨다. 그래서 그분은 완전히 그리고 인격적으로 그가 구원할 사람의 슬픔에 동참하였다. 이런 사실은 몇 번이고 되풀이되고 있다. 다음 구절들을 살펴보라. 마 9:36; 14:14; 20:43; 막 1:14; 15:19; 막 6:43; 눅 7:13. 이런 연민의 기운은 심지어 예수님의 비유들에도 등장한다(마 18:27; 눅 10:33; 15:20-24; 31, 32). 최소한 이와 동등하게 중요한 것은 (2) 예수께서 죄를 위한 대속적 수난을 통하여 그렇게 하셨다는 사실이다. 여기서 말하는 죄란-예수께서는 이것을 매우 깊이 통찰하였다-모든 나쁜 것들의 근본으로 하나님을 모욕하는 것이다. 그러므로 예수께서 병든 자를 보셨을 때 그가 경험하는 것은 갈보리, 즉 그 자신의 갈보리와 지상 생활, 특히 갈보리에서의 고통스러운 대속적 수난이었다. 그런 이유로 해서 예수께서 치유하시는 일은 쉬운 일이 아니었다(막 2:9; 마 9:5). 또한 그것은 나사로의 무덤에서 예수께서 깊이 상심하셨다는 사실을 설명하는 것이 될 수 있다.
예수께서 우리의 약함을 친히 감당하셨고 우리의 질고를 지셨다는 것은 이런 두 가지 의미에서이다. 우리의 육체적 고통은 결코 그것이 발생하게 된 이유, 즉 죄와 무관한 것이 아니다. 이사야 53:4-5의 문맥이 다음에 있는 두 요소와 얼마나 밀접하게 연관되어 있는지 주목해 보라. 4절 "실로 우리의 질고를 지고······"에는 다음과 같은 구절이 따라 나온다. "그가 찔림은 우리의 허물을 인함이요 그가 상함은 우리의 죄악을 인함이라"(William Hendriksen, The Gospel of Mattew(Grand Rapids:Baker, 1973), 400-401)

것"을 권하고 있는 것이다. 바울이 장막 만드는 일을 했기 때문에 그는 자신의 일과 연관된 표현을 사용했을 것이다. 장막 만드는 일을 할 때 그는 어떤 본을 사용하였다. 그 당시 장막은 가죽을 조각조각 붙여서 만들었다. 각 부분들은 반드시 정확하게 재단되어서 서로가 꼭 맞아야 했다.

바울은 단순히 "조각들을 정확하게 자르지 않으면 그것들이 꼭 맞을 수 없음"을 말하는 것이다. 이것은 성경의 경우에도 동일하게 적용된다. 만약 성경의 각기 다른 부분들을 정확하게 이해하지 못하면 전체적 메시지가 정확하게 전달되지 않는다. 성경 연구와 해석에 있어서 기독교인들은 정확히 분변해야 한다. 즉, 분명하고 바르게 해석해야 하는 것이다.

우리가 위에서 살펴본, 주로 잘못 이해되는 성경 구절들은 아주 일반적으로 나타난다. 이런 오해는 은사주의자들의 가르침과 설교에서 아주 일반적으로 나타난다. 대단히 많은 은사주의 지도자들이 성경을 자신들의 목적에 가장 잘 부합하는 방법으로 해석하는 경향이 있다.

이런 해석 방법을 용인하면 잘못된 가르침과 혼란, 그리고 오류가 판을 치게 될 것이다. 우리는 하나님의 말씀을 조심성 없는 혹은 왜곡된 방식으로 취급하지 말아야 한다. 우리는 아무리 조심해도 지나치지 않다.

은사 (I)

제 5 장
하나님은 오늘날에도 기적을 행하시는가?

무엇이 기적인가? 하나님께 재정적인 도움이 필요하다고 기도할 때 돈이 필요한 정확한 날짜에 우체부에 의해 수표가 배달될 경우 그것이 기적인가? 쇼핑을 하러 갔는데 뜻밖에 쇼핑 타운 가까이에 정확하게 주차 장소가 한 자리 비어 있을 경우 그것이 기적인가? 엄마가 예감이 이상해서 옆방에 가 보았더니 마침 아장아장 걷는 아기가 클립을 가지고 전기 콘센트에 막 찌르려는 순간이어서 그것을 제때 막았을 때 그것이 기적인가? 오랫동안 만나지 못한 친구가 갑자기 생각이 나서 전화를 걸었더니 마침 친구에게 격려가 필요한 순간일 경우 그것이 기적인가?

우리는 종종 그 같은 사건들을 기적이라고 부른다. 그러나 "하나님의 섭리"[1]라고 부르는 것이 더 적절할 듯싶다. 그것들은 우리의 일상생활 속에서

---
[1] Providence is God's supernatural, sovereign control over all natural events so that his plan and purposes are achieved.

의 하나님의 역사를 보여 주는 것으로서 종종 기도와 응답으로 오게 된다. 그러나 그와 같은 것들은 성경이 "기적"이라고 말하는(행 2:22) 초자연적인 이적이나 기사와 같은 유의 것이 아니다.

무엇이 기적인가?

"기적"이란 하나님께서 인간을 통해 행하시는 특별한 사건 즉, 자연 현상에 의해서는 설명될 수 없는 사건을 말한다. 기적은 항상 기적을 목격하는 자들에게 특별한 계시를 선포하기 위해 하나님께서 택하신 도구인 누군가를 입증하기 위해 행해지곤 했다. 그 용어에 대해 생각하자면 다음과 같다.

기적은 본질상 하나의 사건이다. 그것도 그 자체로 특별한 즉, 종교 지도자나 종교 선생의 예언이나 명령과 일치하는 사건이다. 다시 말하면 기적을 목격하는 자들에 대해 그 선생이나 지도자가 하나님에 의해 소명받았음을 확실히 보여 주기 위한 의도로 하나님께서 행하시는 것이 기적이다.[2]

성경에서 기적은 또한 "이적과 기사"(sings and wonders)로 불려졌다(출 7:3; 신 6:22; 23:11; 느 9:10; 시 135:9; 렘 32:21; 단 6:27; 요 4:48; 행 2:43; 롬 15:19; 고후 12:12; 히 2:4). 그것은 특별히 하나님의 전도자들과 관계된 초자연적인, 초인간적인 현상을 포함하며 단지 이상한 사건이나 우연의 일치 혹은 놀랄 만한 사건, 자연적인 이상 현상만을 의미하는 것이 아니다.

이러한 의미에서 기적은 초자연보다는 하위 범주라 할 수 있다. 창조나 노

---

[2] Augustus H. Strong, *Systematic Theology*(Philadelphia : Judson, 1907), 118.

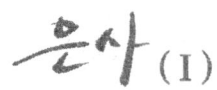

아의 홍수, 자연 재해들, 지각 변동 등은 명백하게 패역한 자들을 심판하시며 신실한 자들을 축복하시는 즉, 초자연적으로 인간의 일상사 가운데 개입하시는 하나님의 모습을 보여 주는 것이다. 그러한 것들은 우리가 정의한 바에 의하면 기적이 아니다.

설명할 수 없는 신비로운 현상들은 참된 기적이 아니다. 오늘날의 사회는 초자연적인 것에 사로잡혀 있는데, 이는 사람들이 이상한 현상들을 거의 초자연적인 기사들로 해석하려 하는 경향이 있기 때문이다. 우리는 기적으로 널리 잘못 해석되는 기괴하고도 특이한 사건들을 점점 더 많이 듣고 있다. 예를 들면 1977년 뉴멕시코주의 레이크 아더(Lake Arthur)에 사는 마리아 루비오(Maria Rubil)의 이야기가 신문지상을 통해 전국에 보도되었는데, 그녀가 부엌에서 빵을 굽고 있을 때 빵 한쪽 면에 얼굴 모양 같은 것이 새겨지는 것을 기념하여 기념관까지 세우게 되었다. 수많은 사람들이 예수의 얼굴이 새겨진 거룩한 빵의 전당을 방문했으며 모두가 참으로 현대의 기적이라고들 생각했다. 루비오 부인은 이렇게 말했다. "이런 일이 왜 내게 일어났는지 나도 모르겠지만 하나님께서는 이 빵을 통해서 내 삶 가운데 찾아 오셨어요."[3]

1980년 뉴저지주의 뎁트포드(Deptford)에서 그 지역 소방서의 사진사인 버드 워드(Bud Ward)가 부인과 함께 드라이브를 하고 있었는데 우연히 잘못된 길로 들어서게 되었다. 그런데 나폴리 피자집 뒤에서 치킨을 요리하느라 불길이 치솟는 것을 보고 그는 차를 주차시키고는 사진을 찍기 시작했다. 그 사진이 K 마트(미국의 백화점 이름—역자주)에서 현상되어 나왔을 때 워드의 아홉 살 난 딸은 그 사진들 가운데서 예수의 형상과 같은 것이 있음을

---

[3] Bob Greene, "Jesus on a Tortilla : Making of Miracle?" *Chicago Tribune* (July 11, 1978), A3.

발견하게 되었다. 이 같은 사실이 알려지게 되자 곧바로 뉴저지주 전역에서 사람들이 몰려와 뎁트포드 지역의 그 피자집 예수에 대해 이야기 꽃들을 피웠다. 몇몇 사람들은 그 사진의 형상 아래 무릎을 꿇고 기도하기까지 했으며, 또 어떤 사람들은 그 형상이 그들의 마음 가운데 새겨지기를 구하기까지 했다. 많은 사람들이 그것은 참으로 기적이라고 믿었다.[4)]

그 같은 불가사의한 일들은 종종 기적으로 불린다. 1986년 8월, 오하이오주의 포스토리오(fostorio)에서 예수의 형상이 콩기름 탱크의 녹이 슨 자리에 매일 밤 나타나는 것으로 알려졌다. 장사꾼들은 "나는 그 모습을 보았다"라는 문구가 새겨진 엄청난 분량의 티셔츠와 커피 잔을 그 "기적"을 보기 위해 찾아온 사람들에게 팔았다.[5)]

거의 일 년쯤 후에 테네시주의 에스틸 스프링스(Estill Springs)에 사는 알린 가드너(Arlene Gardner)의 모습에 더 가깝다고 말했으나 그녀는 그것이 예수의 얼굴이었다고 믿었다. 알린과 그녀의 남편은 그것이 기적임이 분명하다고 믿었기 때문에 그들이 출석하는 교회의 목사가 회의적인 반응을 보이자 교회를 그만두었다.[6)]

오늘날 그 같은 회의적인 반응은 찾아보기 드문 것이 되었다. 카톨릭과 은사주의자들의 모임에 있어서 특별히 그러하다. 신비스럽고 놀랄 만한 현상에 대한 사람들의 굶주림은 교회사에 있어 타의 추종을 불허하는 부분이다. 기적을 보고자 하는 열망으로 인해 많은 사람들은 거의 특별한 일이 생겼다 하면 그것이 순수한 하늘의 이적인 양 믿으려고 한다. 그것은 교회에 엄청난

---

4) Joe Diemer, "Jesus' Inage Seen in Fire", *The Gloucester County Times*(December 23, 1980), A1.
5) Gregory Jaynes, "In Ohio : A Vision West of Town", *Time*(September 29, 1986(, 8-14.
6) "그건 투린의 냉장고가 아니었습니다. 그러나 Alene Gardner는 자기 눈으로 예수님을 봤다고 하더군요." *people* 誌(1987년 6월 29일), 80.

위험을 가져오는 것이다. 왜냐하면 성경은 우리에게 거짓 기적이 마지막 때의 사탄의 첫 번째 도구가 될 것이라고 말하고 있기 때문이다. 예수께서 말씀하신 것처럼 "거짓 선지자들이 일어나 큰 표적과 기사를 보이어 할 수만 있으면 택하신 자들로 미혹하게 하리라." 이어서 그는 많은 사람들이 그의 경고를 무시할 것을 알기라도 하듯이 "보라 내가 너희에게 미리 말하였노라"고 말씀하고 있다(마 24:24-25). 우리 주님의 이 말씀에 비추어 볼 때 진실로 바람직한 회의주의야말로 기독교인들에게 필요한 것이 아닐 수 없다.

나는 본디 회의주의자가 아님을 알아 주기 바란다. 나는 결코 C. S. 루이스가 "자연주의자(기적은 결코 일어날 수 없다고 믿는 사람들)"라고 부르는 그러한 유의 사람이 아니다.[7] 나는 성경에 기록된 모든 기적이 성경이 묘사하는 문자 그대로 일어났음을 믿는다. 예를 들어 나는 모세와 이스라엘 백성이 실제로 갈라진 홍해 바다를 통과해 갔다고 믿는다(출 14:21-22, 29). 나는 엘리야가 실제로 과부의 죽은 아들을 살렸으며(왕상 17:21-23) 또한 그가 하늘로부터 불이 임하기를 요청했을 때 실제로 불이 내려왔다고 믿는다. 즉, 그것이 순수한 기적이었음을 믿는다(왕하 1:10, 12). 또한 나는 엘리사가 쇠도끼를 물 위에 떠오르게 했다고 절대적으로 믿는다(왕하 6:6).

뿐만 아니라 사복음서에서 예수님이 행하신 모든 치유와 기적과 표적과 이적들이 복음서 기자들이 기록한 것처럼 분명히 일어났던 사건들임을 믿는다. 또한 나는 사도들이 성경에 기록하고 있는 모든 기적들을 문자 그대로 행했다고 믿는다.

---

7) C. S. Lewis, *Miracles*(New York : Macmillan, 1960), 5.

현대의 기적들을 믿을 수 있는가?

나는 또한 하나님께서 항상 초자연적인 일을 행하고 계신다고 믿는다. 하나님께서는 오늘날에도 자연과 인간사에 초자연적으로 개입하시고 계신다. 나는 하나님께서 자연적인 치료나 의학적인 치료와 관계없이 사람들을 고칠 수 있다고 믿는다. 나는 하나님께는 모든 것이 가능하다고 믿는다(마 19:26). 하나님의 능력은 초대교회 이후로 조금도 약화되지 않고 있다. 구원은 항상 명백히 하나님의 초자연적인 행위이다.

그러나 나는 하나님께서 모세나 엘리야 혹은 예수를 사용하신 것과 똑같은 방법으로 기적을 행하도록 인간을 사용하신다고는 믿지 않는다. 오늘날 은사주의자들이 추구하고 주장하는 기적이나 표적, 이적 등은 사도들의 기적과는 다른 것이다. 성경과 역사를 통해 볼 때 신약성경에 나타나는 기적의 은사와 같은 것은 오늘날 일어나지 않는다(기적의 은사에 대해서는 은사(Ⅱ), 제9장을 참조하라). 성령은 사도들에게 준 것과 같은 기적을 행하는 은사를 현대의 기도교인에게는 주시지 않았다.

그럼에도 불구하고 은사주의자들은 색다른 주장을 하고 있다. 어떤 이들은 하나님께서 지금도 죽은 자를 살리신다고 믿는다. 예를 들면 오랄 로버츠(Oral Roberts)는 1987년에 있었던 은사주의 사역자 모임(Charismatic Bible Ministry Conference)에서 이렇게 말했다. "내가 살려 낸 모든 죽은 자들에 대해 말할 수는 없다. 나는 설교를 멈춰야 했으며 죽은 자에게로 돌아가 그를 일으켜 세웠다."[8] 풀러 신학교(Fuller Seminary School)의 세계 선교 파트에서 교회 성장학을 가르치는 피터 와그너(C. Peter Wagner) 교

---

8) Kenneth L. Woodward with Frank Gibney, Jr, "Saving Souls-Or a Ministry?" *Time*(July 13, 1987), 52.

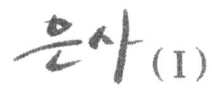

수도 그런 일이 일어날 수 있다고 믿는다. 그는 다음과 같이 말했다. "내가 이렇게 말하면 어떤 이들은 그것이 일상적으로 일어날 수 있음을 믿느냐고 물을 것이다. 물론 그것이 일상적으로 일어날 수 있다고 생각하지는 않는다. 그러나 그리스도의 우주적인 몸이라는 개념으로 볼 때 그것은 일상적으로 일어날 수도 있다. 그와 같은 일이 매우 특별한 사건이기는 하나 그와 같은 일이 일 년에 여러 차례 일어난다 할지라도 나는 놀라지 않을 것이다."[9] 존 윔버(John Wimber)는 치유 사역의 하나로서 죽은 자를 살리는 것을 포함하고 있다.[10]

그런데 중요한 것은 죽은 자를 살리는 일이 현대에도 일어날 수 있음을 증명할 수 없다는 것이다. 오랄 로버츠의 주장은 어떤가? 그가 살린 사람들의 이름과 주소를 요청받았을 때 로버츠는 난색을 표명했다.[11] 후에 그는 20년도 더 지난 한 경우를 기억해 냈다. 그때 그는 아마도 수많은 청중 앞에서 한 죽은 아이를 살렸던 것 같다.

치유 사역을 진행하는 가운데 한 엄마가 펄쩍펄쩍 뛰면서 "내 아이가 죽었다"라고 소리쳤다고 그는 당시를 회상했다. 로버츠는 그 아이를 위해 기도했을 때 "내 손에서 무엇인가가 움직였다"라고 말했다. 로버츠는 그가 살렸다고 말한 그 아이나 다른 사람의 경우 그는 애매모호하게 다음과 같이 말했다. "죽어가는 것과 숨을 쉬지 않는 것, 그리고 임상적으로 죽은 것과는 차이가 있다는 것을 인정합니다."[12]

---

9) C. Peter Wagner, *The Third Wave of the Holy Spirit*(Ann Arbor : vine, 1988), 112.
10) John Wimber, *Power Healing*(San Francisco : Harper & Row, 1987), 38, 62.
11) Norman N. Geisler, *Signs and Wonders* (Wheaton, I11. : Tyndale, 1988), 119.
12) Woodward and Gibney, "Saving Souls", 52.

우리는 이것에 대해 어떻게 말할 수 있겠는가? 그것은 예수께서 무덤에 들어간 지 나흘이나 되었던 나사로를 살리신 것과는 전혀 다른 것이다. 와그너 박사가 말한 것처럼 만약 "죽은 자가 문자 그대로 살아나는 것이 가능하고…… 일 년에 여러 차례 일어날 수 있는" 것이라면 적어도 하나 정도는 증명될 수 있어야 하지 않겠는가?

오늘날 기적을 주장하는 사람들의 경우 그들의 주장을 입증할 수 없다는 것이 사실이다. 일반적으로 많은 불신자들이 지켜보는 가운데 일어났던 신약의 기적과는 달리 현대의 기적은 사적인 자리에서, 혹은 종교적인 모임에서만 일어나는 것이 그 특징이다. 기적의 유형 또한 신약의 기적과는 전혀 다르다. 예수님과 사도들은 나면서부터 소경된 자와 중풍병자, 그리고 한편 손 마른 사람을 즉각, 그리고 완전하게 고쳤다. 그것들은 두말 할 것도 없이 명백한 기적들이었다. 예수의 대적들조차 이적의 실재에 대해 이의를 제기하지 못했다! 뿐만 아니라 신약의 기적은 즉각적이었으며 철저한 것이었고 항구적인 것이었다. 우리의 주님과 그의 제자들은 결코 점차적인 그리고 불완전한 이적을 행하지 않았다.[13]

반면에 대부분의 현대의 기적들은 거의 항상 부분적이며 점진적이고 임시적이다. 단지 정신 신체증(psychosomatic diseases)과 같은 유의 질병에 있어서만 "즉각" 치료되는 기적이 일어나는 듯이 보인다. 나는 최근에 한 전도자가 텔레비전에 나와 그가 치료한 앉은뱅이와 대담하는 것을 보았다. 그 앉은뱅이는 수년 만에 처음으로 휠체어에서 자유롭게 되었으며 이제는 목발을 짚고 걷는다고 말했다. 그러나 여전히 그의 다리에는 버팀대가 있었

---

13) 이 주장을 반박하는 데 사용되는 모든 성경 구절들을 살펴보면서 이 문제를 철저히 논의하려면 Geisler의 책 149-155에 있는 부록2 "기적은 언제나 성공적이고 즉각적이며 영원한가?"를 참조하시오.

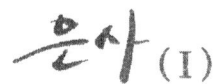

다! 소위 기적을 행한다고 하는 사역자들 가운데 그리스도와 그의 사도들이 보였던 것과 같은 분명한 성과를 나타내 보이는 사역자는 아무도 없다.

기적의 시대에는 어떤 일이 일어났는가?

오순절파와 은사주의자들에게 "미스터 오순절"로 알려진 이미 고인이 된 데이빗 두 플레시스(David Du Plessis)는 기적의 시대는 결코 끝나지 않았다고 믿었다. 그는 다음과 같이 썼다. "초대교회는 성령께서 만드신 것이었다. 성령께서는 변하시지 않았으며 초대 기독교회 안에서 초대 지도자들과 교인들을 통해 그가 행하신 것을 모든 세대에 걸쳐 반복하기를 원하신다."[14] 두 플레시스는 사도행전에 나타난 기적과 사건은 교회사 안에서 보편적인 것이 되어야 한다고 말하고 있는 것이다. 그의 견해는 대부분의 오순절파와 은사주의자들의 사고를 반영하는 것이다.

프레데릭 데일(Frederick Dale)이 지적하듯이 "오순절파들은 자주 그들의 주장을 가치 있는 것으로 말한다. 심지어는 16세기의 종교 개혁자나 18세기의 영국 복음주의 부흥 운동보다 더 우위에 있는 것으로, 더 나아가 거의 항상 1세기 사도들의 흐름을 신실하게 재현하고 있는 것으로 주장한다.[15]

오순절파들과 은사주의자들은 똑같이, 성령의 방법은 결코 변하지 않았으며 오히려 초대교회가 형식적이고 의식적이 되어 가면서 변하게 된 것이라고 한다. 그 결과 교회가 성령의 능력을 상실하게 되었다는 것이다. 그들에 의하면 그 능력은 마침내 거의 2천년이 지난 지금 다시 회복 중에 있다는

---

14) David Du Plessis, *The Spirit Bade Me Go*(Oakland : du plessis, n.d.), 64.
15) Frederick Dale Bruner, *A Thiology of the Holy Spirit*(Grand Rapids : Eerdmans, 1970), 27.

것이다. 두 플레시스는 다음과 같이 말했다.

금세기에 들어서면서 많은 나라에서 거의 동시적으로 성령께서 신앙 부흥을 위해 기도하는 자들에게 기적의 형태로 임하셨다. 이 같은 일은 미국과 유럽, 아시아, 아프리카 등 전 세계 거의 모든 나라에서 일어났다. 이러한 오순절 신앙 부흥운동은 오순절 성령 운동(the Pentacostal Movement)으로 알려지게 되었다.[16]

많은 오순절파들과 은사주의자들은 그들의 운동을 통해서 "신약에 나타난 성령의 능력"이 재현되고 있다고 믿었다. 즉, 그들은 말하기를 1세기에 사도들이 행했던 것을 오늘날 기독교 신자들이 행하고 있다는 것이다.

그것이 사실인가? 만일 그렇다면 현대의 계시와 이상, 방언, 치유, 그리고 기적은 사도들이 행한 것과 왜 전혀 다른가? 그리고 사도들이 사라진 이후 1,900년간에 걸쳐 기적이나 치유, 표적, 그리고 이적이 왜 일어나지 않았는가? 그 기간 동안에는 성령께서 활동하지 않으셨는가? 혹은 그 기간 동안에는 그의 능력이 단지 일부 주변 그룹과 광신자들에게만 나타났는가?

이에 대한 답변으로 성경에서 기적이 일어난 때와 이유를 이해하는 것이 매우 중요하다.

하나님께서 기적을 사용하신 때와 그 이유

성경에 나타난 대부분의 기적은 성경 역사 가운데 주로 세 차례나 걸쳐 나타났다. 즉, 모세와 여호수아 시대, 엘리야와 엘리사의 시대, 그리고 그리스

---

16) Du Plessis, Spirit, 64.

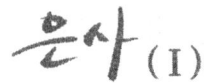

도와 사도들의 시대가 그것들이다.[17] 이 세 시대는 하나같이 백년 이상 지속되지 않았다. 이 세 시대는 각기 다른 시대에는 들어보지도 못한 이적들을 저마다 행했다. 이 세 시대의 기적은 시대와 관련된 것이라기보다는 하나님께로부터 보냄을 받은 자들 즉, 모세와 여호수아, 엘리야와 엘리사, 그리고 예수와 사도들에 관련하여 일어난 것이다.

이 세 차례의 기적의 시대와는 별도로, 성경은 또 다른 초자연적인 사건들이 있었던 여러 기록들을 보여 준다. 예를 들면 이사야 시대에 주님께서는 기적적으로 산헤립의 군대를 패배시켰으며(왕하 19:35-36), 또한 다니엘의 시대에 사드락, 메삭, 그리고 아벳느고를 풀무불 가운데서 보호하셨다(단 3:20). 그러나 대부분의 경우 그 같은 초자연적인 사건들은 하나님의 백성에 대한 그의 치유를 특별히 보여 주지는 않았다.

은사주의 신학자들이 최근 들어 기적이 세 시대에 국한하여 나타나고 있다는 사실을 전혀 근거 없는 것이라고 주장한 것은 주목할 만한 일이다. 예를 들면 잭 디어(Jack Deere)가 그중 한 사람인데, 그는 전에 달라스 신학교에서 교편을 잡았던 사람으로 현재는 존 윔버(John wimber)의 애나하임 바인야드(Anahaim Vineyard)에서 일하고 있다(6장을 참조). 잭 디어는 자신이 세 차례의 기적의 시대의 입장을 가르쳤으나 이제는 성경적으로 입증할 수 없는 것으로 믿고 있다고 말했다. 그에 의하면, 누군가가 그 문제에 대해 이의를 제기했을 때 그것을 입증할 수가 없었기에 생각을 바꾸게 되었다는 것이다. 그는 성경 곳곳에 기적이 있는 것을 발견했다고 말한다. 그가 인용하는 기적들에는 창조, 노아의 홍수, 바벨탑 사건, 아브라함의 부르심, 그리고 다른 여러 초자연적인 사건들과 하나님의 심판들이 포함되어 있다. 잭 디

---

17) 앞으로 기적이 행해질 네 번째 시기는 요한계시록에 설명되어 있다.

어는 그 같은 사건들은 표적과 이적이 모든 시대에 걸쳐 하나님의 계획에 매우 중요함을 보여 주는 것이라고 믿고 있는 것이다.[18]

그러나 잭 디어가 인용하는 대부분의 사건들은 인간을 통한 하나님의 초자연적인 역사들이 아니다. 그중 어느 것도 잭 디어가 변호하려 하는 유의 기적이 아니다. 세계적인 지각 변동, 천상에서 일어나는 일들, 그리고 묵시적인 사건들은 사도들이 행한 것과 같은 유의 기적이 아니다. 잭 디어는 그와 같은 구분에 있어 실수를 범하고 있는 것이다. 그는 하나님의 모든 초자연적인 역사를 사도들이 행한 기적 사역과 동등하게 취급하고 있다.[19]

세 차례의 기적의 시대가 있었다 할지라도, 처음 두 시대는 세 번째 시대와는 다른 것이 사실이다. 그리스도와 사도들의 시대는 특별했다. 모든 구원사에 있어서 그처럼 대량의 기적이 일어났던 적은 없었다. 그 결과 각색 병이 팔레스타인에서 추방되었다. 귀신들은 매일같이 두려워했으며 죽은 자가 일어났다. 이 시대의 질풍노도와도 같은 기적의 역사는 다른 시대의 것과는 차원이 다른 것이었다. 구약에서의 모든 선지자들의 선포와 집필 활동 전체를 통틀어도 이와 같은 시대는 없었다. 새 언약의 진리가 찾아왔으며 단지 반세기만에 즉시 신약성경이 이루어졌다. 그리고 하나님께서는 유례없는 표적들을 보이심으로써 그것들을 확고히 입증해 보이셨다. 결코 그와 같

---

18) Jack Deere, "God's Power for Today's Church"(tap 1), (Nashville : Belmont Church, n.d.).

19) Deere는 징조와 기사를 통한 계속적인 사역을 성경이 지지한다고 너무 확고하게 생각한 나머지 예레미야 32:20의 말씀을 잘못 해석하고 있다. "주께서 애굽 땅에서 징조와 기사로 행하셨고 오늘까지도 이스라엘과 외인 중에 그 같이 행하사 주의 이름을 오늘과 같이 되게 하셨나이다" Deere는 예레미야가 출애굽 후에도 애굽과 이스라엘에서 징조와 기사들이 계속됨을 말하는 것이며 또한 예레미야 자신의 시대에도 그러한 것들이 존재함을 인정하는 것이라고 생각한다. 물론 예레미야가 실제로 말하고 있는 것은 하나님께서 애굽에서 행하셨던 징조와 기사들을 통해서 스스로 자신의 이름을 높이셨으며 그로 인해 "오늘날까지도" 이스라엘과 이방인들 가운데서 하나님의 이름이 기억되고 있다는 것이다. 구약의 역사를 잘 알고 있는 사람은 누구나 출애굽의 이적들이 아주 특별한 것이었으며 이스라엘 백성들은 항상 그러한 이적들을 하나님의 위대함의 증거로서 기억해 왔다는 사실을 알고 있다.

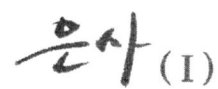

은 때가 없었으며 다시 그와 같은 일이 있으리라고 추정할 만한 이유도 없다.

구약 시대 전체에 걸쳐 초자연적인 일들이 있었으나 사람을 통한 기적은 극히 드물었다. 특별히 치유와 귀신으로부터의 구원 사건은 매우 찾아보기 어렵다. 그것이 바로 유대인들 간에 예수의 치유 사역이 기이하게 여겨진 이유이기도 하다. 그들의 위대했던 선지자들조차도 그와 그의 제자들이 행한 것과 같은 능력(사람을 치유하는 능력)을 행한 적이 없었던 것이다(눅 14:40; 행 5:16).

구약성경을 보면 우리가 지금까지 거론했던 사람들—모세, 여호수아, 엘리야, 엘리사—외에도 초자연적인 능력을 다반사로 행했던 한 인물을 찾아볼 수 있는데 그가 바로 삼손이다. 다른 기적을 행하는 사람들과는 달리 삼손은 거의 모든 범주에 있어서 예외적인 사람이었다. 그는 어떤 위대한 진리를 배운 적도 없었다. 사실상 그는 설교자도, 선생도 아니었다. 그는 신실치도 못했으며 방탕한 사람이었다. 이스라엘을 보호하는 것이 그의 유일한 역할인 듯했으며 특별히 그것 때문에 그에게 능력이 주어진 것이었다. 역사에 기록된 임무 가운데서 삼손처럼 대단한 육체의 힘을 가졌던 사람은 없었다.

삼손은 은사주의자들이 소원하는 그러한 기적의 표본이 아니다. 그럼에도 불구하고 하나님께서는 사도 시대를 재현하는 것보다는 삼손과 같은 사람을 일으키시는 것이 더욱 수월할 것이다.

물론 하나님께서는 언제든지 그가 원하실 때 역사 가운데 개입하실 수가 있다. 그러나 그는 그 자신을 기본적으로 성경의 세 차례의 기적 시대에 제한시키기로 하셨다(간간이 중간 중간에 초자연적인 기적을 행하시기는 했지만). 나머지 시기에 대해서는 섭리를 통해서 역사하신다.

적어도 성경에 나타나는 기적의 세 가지 특성은 우리로 하여금 하나님께서 왜 그와 같은 방법으로 역사하셨는가 하는 것을 이해하게 해 준다.

기적은 새로운 계시의 시대를 가져다주었다

세 차례의 이적의 시대는 하나님께서 그의 기록된 계시 즉, 성경을 주신 시기였다. 기적을 행한 자들은 본질적으로 하나같이 계시의 시대를 전하는 자들이었다. 모세는 다섯 권의 책을 썼으며 엘리야와 엘리사는 선지 시대를 열었다. 사도들은 거의 모든 신약성경을 기록했다. 다른 시대에 간간이 있었던 초자연적 이적들조차 성경을 쓰도록 하나님에 의해 쓰임받은 사람들과 관련되어 있다. 히스기야의 치유는 이사야와 관계되어 있으며 풀무불에서의 세 사람은 다니엘 선지자의 동료들이었다.

이렇게 해서 위대한 첫 번째 계시의 시대가 시작되었다. 모세는 완전한 모세오경을 기록했으며, 모세의 계승자인 여호수아는 그의 이름을 담은 책을 썼다. 모세와 여호수아 시대 후에 간헐적으로 다른 책들이 추가되었는데, 예를 들면 사무엘에 의해 사사기와 사무엘상·하가 쓰여진 것으로 보인다. 그리고 다윗은 시편 대부분을 썼으며 솔로몬은 잠언 대부분을 기록했다. 다른 많은 책들의 경우 모세와 여호수아 시대와 같은 놀라운 기적들이 동반되지는 않았다.

두 번째 기적의 사건들이 있게 되었는데 이는 새로운 성경 계시의 시대와 더불어 즉, 구약의 선지자 시대와 더불어 있게 된 것이었다. 솔로몬의 통치 이후 이스라엘 민족은 북쪽의 이스라엘 왕국과 남쪽의 유다 왕국으로 갈라지게 되었다. 북쪽의 왕국은 우상 숭배로 말미암아 타락하게 되었는데 특별

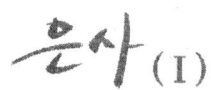

히 아합 왕 때에 가서는 최악에 이르게 되었다. 그때 하나님께서는 엘리야와 엘리사를 일으키셨다. 그들의 생존시에 선지자 직분이 많은 놀라운 기적들에 의해 세워지게 되었다. 선지자직의 계승과 더불어 이사야로부터 말라기에 이르기까지 모든 선지서가 쓰여지게 되었다.

우리가 아는 것처럼 그리스도 시대가 오기까지 거의 사백 년에 걸쳐 계시의 침묵이 있었다. 구약의 이 마지막 기간 동안 아무도 예언하지 않았으며 어떤 기적도 기록되지 않았다.

그때 신약 시대의 시작이 도래했으며 세 번째 기적의 시대가 찾아오게 되었다. 이 기간(A.D. 33-96) 동안 하나님께서는 신약성경을 주셨다.

기적은 계시의 전파자들을 증거 했다

모든 기적은 중요한 목적을 띠고 있다. 그것은 단순히 하나님의 역사가 아닌 하나님에 대해 말하는 선지자들의 주장을 입증하며 확실하게 하는 것이었다. 예를 들면 모세가 행한 기적들은 모세가 하나님에 대해 말한 것을 먼저는 바로에게 다음으로는 이스라엘 백성에게 확증해 주는 것이었다. 이와 같이 기적은 기록된 율법의 확실성을 뒷받침해 주었다. 기적은 하나님께서 말씀하신 모든 것을 확인시켜 주는 것이었다.

열왕기상 17장을 보면 엘리야가 과부의 죽은 아들을 살려 주는 것이 나타나 있다. 그는 그 아들을 살린 뒤 다락방에서 내려오게 하고는 그를 그 어머니에게 넘겨주면서 "보라 네 아들이 살았다"라고 말했다(왕상 17:23). 그때 과부가 무어라 대답했는가? "내가 이제야 당신은 하나님의 사람이시요 당신의 입에 있는 여호와의 말씀이 진실한 줄 아노라"라고 말했다(17:24).

요한복음 10장을 보면 예수께서 유대 종교 지도자들과 논쟁하고 계시는 것이 나온다. 그들은 예수께 "당신이 언제까지 우리를 미혹케 하려느냐 만일 당신이 그리스도라면 밝히 말하라"고 요구했다. 그때 예수께서 이와 같이 대답하셨다. "내가 너희에게 말하였노니 믿지 않고 있다 내가 내 아버지의 이름으로 행하는 일들이 나를 증거 하는 것이다(10:24-25)." 예수께서 행하신 기적들은 분명한 목적이 있는 것이다. 즉, 그것들은 그와 그의 메시지를 증거 하는 것이었다.

베드로는 오순절 설교에서 무리들을 향해, 하나님께서 예수로 큰 권능과 기사와 표적을 그들 가운데서 행하사 그들에게 그를 증거 하였다고 말했다(행 2:22). 사도들에게도 같은 유의 능력이 임했다. 바울은 제1차 전도여행 중에 이고니온에서 바나바와 함께 사역했는데 "주를 힘입어 담대히 말하자 주께서 저의 손으로 표적과 기사를 행하게 하여 주사 그의 은혜의 말씀을 증거케 하시니(행 14:3)."

모든 신자들이 다 기적을 행하는 능력을 가졌던 것은 아니다. 이에 대하여는 빅토르 버젠(Victor Budgen)이 다음과 같이 잘 말해 주었다.

사람들은 너무나 생각 없이 사도행전의 교회를 기사를 행하는 교회로 말하곤 한다. 그보다는 오히려 기사를 행하는 사도들이 있었던 교회라고 말하는 것이 더 정확할 것이다. 다른 방언으로 말하기 시작했던 특별한 자들은 바로 사도들이었다. 무리들에게 이것을 설명하고 능력의 복음을 설교한 자들도 바로 그들이었다. 오순절이 이르렀을 때 우리는 "사람마다 두려워하였으며 사도들로 인하여 기사와 표적이 많이 나타났다"는 기록을 보게 된다(행 2:43).

성경의 다른 부분이 이 사실을 확증해 주고 있다. "사도들의 손으로 민간에 표적과 기

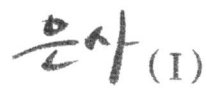

사가 많이 되매(행 5:12)." "온 무리가 가만히 있어 바나바와 바울이 하나님이 자기들로 말미암아 이방인 중에서 행하신 표적과 기사 고하는 것을 듣더니(행 15:21)……" "사도의 표된 것은 내가 너희 가운데서 모든 참음과 표적과 기사와 능력을 행한 것이라(고후 12:12)."[20]

하나님께서는 기적을 통하여 수차례 그의 새 계시의 전도자들을 증거 하셨다. 모세와 여호수아의 시대에, 엘리야와 엘리사의 시대에, 그리고 그리스도와 사도들의 신약 시대에 기적은 새로운 계시에의 관심을 요구했다.

하나님께서는 메시지를 듣는 사람들의 관심을 끌어 그들로 그 메시지가 확실히 하나님의 말씀인 것을 알도록 하기 위해 기적을 사용하셨다. 그때 하나님께서는 자신이 바라는 바를 사람들에게 말씀하실 수가 있었다. 이와 같이 기적은 기적 그 자체의 즉각적인 영향을 뛰어넘는 지시적인 목적이 있었다.

예를 들면 모세가 애굽에서 행한 기적은 두 그룹의 사람들 즉, 이스라엘 사람들과 애굽 사람들을 깨우치기 위한 것이었다. 출애굽기 7장에서 우리는 모세의 첫 번째 기적을 보게 된다. 그때 이스라엘 백성은 하나님의 능력을 믿기 시작했다. 그러나 바로는 그렇지 않았다. 바로가 결국 이스라엘 백성을 내보낸 것은 모든 재앙 가운데서 가장 끔찍한 재앙 즉, 죽음의 천사가 모든 애굽 가정의 장자의 목숨을 취하는 열 번째 재앙이 내려진 이후였다.

엘리야와 엘리사 역시 기적을 통해 그들의 말이 하나님의 말씀인 것을 신자들과 불신자들에게 확신시킬 수 있었다. 이에 대한 생생한 묘사가 열왕기

---

20) Victor Budgen, *The charismatics and the Word of God*(Durham, England : Evangelical Press, 1989), 99(italics in original).

상 18장에 나타나 있다. 그곳에서 엘리야는 수많은 이스라엘 백성 앞에서 사백 명이나 되는 바알의 선지자들을 패배시켰다. 성경은 다음과 같이 기록해 주고 있다. "모든 백성이 보고 엎드려 말하되 여호와 그는 하나님이시로다 여호와 그는 하나님이시로다 하니 엘리야가 저희에게 이르되 바알의 선지자를 잡되 하나도 도망하지 못하게 하라 하매 곧 잡은지라 엘리야가 저희를 기손 시내로 내려다가 거기서 죽이니라(18:39-40)."

신약 시대에 와서 기적과 표적은 또 다시 신자들을 든든케 하고 불신자들을 확신시키기 위해 사용되었다. 그것이 요한복음의 주제이기도 하다. 즉, "너희로 예수께서 하나님의 아들 그리스도이심을 믿게 하려 함이요 또 너희로 믿고 그 이름을 힘입어 생명을 얻게 하려(요 20:31)" 하기 위해서 많은 표적이 기록된 것이다. 예수님의 기적과 표적이 기록된 것은 불신자들로 믿게 하기 위해서였다. 사도들의 기적 또한 마찬가지의 목적을 지닌 것이었다(행 5:12-14).

오늘날에도 기적이 필요한가?

신약과 구약이 완성되었을 때 하나님의 계시는 마쳐졌다(히 1:1-2). 많은 표적과 기사, 그리고 기적을 통하여 하나님께서는 자신의 책을 증거 하셨다. 하나님의 계시를 입증하기 위하여 기적이 계속해서 나타날 필요가 있는가? 어떤 이들의 주장처럼 믿음을 자진 이들은 기적을 "요청"할 수 있는가? 하나님은 기적을 요구할 때 기적을 행하시는가? 오늘날 많은 사람들이 환호하는 표적이나 이적, 그리고 치유 등과 같은 현상들도 그리스도나 사도들에 의해 행해진 기적들과 유사한 것들인가?

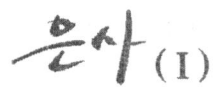

이상의 모든 질문에 대한 답변은 "그렇지 않다"라는 것이다. 성경 어디에서도 사도 시대의 기적이 그 후의 시대에도 계속된다고 가르치고 있지 않다. 또한 성경 어디에서도 믿는 자들에게 성령의 기적을 구하라고 말씀하고 있지 않다. 신약성경의 서신서 전체를 통틀어서 성령과 관계된 선자를 향한 명령은 오직 다섯 부분만 있을 뿐이다.

"성령으로 행하라(갈 5:25)"
"하나님의 성령을 근심하게 하지 말라(엡 4:30)"
"성령의 충만을 받으라(엡 5:18)"
"성령을 소멸치 말라(살전 5:19)"
"성령으로(안에서) 기도하라(유 20)"

신약성경 어디에서도 기적을 구하라는 명령은 없다.

은사주의자들은 기적의 은사는 신자들의 믿음의 진보를 위해 주어진다고 말한다. 하나님의 말씀이 그 같은 가르침을 지지하고 있는가? 결코 그렇지 않다. 오히려 성경의 가르침은 그와는 정반대이다. 바울은 방언에 대해 고린도전서 14:22에 다음과 같이 썼다. "방언은 믿는 자들을 위하지 않고 믿지 않는 자들을 위한 표적이다" 방언은 결코 믿는 자들의 믿음의 진보를 위해 의도된 것이 아니라 사도행전 2장에 나타난 오순절 사건에서 보여지는 것처럼 유대 불신자들에게 복음의 진리를 확증하기 위해 주어진 것이었다(이 부분에 대해 더 자세히 생각하고 싶으면 은사(Ⅱ). 제 10장을 참조하라).

방언이나 치유, 그리고 기적 등은 새로운 계시의 시대를 증거 하기 위한 표적으로 주어진 것들이었다. 계시의 시대가 닫혀짐에 따라 표적 또한 그쳐지게 되었다. 신학자 워필드(B. B. Warfield)는 다음과 같이 썼다.

기적은 공연히 특별한 이유 없이 성경 여기저기에 종잡을 수 없게 나타나는 것이 아니다. 그것은 계시의 시대에 속하는 것으로서 단지 하나님께서 신뢰받는 전도자들을 통해 그의 백성들에게 말씀하실 때 즉, 그의 은혜로운 목적을 선포하실 때 나타나는 것이다. 사도들의 교회에 기적이 많이 나타난 것은 곧 사도 시대에 계시가 풍성했음을 보여주는 것이다. 그러므로 계시의 시대가 마감되었을 때 기적의 시대 또한 지나가게 되었다. 그러나 때때로 성령 하나님께서는 새롭고 불필요한 계시를 세상에 주시기 위해서가 아니라 이미 완전하게 주어진 계시를 세상 가운데 널리 전파하며 인간으로 하여금 그 구원의 지식을 알도록 하기 위해서 기적을 행하시기도 하신다.

아브라함 카이퍼가 그것을 비유적으로 묘사한 것처럼(『신학 사전』, *Encyclopedia of Sacred Theology*, E. T. 1898, p. 368-cf. pp. 355ff) 하나님께서는 각각의 사람과 별도의 신적인 지식으로 교통하시거나 각 사람의 필요를 별도로 다루지 않으셨다. 오히려 하나님께서는 모두를 위한 공통된 터전을 마련하셨으며 대연회 잔치에 모두 나아와 함께 즐기도록 초대하셨다. 하나님께서는 세상에 조직적으로 완전한 계시를 주셨는데, 그것은 모두에게 해당되는 것이었으며 모두를 충족시킬 만한 것이었고 모두를 위해 주어진 것이었다. 또한 하나님께서는 이 완전한 계시로부터 각 사람이 그의 영적인 삶을 영위해 나갈 것을 말씀하셨다. 그러므로 단지 하나님의 계시의 능력을 보여 주는 기적은 부산물인 계시의 완성 이래 계속해서 일어날 수 없으며 또 실제로 일어나지 않고 있다.[21]

사도행전 7장에서 스데반은 그의 유명한 설교를 행하는 가운데 모세가 "애굽과 홍해와 광야에서 기사와 표적을 행했다"라고 말하면서 "또 생명의

---

21) B. B. Warfield, *Counterfeit Miracles*(Carlisle, pa. : Banner of Truth, 1918), 25-27.

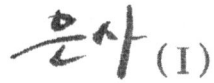

도를 받아 우리에게 주던 자가 이 사람이라"고 했다(7:36-38). 하나님의 말씀이 모세의 표적과 그의 "생애의 도"-하나님께로부터 직접 온 계시-를 같은 맥락에 놓고 있는 것을 주목하라. 그가 모세이든 엘리야나 엘리사이든, 혹은 그리스도나 사도들이든, 하나님께서는 항상 그의 전도자들이 새로운 계시를 전할 때 기사와 표적을 통해 그것을 분명하게 하셨다.

히브리서 2:3-4은 선지자들에 대한 인정이 성경 기적의 주된 목적이었음을 확증해 주고 있다. "우리가 이같이 큰 구원을 등한히 여기면 어찌 피하리요 이 구원은 처음에 주로 말씀하신 바요 들은 자들이 우리에게 확증한 바니 하나님도 표적들과 기사들과 여러 가지 능력과 및 자기 뜻을 따라 성령의 나눠 주신 것으로써 저희와 함께 증거 하셨느니라." 우리는 다시 한번 표적과 이적과 기적, 그리고 기적을 행하는 은사들이 그리스도와 사도들("들은 자들")의 메시지를 확증하기 위한 것이라고 성경이 증거 하고 있음을 볼 수가 있다.

"확증한 바니"라는 말은 헬라어에 있어서 정확하게 과거시제로 쓰여졌다. 이는 기적과 이적, 그리고 표적의 은사가 사도들이 전하는 새 계시를 확증하기 위해 단지 그들에게만 주어진 것이라는 사실을 이 성경 용어가 분명하게 보여 주고 있는 것이다.

하나님은 모든 사람에게 기적을 약속하시는가?

은사주의자들은 하나님이 모든 사람에 대해 기적을 행하기를 원하신다고 주장한다. 그들은 종종 다음과 같이 말한다. "하나님은 당신만을 위한 특별한 기적을 가지고 계신다." 기독교인들은 그들 자신을 위한 사적인 기적을 간구해야 하는가? 만일 당신이 예수에 의해 행해진 기적을 연구하게 된다면 어느 것 하나 사적으로 행해진 것이 없다는 것을 발견하게 될 것이다.

예수께서 사람들의 질고와 육체의 고통의 문제를 해결하셨을 때 그것들은 부차적인 것이었다. 예수님의 주된 목적은 그의 메시아 됨을 입증하는 것이었다(요20:30-31). 마찬가지로 사도들 역시 사람들을 치유했을 때 그들의 첫 번째 목적은 새로운 계시를 입증하는 것이었다. 새로운 계시는 결코 사적인 내용이 아니었다.

오늘날의 기적에 대해 쉽사리 속아 넘어가는 자들, 특별히 현재 일어나는 표적과 기사에 대해 기를 쓰고 변호하는 자들은 종종 그 기적들이 실제적으로 악마의 "계시"를 보여 주는 것일 수도 있다는 가능성, 더 나아가 충분히 있음직한 사실에 대해 마지못해 다루는 것이 보인다. 빅토르 버젠(Victor Budgen)은 이것의 위험성에 대해 분명하게 말해 주고 있다.

마귀는 하나님의 말씀을 자신의 말로 대치시키기를 원한다. 때때로 우리는 사탄이 그렇게 하는 것을 분명하게 볼 수가 있는데, 이는 너무도 명백하게 드러나기 때문이다. 대부분의 기독교인들은 그 속임수를 알아차린다. '하나님의 자녀들(the Children of God)'이라는 집단의 모제스 데이빗(Moses David)은 이렇게 주장했다. "나는 어머니의 태에 있을 때부터 성령으로 충만했던 자로 많은 하나님의 선지자들에 의해 수없이 예언되어졌다. 내가 행하게 될 것에 대해, 그리고…… 내가 모세나 예레미야, 에스겔, 다니엘 심지어는 다윗과 같이 될 것이라고 예언되어졌다(『크루세이드(Crusade)』 잡지 1973년 4월호 p.5에서 인용)." 기독교인들은 이 같은 이단적인 집단의 주장을 받아들이지 않는다. 문선명 집단의 기원에 관한 소책자는 다음과 같은 내용을 담고 있다. "평양의 지하 교회에서 성령의 은사를 받은 기독교인들 가운데 최근 한국의 메시아에 대한 예

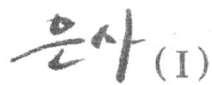

언이 있었다. 따라서 그 지역의 주민이 그들 교리의 토양이 되었다(이사무 야마모토〈J. Isamu Yamamoto〉,「문선명의 교리〈The Moon Doctrine〉」, Intervasety (USA), 1980, p.4.)." 이러한 유의 집단들은 극단적인 경우들이다. 반면에 오늘날 자신들을 성경에 나오는 선지자들과 비교하는 자들 즉, 새로운 "계시"를 믿으며 거짓된 가르침을 쉽게 받아들이게 만드는 자들이 있음을 결코 잊어서는 안 될 것이다. 이 문제를 다루는 저자들은 항상 극단적인 예를 다루곤 한다. 그러나 쉽게 눈에 띄는 많은 거짓된 운동들이 처음에는 순수한 기독교인들로부터 시작되었다. 치유와 계시, 그리고 마침내는 집단 자살로까지 갔던 '인민사원'에 연루되었던 많은 사람들이 열심 있고 순수한 기독교인들이었으나 악령에 이끌려 미혹에 빠지게 되었으며 패역한 가운데 떨어지고 말았던 것이다. 하나님께서 최종적이고도 충족할 만한 말씀을 성경 가운데 주셨다고 하는 확실한 믿음만이 갖가지 미혹에 대해 하나님께서 준비하신 유일하고도 진정한 보호막이자 안전장치이다.[22]

진실로 기적적인 은사를 구하는 기독교인들은 스스로를 사탄의 미혹 가운데 떨어뜨리는 것이다. 바울 서신 어디에서도 신자들에게 성령의 표적과 기사를 구하라고 명하고 있지 않다. 그는 단순히 성령으로 행할 것에 대해서(갈 5:25), 혹은 다르게 표현하여 "그리스도의 말씀이 너희 속에 풍성히 거하도록 하라(골 3:16)"고 말했다. 다시 말하면 신자들은 성령의 능력 가운데 있는 말씀을 순종해야 했다.

요한 계시록은 이상과 기사와 표적으로 가득 찬 책이다. 그것은 신자들로 하여금 그 같은 기적을 구하도록 가르치는 데 가장 적합한 책일 수도 있다. 그러나 계시록 기자가 뭐라고 말하고 있는가? "이 예언의 말씀을 읽는 자와

---

22) Victor Budgen, The Charismatics, 243-244.

듣는 자들과 그 가운데 기록한 것을 지키는 자들이 복이 있나니(계 1:3)"

하나님께서는 우리의 믿음을 강화시키기 위해서 무슨 방법을 사용하시는가? "믿음은 들음에서 나며 들음은 그리스도의 말씀으로 말미암느니라(롬 10:17)." 우리가 소망을 원한다면, 우리가 닻을 원한다면, 살아가는 동안 우리를 이끌 그 무엇인가를 원한다면 우리에게 필요한 것은 기적이 아니다. 그것은 성경이다. 로마서 15:4은 다음과 같이 말하고 있다. "무엇이든지 전에 기록한 바는 우리의 교훈을 위하여 기록된 것이니 우리로 하여금 인내로 또는 성경의 안위로 소망을 가지게 함이니라."

무엇이 사도들을 특별하게 만들었는가?

어떤 은사주의자들은 오늘날 우리가 볼 수 있는 현상들은 하나님이 특별한 기적들을 통해 입증된 새로운 계시를 현대의 사도들을 통해 주시고 계심을 증명하는 것이라고 실제로 믿는다. 그와 같은 생각은 성경이 보여 주는 사도들의 역할과 기능을 무시하는 것이다. 그들은 특별한 시대에 특별한 역할을 수행했던 특별한 사람들이었다. 사도들은 교회 발전의 토대가 된 사람들이었다(엡 2:20). 그 토대는 이미 이루어졌으며 또 다시 필요하지 않다. 즉, 어떤 현대의 사도도 있을 수 없다는 것이다.

더욱이 우리가 이미 살펴본 것처럼 기적은 사도들과 그들 옆에서 활동했던 사람들에게 특별히 주어진 것이었다. 일반 기독교인은 표적과 기사를 행할 능력이 전혀 없었다. 바울은 고린도 교인들에게 두 번째로 보낸 편지에서 다음과 같이 썼다.

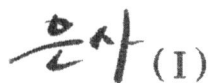

내가 어리석은 자가 되었으나 너희가 억지로 시킨 것이니 내가 너희에게 칭찬을 받아야 마땅하도다 내가 아무것도 아니나 지극히 큰 사도들보다 조금도 부족하지 아니하니라 사도의 표된 것은 내가 너희 가운데 모든 참음과 표적과 기사와 능력을 행한 것이라 (고후 12:11-12).

바울은 고린도 교인들에게 자신의 사도직을 변호하였다. 이는 그들 중 일부가 그의 사도직의 권위를 의심했기 때문이었다. 만일 기적을 행하는 것이 평신도들도 흔히 할 수 있는 것이었다면 자신이 행한 기적을 거론하며 자신의 사도직을 입증하려 한 바울의 노력은 어리석은 것이었을 것이다. 따라서 사도 시대라 할지라도 기독교인 모두가 표적이나 기적 혹은 능력을 행했던 것이 아님이 분명하다. 정확하게 말하자면, 그 같은 일은 사도들에게만 국한되었던 특별한 일이었기 때문에 바울은 자신의 권위의 증명으로써 그가 행한 표적과 기사와 능력을 들었던 것이다.

사도들은 하나님의 말씀을 전하는 자들로서 기적을 행하는 능력을 소유했다. 그리고 스데반이나 빌립처럼 사도들에 의해 수임받은 자들에게도 또한 같은 능력이 주어졌다(행 6장). 그것이 전부였다. 사실상 오순절 성령 강림 이후 교회가 생겨난 이래, 사도들이나 그들에 의해 직접 수임받은 자들에 의해 일어난 기적을 제외하고는 전 신약성경을 통틀어 어떤 기적도 찾아볼 수 없다.

신약성경은 결코 기독교인들 사이에 되는 대로 기적이 나타났다고 말하고 있지 않다. 사마리아 사람들과(행 8장) 이방인들(행 10장), 그리고 에베소에서 세례 요한을 따르는 자들(행19장)에게 일어난 성령의 강림조차 사도들이 그곳에 갔을 때에야 일어났다(사도행전 8, 10, 19장).

성경은 누차 사도들은 특별한 자들이었음을 명백히 하고 있다. 그럼에도 불구하고 은사주의자들은 사도적인 은사와 표적을 재현시키려 하고 있다. 어떤 이들은 오늘날에도 사도직을 가진 자들로 정당하게 평가될 수 있는 자들이 있다고 믿기까지 한다. 예를 들면 얼 폴크(Earl Paulk)는 사도들로 특별히 "기름 부음 받은"자들이 계속해서 있어 왔다고 가르치고 있다.[23] 잭 디어(Jack Deere)는 오늘날에도 사도적인 직분이 필요한지에 대해서는 확신하지 않지만 시드니에서의 집회를 통해 사도적인 능력이 도래하고 있으며 새로운 사도 시대는 처음 것과 비교도 할 수 없는 것이 될 것임을 확신한다고 말했다.[24]

오늘날에도 사도직이 유효하다는 사상은 은사주의자들의 가르침과 근본적으로 일치하는 것이다. 버젠(Budgen)은 다음과 같이 적절하게 쓰고 있다. "오늘날에도 온갖 은사가 가능하다고 순수하게 믿는 사람은, 그가 모순된 사람이 아니라면 또한 하나님께서 오늘날에도 교회들에 사도들을 허락하신다고 믿어야만 한다."[25]

그러나 사도적인 권위의 문제는 은사주의 운동 내에 약간의 갈등을 야기시켰다. 사도적인 권위를 주장하는 사람들이 틀린 예언을 말하고 그들이 말한 "지식"이 거짓으로 판명될 때, 그리고 그들이 결코 실현하지도 못할 치유를 약속할 때 그들의 사도적인 권위는 의심받아 마땅하다.

그럼에도 불구하고 어떤 은사주의 지도자들은 자기들이 사도적인 권위를 계승한 자들이라고 주장하며 자신들의 권위를 행하기를 열망한다. 그 같은

---

23) Robert M. Bowman, Jr., Craig S. Hawkins, and Dan Schlesinger, "The Gospel According to paulk" Part 2, *Christian Reserch Jounal* (Summer 1988), 16.
24) Graham banister, "Spiritual Warfart : The Signs & Wonders Gospel", *The Briefing*(April 24, 1990), 15.

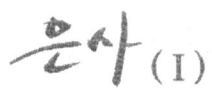

열망은 결과적으로 종종 지나친 남용에 이르곤 한다. 아마도 가장 악명을 떨친 일화는 1970년대에 일어났던 것으로 포트 로더데일(Fort Lauderdale)에 근거지를 둔 은사주의 집단일 것이다. "목양 운동(Shepherding Movement)", 혹은 "제자 운동(Discipleship Movement)"으로 알려진 이 집단은 언 박스터(Ern Baxter), 돈 바샴(Don Basham), 밥 멈포드(Bob Mumford), 데렉 프린스(Derek Prince), 그리고 찰스 심프슨(Charles Simpson)의 가르침에 영향을 받았으며, 성경은 영적인 지도자에게 절대적인 복종을 요구한다고 결론 내렸다. 예상할 수 있는 일이지만, 많은 지도자들이 그들의 회중에 대해 절대적인 영향력을 행사하기 위해서 그들의 가르침을 사용했다. 그들은 그들의 회중이 모든 문제를 결정함에 있어서 심지어 결혼 문제나 개인적인 재정 문제, 그리고 장래 문제에 이르기까지 그들에게 맡겨야 한다고 주장했다. 영적인 지도자로 자처하는 파렴치한들은 회중들의 어리석음을 십분 활용했다. 그 결과 많은 이들이 그들의 회중에 대해서 이단 종파와도 같은 절대적인 영향력을 행사하게 되었다.

현재 대부분의 은사주의 지도자들은 가장 극단적인 주장이나 행사로부터 자신들을 멀리 하려고 애쓰고 있다. 그러나 "교회의 삶", "계약적인 삶"이라는 미명하에 여전히 그들의 근본적인 가르침은 계속되고 있다.[26]

이 같은 권위주의 지도자상과 사도들의 스타일을 비교해 보라.

권위는 은혜로운 방식으로 사용되었다. 사도들은 권위를 휘두르지도 않았으며 큰소리로 명령을 내리지도 않았고 자신들에게 시선을 돌리게 하지

---

25) Victor Budgen, *The Charismatics*, 91.
26) Robert M. Bowman, Jr., Craig S. Hawkins, and Dan Schesinger, "The Gospel According to Paulk" Part 1, *Christian Research Jounal*(Winter/Spring 1988), 13.

도 않았다. 바울은 그의 능력을 사용함에 있어서 주저하거나 당혹해 했다. 이 같은 사실은 고린도 교인들에게 보내는 두 번째 편지 마지막 장에서 나타난다. "이를 인하여 내가 떠나 있을 때에 이렇게 쓰는 것은 대면할 때에 주께서 너희를 파하려 하지 않고 세우려 하여 내게 주신 그 권세를 따라 엄하지 않게 하려 함이라(고후 13:10)."[27]

사도직이 오늘날을 위해 있었던 것이 아님을 보여 주는 여섯 가지 성경적인 근거가 있다.

교회는 사도들 위에 세워졌다.

앞에서 간략하게 살펴본 것처럼 사도직은 기능적인 직임이었다. 에베소 교인들에게 쓴 편지에서 바울은 교회는 "사도들과 선지자들의 터 위에" 세워진 것이며, "그리스도 예수께서 친히 모퉁이 돌이 되셨다"라고 말했다(엡 2:20). 원본의 번역은 "사도들 곧 선지자들"이 되어야 한다고 주장한다. 즉, 두 단어는 같은 사람들을 지칭하는 것으로써 "사도"는 그들의 직임을, "선지자"는 그들의 기능을 지칭한다는 것이다.[28]

그것이 옳든 그르든, 그 구절이 보여 주는 명백한 사실은 사도들이 교회의 터가 되기 위해 임명받았다는 것이다. 즉, 그들의 역할은 이제 갓 태어난 교회를 든든하게 하기 위한 토대를 놓는 것이었다. 그들은 교회의 터였다. 그 역할은 그들에 의해서 완성되었으며 따라서 또 다른 사도들이란 있을 수 없는 것이다.

---

27) Victor Budgen, *The Charismatics*, 94.
28) 참조. Charles R. Smith, *Tongues in Biblical perpective*(Winona Lake, Ind. : BMH, 1972), 60.

사도들은 부활의 목격자들이었다.

사도 바울이 고린도 교회를 향해 자신의 사도직에 대해 글을 쓸 때 그는 다음과 같이 썼다. "내가 사도가 아니냐 예수 우리 주를 보지 못하였느냐(고전 9:1)." 고린도전서 15:7-8 말씀은 부활하신 그리스도께서 야고보에게 나타나시고, 다음에는 모든 사도들에게, 그리고 마지막으로 바울 자신에게 나타났다고 말씀하셨다.

오늘날의 어떤 은사주의자들은 부활하신 주를 보았다고 주장한다(1장을 보라). 그 같은 주장은 믿을 수 없는 것들이다. 그러나 부활하신 그리스도의 나타나심에 대해 성경이 보여 주는 바에 의하면 그는 여러 차례, 그것도 다락방에 있는 제자들에게 나타나신 것처럼 대개 집단을 대상으로 나타나신 것이 분명하다. 그 같은 그의 나타나심은 승천과 함께 막을 내렸다. 유일한 예외(고전 15:8)가 있는데 그것은 다메섹 도상에서 바울에게 나타나신 것이다(행 9:1-9). 그때 역시 다른 사람들이 함께 바울이 본 밝은 빛을 보았으며 바울은 그 부인할 수 없는 초자연적인 경험으로 인해 소경이 되었다. 그것이 승천 이후 그리스도께서 나타나신 유일한 사건이다. 후에 그는 두 번 더 바울에게 나타나셨다(행 18:9; 23:11). 사도 시대가 마감한 후 그가 또 다른 사람에게 나타나셨다는 것은 믿을 수 없는 것이다.

사도들은 예수 그리스도에 의해 개인적으로 택함받았다.

마태복음 10:1-4의 말씀은 분명하게 열두 사도들의 이름을 보여 주고 있다. 누가복음 6:12-16 역시 마찬가지이다. 후에 유다는 주님을 배반하였으며 스스로 생명을 끊었다. 그 자리는 사도들이 행한 제비뽑기에 의해 맛디아가 이어받았다. 그들은 그리스도께서 그 제비뽑기를 섭리하셨으며 따라서 그가 선택하신 것이라고 믿었다(잠 16:33). 바울은 다메섹 도상에서 주님과의 특별한 만남을 경험하였다.

예수께서 사도들을 택하였을 때 히브리어나 아랍어를 쓰셨을 것이다(학자들은 이 사실에 대해서 동의하지 않는다). 그가 만일 히브리어를 사용하셨다면 "사도"를 지칭하는 말로 "살리아(Saliah)"라는 말을 썼을 것이다. 히브리어에서 "살리아"라는 말은 대개 대리인 혹은 주인을 대신해서 행할 완전한 권위를 가진 대표자를 가리킨다. 사도들은 이처럼 예수를 대표하는 자들로 예수에 의해 임명되어졌다.

고린도후서 8:23에서 볼 수 있듯이, 신약의 다른 곳에서 다른 이들이 "사도"로 불린 것은 사실이나 그들은 단지 일반적인 의미에서 "교회의 사도들"로 불렸다. 개인적으로 주님에 의해 보냄받은 주님의 사도들과 믿는 이들의 공동체에 의해 보냄을 받은 교회의 사도들은 전혀 별개의 사람들이었다.[29] 뿐만 아니라 교회의 사도들이 기적을 행했다는 어떤 기록도 성경에 나타나 있지 않다.

바울은 자신이 어떤 유의 사도였는지에 대해 갈라디아서에서 분명하게 밝히고 있다. "사람들에게서 난 것도 아니요 사람으로 말미암은 것도 아니요 오직 예수 그리스도와 및 죽은 자 가운데서 그리스도를 살리신 하나님 아버지로 말미암아 사도 된 바울은(갈 1:1)"

열두 사도(후에 유다의 자리는 맛디아로 대체되었다)와 바울은 교리를 가르치고 교회를 세우기 위해 수임받은 자들로, 사도직은 결코 이양될 수 없는 직분이었다. 목회 서신이 교회의 지도력을 계속 발휘하기 위해 방침을 세웠

---

29) 그리스도의 제자들을 12명(그리고 바울)으로 제한하는 것을 옹호하는 견해는 J. Norval Geldenhuys, 「최고의 권위」(그랜드 래피즈 : 어드만, 1953)를 참조하라.

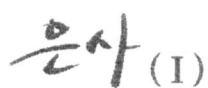

을 때 그들은 장로와 집사에 대해서 말했을 뿐 결코 사도에 대해서 말하지 않았다.

사도들은 기적과 표적을 통해 입증되었다.

베드로는 성전 입구에서 앉은뱅이를 치료했다(행 3:3-11). 그 외에도 많은 사람들을 치료했으며(행 5:15-16), 도르가를 죽은 자 가운데서 살렸다(행 9:36-42). 바울은 높은 데서 떨어져 죽은 유두고를 다시 살렸다(행 20:6-12). 또한 바울은 독사에게 물리고서도 아무 해를 입지 않았다(행 28:1-6). 앞에서 언급한 것처럼 그 같은 기적들은 결코 이전에-사도 시대에조차-사도들이나 사도들에 의해 수임받은 자들 이외에는 어느 누구에 의해서도 행해진 적이 없는 것들이었다.

사도들은 절대적인 권위를 가졌다.

사도들은 그 사실성이나 진실성에 있어 판단을 받아야 했던 다른 선지자들보다 훨씬 더 큰 권위를 가졌다(고전 14:29-33). 사도들이 말했을 때에는 어떤 이견도 없었다. 그들은 이미 하나님의 계시의 대리인으로 인정받았던 것이다. 유다는 짧은 경고의 서신에서 다음과 같이 말했다. "사랑하는 자들아 너희는 우리 주 예수 그리스도의 사도들의 미리 한 말을 기억하라(유 17)."

사도들은 특별하고도 영원한 존경을 받는다.

요한계시록 21장은 새 예루살렘에 대해 묘사해 주고 있다. 다음은 그 한 부분이다. "그 성에 성곽은 열두 기초석이 있고 그 위에 어린 양의 십이 사도의 열두 이름이 있더라(14절)." 열두 사도의 이름이 하늘에 있는 새 예루살렘의 성곽에 영원히 새겨져 있다고 했다(신학자들은 열두 번째 자리가 바울에게 돌아갈 것인가, 아니면 맛디아에게 돌아갈 것인가, 혹은 둘 모두에게 돌아갈 것인가에 대해 논쟁할지도 모른다.). 그들의 이름은 특별한 것이었다. 그들의 직분도 특별한 것이었다. 그들의 사역 역시 특별한 것이었다. 그들이 행한 기적 역시 특별한 것이었다. 의심할 것도 없이 그들은 특별한 사람들이었다. 따라서 어떤 계승자도 있을 수 없었다. 사도 시대와 그들의 행적은 영원히 과거사가 되는 것이다.

사도들은 2세기경에 모두 떠나갔으며 모든 것이 변했다. 알바 맥클레인(Alva MacClain)은 다음과 같이 말했다. "교회가 2세기경에 이르렀을 때 기적을 요구하는 상황은 전적으로 변했으며 따라서 전혀 다른 세상과 같이 되었다."[30]

2세기에 가서 우리는 상당하게 달라진 세상을 보게 된다. 사도적인 권위는 더 이상 기독교 공동체에 남아 있지 않게 되었다. 즉, 사도 시대는 지나간 것이다…… 이와 같이 분명한 선을 그어 영감과 기적의 시대를 마감하는 데에는 거룩한 목적이 있었다.[31]

사도 시대는 특별한 것이었으며 마감되었다. 역사가 그것을 말하고 있으며, 예수께서 그것을 말씀하시고, 또 신학이 그것을 말한다. 뿐만 아니라 신약성경 자체가 반복해서 그것을 보여 주고 있다.

---

30) Alva McClain, *The Greatness of the Kingdom*(Grand Rapids : Zondervan, 1959), 409.
31) Samuel Green, *A Handbook of Church History*(London : Religious Tract Society, 1913), 22.

하나님의 능력은 감소되었는가?

사도행전 5:16에서 교회가 막 시작되던 때인 사도 시대 초기에 우리는 수많은 사람이 사도들에 의해 치유받았던 사실을 보게 된다. 그로부터 25년 후 모든 사도 중에 가장 큰 자인 바울은 그 자신을 괴롭게 하는 가시로부터 벗어날 수가 없었다(고후 12:7-10). 그가 마음먹은 대로 다른 사람들을 치료할 능력을 가졌던 것처럼 보인다 할지라도(행 28:8) 바울은 그의 마지막이 가까웠을 때 병 고치는 은사를 거의 행하지 못했다. 그는 디모데에게 당시 일반적인 의학 상식에 따라 그의 배를 위해 포도주를 조금 써볼 것을 조언했다(딤전 5:23). 후에 그는 거의 죽을 무렵에 이르러 사랑하는 형제를 밀레도에 병든 채 남겨두었다(딤후 4:20). 만일 그가 할 수만 있었다면 틀림없이 고쳐 주었을 것이다.

사도행전 앞부분을 보면 예루살렘은 기적으로 가득 찼었다. 그러나 스데반의 순교 이후 예루살렘 안에서의 어떤 기적도 기록되어 있지 않다. 어떤 변화가 있었던 것이다.

사도 시대의 기적은 다음 세대에도 계속 이어질 성격의 것이 아니었다. 우리는 기적을 구하거나 행하라는 어떤 명령도 받지 않았다. 단지 우리가 받은 명령은 우리를 현명하게 하고 성숙하게 하는 하나님의 말씀을 연구하고 지키라는 것이다. 또한 믿음으로 살고, 보는 것으로 살지 말라는 명령을 받았을 뿐이다(고후 5:7).

요한복음 14:12은 다음과 같이 우리 주님의 약속을 보여 주고 있다. "내가 진실로 진실로 너희에게 이르노니 나를 믿는 자는 나의 하는 일을 저도 할 것이요 또한 이보다 큰 것도 하리니 이는 내가 아버지께 감이니라." 오늘날 표적과 기사 중심의 사역을 옹호하는 자들이 거의 예외 없이 이 약속을 거론하며 사도 시대를 무시하는 것을 볼 수 있다.

"이보다 큰 일"은 더 굉장한 기적을 가리키는 말이 아니다. 즉, 요한복음 14장의 문맥은 결코 초자연적인 표적이나 기사에 대해 말하고 있지 않다. 죽은 자를 살리는 것보다 더 큰 일이 무엇인가? 요한복음 5:20-21은 죄인에게 영적인 생명을 주는 것이라고 말한다. 물론 사도들의 역사는 질적인 면에서가 아니라 보이는 면에 있어서 예수보다 더 큰 기적을 행했다. 그들은 당시 세상 끝이라 알려진 곳까지 복음을 전했다. 그러나 그 많은 결실은 기적이 사라지기 시작한 뒤에 나타났다.

어떤 은사주의자들은 만일 우리가 기적의 시대가 지나갔다고 믿는다면 이는 하나님에 대한 모자란 생각을 가지고 있는 것이라고 주장한다. 오랄 로버츠(Oral Roberts)와 대학에서 성경 문학의 조교수로 재직하고 있는 제리 호너(Jerry Hornor)는 이와 같이 말했다. "도대체 전적으로 무력하게 된 하나님을 누가 믿겠는가? 예전에 기적을 행하신 하나님이 시대가 달라졌다고 해서 행하실 수가 없겠는가?…… 하나님은 능력을 상실했는가?"³²⁾

은사주의자인 러셀 빅슬러(Russell Bixler)는 다음과 같이 결론을 내린다. "오늘날 사도 시대와 같은 기적이 보편적으로 일어날 수 없다고 믿는 자는 어제나 오늘이나 영원토록 동일하신 예수 그리스도를 전혀 믿지 않는 사람들이다. 그들은 2천 년 동안 중요한 일이라곤 전혀 행하지 않은 멀리 떨어져 계신 하나님이라야 편안함을 느끼는 자들이다."³³⁾

---

32) Cited in Charles and Frances Hunter, *Why Should I Speak in Tongues?*(Houston : Hunter Ministries, 1976), 74-75.
33) Russell Bixler, *It Can Happen to Anybody*(Monroeville, Pa : Whitaker, 1970), 59.

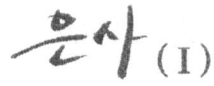

하나님께서 무력하게 되셨는가? 2천 년 동안 중요한 일이라곤 전혀 행하지 않았는가? 결코 그렇지 않다. 우리는 주변에서 하나님의 놀라운 역사들을 목격하곤 한다. 세상에 있는 수많은 생명들이 예수 그리스도를 믿음으로 새롭게 거듭나는 모습 가운데서, 날마다 기도의 응답을 받는 가운데서, 오늘날에 이르기까지 오랜 세월에 걸쳐 계속되어 온 무자비한 박해와 여러 가지 내적인 공격 가운데서도 끈질기게 살아남은 교회의 생명력 속에서.

그러나 하나님께서는 오늘날의 교회 가운데 기적을 행하는 능력을 지닌 대변자를 두지 않으셨다. 혹 하나님께서 그러한 사람을 세우셨다 할지라도 우리가 텔레비전이나 순회, 집회 등에서 볼 수 있는 그러한 은사주의적인 기적을 행하는 사람들과는 다를 것이다. 하나님께서 왜 잘못된 신학을 증거 하시겠는가? 왜 이단을 가르치는 사람들에게 기적을 행하는 능력을 주시겠는가? 오늘날 기적을 중심된 가르침으로 삼는 모든 운동은 겉만 그럴 듯한 신학을 가지고 있거나 혼란되고 불일치한 교리로 오염되어 있다. 그렇지 않으면 완전한 이단들이다. 혹은 이상의 내용들이 뒤섞인 경우들이 대부분이다. 다음 장에서 우리는 표적과 기사 신학을 주장하는 가장 크고 영향력 있는 운동에 대해 상세히 살펴보게 될 것이다.

에베소서 3:20은 우리에게 한 약속을 보여 주고 있다. 우리 주님은 "우리 가운데서 역사하시는 능력대로 우리의 온갖 구하는 것이나 생각하는 것에 더 넘치도록 능히 하실 수 있는" 분이시다. 하나님께서 오늘날 우리 안에서 그리고 우리를 통하여 행하시는 것은 하나님께서 사도 시대에 행하신 것이 아니다. 하나님께서는 시도들과 그들의 기적들에 대해 특별한 목적을 가졌으며 그 목적은 이루어졌다. 하나님께서는 또한 우리를 위해 특별한 목적을 가지고 계시는데 그것은 놀라운 것이 될 것이다. 이는 그분은 하나님이시며 그분이 행하는 것은 항상 놀라운 것이기 때문이다.

은사 (I)

제 6 장
"제3의 물결"
—그 배경은 무엇이며 그 물결은 어디로 흘러가는가?

존 윔버(John Wimber)에게 그의 한 제자가 신유의 은사를 구하기 위해서 어떻게 준비하느냐고 물었더니, 그는 "다이어트 콜라를 마신다"라고 대답했다.[1] 그 제자에 의하면 그것은 결코 농담이 아니고 기적적으로 사는 사람들에게서 흔히 들을 수 있는 대답이라고 한다.[2]

존 윔버는 "성령의 제3의 물결" 또는 기사와 이적 운동으로 불리는 새로운 은사주의 운동의 지도자요, 창시자격인 인물이다. 지난 수년간 이 새로운 은사주의 물결이 전 세계를 휩쓸었다. 이것은 진실한 것인가, 아니면 무설탕 음료처럼 실체가 결여된 조잡스러운 것인가?

"제3의 물결"이라는 말은 피터 와그너(C. Peter Wagner)가 만든 말이다.

---

1) Don Williams, 『기사, 이적, 그리고 하나님 나라』(Ann Arbor : Vine, 1989), 19.
2) Ibid.

그는 풀러 신학교 교회 성장학 교수로서, 교회 성장에 대해 많은 책을 썼으며, 제3의 물결의 방법론을 주도적으로 제안한 사람이다.[3] 와그너에 따르면 "제1의 물결은 오순절 운동이고, 제2의 물결은 은사주의 운동이며, 이제 제3의 물결이 밀려오고 있다"라고 한다.[4]

피터 와그너는 제3의 물결보다 앞선 이 운동들을 인정하기는 하지만 "은사주의"나 "오순절"이라는 말은 사용하려 하지 않았다.

제3의 물결은 오순절파나 은사주의자들과 합류하지 않는 복음주의자들에게서 생긴 새로운 성령 운동이다. 그 기원은 그리 오래되지 않았다. 나는 이것이 1980년대에 시작하여 20세기 말에 그 힘이 응집된 것으로 본다…… 제3의 물결은 제1, 제2의 물결과 다르지만 동시에 매우 유사한 면도 가지고 있다. 이것들은 모두 성령의 역사라는 점에서 유사하다…… 가장 큰 차이점은 성령 세례를 어떻게 이해하느냐 하는 것과 그 증거인 방언을 어떻게 이해하느냐에 있다. 나 같은 경우를 보더라도 나는 은사주의자로 불리기를 원치 않는다. 나 역시 내가 은사주의자라고 생각하지 않는다. 나는 단지 복음주의적 회중 교회의 신앙인으로서, 성령이 나와 내 교회를 통해서 그가 원하는 방법대로 역사하신다는 것을 믿는 사람일 뿐이다.[5]

피터 와그너는 후에 교리적인 차이 때문이 아니라 그 이름이 단지 부정적

---

3) 와그너는 이렇게 썼다. "'제3의 물결'이란 말은 내가 '새로운 목회'라는 잡지에서 이 문제에 대해 인터뷰하면서 붙인 이름이다. 내가 말할 수 있는 것은 이것은 앨빈 토플러의 베스트셀러 「제 3의 물결」의 제목과는 전혀 무관하다는 것이다. 나는 단지 그때 이 말이 적당하다고 생각했고, 지금은 다른 사람들이 이 새로운 성령 운동을 설명하기 위해 이 말을 사용하고 있다." C. Peter Wagner, 「성령의 제3의 물결」(Ann Arbor : Vine, 1988), 15.
4) Ibid., 13.
5) Ibid., 18-19.

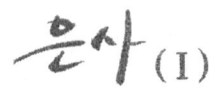

인 인상을 주기 때문에 은사주의자라는 이름을 거부했다고 인정했다.

우리는 그 열두 명의 교회(와그너의 주일학교)가 "은사주의자"로 불리는 것을 원치 않으며, 나 개인적으로도 이렇게 불리는 것을 인정하지 않는다. 나는 은사주의 운동과 은사주의자들에게 찬사를 아끼지 않는다. 나는 단지 그들 중 하나로 여겨지지 않기를 바랄 뿐이다…… 여기에서 우리가 이 이름을 선호하지 않는 이유는 주로 사회적인 반응 때문이다. 좋든 싫든간에 복음주의자들은 대부분 지난 20년간 있었던 은사주의 운동에 대해 부정적인 입장을 보이고 있다. 이것은 대체로 대부분의 은사주의자들이 꺼리는 무절제한 무리들 때문에 생긴 현상이다. 불행하게도 이런 태도가 그 운동의 전반에 확산되었다. 그러나 대부분의 복음주의자들이 성령 운동에 대해서 부정적인 것은 아니다. 이런 이유로 해서 나는 지금도 강하게 계속되고 있는 오순절 운동이나 은사주의 운동과는 다르게 성령이 제3의 물결을 타고 오시고 있다고 믿는다.[6]

그렇다면 제3의 물결을 크게 은사주의 운동의 일부로 보는 것이 완전히 잘못된 것인가? 제3의 물결에 연루된 많은 사람들이 성령 세례에 대해 언급할 때 은사주의자들이 흔히 쓰는 용어들을 피하는 것은 사실이다. 그러나 제3의 물결 학자들은 대부분 그 술어학적인 차이만 다룬다.[7] 따라서 와그너가 은사주의 운동과 제3의 물결의 가르침이나 설교는 대부분 은사주의 교리를 반영하고 있다.[8] 놀라운 체험을 하는 것과 사도적인 은사 즉, 방언, 신유, 예

---

6) Ibid., 54.
7) 참조. John Wimber, 「능력 전도(*Power Evangelim*)」(Sna Francisci : Harper Row, 1986), 136-51.
8) 윔버 역시 이에 동의하고 있다. "나는 와그너 박사의 제3의 물결이 은사주의 운동의 연장선상에 있는 또 하나의 물결이라고 본다. 아마도 오순절 운동이나 은사주의 운동은 금세기에 일어날 성령 운동의 일부일 것이다. 이런 관점에서 이 운동들은 서로 다른 것이 아니라 유사하다." Ibid., 122.

언, 계시, 지식의 말씀, 그리고 환상 등을 받는 것이 핵심 요소로 자리하고 있다. 오순절파나 은사주의자들과 마찬가지로 제3의 물결은 무아지경의 체험, 신기한 현상, 기적적인 힘, 그리고 초자연적인 이적들을 찾느라 여념이 없다. 물론 전통적으로 내려온 영적 성장 수단 즉, 기도, 성경 공부는 말할 것도 없고, 말씀을 가르치고 순종하며 다른 성도들과 교제하는 일 따위는 안중에도 없다.

더욱이 피터 와그너가 암시한 바와 같이 제3의 물결은 오순절파나 은사주의 운동이 "무절제"했던 부분에 대해서 전혀 조심하지 않고 있다. 오히려 이 운동들에서 유래된 치명적인 오류와 극단적인 현상을 쌍수를 들어 반기고 있다.[9] 캔사스 시의 예언자들이 바로 그 실례이다(3장 참조). 존 윔버의 책에는 제3세계 국가에서 이것과 유사하게 일어난 사례들이 많이 기록되어 있다.[10] 한때 윔버의 동역자였고 코스타메사의 갈보리 교회 목사인 척 스미스(Chuck Smith)는 자기는 "존 윔버가 오순절파들의 잘못된 가르침을 자신의 이론에 수용하였다"고 믿는다는 것을 어떤 연구가에게 말했다.[11] 이 평가는 확실히 옳다.

우리 교회의 사역자들 중에 몇 명이 애너하임에 있는 존 윔버의 교회에 찾아갔었다. 거기서 그들이 본 것은 정말 아수라장을 방불케 하는 장면이었다

---

9) 제3의 물결에 연루된 사람들을 모두 포괄할 수 있는 교리 체계를 꼬집어 말하기는 결코 쉽지 않다. 제3의 물결에 속한 사람들이 모두 내가 지금까지 말한 오류들을 범하고 있다고 말하려는 것은 아니다. 제3의 물결의 두드러진 특징 중 하나는 그들이 교리적인 차이에 대해서는 그다지 중요시하지 않는다는 것이다(각주 71을 참조하라). 따라서 이 운동내에서는 서로 다른 견해들이 종종 묵인된다. 예를 들면 피터 와그너는 개인적으로 내게 말하기를, 그는 다른 제3의 물결 지도자들이 제시한 견해를 꼭 따를 필요를 느끼지 않는다고 했다.
10) *Power Evangelism's* Appendix B, "Signs and Wonders in the Twentith Century"(Ibid., 175-185), furnishes ample evidence of this.
11) Cited by Robert Dean, "Don't Be Caught in the Undertow of the Third Wave", *Biblical Perspectives*(May-Jun 1990), 1.

고 한다. 존 윔버는 모든 사람이 방언하게 하려고 애를 썼다. 여자들은 바닥에서 요동치고 있었다. 어떤 남자는 발작을 하며 드러누웠다. 거기 모인 수백 명의 군중들은 의자에 서서 춤을 추고 뛰며 소리쳤다.

이와 같은 명백한 증거가 있음에도 불구하고 제3의 물결은 놀랍게도 비은사주의 운동으로 여겨져 왔다. 이를 전혀 의심하지 않는 교회와 교단들은 제3의 물결 내에서도 탁월한 학문적 배경을 자랑하는 많은 강사들을 초청하여 그들에게 강단을 맡겼다. 제3의 물결은 마치 무서운 해일처럼 굽이치면서 혼란과 무질서의 자국을 남기고 있다.

제3의 물결은 마치 비은사주의 운동인 것처럼 교묘하게 선전하고는 의미만 살짝 바꾸어 그들의 가르침을 연기처럼 침투시키고 있다. 실제로 자세히 살펴보면 제3의 물결이 허구에 불과하다는 것이 분명히 드러난다. 그 중에 네 가지만 살펴보기로 하자.

기사와 이적?

제3의 물결을 신봉하는 자들은 놀라운 기사와 이적이야말로 자기들의 운동이 참임을 입증하는 것이라고 믿는다. 기적적인 현상이 바로 제3의 물결의 핵심적인 신앙이다. 제3의 물결을 믿는 사람들은 기적, 환상, 방언, 예언, 그리고 신유 등이 복음에 필수적인 요소라고 주장한다. 그들은 이런 것들이 없는 기독교는 서구인들을 무기력하고 조악하게 타락시킨 물질주의적인 사고방식에서 나온 것이라고 한다.[12]

제3의 물결은 기사와 이적을 핵심적인 전도 방법으로 삼는다. 심지어 어

---

12) John Wimber, *Power Evangelism*, 39-41.

떤 사람들은 불신자가 완전한 신앙의 단계에 이르기 위해서는 반드시 기적을 체험해야 한다고까지 말한다. 그들은 단지 복음의 메시지를 전파하는 것만으로는 그리스도의 세계에 도달할 수 없다고 믿는다. 그들은 또한 대부분의 사람들은 기적을 보지 않고는 믿을 수 없으며 기적을 보지 않고 믿는 사람은 잘못 믿은 것이므로 영적으로 온전하게 성장할 수 없다고 한다.[13]

존 윔버는 엘리야가 갈멜산에서 바알 선지자들과 대결한 것을 인용하면서 이것은 "능력 대결"의 고전적인 표본으로서 하나님의 능력이 사탄의 능력을 쳐부순 사건이라고 한다.[14] 제3의 물결을 지지하는 사람들은 이와 유사한 기사와 이적이 우리가 복음 전파를 위해 사용해야 할 주요 수단이라고 말한다.

오늘날 기적을 행한다고 하는 사람들은 지금도 하늘에서 불을 내려오게 해야 할 텐데, 제3의 물결의 지지자들은 고작 자기들 안에서 일어난 기사와 이적에 대해서만 말하고 있다. 예를 들어 윔버는 어떤 여인이 발이 절단되었는데 다시 자랐다고 했다.[15] 또 그는 어떤 오스트레일리아 여인은 언청이였는데 하나님께서 "지식의 말씀"을 주시고 난 후 삼 일만에 기적적으로 치료되었다고 했다.[16] 피터 와그너는 아르헨티나의 신유 은사자 카를로스 아나콘디아(Carlos Annacondia)에게서 들은 말을 다음과 같이 전한다.

그 무엇보다도 불신자들을 더욱 감동시킨 것은 성령의 능력을 받고 치아가 온전하게 되었다는 것이다. 충치가 점점 깨끗해지고 없던 이가 새로 났다. 아나콘디아의 말에 따

---

13) Ibid., 46.
14) Ibid., 17.
15) Cited in Wagner, *The third Wave*, 35.
16) CT Institute symposium, "The Holy Spirit : God at Work", *Christianity Today*(supplement March 19, 1990), 29-30.

르면, 흥미롭게도 불신자들의 이는 대부분 깨끗하게 새로 났는데, 신자들의 이는 그렇지 않았다고 한다.[17]

이미 보았듯이 피터 와그너와 존 윔버는 죽은 사람들이 부활하고 있다고 믿고 있다(5장 참조).

솔직히 이 이야기들은 정말 터무니없다. 이것들은 조작되었거나 아니면 과장하여 전해진 것이라고 결론내리지 않을 수 없다. 각 사건들을 보면 모두 기적을 체험했다고 하는 사람들의 이름을 밝히지 않고 있다. 윔버가 말한 두 사건의 경우, 그는 의사가 그 사건들을 입증했다고 하지만 그는 이에 대해 아무런 자료도 제시하지 않았다.

만약 제3세계에서 기적을 행하는 사람들이 정말 자기들의 기적 같은 역사가 곧 불신자들을 위한 표적이 된다면 왜 사건이 정말로 일어났다는 것을 증명할 자료를 제시하지 않는가? 잘려진 발이 다시 자라고, 선천적인 병이 치유되며, 초자연적으로 이가 치료되고, 죽은 자가 다시 살아났다는 이런 기적들을 문서화하기는 어렵지 않았을 것이다. 특히 의사가 거기에 있었다면 더더욱 그렇지 않았겠는가? 그런 기적들이 정말 일어났다면 세계 신문들이 떠들썩하게 기사로 다루었을 것이다. 만약 그랬다면 그들이 바라는 대로 제3의 물결은 틀림없이 전세계에서 각광을 받았을 것이다.[18]

---

17) 피터 와그너, 『제3의 물결(The Third Wave)』 p, 96. 왜 건강이 회복되는 대신에 이(齒)가 온전하게 되었는지에 대해서 와그너는 아무 언급도 하지 않았다.
18) Andrew Shead, "Spiritual warfare : The Critical Moment", *The Briefing*(1990. 4. 24), 7. 이 기사는 윔버가 시드니 '영적 전쟁 협의회'에서 말한 것을 요약하고 있다. "우리는 역사적으로 위기의 순간에 놓여 있다. 10년 이내에 전 세계가 유사 이래 처음으로 예수께 돌아올 것이다. 복음을 외면하는 것은 먼 과거 일이 될 것이다. 어떻게 이런 일이 일어날 것인가? 교회가 하나 되어 믿음과 경건으로 잃었던 사도들의 권능을 회복하고, 이 권능으로 에이즈를 치료하고, 갇힌 자를 풀어주며, 수많은 사람들에게 복음을 전파하면 이루어진다."

그러나 이런 일들은 고작 제3세계에서 나온 책들에만 쓰여 있고, 그나마 그런 특별한 기적들은 익명의 사람에게만 해당된 것 같다. 실제 사람들의 기적이란 것들은 모두 평범하고 증명하기 어려운 것들 뿐이다. 예를 들면 요통이 치료되었다든가, 편두통이 없어졌다든가, 마음이 안정되었다든가, 이명중이 없어졌다든가 하는 등등이다. 치유되지 않은 경우에 대해서는 이름을 밝히고 있다.

와그너의 친구 탐 브로이스터(Tom Brewste)의 경우가 그 대표적인 예이다. 그는 하반신 불구자였는데 신유의 기적을 믿었다. 브로이스터는 매우 희망적으로 하나님께서 그를 치유해 주실 것을 믿고 심지어는 그의 친구들에게 언젠가 자기가 걷게 될 것을 믿는다는 사실을 적은 "소망 선언문"을 돌리기까지 했다. 와그너는 그가 다이빙 사고로 30년간 휠체어 생활을 했음에도 불구하고 결코 그 믿음이 흔들리지 않았다고 했다. 그러나 기적은 일어나지 않았다. 브로이스터는 방광 수술의 실패로 끝내 죽고 말았다.[19]

이 이야기는 와그너, 윔버, 그리고 다른 제3의 물결 저자들이 열거하고 있는 많은 기적들과 정말 크게 대조된다. 대부분 극적인 기적들은 대충 묘사했고 그것도 거의 익명으로 했었다. 자기들과 개인적으로 교분이 있는 사람들의 이야기를 소개하는 경우는 거의 드물다. 이따금 이것을 목격했다는 사람들을 인용하기는 하지만 결코 문서화된 것은 아니었다. 차라리 UFO(미확인 비행 물체)를 목격했다고 하는 사람들의 증거가 더 신빙성 있는 것 같다.

최근에 다섯 명의 기독교 의사들이 오스트레일리아의 시드니에서 열린

---

19) 피터 와그너 『제3의 물결』, p. 123-25. 또한 윔버의 친구 데이빗 왓슨의 이야기도 참고하라. John Wimber, Power Healing(San Francisco : Harper Row, 1987), 147-49. 윔버는 왓슨에게 이 책 『Power Healing』을 바친다고 했다.

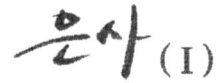

존 윔버의 집회에 참석했다. 이 사람들은 윔버가 자기 집회에서 기적적인 치유가 일어난다고 주장하는 것을 입증할 수 있기를 희망했었다. 그 중에서 필립 셀든(Philip Selden) 박사는 다음과 같이 보고했다.

존 윔버는 우리가 거기 참석해서 보고 있다는 것을 알았기 때문에 그 전의 집회에서 그가 주장했었던 말들을 "누그러뜨렸다"······ 윔버는 요통을 앓는 사람들을 향하여 아픈 것이 덜해질 것이라고 말했지만, 의사가 문서로 기록할 만한 변화는 없었다. 그도 아직까지 손상된 척추가 정상으로 회복된 것은 보지 못했다고 시인했다······.
이상하게도 거기에서 기도받은 사람들의 병은 대체로 신경성 질병이거나 혹은 의학적으로 구분하기 어려운 시시한 것들이었다.
왼쪽 엄지발가락이 아프다
신경 장애가 있다
숨을 잘 못 쉰다
아이를 못 낳는다
짝다리이다(나는 다리 길이를 정확히 잴 수도 없다)
등과 목이 아프다 등등이다.[20]

그 의사의 결론은 "지금까지 우리는 의학적으로 입증할 만한 치유를 찾아보지 못했다"라는 것이었다.[21]
치료받지 못한 사람들에게는 어떤 이유를 댈 것인가? 윔버는 이 점에 대해서 처음에는 분명하게 대답했다.

---

20) Philip Selden, "Spiritual Warfare : Midical Reflections", *The Briefing*(April 24, 1990), 19.
21) Ibid., 20.

사람들이 기도해도 치료되지 못한 데는 여러 가지 이유가 있다. 가장 큰 이유는 죄와 불신과 관계가 있다.

* 어떤 사람은 치료하시는 하나님을 믿지 않았다(약 5:5).
* 혼자만 알고 고하지 않는 죄는 하나님 은혜를 막는 장벽이 된다(약 5:16).
* 교인이나 가족 중에서 끝까지 불화하고, 죄 짓고, 불신하면 치유가 되지 않는다(고전 11:30).
* 문제의 원인을 정확히 깨닫지 못해서, 어떻게 올바르게 기도해야 할지 모르는 사람들도 있다.
* 어떤 사람들은 하나님께서 항상 즉각 치료해 주신다고 생각하고는 만약 하나님께서 즉각 치료해 주시지 않으면 기도를 중지해 버린다.[22]

그러나 이상하게도 존 윔버는 "나는 믿음이 부족해서 치료받지 못하고 여전히 아픈 사람을 한번도 추궁한 적이 없다"라고 말했다.[23]

아마도 존 윔버는 아직 자신의 뚜렷한 치유 신학을 정립하지 못한 것 같다. 분명히 그는 육체의 질병은 성도들을 위한 하나님의 주권 아래 있다는 성경적 원리를 거부한다(은사(Ⅱ) 9장 참조). 그러나 그는 왜 그렇게 많은 사람들이 치유받지 못하는가를 설명하기 위해 고심하고 있다. 존 윔버는 "치료받으러 왔다가 치료받지 못해서 불만을 갖고 있는 사람들이 점점 늘고 있다"라고 인정했다.[24]

실제로 제3의 물결이 아무리 기사와 이적을 강조한다 해도 그들은 신약적

---

22) John Wimber, *Power Healing*, 152.
23) Ibid., 174.
24) CT Institute symposium, 33.

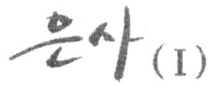

인 의미에서 진정한 기사나 이적으로 인정될 만한 것들은 아무것도 행하지 못했다.

우리가 여기에 대해 평가하려 한다면 무엇보다도 예수님의 기적을 그 기준으로 삼아야 할 것이다. 예수님은 공생애 동안 전무후무한 많은 기사와 이적을 행하셨다(요 20:30; 21:25). 그 기적들은 요즘 기사와 이적 운동을 행한다는 사람들의 그것과는 전혀 다르다. 신경성 질병 따위가 아니라 모두 다 보고 증거 할 수 있는 그런 것들이었다. 한마디로 이런 것들이 진짜 기사요, 진짜 이적이다.

예수님의 사역에 나타난 기적들을 통해 우리가 알 수 있는 것은 무엇인가? 그것은, 그 기적이 결코 믿지 않는 마음에 믿음을 일으키지 않는다는 것이다. "믿음은 들음에서 나며 들음은 그리스도의 말씀으로 말미암느니라(롬 10:17)."

예수께서 죽은 사람을 살리시고, 병자를 고치시며, 눈먼 자의 눈을 뜨게 하시고, 귀신을 쫓아내는 기적을 행하셨음에도 불구하고 이스라엘은 그를 거부하고 십자가에 못 박았다. 그가 죽었을 때에는 오직 120명만이 그를 믿었을 뿐이었다(행 1:15).

복음서에는 예수님의 기사와 이적을 목격한 많은 사람들이 있었지만 그들은 여전히 불신하였다. 예수님은 고라신과 벳새다, 그리고 가버나움에서 많은 기적을 행하셨지만, 그들이 회개하지 않았으므로 그들을 꾸짖으셨다(마 11:20-24). 요한복음 2:23에 보면 "많은 사람들이 그 행하시는 표적을 보고 그를 믿었다"라고 기록되어 있다. 그러나 예수님은 그들을 참 신자로 여기지 않으셨다(2:24). 요한복음 6:2은 "큰 무리가 따르니 이는 병인들에게 행하시는 표적을 봄이러라"라고 했는데, 요한복음 6:66에 의하면 이 무리 중에 많은 사람들이 그의 가르침을 듣고 더 이상 그를 인정하지 않고 "물러가서 다시는 그와 함께 다니지 아니했다"라고 기록되어 있다. 요한복음 11장에서 예수님은 죽은 나사로를 살리셨는데, 심지어는 그의 원수들도 이 놀라운 기적을 감히 부인할 수 없었다(11:47). 그러나 그들은 예수를 믿지 않았고, 오히려 예수를 죽일 음모를 계획하기 시작했다(11:53). 요한복음 12:37은 이 모든 것을 이렇게 요약하고 있다. "이렇게 많은 표적을 저희 앞에서 행하셨으나 저를 믿지 아니하니."

초대교회의 상황도 마찬가지이다. 사도행전 3장에 보면 베드로와 요한은 나면서 앉은뱅이 된 사람을 고쳤다. 유대인의 종교지도자들도 이 기적이 나타난 것을 부인하지 않았다(행 4:16). 그러나 그들은 결코 믿지 않았다. 그들은 사도들에게 예수의 이름으로 말하지 말라고 명령했다(4:18).

구약에 나타난 기사와 이적들을 보라. 이것들 역시 믿음을 일으키지 못했다. 하나님께서 모세를 통하여 강한 기사와 이적들을 행하셨음에도 불구하고 바로의 마음은 강퍅했었다. 그리고 이 기적들을 목격했던 모든 이스라엘 사람들이 불신으로 인해 광야에서 죽었다.

예언자들이 많은 기적을 행하였음에도 불구하고 이스라엘과 유대인들은 회개하지 않았고 결국 포로로 끌려갔다. 존 윔버가 "능력 대결"이라고 인용한 엘리야와 바알 선지자들의 대결도 그 한 실례이다. 이스라엘의 부흥은 오래 지속되지 않았다. 엘리야가 생명의 위협을 느끼고 숨어 있을 때(왕하 19:4-8) 바알 숭배는 다시 시작되었고, 하나님께서 결국 이스라엘을 심판하여 치실 때까지 이 우상 숭배는 계속되었다.

제3의 물결 운동이 추구하고 있는 근본적인 전제가 잘못되었다. 기사와 이적은 결코 참신앙과 부흥을 가져올 수 없다. 게다가 능력 대결이라는 것도 뚜렷한 증거가 없다. 우리는 결코 기적적인 능력으로 사탄의 능력과 맞서라고 위임받지 않았다. 오히려 우리는 하나님의 진리를 가지고 사탄의 거짓말과 맞서라고 위임받았다.

이것은 기사와 이적이 전혀 무가치하다는 말은 아니다. 앞에서 보았듯이 기사와 이적은 그것을 행하는 사람들이 참된 하나님의 사자였다는 것을 입증하는 데 목적이 있다(히 2:4). 그리고 때로는 기사와 이적이 사람들의 주의를 끌어 복음의 메시지가 선포될 수 있게 했었다(행 8:6; 14:8-18). 그러나 그것들이 구원의 신앙을 가져오지는 않았다.

능력 전도?

제3의 물결이 만든 두 번째 허구를 살펴보자. 그들이 말하는 "능력 전도(power evangelism)"란 결코 복음적이 아니다. 제3의 물결의 방법론은 복음의 권능을 아주 왜곡했다. 제3의 물결의 지지자들은 대부분 구원의 메시지를 삭제하거나 왜곡하는 죄를 짓고 있다.

나는 이것이 매우 심각한 비난이라는 것을 알고 있다. 그러나 이에 대한 증거가 너무 많다. 제3의 물결에 관계된 책이나 간증을 보면, 사람들이 자기가 들었던 복음에 대해서는 아무런 언급도 하지 않고 다만 자기들이 목격했던 어떤 기적들에 근거해 기독교인이 되었다고 말한다.[25] 아마도 그들은 과거에 복음을 들었을 것이다. 그러나 제3의 물결을 따르는 사람들의 간증에

---

25) 존 윔버 「능력 전도」, 18-19. 또 비행기 안에서 어떤 부부와 "복음적"인 만남을 가졌다는 믿기 어려운 윔버의 이야기도 참조하라(Ibid., 32-34). 윔버는 그 남자 이마에 간음이라는 단어가 쓰여 있는 것을 보고, 그 남자를 만나 그 죄에 대해 이야기했다고 한다. 그랬더니 그 남자는 회개하고 또 그 아내까지도 그리스도에게 인도했다고 한다. 비록 윔버가 그들에게 복음에 대해 아무 말도 안했는 데도 말이다.

는 이런 내색조차 기대할 수 없다. 이들의 이야기들은 오히려 복음의 중요성을 왜곡시키고 심지어는 복음을 불필요한 것으로 여기게 만든다. 대체로 이 운동 전반에 걸쳐 이런 경향이 두드러진다.

존 윔버의 『능력 전도』는 복음에 관한 한 이 운동을 따르는 사람들에게 필수적인 책이다. 그런데도 이 책은 그리스도의 십자가나 화목 교리에 대한 언급을 생략하고 있다. 이 결점에 대해 성화가 빗발치자, 존 윔버는 개정판에서 십자가, 그리스도의 죽음, 칭의, 중생, 그리고 그 밖에 이에 관련된 문제들에 대해 겨우 13쪽만 (200페이지가 넘는 이 책에서) 할애했다.[26] 그러나 비록 그들이 어떻게 온전히 복음화할 것인가를 강조하고 있음에도 불구하고 여전히 구원론과 복음의 정확한 메시지는 그들에게 중요한 관심사가 아니다. 기사와 이적의 소란 속에서 복음의 내용은 제3의 물결의 관심 밖으로 밀려나게 되었다.

마크 톰슨(Mark Thompson)은 시드니에서 열린 전도 대회에 대한 인상을 다음과 같이 기록했다.

이들은 자기들의 관심사는 복음이라는 것을 확실하게 했다. 존 윔버는 특히 자기가 사람들로 하여금 이 일에서 벗어나게 하려 했다는 것을 부인하려고 애썼다. 결국 그들은 목요일 밤 시드닌 쇼 그라운드에서 "신유와 복음의 연합"을 의도한 것이 아닌가?

그러나 두 가지 면에서 그들의 관심사는 꺾이고 말았다. 첫째, 집회 기간 동안 내가 참석했던 총회와 집회에서 예수의 십자가는 아주 간략하게 언급되고 지나갔다.

둘째, 이건 더욱 심각한 것인데 소위 복음주의의 화합이라는 곳에 복음이 전혀 없었다. 예수의 십자가가 중심이 아니었다. 화목 교리는 언급되지 않았다. 인간에게 구원이

---

26) John Wimber, *Power Points*(San Francisco : Harper, 1991), 103-16.

필요하다는 것과 구원의 섭리에 대해서는 전혀 다루지 않았다. 존 웜버는 스스로 예수와 사도들의 본을 받고 있다고 믿으면서 치료받아야 될 사람들을 불러냈다. 즉, 허리 아픈 사람, 다리가 짧은 사람, 목병이 있는 사람들, 그 밖에 갖은 질병이 있는 사람을 불러냈다. 그는 사람들을 서게 하고는 성령 강림하시기를 구하였고, 그동안에 그의 사역자들이 돌아다니며 그들을 위해 기도했다. 얼마간 침묵이 흐른 뒤에 사람들이 치료받았으며, 하나님께서 믿지 않는 자들을 위한 표적으로 이 일을 하셨다고 선포했다. 결국 그들은 자기들이 그날 본 것에 근거해 결단하도록 요구받았다. 아니 어쩌면 자기들이 본 것에 대해 웜버가 해설한 것에 근거했을지도 모르겠다. 세상 죄를 지신 그리스도의 희생은 아예 제쳐 두었다.

나는 도대체 그날 밤 그 사람들이 어떤 믿음을 가지게 되었는지 궁금했다. 그 집회는 단지 이름만 제외하고는 신약의 기독교와 전혀 닮지 않았었다.[27]

제3의 물결의 전도 전략은 복음의 메시지를 훼손시키고 있다. 그것은 하나님의 말씀을 선포하는 데 중점을 두지 않고 기사와 이적에 치중한다. 그래서 피터 와그너는 아르헨티나의 전도자 오마르 까브레라(Omar Cabrera)의 집회 때 까브레라가 설교를 시작하기도 전에 사람들이 구원받고 치유될 것이라는 믿기 어려운 사실에도 찬사를 보낼 수 있었다.[28]

어떻게 복음을 듣기도 전에 구원을 받을 수 있다는 말인가? 피터 와그너는 자기가 한 말에 대해 아무런 설명도 하지 않았다.

일부 제3의 물결 신봉자들은 사람들의 마음에 믿음의 응답을 촉구하기 위

---

27) Mark Thompson, "Spiritual Warfare : What Happens When I Countradict Myself", *The Briefing*(April 24, 1990), 12(emphasis added).
28) C. Peter Wagner, The Third Wave, 99.

해서는 복음의 메시지보다 기적이 더 효과적이라고 믿는다. 예를 들어, 와그녀는 다음과 같이 썼다.

기독교는 A.D. 33년경에 다락방에 모인 120명의 성도로부터 시작했다. 3세기도 채 못 되어 기독교는 로마 제국에서 가장 우세한 종교가 되었다.
어떻게 이런 일이 일어났는가?
그 대답은 믿을 수 없을 정도로 단순하다. 기독교는 말과 행동으로 불신자들을 대하고 있었는데, 전도 효과에 있어서는 말보다는 행동이 훨씬 효율적이었다.[29]

와그너는 뒷부분에서 성공회의 마이클 하퍼(Michael Harper)의 말을 인용했다.
"기적은 사람들을 믿게 한다"[30]
그렇다면 "능력 전도"의 핵심 사상은 기적이 구원 얻는 믿음을 갖게 한다는 것이다. 더욱이 이들은 기적이 복음 선포보다 더 효과적이라고 한다.[31] 존 웜버는 단순히 복음의 메시지를 선포하는 사람은 진정한 전도자가 아니라고 믿고 있다. 그는 그 사람들의 방법을 "고정된 전도"라고 비꼬았다. 그는 이 방법 대신에 "능력 전도"가 필요하다고 한다.

내가 말하고자 하는 능력 전도는 이성적이면서도 이성을 초월하는 복음을 제시하자는 것이다. 복음은 기사와 이적을 통하여 하나님의 능력을 증거 하고 있다. 능력 전도는 자발적으로, 성령의 감동과 권능으로 복음을 전하자는 것이다. 능력 전도는 하나님의 초자

---

29) Ibid., 79.
30) Ibid., 92(italics in original).
31) John Wimber, *Power Evangelism*, 45.

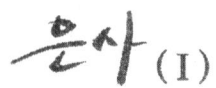

연적인 임재에 의해 이루어지고 또 뒷받침된다.

이 초자연적인 만남을 통해 사람들은 하나님의 임재와 권능을 체험하게 된다. 일반적으로 이것은 지식의 말씀, 치유, 예언, 그리고 귀신을 몰아내는 형태로 이루어진다. 능력 전도를 하게 되면 복음을 거부하던 사람이 초자연적인 사건을 통해 하나님의 능력이 나타나는 것을 보고 복음에 순종하며 그리스도의 요구에 속히 응답하게 된다.[32]

이 사상은 두 가지 오류를 가지고 있다. 이런 오류들이 사람들로 하여금 그리스도를 진실로 믿게 하는 데 있어서 오히려 역효과를 가져온다.

첫째, 현대의 기적들을 복음 전도의 근거로 삼게 되면 복음의 참 메시지 즉, 그리스도께서 우리의 죄를 화목케 하셨고 따라서 마땅히 우리 생명을 주관하실 권리를 가지셨다는 것을(롬 14:9) 부수적인 문제로 여기게 될 것이다. 역사적이고 성경적인 예수는 제쳐 두고 환상적이고 신기한 예수만 선호하게 되며, 구세주 그분을 믿음의 중심에 두지 않고 기사와 이적을 그 중심에 두게 된다.

현대의 기적에 믿음의 근거를 두는 사람들은 아무리 열심히 그리스도의 이름을 불러도 그 믿음으로 구원 얻지 못한다. 구원을 얻게 하는 참 믿음의 대상은 바로 주 예수 그리스도이지 어떤 사람의 기적이 아니기 때문이다. 갈라디아서 2:16은 이것을 분명히 말하고 있다. "사람이 의롭게 되는 것은 율법의 행위에서 난 것이 아니요 오직 예수 그리스도를 믿음으로 말미암는 줄 아는 고로 우리도 그리스도 예수를 믿나니 이는 우리가 율법의 행위에서 아니고 그리스도를 믿음으로써 의롭다 함을 얻으려 함이라 율법의 행위로써는 의롭다함을 얻을 육체가 없느니라."

---

32) Ibid., 35.

어떤 전도자도 근본적으로 성경적이고 역사적인 복음의 내용을 분명히 하지 않으면 다른 사람이 그리스도를 온전히 믿도록 전도할 수가 없다. 이 내용은 바울이 "제일 중요한 것(개역성경에는 "먼저")"으로 말했던 것으로, 곧 "성경대로 그리스도께서 우리 죄를 위하여 죽으시고 장사 지낸 바 되었다가 성경대로 사흘 만에 다시 살아나사(고전 15:3-4)"이다. 바울은 "십자가에 못 박힌 그리스도를 전하는 것(고전 1:23)"을 자기 목표로 삼았다. 이것이 복음 전도의 중심이 되어야 할 것이다. 이것을 제외한 메시지로는 결코 복음적인 흉내도 낼 수 없다.

둘째, "능력 전도"는 비성경적인 것의 전형이다. 이미 보았듯이 "믿음은 들음에서 나며 들음은 그리스도의 말씀으로 말미암는다(롬 10:17)." 기사와 이적이 아니라 복음이 "구원을 주시는 하나님의 능력(롬 1:16)"이다. 예수님은 "성경을 거부하는 사람은 설사 부활을 목격해도 믿지 않을 것"이라고 했다. "모세와 선지자들에게 듣지 아니하면 비록 죽은 자 가운데서 살아나는 자가 있을지라도 구원함을 받지 아니하리라(눅 16:31)."

예수께서 많은 기사와 이적을 행하셨음에도 불구하고 예수님은 "능력 전도"를 행하지 않으셨다. 오히려 표적을 요구하는 사람들을 매번 꾸짖으셨다(마 12:38-39; 16:1-4; 막 8:11-12; 눅 11:16, 29; 23:8-9; 요 4:48). 예수님의 사역은 기적이 아니라 설교 중심이었다. 때때로 예수님은 기사와 이적 없이 설교만 하시기도 했다(마 13:1-52; 18:1-35; 요 7:14-44).

마가복음 1:29-34은 예수께서 갈릴리에서 행하신 많은 기적적인 치유의 사건을 기록하고 있다. 37절에 보면 베드로와 다른 사람들이 다음 날 아침 예수님을 찾아와서 흥분하여 말하기를 "모든 사람이 주를 찾나이다"라고 했다. 그들은 예수께서 더 많은 기사와 이적을 보여 주시기를 원했지만 예수님은 이렇게 말씀하셨다. "우리가 다른 가까운 마을로 가자 거기서도 전도하리니 내가 이를 위하여 왔노라(38절)" 예수님께서는 말씀을 전파하시는 것이 기사와 이적을 행하는 것보다 더 중요했던 것이다. 제3의 물결은 이와 반대의 방법을 선호하고 있다. 즉, 그들은 근본적인 회개도 없이 초자연적인 체험에 의해 겉으로만 따르게 하는 그런 방법을 쓰고 있는데, 이것은 전혀 비성경적인 전도이다.

성경 중심인가?

비록 제3의 물결 운동이 주로 체험에 의존하고 있음에도 불구하고, 그 지도자들은 성경 중심의 전도가 그 주류를 이룬다는 것을 확실히 하고 애쓰는 것 같다. 이미 보았듯이 최근에 윔버가 쓴 책 「능력 요점(Power Points)」은 제3의 물결에는 성경적인 근거가 결여되어 있다는 비평에 대응하기 위해 쓰여진 책인 것 같다. 여기에서 윔버는 성경에 연루된 몇 가지 교리적인 문제들을 한 장에서 다루었다. 그는 자기가 분명히 축자적으로 영감되어 무오한, 그리고 기독교인의 교리와 행동에 대한 영적인 진리를 위한 최고의 권위를 갖는 하나님의 말씀에 의존하고 있다고 했다.[33]

그러나 실제로는 윔버나 그 밖의 다른 제3의 물결의 지도자들은 성경보다는 뭔가 실용적이라고 하는 것에 치중하고 있다. 아무리 그들이 그 운동이 전적으로 성경적인 것이라고 주장한다 하더라도 결국 이것은 제3의 물결이 도저히 지킬 수 없는 허구에 불과하다는 것이 여실히 드러나고 만다.

만약 제3의 물결의 지도자들이 서로 다른 신호를 동시에 보낸다면, 그것

---

33) John Wimber, *Power Points*, 31-51.

은 그들이 실제로 믿고 있는 것이 무엇인지에 대해 완전히 혼동하고 있다는 것을 잘 드러내는 것이다. 예를 들면 제3의 물결의 가르침은 성경의 충족성을 단호히 거부한다. 즉, 하나님께서 오늘날에도 교회에 새로운 계시를 주신다고 말하는 것은 사실상 성경이 완전하고 충분하다는 사실을 거부하는 것이다. 그러나 제3의 물결의 지도자들은 이 문제를 이해하지 못하는 것 같다.

애너하임에 있는 포도원 교회에서 존 윔버를 돕고 있는 잭 디어의 예를 들어 보자. 그는 전에 어떤 우수한 복음주의 신학교의 구약 교수였으므로 그가 제3의 물결 운동 내에서는 신학적으로 가장 뛰어난 사람 중 하나라는 데 의심의 여지가 없다. 이 사람이 최근에 사석에서 내게, 자기는 성경의 충족성을 믿으며 또 항상 이것을 분명히 해 왔다고 말했다. 그런 그가 1990년 시드니에서 있었던 '영적 전쟁 회합(Spiritual Warfare Conference)'에서 "귀신론 연구"라는 제목을 붙인 장이 포함된 그의 연구 노트를 사람들에게 나누어 주었다. 여기에서 그는 다음과 같이 말했다.

우리의 삶에 대한 하나님의 최고의 목적을 수행하기 위해서 우리는 기록된 말씀과 지금도 하늘로부터 새로 주시는 그 말씀 속에서 하나님의 음성을 들을 수 있어야 한다…… 사탄은 기독교인들이 하나님의 음성을 듣는다는 것이 전략적으로 얼마나 중요한 것인가를 잘 알고 있기 때문에, 특히 이 부분을 여러 방법으로 공격하고 있다…… 비록 기독교 신학자들이 교리(성경의 충족성)를 개선해 왔지만, 결국 이것은 사탄적인 것이다.[34]

---

34) 마크 톰슨 『영적 전쟁(Spiritual Warfare)』에서 재인용, 디어는 그 밖에도 "하늘로부터 새로 주시는 계시"를 거부하는 사람들은 사탄에게 현혹되고 있는 것이라고 했다. (Jack Deere, "현대교회를 위한 하나님의 능력"(테이프 1), Nashville : Bermont Church, n, d.).

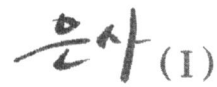

우리에게는 "하늘로부터 새로 주시는 말씀"이 필요 없다. 왜냐하면 성경 안에 "영영히 설 하나님의 말씀(사 40:8)"과 "성도에게 단번에 주신 믿음의 도(유 3)"가 있기 때문이다. 성경 안에 "생명과 경건에 속한 모든 것(벧후 1:3)"이 있다. 그것은 완전하고 확실하며 우리가 기독교인으로서 살기 위해 필요한 모든 것들을 담고 있다(시 19:7-11).[35] 그 어떤 체계라도 이와 같은 기본적인 진리를 거부하면 그것은 결코 성경적이라 할 수 없다.

제3의 물결의 특징인 새로운 계시에 대한 갈구는 실제로 그 운동이 성경의 충족성을 무시하고 있다는 것을 보여 주는 것이다.

그들은 하나님의 완전한 축복을 받기 위해서는 성경 이외의 체험이 필수적이라고 함으로써 전혀 성경적일 수 없는, 오히려 주관주의적이고 실용주의적인 또 하나의 체계를 고안해 낸 것이다.

윔버는 자기에게 실용주의적인 경향이 짙다는 것을 시인했다. 그는 풀러 신학교에서 이런 영향을 받았다고 말한다. "교회 성장학에 관하여 지대한 공헌을 한 것으로 널리 알려진 도날드 맥거브란 박사에게서 나는 강한 실용주의의 영향을 받았다. 그를 만나고 나서 나는 내가 지금까지 알고 있었던 교회 생활에 결코 만족할 수 없다는 것을 깨닫게 되었다."[36]

풀러에서 시작된 교회 성장 운동에 대한 무분별한 실용주의가 제3의 물결의 기본 방침이라는 것은 확실하다. 교회 성장 운동은 성장한다는 모든 교회를 교리적으로 건전하든 그렇지 않든 간에 닥치는 대로 연구하고, 또 은사주의자들이 성장을 위해 기여한 것처럼 보이는 것들은 무엇이든지 그 방법론

---

35) 성경의 충족성에 대한 자세한 연구로는 John F. MacArthur, Jr.의 *Our Sufficiency in Christ*(Dallas : Word, 1991)를 참조하라.
36) John Wimber, "Zip to 3,000 in 5 years", *Christian Life*(October 1982), 20.

이 성경적이든 그렇지 않든 개의치 않고 모두 다 수용하려 했다. 이것은 모든 행위가 가치 있으면 정당하다는 실용주의 철학에 따른 것이다. 어떤 사람은 피터 와그너의 실용주의적인 관점을 다음과 같이 묘사한다.

와그너는 누구에게도 부정적인 평가를 내리지 않았다. 그는 교회 성장을 위해 좋은 것이 무엇인지 찾아내고 확증하는 데 성공했다. 그는 여기에 어떤 비판적인 질문도 하지 않았다. 이로써 그는 존 윔버의 포도원 교회뿐만 아니라 남침례교단인 로버트 슐러의 크리스탈 교회를 교회 생활의 표본으로, 그리고 성장하고 있는 교회의 전형으로 선정했다.[37]

와그너는 그의 실용주의적인 관점에 대해 솔직했다.

나는 내가 우리 시대의 위대한 사명을 성취하기 위한 중요한 수단인 능력 전도를 지지하는 사람 중에 하나라는 것에 긍지를 느낀다. 내가 이렇게 열중하고 있는 이유 가운데 한 가지는 그 역사가 지금 이루어지고 있기 때문이다. 오늘날 전 세계에서 가장 효과적인 전도는 초자연적인 능력이 나타나는 곳에서 이루어진다.[38]

월터 챈트리(Walter Chantry)는 "교회 성장의 통계에 너무 치중하는 것은 능력 있는 전도자로 하여금 회중들이 필요로 하는 그 신학에서 떠나게 할 것 같다"라고 했다.[39]

---

37) Tim Staffor, "Testing the Wine from John Wimber's Vineyard", *Christianity Today*(August 8, 1986), 18.
38) C. Peter Wagner, *The Third Wave*, 87.
39) Walter Chantry, "Powerfully Misleading", *Eternity*(July-August 1987), 29.

제3의 물결 지지자들은 한편으로는 자기들이 성경적이라고 하면서 다른 한편으로는 실용주의자라고 한다. 이 두 가지가 다 맞을 수 있는가? 결코 그렇지 않다. 실용주의자는 무엇이 일어나는가에 주로 관심을 둔다. 그러나 성경적인 관심은 오직 성경이 무엇을 말하는가에 관심을 기울인다. 이 방법들은 근본적으로 상충된다. 그런데 제3의 물결에서는 무엇이 일어나고 있는가와 성경적인 양식이 모순되면 항상 그들은 실용주의를 택한다. 그러므로 체험이 그 운동의 실제적인 지침이나 신학적인 안건들을 결정한다.

존 윔버는 이렇게 말한다. "나는 어떤 체험을 통해 크게 신학이 변하게 된 복음주의 신학자들을 많이 만났다. 우리는 항상 우리 체험들의 영향을 받고 있으며 또 겸손히 그것을 인정할 필요가 있다. 성경의 어떤 진리들은 우리가 체험하기 전에는 결코 깨달을 수 없었다."[40] 그러나 진정으로 성경 중심적인 사람이라면 더욱 정확하게 성경적으로 이해하기 전에는 결코 자기 신학을 바꾸지 않을 것이다.

윔버는 이 진리를 자기 사상에 혼합시키려고 애쓰고 있다. "하나님께서는 성경에서 그분이 가르치셨던 것을 더욱 확실히 보여 주기 위해 우리의 체험을 이용하신다. 그분은 계속해서 우리 신학과 세계관을 뒤집거나 변화시키신다."[41] 윔버가 깨닫지 못한 문제는, 하나님의 말씀은 거짓일 수 없는 반면 체험은 거짓일 수도 있다는 것이다. 우리 체험에 의해 성경을 판단한다면 틀림없이 우리는 오류에 빠지게 될 것이다.

제3의 물결은 지지하는 사람들은 스스로 성경적이기를 원한다고 말하지만, 그들은 무엇이 일어나고 있는가에 열중하는 실용주의와 연합한 체험 중

---

40) John Wimber, *Power Evangelism*, 88.
41) Ibid, 89(emphasis in original).

심 해석학에 빠져 성경 신학을 도외시하고 말았다. 예를 들어 존 윔버는 성물(聖物, relic)의 요화에 대한 카톨릭 교회의 가르침을 받아들인다. 1981년 포도원 교회 후원으로 열린 신유 세미나에서 그는 이렇게 말했다. "성자들의 유물을 만짐으로써 치유받을 수 있다는 사상은 1200년이 넘도록 카톨릭 교회에서 보편적인 것이었다. 지금 개신교에서 그렇게 하기는 어렵지만, 우리 신유 은사자들은 거기에 신학적으로 잘못된 것이 없기 때문에 그것을 어려워해서는 안 된다. 왜냐하면 지금 우리가 하고 있는 이 일은 그들에게 믿음을 갖게 하는 접촉점을 제공하는 일이기 때문이다."[42] 윔버는 또한 귀신론에 대해서도 몇 가지 흥미로운 개념들을 고안해 냈다.

육체가 없는 귀신들이 많이 있다. (귀신에게 있어서) 육체가 있다는 것은 차를 갖고 있는 것과 같다. 그들은 돌아다니기 위해서 차를 갖기 원한다. 만약 그들에게 육체가 없으면, 그들은 이류 귀신이다. 그들은 일류 귀신이 아니다. 나는 지금 농담하는 것이 아니다. 이것이 그들이 역사하는 방식이다. 그래서 그들에게는 육체를 갖는 것이 큰일이다. 이것은 또한 그들이 육체를 포기하지 않으려는 이유이기도 하다.[43]

이 말은 환상적이지만 성경적이지는 않다. 그러나 제3의 물결에서는 이런 말이 통용된다. 왜냐하면 그들은 성경적인 가르침이 꼭 성경에서 나올 필요는 없다고 생각하기 때문이다. 그들은 단지 익숙한 성경구절과 크게 모순되지 않으면 된다고 생각한다.

때때로 이런 한계까지도 무시될 때가 있다. 예수의 인성에 관한 윔버의 가

---

42) John Wimber, "Healing Seminar"(3 tapes) 1981 edition(unpublished), tape 1.
43) Ibid., tape 2.

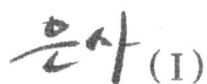

르침은 좋게 말해도 부주의한 것이고 나쁘게 말하면 불경스러운 것인데, 어쨌든 그것은 전혀 성경과 맞지 않는다. 그는 신유 세미나라는 카세트 테이프에서 이렇게 말했다. "예수께서 전지하다는 것을 들어본 적이 있는가? 복음서는 예수가 알지 못해서 물어야 했다고 여러 번 언급하고 있다."[44] 이 말은 예수님의 전지를 부인하는 것이다. 또한 그는 다음과 같이 섬뜩한 말도 서슴지 않았다. "예수는 때때로 다른 사람들의 믿음에 의지해 일했다. 때때로 예수는 다른 사람들의 믿음의 최고봉에 올라서서 지도했다. 나는 예수에게 이따금 사람들을 고칠 만한 믿음이 부족했거나 아예 없을 때가 있었다고 믿는다. 나는 예수에게 이따금 다른 때보다 믿음이 더욱 넘쳐흐르는 때가 많았다고 믿는다."[45]

예수님을 이렇게 믿음이 없어 갈등하는 모습으로 묘사하는 것은 복음서에 나타난 우리 주님의 모습과 전혀 다르다. 윔버는 자기 스스로의 상상과 체험으로 신약에 보편적인 예수보다 존 윔버 자신에게 보편적인 예수의 관념을 늘어놓았다.

윔버는 성령이 개인에게 임할 때 여러 가지 물리적인 현상이 일어난다고 한다. 진동하고, 떨며, 넘어지고 (입신), 술 취한 것처럼 쾌감을 느끼고, 뛰며, 손이 수축하여 갈고리처럼 되고, 얼굴이 뒤틀리고, 몸이 굳고, 눈꺼풀이 떨리고 깜박이며, 숨이 거칠어지고, 뜨거워졌다 추워졌다 하며, 가슴에 중압감을 느끼게 된다는 것이다.[46] 물론 성경 어디에도 성령이 개인에게 역사하실 때 이런 현상을 느끼게 된다는 말이 없다. 이런 것들은 성령의 열매라

---

44) Ibid., 24.
45) Ibid.
46) John Wimber, *Power Healing*, 215-23.

기보다는(갈 5:22-23) 비밀 종교에서 볼 수 있는 것이거나 순전히 스스로 유발한 체험이다.

제3의 물결의 지도자들은 다른 기독교인들로 하여금 자기들이 성경을 믿음과 행위의 최고 규범으로 믿고 있다는 것을 확신시키려 애쓰고 있음에도 불구하고, 그들은 먼저 체험에 근거하여 자신들의 가르침을 정하고 나중에야 성경적인 뒷받침을 찾으려고 고심한다. 마스터 신학교(the Master's Seminary)의 신학 조교수인 켄 샬스(Ken L. Sarles)가 이에 대해 잘 지적하였다. "윔버의 두 책 『능력 전도(Power Evangelism)』와 『능력 치유(Power Healing)』에는 이야기, 일화, 그리고 예화들로 가득 차 있다. 동시에 이 이야기들이 그들의 가르침의 근거가 되고 있다. 성경을 많이 언급하기는 하지만, 그것들은 단지 하나의 예화 끝에 부가된 설명일 뿐이다."[47] 제3의 물결 서적들이 대부분 이런 경향을 띠고 있다는 것을 부인할 수 없다. 이 운동을 선전하는 책자들은 주로 1인칭으로 된 이야기들에 근거하고 있다. 때때로 성경이 곁들여지기는 하지만, 제3의 물결 가르침의 모퉁이 돌이 되는 경우는 극히 드물다. 성경 구절들이 거의 제 문맥에 맞게 사용된 적이 없다. 그 대신에 동떨어진 성경 기사나 구절들을 그저 증거 자료로, 그리고 예화를 들기 위해 사용할 뿐이다.

케빈 스프링거(Kevin Springer)가 편집한 『능력 대결(Power Encounters)』에는 이런 경향이 처음부터 끝까지 농후하다. 이 책은 극적이고 신비한 체험으로 이 운동에 빠진 사람들의 간증을 모아 놓은 것이다. 이 책에 있는 사람 중 그 어느 누구도 성경을 연구해 보니 이 운동이 하나님의

---

47) Ken L. Sarles, "An Appraisal of the Signs and Wonders Movement", *Bibleotheca Sacra*(January-March 1988), 70(footnote 52).

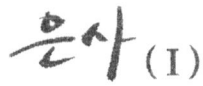

역사임이 분명하다고 말하지 않았다. 그들은 모두 어떤 체험에 의해, 혹은 여러 가지 체험을 겪고 이 운동에 휩쓸리게 되었다.

예를 들어 감독교회(Episcopalian)의 목사인 마이크 플린(Mike Flynn)은 신학교에 다닐 때 한 예배 시간에 가졌던 그의 체험을 다음과 같이 묘사한다.

나는 그만두려고 결심했다. 무엇을 어떻게 그만두려고 했는지는 정확히 기억나지 않는다. 한번도 그것을 기억할 기회가 없었기 때문이다. 나는 성찬식 때 줄을 따라 제단 앞으로 가고 있었다. 그런데 목사가 내 손에 성찬 떡을 놓자 갑작스럽게 전혀 예기치 않았던 놀라운 일이 벌어졌다. 마치 내가 감전된 것 같았다.

그것을 생각하고 있을 만큼 충분한 시간이 없었다. 왜냐하면 다른 목사가 성찬잔을 가지고 가까이 오자 그 느낌은 더욱 강력해졌기 때문이다. 그가 그 잔을 바로 내 옆 사람에게 주고 있는데 도저히 참을 수 없을 정도로 그 느낌은 강해졌다. 내가 그 자리를 뛰쳐 나올 수 없었던 것은 단지 부끄러움 때문이었다. 그 잔이 내 입술에 닿자 그 느낌은 절정에 달했다. 마치 내 머리에서 화산이 분출하는 것 같았다. 분명히 내 몸에서 밝고 하얀 광채가 빛났고 모두들 넋을 잃고 나를 쳐다보았다. 그 전기 같은 충격으로 내 속이 완전히 변했던 것이다.[48]

플린은 그때 그 체험을 이해하지 못했고, 그 이후에 여러 번 그것을 시도해 보았으나 결국 포기하고는 "그 체험을 귀퉁이에다 밀쳐 두고", 냉소적이며 반항적으로 변했으며 도덕적으로는 타락하기 시작했다고 한다.[49]

---

48) Mike Flynn, "Come, Holy Spirit", Kevin Springer, ed., *Power Encounters*(San Francisco : Harper Row, 1988), 139-40.
49) Ibid., 140.

플린은 절망하여 다시 새로워지려고 애썼다. "내가 이렇게 말했던 것으로 기억한다. '좋다. 만약 하나님과의 관계를 회복하는 것이 감정적으로 바보가 되는 것이라도 나는 그렇게 하겠어.'" 갑자기 그는 제단 앞에서의 체험을 기억해 냈다. "그리고 내가 그 체험을 다시 생각해 내자 그 일들이 다시 일어났다. 나는 정말 내 삶이 변화되었음을 알았다. 그때가 1972년 8월 22일이었다."50)

그러나 6개월 후에 그 체험도 또한 식어 버렸다. 결국 플린은 기도받기 위해 한 여인을 찾아갔다.

그녀는 내가 앉아 있던 의자 뒤에 서서 미리 경고하기를 그녀가 기도하면서 흔들 때 아무 염려하지 말라고 했다. 그녀는 내 머리에 손을 얹고 잠시 동안 가만히 있었다. 그러더니 그녀는 하나님께서 내게 기억 치료(요즘 흔히 말하는 '심령 치료')의 기름을 부어 달라고 기도했다. 나는 그런 치료를 위한 기름 부음을 바라지 않았지만, 매몰차게 그것을 거절할 수가 없었다. 집으로 차를 타고 돌아오면서 괜히 시간만 낭비했다고 생각했다.

그런데 두 주 후에 어떤 여자가 내 사무실에 찾아와서 자리에 앉더니 남편이 자기를 학대해서 결혼 생활에 심각한 문제가 됐다고 이야기했다. 그녀에게는 위로가 필요했다. 마음속으로 짤막하게 하나님께 물어보고 그녀를 위해 기도해 주기로 했다. 그러나 놀랍게도 나는 어떻게 기도해야 할지 전혀 알 수가 없었다. 그 당시 나는 어디를 가든지 항상 보좌에 앉아 계신 예수를 보고 있었으므로 그 순간에도 나는 예수를 바라보았다. 그가 보좌에서 내려오셔서 그녀 옆에 앉으시더니 오른 손을 그녀의 어깨 위에 올리고 왼손으로 그녀의 심장에서 마치 젤리 같은 검은 덩어리를 꺼내셨다. 그가 이것을 그의 심장에 집어넣었더니 점점 작아지다가 없어져 버렸다. 이번에는 그의 심장에서 하얀 덩어

---
50) Ibid., 141.

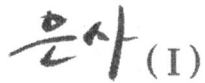

리를 꺼내 가지고 그것을 조심스럽게 암울했던 그녀의 심장에 집어넣었다. 마침내 그가 내게 돌아서서 말씀하시기를 "기도하라"고 하셨다. 나는 얼떨떨했지만 큰 소리로 기도하며 예수께서 하신 일을 본 그대로 알려 주었다. 그렇게 그 여인은 영광스럽게, 그리고 홀연히 치료되었던 것이다.[51]

심령 치료, 환상, 열기를 느낌, 그리고 전기 충격, 이런 것들은 뉴에이지 운동이나 신비 종교에서 쓰이는 말들이지 전혀 성경적인 기독교와 관계가 없다. 사실 플린은 처음부터 끝까지 그의 간증에서 단 하나의 성경 구절만을 언급했을 뿐이다.

그는 요한복음 15:5절의 말씀인 "나를 떠나서는 너희가 아무것도 할 수 없음이라"만 몇 차례 인용했을 뿐이다.

플린은 간증 끝에 가서 이렇게 시인했다. "지식의 말씀이 여러분에게는 어떻게 역사하는지 모르지만, 내 경우에는 눈 깜박할 사이에 역사하셨다. 내 말은 성령께서 '획' 하는 그 짧은 순간에 모든 것을 말씀하신다는 것이다. 어떤 때는 내가 지식의 말씀을 전하면서도 내가 거짓을 말하고 있는 것처럼 느껴지기도 한다."[52]

분명히 플린은 이것들이 하나님께서 주신 메시지라고 확신하지 못하고 있다. 내 판단으로는 만약 그가 거짓말하고 있는 것처럼 느낀다면 분명 그는 거짓말을 하고 있는 것이다. 그런데도 그의 태도는 놀라울 정도로 뻔뻔스럽다. 그는 전에 풀러 신학교에서 기사와 이적에 대해 가르쳤던 한 수업 시간을 이렇게 설명한다. "강의가 끝날 즈음에 나는 성령 강림하시기를 외쳤다.

---

51) Ibid., 142-43.
52) Ibid., 147-48(italics in original).

그 일이 있고 나서 나는 동료인 로이드 해리스(Loyd Harris)와 함께 차를 타고가면서 이렇게 농담했다. '글쎄, 내 생각에는 오늘 밤에 내가 스물다섯 번이나 거짓말한 것 같은데…' 로이드는 내 말이 결국 내가 스물다섯 번 정도 지식의 말씀을 했다는 의미란 것을 잘 알기 때문에 웃었다."[53] 어느 누가 그런 불손한 생각을 성경의 진리와 동등하게 놓을 수 있겠는가?

윔버 지산의 영적 순례기를 보면, 그가 성경 대신 체험에 의존한 전형적인 인물이라는 것을 알게 된다. 그가 삶의 위기에 부딪힐 때, 또 중요한 사상적 전환을 맞이할 때 그는 하나님 말씀에 자극받기 보다는 신비한 체험에 자극받았다. 그가 은사주의파를 옹호하게 된 것은 그의 아내가 "인격이 녹는" 체험을 한 뒤의 일이었다. 그는 이렇게 기록하였다. "어느 날 밤, 그녀는 꿈을 꾸다가 성령 충만하였다…… 놀랍게도 그녀는 방언을 하면서 깨어났다."[54] 이와 비슷한 경우의 체험들 즉, 신유, 환상, 꿈, 하나님의 메시지, 기적적인 사건 등이 오늘날 존 윔버가 가르치는 것들의 토대가 되었다.

와그너의 경우 역시 마찬가지이다. 그는 "무엇 때문에 내가 변했는가? 어떻게 내가 180도 바뀔 수 있었는가? 이 과정은 거의 15년 걸렸다. 첫째, 60년대 말 내게는 잊을 수 없는 체험이 있었다."[55] 와그너가 말하는 15년을 살펴보면 그가 지적한 회심점이라는 것이 다 그에게 영향을 끼쳤던 어떤 개인이나 체험에 관련되어 있을 뿐이다. 그가 "세계관의 변화"를 가져왔다고 제시한 동기 중 어느 하나라도 성경을 개인적으로 연구한 데서 비롯된 것은 없다.

---

53) Ibid., 147.
54) John Wimber, *Power Healing*, 31.
55) C. Peter Wagner, *The Third Wave*, 22(emphasis added).

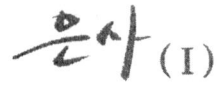

와그너는 '국제 십자군(Overseas Crusades)' 의 부회장인 그의 친구 에드워드 머피(Edward Murphy)에 대해 이야기하였다. 그는 한 때 "성령이 초신자의 삶 가운데 임하시는 순간, 거기에 있었던 악한 영들이 자동적으로 쫓겨나게 된다"[56]고 믿었는데, 이제는 더 이상 그렇게 생각하지 않는다고 말한다. "사역 중에 그가 체험했던 일들이 그의 생각을 바꾸게 했다"고 한다.[57]

그런 식으로 한 사람의 신학이 결정된다는 것은 정말 위험한 일이다. 객관적인 하나님의 말씀이 아니라, 개인의 주관적인 체험이 영적인 문제에 대한 최종적인 권위를 갖게 되는 것이다. 성경은 더 이상 기독교인이 살아가는 데 있어서 믿음과 행함을 위한 유일한 강령이 아니고, 기껏해야 개인의 체험을 확증하는 시녀로 전락하게 되고 만다. 만약 어떤 체험이 성경에 없는 것이거나, 또는 성경의 진리와 모순되면 성경을 단지 무시해 버리거나, 아니면 재해석하게 될 것이다. 체험을 성경 이상으로 추켜세우는 것은 곧 자신을 환상적인 주관주의자라는 바다에 표류시키는 것과 같다.

윔버의 포도원 교회 운동에 관한 '기독교 연구소' 의 보고는 적절한 결론을 내리고 있다. "포도원 교회에서는 실제적인 문제에 대해서는 많은 것을 가르쳐 주기는 하지만, 정작 성경 그 자체에 대한 가르침에는 별로 비중을 두지 않는 것 같다."[58] 이 보고서는 다음과 같이 계속된다.

성경에 대한 가르침이 충분치 못한 반면 기독교인의 삶에 있어서 체험의 역할에 대해서는 너무 강조한다. 포도원 교회에 속한 사람들은 자기들이 영적으로 체험한 것들이 모

---

56) Ibid., 73.
57) Ibid.
58) Elliot Miller and Robert M. Bowman, Jr., "The Vineyard", CRI paper(February 1985), 1.

두 믿을 만하다고 생각하는 것 같다. 그들은 자기 속에서 일어나는 것은 무엇이든지 하나님께로부터 온 것이라고 생각한다. 물론 두말 할 것도 없이 그 지도자들은 자기들의 체험이 성경적인가에 대해서는 아무런 언급도 않고 단지 그 체험이 출발점이라는 것만 말한다.[59]

분명히 제3의 물결은 극단적인 실용주의와 극적이고 신기한 체험에 대한 갈망이 연합하여 그 사이에서 난 자식이다. 그들이 아무리 극구 부인해도 결국 그들은 성경 중심이 아니다.

복음주의라고 할 수 있는가?

제3의 물결 지도자들의 주장을 들어보면 마치 그들의 운동이 전통적인 성경 신학을 끝까지 고수하는 보수주의적인 복음주의자들로 구성된 것처럼 생각하기 쉽다. 그러나 사실은 전혀 그렇지가 않다.

제3의 물결은 대부분 교리적으로 분류하기가 애매하다. 제3의 물결은 신조나 신경을 뚜렷하게 정하지 않기 때문이다. 윔버의 포도원 교회가 그 전형적인 예이다.

곤혹스럽게도 포도원 교회에는 명문화된 신조가 전혀 없다. 포도원 교회 교인들은 여러 교단에서 온 사람들이기 때문에 그 지도자들은 교리적으로 분명한 기준을 정하려 하지 않는다. 존 윔버와 밥 풀턴(Bob Fulton, 캘리포니아 요바 린다(Yorba Linda)에 있는 포도원 교회 목사)은 철저하게 교리를 강조하지 않는다. 그들의 신학은 하나님을 이

---

59) Ibid., 2.

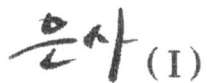

해하기 위한 교리적인 표현을 최소화하고 그 대신 하나님을 내면적으로 체험하는 것을 강조하는 퀘이커 교도들의 사상과 맥락을 같이 한다.[60]

그럼에도 불구하고 제3의 물결 지지자들은 자기들의 운동이 복음주의 역사의 주류에 속하기를 원한다. 제3의 물결의 전형적인 간증을 들어보면 자기들이 보수주의자, 심지어는 근본주의자라고까지 말한다. 예를 들면 와그너는 "나는 세대주의적 복음주의의 스코필드 성경(Scofield Bible)에 바탕을 두고 있다."[61]라고 말한다. 그는 제3의 물결이 "복음주의 안에서 새롭게 일어난 성령 운동"이라고 믿고 있다.[62]

그러나 이것은 판단 착오이다. 제3의 물결 운동은 혼합주의 운동이다. 사실상 제3의 물결은 교묘하게 복음주의라고 위장하고 있는데, 이것은 은사 운동을 꺼리는 복음주의자들에게 자신들의 운동을 판매하기 위한 선전에 불과하다. 웜버는 『능력 요점』의 교리가 역사적 복음주의 한계를 벗어나지 않게 하기 위해 애썼다고 한다. "이 작업은 우리가 예상했던 것보다 일 년이 더 걸렸다. 이것은 우리가 영적 성장에 관한 연구를 함에 있어서 역사적 정통적 신학에 근거하고자 했기 때문이기도 했다."[63]

하지만 정말로 제3의 물결의 중심에 "역사적, 정통적 신학"이 자리 잡고 있는가? 절대 그렇지 않다.

웜버는 복음주의뿐만 아니라 로마 카톨릭 교회와도 손을 잡고 있다. 이미 보았듯이 웜버는 성물을 만짐으로써 치유를 얻는다는 카톨릭의 주장을 옹

---

60) Ibid. CRI의 보고서가 나온 지 6년이 지났는데도 포도원 교회는 여전히 신조를 만들지 않는다.
61) Cited in John Wimber, *Power Evangelism*, 39.
62) C. Peter Wagner, *The Third Wave*, 18(emphasis added).
63) John Wimber, *Power Points*, xiii.

호하고 있다. 그는 개신교와 천주교가 다시 합쳐지기를 고대하고 있다. 한때 그의 동역자였던 목사가 말하기를 "포도원 목사 회의에서 그는 모든 개신교를 대표하여 천주교를 변호하였다."[64]고 했다. 윔버 자신도 교회 성장 세미나에서 이렇게 말했다. "교황은 은사주의 운동에 대해 매우 긍정적이다. 그는 복음주의자로 다시 태어난 것이다. 구원에 대한 교황의 교시를 읽어보면 현대의 복음 선포자와 다를 바 없이 분명하게 복음을 선포하고 있다는 것을 알 수 있다.[65]

윔버의 『능력 전도』의 부록 편에 보면 교회사에 나타난 기사와 이적들이 수록되어 있다. 윔버는 정통이나 이단을 막론하고 각 개인과 집단에게 나타난 사례들을 그 증거로 인용하고 있다. 여기에는 힐라리온(Hilarion, 4세기 은둔자), 어거스틴(Augustine), 교황 그레고리 1세(Pope GregoryⅠ), 앗시시의 프란시스(Francis of Assisi, 프란시스 수도원의 창시자), 왈도파(the Waldenses, 교황에 반대하고 도미니카 수도회에게 핍박 받음), 빈센트 페러(Vincent Ferrer, 도미니카 수도회), 마틴 루터(Martin Luther), 로욜라의 이그나티우스(Igantius of Loyola), 죤 웨슬레(John Wesley), 그리고 얀센파(Jansenists, 천주교의 분파) 등이 포함되어 있다.[66] 윔버는 포도원 교회에서 펴낸 소책자에 셰이커파(Shakerw, 독신주의 강요), 에드워드 어빙(Edward Irving, 19세기 영국 어빙파의 악명 높은 지도자), 그리고 프랑스 로데에 동정녀 마리아가 나타나서 일어났다고 하는 기적과 신유들을 덧붙

---

64) John Goodwin, "Testing the Fruit of the Vineyard", *Media Spotlight Special Report : Latter-Day Prophets*(Redmond, Wash. : Media Spotlight, 1990), 24. Goodwin was Vineyard pastor for eight years and traveled extensively with John Wimber.
65) John Wimber, "Church Planting Seminar"(5 tapesh 1981 edition(unpublished), tape 2.
66) John Wimber, *Power Evangelism*, 157-74.

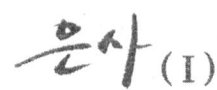

였다.[67]

와그너는 로버트 슐러(Robert Schuller)의 "긍정적인 사고방식"을 기독교 체험의 신기원이라고 생각했다. 그는 "슐러 덕분에 많은 사람들이 하나님께서 위대한 일을 하신다는 것을 믿기 시작했다"고 했다.[68] 그는 또한 한국의 조용기 목사의 "사차원"사상을 적극 수용하는데, 이것은 불교와 신비주의에 근거한 것이다.[69]

와그너는 서로 모순되는 견해들을 어떻게든지 수용하고 합성시키려고 애쓰고 있다. 이것은 다음과 같은 그의 말 속에서 잘 나타난다.

최근에 어떤 심포지움에 참석했는데 여섯 명의 교계 지도자가 영성의 의미에 대해 각각 다른 견해를 발표했다. 그 지도자들의 교단적인 배경이 서로 다르기 때문에 어떤 차이가 있으리라는 것을 예상하고 있었지만 견해 차가 너무 심해서 놀라지 않을 수 없었다. 하지만 나는 아무도 틀리지 않았고 어쩌면 그들 나름대로는 다 옳은 견해를 발표했다고 생각한다.[70]

이것은 제3의 물결이 어떻게 진리를 찾는가를 적나라하게 보여 주고 있다. 즉, 누구나 다 옳다는 것이다. 천주교도 옳고, 고교회파(high-Church Anglicanism, 영국 국교 중 의식을 강조하는 교파-역자 주)도 옳고, 저교회파(Low-Church Anglicanism, 영국 국교 중 의식보다 복음을 강조하는 교

---

67) John Wimber, *A Brief Sketch of Signs and Wonders through the church Age*,(Placentian, Calif : The Vineyard, 1984), 41-46.
68) C. Peter Wagner, *The Third Wave*, 38.
69) Ibid., 40. 조용기 목사의 방식이 신비주의에 근거하고 있다는 사실은 "신유의 기적이 세계 최대의 교회를 만든다"와 "동시에 서로 부는 바람" *Sword and Trowel*(november 7, 1987), 13-20에 잘 나타나 있다.
70) C. Peter Wagner, *The Third Wave*, 127.

파-역자 주)도 옳고, 셰이커파도 옳고, 퀘이커 교도도 옳고, 복음주의도 옳다는 것이다.[71]

그러나 제3의 물결 지지자들은 복음주의 신학이 하나님의 능력을 상실했다고 결론 내렸기 때문에 보수적인 복음주의는 이미 제쳐 두고 있다. 존 화이트(John White)는 돈 윌리엄스(Don Williams)의 『기사와 이적, 그리고 하나님 나라(Signs, Wonders, and the Kingdom of God)』의 서문에서 전형적인 제3의 물결의 관점을 다음과 같이 요약하고 있다.

20세기의 근본주의 신학이 처음에는 자유주의 신학에 맞서서 신앙을 잘 고수했었는데, 점차 자유주의만 반대한 것이 아니라 오순절 운동까지도 반대하면서부터 변질되기 시작했다. 결국 그들은 더욱 반동적이게 되었고, "하나님의 능력"이라는 아기까지 내버리고 말았다. 그들은 이 사실을 부인하지만 이것은 사실이다. 그들의 반대는 성경적인 진리를 반영한 것이라기보다는 성경이 말씀하시는 대로 순종하지 않으려는 무의식적인 두려움에서 나온 것이다.[72]

어떻게 해야 이런 장애와 두려움을 극복할 수 있는가? 그것은 진리가 아니라 체험을 통해서만 가능하다고 한다. "돈 윌리엄스에게 바로 이런 일이 일어났다. 그는 그의 책에서 자신의 반동적인 신학 즉, 그를 옭아매어 무기력하게 만들었던 신학의 옷을 벗게 해 주고 하나님의 주권적인 능력에 의해 자유롭게 된 체험들을 이야기하고 있다."[73] 그러나 과연 윌리엄스가 "근본

---

71) 와그너는 제3의 물결 운동의 다섯 가지 특징 중의 하나는 "어떤 경우에라도 분열을 피하는 것"이라고 한다.(C. Peter Wagner, "Third Wave", *Dictionary of Pentecostal and Charismatic Movements*(Grand Rapids : Zondervan, 1988), 844.)
72) John White, foreword in Williams, *Signs, Wonders*, viii.

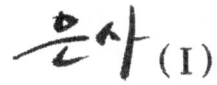

주의 신학"에 연루된 적이 있는가에 대해서는 의심의 여지가 있다. 분명히 그의 "반동적인 신학"은 초자연적인 것이 실재한다는 것을 인정하지 않았다. 윌리엄스는 그가 제3의 물결에 가담하기 전에 그의 사상이 어떠했는지에 대해 다음과 같이 말한다. "마귀가 실제로 존재한 원수였는가? 우리의 삶을 근본적으로 변화시키는 하나님의 능력이 있을 수 있는가?"[74]

"근본주의 신학"을 연구하는 사람들은 이런 생각을 하지 않는다. 분명히 윌리엄스의 신학은 그리스도께로 회심하는 것이 근본적인 삶의 변화를 가져온다는 것을 인정하지 않았다. 아마도 그의 문제는 완고한 반동적 신학에 있는 것이 아니라, 완전히 믿지도 않으면서 말로만 사도신경을 인정하는 데 있었을 것이다.

이것은 제3의 물결에서 출판된 모든 간증집들에서 공통적으로 나타난 문제점이다. 제3의 물결 지지자들은 대부분 신학이 체험과 동떨어져 있고, 지나치게 학문적이며, 제한적인 가르침이고, 공허한 교조주의이며, 죽은 정통주의라고 말한다. 윔버는 스프링거의 책 『능력 만남(*Power Encounters*)』도 이와 유사한 배경을 갖고 있다는 것을 알았다. "그들 대부분은 자신들이 복음주의자라고 말한다…… 그러나 그들은 자기들이 하나님에 대해 배웠던 것과 직접 체험한 것과는 큰 차이가 있다는 것을 깨달았다…… 대부분의 경우 그들은 극적으로 하나님을 만나고 놀라게 되었다."[75]

그 책 속에 있는 간증들은 과거에 허무하고 제한적이며 반동적인, 어떤 경우에는 완전히 거짓된 신학에 사로잡혔다는 사람들의 이야기이다. 이 사

---

73) Ibid., ix.
74) Ibid., 10.
75) John Wimber, foreword in Springer, ed., *Power Encounters*, xxxii.

람들은 그동안 체험에서 나온 것이 아닌 지적 진리에 집착했었지만 이제는 체험을 추구하고 있으며 거기에 근거해 새로운 진리 체계를 세우기를 원하고 있다고 한다.

그들은 지적으로 추구한 진리로는 실재를 찾을 수 없었으며, "공허하며" 제한적인 진리로는 삶을 변화시키는 체험을 가질 수 없다고 믿는다. 또 그들은 건전한 교리를 주장한다는 사람들이 정상적인 체험이나 하나님과의 만남의 가능성을 비난하고 있다고 믿는다. 그들은 객관적인 성경의 진리로는 하나님의 능력을 받지 못하므로 하나님의 실재 능력을 다른 데서, 즉 기적 같은 놀라운, 그리고 신비적인 체험을 통해 받는다고 한다. 그래서 그들은 복음주의 신학을 한다고 하면서도 그 신학이 무기력하고 본질적으로 문제가 있다고 비난한다.

그들은 기적을 도외시하는 것은 잘못이라고 한다. 그들은 기사와 이적으로 보지 않고 복음을 믿는 사람들은 "하나님의 능력을 접하지 못한 사람이다. 그들은 성숙한 믿음에 이르지 못한다. 왜냐하면 그들의 회심이 잘못되었기 때문에 대부분 정상적으로 성장하지 못하게 된다"[76]고 한다.

이와 같은 관점이 얼마나 오만한 것인가는 말할 것도 없고, 정말 위험한 생각이다. 신약성경은 말세에 거짓 선지자들이 미혹하기 위하여 표적과 기사를 행할 것이라고 경고하고 있다. 예수께서 말씀하시기를 "거짓 그리스도들과 거짓 선지자들이 일어나 큰 표적과 기사를 보이어 할 수만 있으면 택하신 자들도 미혹하게 하리라 보라 내가 너희에게 미리 말하였노라"고 하셨다 (마 24:24-25 ; 7:22-23 ; 살후 2:3, 8-9).

결코 제3의 물결에 휩쓸리지 말라. 한 개인이든 아니면 어떤 조류이든, 그

---

76) Wimber, *Power Evangelism*, 46.

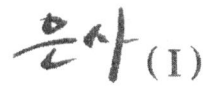

것이 하나님께로부터 나온 것인가 아닌가의 기준은 기사와 이적이 아니라 그 가르침이 하나님의 말씀에 일치하는가 그렇지 않은가에 있다. 그리고 이 시대에 가장 위대한 하나님의 능력은 어떤 기괴하고 떠들썩한 기사와 이적을 부르짖는 사람들에게 나타나는 것이 아니라 성령께서 그 삶을 주관하시는 대로 조용하고 경건하게 사는 사람들에게 나타난다.

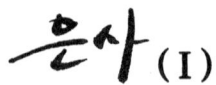

펴낸일 • 1997년 2월 25일 1판 5쇄 발행
　　　　2008년 1월 25일 개정판 1쇄 발행
지은이 • 존 F 맥아더
펴낸곳 • 생명의샘
주　소 • 서울시 송파구 삼전동 103번지
전　화 • 02)2203-2739
팩　스 • 02)2203-2738
등록일 • 1996. 2. 15. 제22-657호

총　판 • 선 교 횃 불
　　　　전　화 : 02)2203-2739
　　　　팩　스 : 02)2203-2738
　　　　홈페이지 : www.ccm2u.com

• 파본은 교환해 드립니다.
• 이 출판물은 저작권법에 의해 보호를 받는
　저작물이므로 무단전재와 무단복제를 금합니다.